康复治疗师临床工作指南

——运动治疗技术

主　编　黄　杰　公维军

副主编　南海鸥　杨　霖　张志杰　常有军

主　审　黄晓琳　何成奇

顾　问　冯　珍　许光旭　张　通　谢　青
　　　　顾　新　魏　全　李　奎　周贤丽
　　　　常冬梅

人民卫生出版社

图书在版编目（CIP）数据

康复治疗师临床工作指南. 运动治疗技术/黄杰，
公维军主编. —北京：人民卫生出版社，2019
ISBN 978-7-117-28873-6

Ⅰ.①康… Ⅱ.①黄…②公… Ⅲ.①运动医学-康
复医学 Ⅳ.①R49②R87

中国版本图书馆 CIP 数据核字（2019）第 201765 号

人卫智网　**www.ipmph.com**	医学教育、学术、考试、健康，	
	购书智慧智能综合服务平台	
人卫官网　**www.pmph.com**	人卫官方资讯发布平台	

康复治疗师临床工作指南——运动治疗技术

主　　编：黄　杰　公维军
出版发行：人民卫生出版社（中继线 010-59780011）
地　　址：北京市朝阳区潘家园南里 19 号
邮　　编：100021
E - mail：pmph @ pmph. com
购书热线：010-59787592　010-59787584　010-65264830
印　　刷：三河市宏达印刷有限公司
经　　销：新华书店
开　　本：787×1092　1/16　印张：30
字　　数：749 千字
版　　次：2019 年 10 月第 1 版　2023 年 11 月第 1 版第 3 次印刷
标准书号：ISBN 978-7-117-28873-6
定　　价：159.00 元

打击盗版举报电话：010-59787491　E-mail：WQ @ pmph. com
（凡属印装质量问题请与本社市场营销中心联系退换）

编者（以姓氏笔画为序）

公维军（首都医科大学附属北京康复医院）

刘　畅（首都医科大学附属北京康复医院）

刘　浩（九如城康复医院）

刘守国（南京医科大学第一附属医院）

刘建华（中国康复研究中心）

汤智伟（华中科技大学同济医学院附属同济医院）

许志生（南京医科大学第二附属医院）

孙莉敏（复旦大学附属华山医院）

苏建华（四川大学华西医院）

杨　霖（四川大学华西医院）

张志杰（河南省洛阳正骨医院康复院区）

张景真（黑龙江省康复医院）

林彩娜（中山大学孙逸仙纪念医院）

周雅媛（天津市天津医院）

赵陈宁（广东省工伤康复医院）

南海鸥（内蒙古医科大学附属医院）

黄　杰（华中科技大学同济医学院附属同济医院）

常有军（四川省八一康复中心）

谢凌锋（华中科技大学同济医学院附属同济医院）

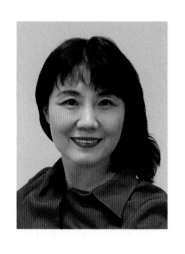

黄杰，主任治疗师、香港理工大学物理治疗学硕士。现任华中科技大学同济医学院附属同济医院康复医学科治疗师长，中国康复医学会康复治疗专业委员会副主任委员，中国康复医学会物理治疗专业委员会副主任委员，中国物理治疗师资质认证考核/督导专家委员会副主任委员，湖北省康复医学会常务理事兼副秘书长，湖北省康复医学会康复治疗专业委员会主任委员。

从事临床康复治疗、教学和科研工作 30 多年，具有丰富的临床工作经验，能系统应用国外先进的现代康复治疗理念及技术处理神经系统损伤、脊柱及骨关节疾病，擅长各种难治性颈椎病、腰椎间盘突出症等脊柱疾病的康复治疗，在偏瘫、脊髓损伤等神经康复领域具有独特的理念和精湛技艺，对康复治疗流程与规范化管理方面开展了卓有成效的工作。曾多次出访我国香港地区、英国、荷兰、法国等地开展学术交流。主持并参与原卫生部、国家"十一五""十二五"攻关项目、湖北省自然基金等多项科研与教学项目，发表论文 20 多篇，参与《物理治疗》《实用 PNF 治疗》《康复医师诊疗指南》《临床"三基"训练指南与习题集丛书》《常用康复治疗技术操作规范》等多部康复著作与教材的编写及翻译。

主编简介

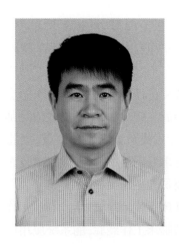

公维军,主任医师、教授、研究生导师。康复医学与理疗学博士,美国北得克萨斯大学访问学者。首都医科大学附属北京康复医院、康复医学院副院长。现任:北京康复医学会副会长,北京康复医学会康复医疗机构管理专业委员会副主任委员、中西医结合康复专业委员会主任委员;北京医学会物理医学与康复学分会常务委员;中国康复医学会脑血管病康复专业委员会常务委员、重症康复专业委员会副主任委员、帕金森病与运动障碍康复专业委员会副主任委员;中国医师协会康复医师分会中西医结合康复专业委员会副主任委员、整合医学医师分会整合康复治疗专业委员会副主任委员、整合康复医学专业委员会常务委员;中国医药信息学会康复信息学专业委员会副主任委员;全国医药技术市场协会康复技术及健康养老专业委员会副主任委员;中国卒中学会脑卒中康复分会第一届委员会委员;中华医学会物理医学与康复学分会神经康复专业委员会委员、中华医学会心身医学分会心身康复学组委员;中国微循环学会神经变性病专业委员会康复学组副主任委员。

主要研究方向:神经康复。承担或参与省部级以上科研课题10项,发表论文近40篇,其中SCI论文5篇。《世界中西医结合杂志》等期刊编审,主编或参编《神经康复学》等专著7部。

副主编简介

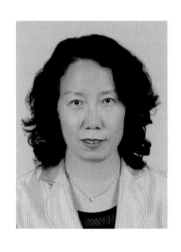

　　南海鸥,农工党党员、呼和浩特市政协委员。主任治疗师,内蒙古医科大学附属医院康复治疗中心主任。内蒙古自治区康复治疗学会副会长兼秘书长;中国康复医学会物理治疗师资质认证考核/督导专家委员会委员;中国康复医学会康复治疗专业委员会常务委员;内蒙古自治区医学会运动医学分会第一届委员会副主任委员。

　　从事临床教学工作30余年,研究领域主要有颈、肩、腰、腿痛生物力学姿势评估及物理治疗。申请课题多项,发表论文30余篇,参编书籍4部。多次在国内外学术会议上做专题发言。2018年7月提交的"建议关注预防青少年脊柱侧凸问题"提案被中央统战部《零讯》杂志采纳。同年被评为中国康复医学会优秀物理治疗师。

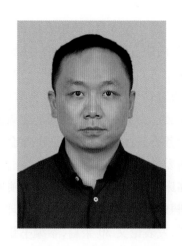

杨霖,博士、副教授。四川大学华西临床康复医学院物理治疗系主任,四川大学华西医院康复医学科副治疗师长。社会兼职:四川省康复医学会物理治疗教育专业委员会主任委员;四川省康复治疗师协会物理治疗师分会会长。

研究领域:骨骼肌肉功能障碍的物理治疗。发表多篇科研论文,其中 SCI 论文 5 篇,Medline 收录论文 2 篇,中文核心期刊论文 10 余篇。主编、副主编专著 3 部。所负责项目曾获得亚洲医院管理银奖。

副主编简介

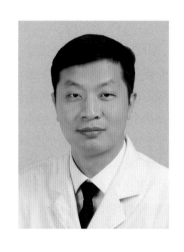

张志杰,副教授、博士、硕士生导师。河南省洛阳正骨医院康复院区副院长,副主任治疗师。毕业于香港理工大学物理治疗系。中国康复医学会物理治疗专业委员会副主任委员,中国中西医结合学会骨伤科分会康复专家委员会副主任委员,中国康复医学会康复机构管理专业委员会常务委员,河南省超声医学工程学会肌骨超声专业委员会副主任委员。

担任上海体育学院、广州体育学院硕士生导师,主要从事肌肉韧带力学特性研究、肌骨超声及体外冲击波在软组织疼痛的研究。参与备战 2012 年及 2016 年奥运会,2018 年雅加达亚运会中国代表团医疗专家成员,发表学术论文 40 余篇,其中 SCI 论文 18 篇,多本国内外杂志编委及审稿专家,获得第一届中国康复医学会科技进步二等奖。

副主编简介

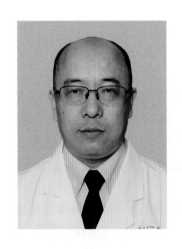

常有军,副主任医师,四川省八一康复中心(四川省康复医院)副院长。中国康复医学会康复治疗专业委员会常务委员;中国康复医学会康复治疗专业委员会水疗学组副主任委员;四川省康复医学会康复治疗专业委员会副主任委员;四川省医学会物理医学与康复专业委员会常务委员及质控专家;四川省医学会高压氧医学专业委员会常务委员及质控专家;四川省康复医学会康复教育专业委员会常务委员;四川省康复医学会神经病学专业委员会常务委员;四川省医师协会康复医师分会常务委员;成都康复医学会副会长。

研究领域:脑卒中、脑外伤、脊髓损伤等疾病的康复治疗,颈椎病、肩周炎、腰椎间盘突出症等疾病的诊治,高压氧、理疗、水疗等技术在临床的应用。学术成就:四川省卫生厅课题4项,包括:"间隙导尿配合磁刺激疗法对脊髓损伤后膀胱功能影响的研究""水中步态训练对不完全性脊髓损伤患者步态的应用研究"等;四川省科技厅课题1项:"以大型康复中心为核心的地震伤员应急救援系统的研究";863课题1项:"5.12地震病员的康复方案和长期随访研究"。四川省八一康复中心水疗科学科带头人,发表文章20多篇。获四川省民政厅、省卫生厅和省残联联合授予的四川省"5.12"抗震救灾接收康复安置地震伤员"先进个人"荣誉称号。

出版说明

2016 年 10 月发布的《"健康中国 2030"规划纲要》将"强化早诊断、早治疗、早康复"作为实现全面健康的路径，在康复相关领域提出了"加强康复医疗机构建设、健全治疗—康复—长期护理服务链"等一系列举措。

康复医疗水平的提升离不开高素质的康复团队，其中，康复治疗师在整个康复环节起着十分关键的作用，而我国康复治疗的专业化教育起步晚，从业人员普遍年轻、缺少经验，水平参差不齐。为了规范、提升康复治疗师的临床工作水平，进而助推康复医疗学科发展，人民卫生出版社与中国康复医学会康复治疗专业委员会及康复专科医院联盟的主要专家一起，在全面调研、深入论证的基础上，组织国内顶尖的康复治疗师、康复医师编写了这套康复治疗师临床工作指南。

该套丛书包括 16 个分册，在编写委员会的统一部署下，由相关领域的 300 多位国内权威康复治疗师与康复医师执笔完成，为了进一步保障内容的权威性，在编写过程中还特邀了一大批业界资深专家担任主审及顾问。

该套丛书强调理论与实践相结合，注重吸纳最新的康复实用技术，突出实践操作以解决临床实际问题。具体编写过程中以临床工作为核心，对操作要点、临床常见问题、治疗注意事项进行重点讲述，特别是对治疗中容易发生的错误进行了详细的阐述，同时通过案例分析，给出相应科学的、安全的治疗方案，以促进康复治疗师对康复治疗技术有更好的认识和临床运用的能力。

本套丛书有助于满足康复治疗师、康复医师的需求，对康复相关从业人员也有重要的指导意义。

康复治疗师临床工作指南编委会

主任委员

燕铁斌　席家宁

委　　员（以姓氏笔画为序）

万　勤	万桂芳	卫冬洁	王于领	公维军	朱　毅	朱利月	刘巧云
刘晓丹	刘惠林	米立新	闫彦宁	江钟立	肖　农	沈　滢	张庆苏
张志强	陈文华	武继祥	赵正全	胡昔权	姜志梅	贾　杰	候　梅
徐　文	徐开寿	高晓平	席艳玲	黄　杰	黄昭鸣	黄俊民	梁　崎

编委会秘书

吴　伟　郗淑燕

特邀审稿专家及顾问（以姓氏笔画为序）

丁绍青	丁荣晶	于　萍	万　萍	马　明	马丙祥	王　刚	王　彤
王　琳	王　磊	王人卫	王乐民	王宁华	王丽萍	王伯忠	王国祥
王惠芳	卞卫国	亢世勇	方　新	叶红华	丘卫红	冯　珍	冯晓东
朱　庆	朱登纳	任爱华	华桂茹	刘　浩	刘　慧	闫　燕	闫彦宁
关雄熹	许光旭	孙启良	孙喜斌	麦坚凝	严　静	杜　青	杜晓新
李　奎	李奎成	李胜利	李晓捷	杨亚丽	励建安	吴　毅	吴卫红
何成奇	何兆邦	沈玉芹	宋为群	宋宗帅	张　通	张　婧	张　锐
张长杰	张玉梅	张晓玉	陆　晓	陈　翔	陈丽霞	陈卓铭	陈艳妮
陈福建	林　坚	林国徽	欧阳财金	岳寿伟	周　涛	周士枋	周贤丽
周惠嫦	郑宏良	单春雷	赵　澍	赵振彪	郝会芳	胡大一	胡继红
姜志梅	敖丽娟	贾　杰	贾子善	顾　新	徐　静	徐洁洁	高　颖
郭　兰	郭凤宜	郭红生	郭险峰	唐久来	黄昭鸣	黄晓琳	黄锦文
常冬梅	梁　兵	梁兆麟	韩在柱	韩丽艳	韩德民	喻传兵	喻洪流
谢　青	谢欲晓	窦祖林	褚立希	蔡永裕	燕铁斌	魏　全	魏国荣

康复治疗师临床工作指南目录

1	运动治疗技术	主 编	黄 杰 公维军
		副主编	南海鸥 杨 霖 张志杰 常有军
2	手法治疗技术	主 编	王于领 高晓平
		副主编	万 里 叶祥明 马全胜
3	物理因子治疗技术	主 编	沈 滢 张志强
		副主编	刘朝晖 谭同才 张伟明
4	贴扎治疗技术	主 编	黄俊民 陈文华
		副主编	高 强 王 刚 卞 荣
5	矫形器与假肢治疗技术	主 编	赵正全 武继祥
		副主编	何建华 刘夕东
6	作业治疗技术	主 编	闫彦宁 贾 杰
		副主编	陈作兵 李奎成 尹 昱
7	神经疾患康复治疗技术	主 编	刘惠林 胡昔权
		副主编	朱玉连 姜永梅 陈慧娟
8	肌骨疾患康复治疗技术	主 编	朱 毅 米立新
		副主编	马 超 胡文清
9	心肺疾患康复治疗技术	主 编	朱利月 梁 崎
		副主编	王 俊 王 翔
10	构音障碍康复治疗技术	主 编	席艳玲 黄昭鸣
		副主编	尹 恒 万 萍
11	嗓音障碍康复治疗技术	主 编	万 勤 徐 文
12	吞咽障碍康复治疗技术	主 编	万桂芳 张庆苏
		副主编	张 健 杨海芳 周惠嫦
13	儿童疾患物理治疗技术	主 编	徐开寿 肖 农
		副主编	黄 真 范艳萍 林秋兰
14	儿童语言康复治疗技术	主 编	刘巧云 候 梅
		副主编	王丽燕 马冬梅
15	儿童发育障碍作业治疗技术	主 编	刘晓丹 姜志梅
		副主编	曹建国 许梦雅
16	失语症康复治疗技术	主 编	卫冬洁 江钟立
		副主编	董继革 常静玲

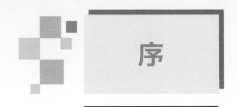

序

当代医学任务已经由"治病救命"转向"改善躯体功能、提高生存质量、回归社会生活"，而康复治疗的干预以实现功能最大化为终极目标。我国顺应现代化医学发展的潮流，积极推进康复医疗的发展，至今已奠定了良好的康复发展基础。运动治疗技术作为康复的主要治疗手段，在中国发展30多年，在保障人民健康和提高生活质量方面发挥着巨大优势作用。

《康复治疗师临床工作指南——运动治疗技术》从康复治疗师的角度全面阐述了运动治疗的理论基础，为康复治疗提供了重要的技术手段和操作规范流程。本书以求实创新为原则，反映了国内外运动治疗技术的新概念、新进展，总结了近年来该领域的研究和实践上取得的成果和经验。该书作为人民卫生出版社"康复治疗师临床工作指南"丛书之一，定位于对康复治疗师的临床工作具有实际指导意义，注重运动治疗技术的可操作性及临床实用性，旨在提供权威性的运动治疗技术指导。

海纳百川，有容乃大。本书编者们都是工作在康复一线的医生及物理治疗师，书中内容都是他们多年实践工作的总结和体会，他们各取所长，百花齐放，为本书增加了他们各自独到的见解，实属难能可贵，供广大医务人员研究、参考和交流。

《康复治疗师临床工作指南——运动治疗技术》向读者展示了理论与实践的完美结合。该书是康复治疗临床、科研及教学的丰富资源，对康复治疗师、医师和教师的工作指导都非常有价值。

2019 年 8 月

前　言

随着康复医学的蓬勃发展,运动治疗技术的临床应用日趋广泛及深入,在疾病预防、治疗和功能重建等方面发挥着十分重要的作用。本书编写的指导思想是以康复治疗师的临床需求为导向,以培养综合技能为内容,注重治疗技术的可操作性及临床实用性,规范地提升康复治疗师的临床工作水平,为康复治疗师及康复相关人员提供权威性指导。

本书主要由三大部分内容构成:①运动治疗技术基础内容,包括绪论和运动功能评定;②常用运动治疗技术;③国内外特殊运动治疗技术。纳入最新、全面的运动治疗技术,系统化的理论与实践相结合,注重实操以解决临床实际问题;在第三部分内容中,增加了临床应用的内容,包括操作要点及典型病例分析。为突出本书实用性的特点,所有章节均从实际临床工作需要和专业技术要求出发,着重进行论述并特制作和精选了近500幅插图,可操作性强,为培养物理治疗专业人才和指导临床实践工作提供了较为系统的专业理论知识和操作技术。

本书既是一本临床实用性很强的工具书,也可作为专业教育必要的教学参考书,适用于各级综合医院、各类康复中心及相关医疗机构中从事物理治疗专业的临床医务人员。也可作为高等院校医学相关专业的教师、学生及各类有关继续教育项目的参考用书。

本书由在康复治疗领域有着很高的影响力及具有丰富临床工作经验的专家编写,他们中许多人曾在国外学习或交流,善于接受国外先进知识与技术,同时勇于探索与创新。为了保证质量,力求制作成精品,每章节都经过作者数易其稿。若同道们从中获益将是我们莫大的欣慰。

本书得到著名康复医学专家、中国康复医学会副会长,中华医学会物理医学与康复学分会副主任委员、中国康复医学会康复治疗专业委员会前任主任委员黄晓琳教授的指导,并为本书作序。

本书的编写注重吸收循证依据的新技术和新进展,参考了国内外最新教材、文献及论文等资料,在此谨向相关参考资料作者表示诚挚的谢意。

在科技日新月异的时代,本书介绍的内容不可能及时反映出运动治疗技术的全部进展,加上编者水平有限,书中难免有不足之处,敬请读者批评指正。

黄　杰

2019 年 8 月

目 录

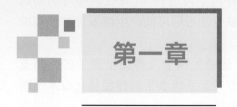

第一章

绪　论

第一节　概　述

一、定义

物理治疗(physical therapy)是运用力、电、光、声、磁、水及温度等物理方式来促进人体健康,预防和治疗疾病,改善功能的一门专业学科。物理治疗通常分成运动治疗和物理因子治疗两大类。

运动治疗(therapeutic exercise)以整合和运用解剖学、生理学、病理学、运动学、生物力学、运动控制和运动学习等为理论基础,采用主动和/或被动运动为治疗手段,通过改善、代偿和替代的途径,以纠正人体躯体、生理、心理和精神功能障碍,提高健康水平的一类康复治疗技术。运动治疗多为主动性治疗方式,着重于躯体运动的灵活性及稳定性、平衡与协调、心肺功能、神经肌肉控制等功能进行训练。运动治疗是运动学与临床医学的交叉点,是非药物治疗最重要的组成之一。与一般体育活动不同,它需根据患者的功能水平与疾病特点,选用适当的训练技巧与方法,促进疾病的临床治愈和功能恢复,防止并发症或不良后果,同时兼顾强身健体,增加幸福感等。

二、历史与现状

人类很早就已经认识到,运动对维持身体健康和预防疾病有重要的价值。许多学者发表了相关著述,倡导和研究通过运动健身来治疗疾病。

进入20世纪后,运动治疗获得了较快发展,开始广泛应用于偏瘫、截瘫、骨关节疾病、脊柱侧凸、脊髓灰质炎等多种疾病的治疗。特别是第二次世界大战之后,出现大量肢体运动功能障碍的伤病员,改善和恢复其日常生活活动能力对个人家庭乃至整个社会都有巨大意义。在当时的时代背景下,以人体解剖学、生理学为基础理论的关节运动、肌肉力量训练、牵伸疗法、耐力训练等成为运动治疗技术研究的主要方向。20世纪40年代开始,以神经生理发育为特色的神经发育疗法(neurodevelopment treatment,NDT)获得了较快发展,主流技术为Bobath技术、Brunnstrom技术、Rood技术、Kabat-Knott-Voss技术(又称为本体感觉神经肌肉促进技术)。1980年后期,以神经生理学、运动科学、生物力学、行为科学等为理论基础的运动再学习疗法(motor relearning program,MRP)逐渐发展。根据脑可塑性和功能重组的理论基础,将中枢神经系统损伤后运动功能的恢复视为一种再学习过程,针对性的练习活动越多,功能重组就越有效,特别是开始注重早期练习。而缺少练习则可能产生继发性神经萎缩或形成不正常的神经突触。

21世纪以来,随着脑神经科学、运动功能解剖学、运动生理学及神经生理学的不断发展,运动控制理论和运动学习过程的研究不断深入,中枢神经系统水平的神经易化技术不断涌现,运动治疗也取得了新的发展。如强制性运动治疗、镜像疗法、虚拟现实技术、运动想象疗法及神经发育疗法等新老技术均主张通过多种反馈(视、听、皮肤、体位、手的引导)来强化运动学习效果,并充分利用反馈在大脑可塑性和功能重组中的作用。同时,整体康复理念逐渐取代了传统疼痛部位的孤立检查评估和单一关节及肌肉的局部治疗模式。大量研究证明:人体是一个运动和维持平衡稳定的整体,人体的各个部分(关节)所起的作用都是相互联系、相互影响的。任何一个部位出现问题都有可能导致其他相邻或不相邻部位的代偿性改变,一旦这种改变出现失代偿,就会出现症状,如疼痛、功能异常。因此,选择性功能动作评价(selective functional movement assessment,SFMA)、筋膜松动技术、核心稳定性训练等新运动治疗技术,均强调疼痛、损伤和运动模式三者之间的相互作用,主张从姿势评估与运动控制方面着手全面整体地处理疼痛及运动功能障碍。

第二节　运动治疗原则及应用

一、《国际功能、残疾和健康分类》框架与运动治疗原则

《国际功能、残疾和健康分类》(International Classification of Functioning, Disability, and Health, ICF)对组成健康要件的功能性状态与失能程度提供了统一和标准的框架(图1-2-1)。失能(disability)与健康(health)都是人类的一种生存状态,几乎每个人在生命的某一阶

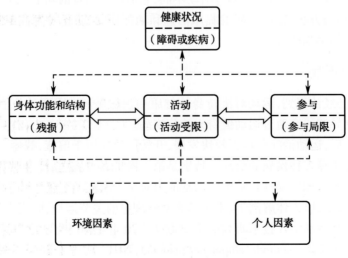

图 1-2-1　ICF 概念模型

段都有暂时或永久的功能减弱或丧失。各类运动治疗技术可应对不同形式和种类的失能状态,采取多样化、系统性的干预措施,调整或恢复身体动作、姿势或运动表现,改善或重建躯体功能,全面促进失能者在家庭、社区、工作场所或娱乐休闲中的活动能力提升,增强社会参与感和自我认同感,使其融入社会。

运动治疗计划的制订和实施应从 ICF 理论框架出发:

1. 因人制宜地按照患者疾病、功能水平、社会背景、心理变化等不同情况制定个性化治疗目标和方案,并可根据治疗反应做出及时调整。

2. 循序渐进地正确引导,治疗中密切观察、避免疲劳、防止损伤。运动强度由小到大,运动时间由短到长,动作复杂性由易到难。

3. 运动治疗需要持之以恒,持续一定时间的训练才能获得显著效应,同时注意训练强度和方法的选择。

4. 运动治疗强调主动参与,只有积极地主动参与,才能激发潜能,获得最佳的治疗效果。被动性运动治疗不能取得日常功能活动最大限度的恢复。

5. 全面锻炼。运动治疗涉及人体多个系统、组织和器官综合治疗,运动治疗的目标应包括心理、职业、教育、娱乐等多方面,最终目标是重返社会。

6. 合适的训练场所和各类辅助仪器设备也能提高治疗效果,需要灵活选择。

二、技术分类

运动治疗技术种类繁多,方法丰富多样。本节主要从治疗原理和临床应用的角度,将运动治疗技术进行如下分类:

1. 力学和运动学原理 关节活动训练、关节松动技术、肌力及耐力训练、牵引治疗、牵伸训练、平衡与协调训练、转移和步行功能训练等。

2. 神经生理学疗法 Bobath 技术、Rood 技术、Brunnstrom 技术、本体感觉神经肌肉促进技术(PNF)、运动再学习技术、强制性运动治疗、镜像疗法、虚拟现实技术和运动想象疗法等。

3. 特殊手法技术 肌肉能量技术、筋膜松动术、麦肯基力学诊断与治疗、神经松动术及淋巴引流术等。

4. 其他技术 有氧运动、心肺功能训练、呼吸训练、医疗体操、核心稳定性训练与悬吊训练、盆底肌训练技术等。

三、作用机制

1. 维持和改善运动器官功能 运动可增加骨骼肌肉系统的血液供应,促进关节滑液的分泌,维持和改善关节活动范围,提高和增强肌肉的力量和耐力,改善和提高平衡及协调能力。

2. 增强心血管系统功能 运动时可引发心血管系统复杂的生理调节机制,增强心肌和血管平滑肌功能,改善全身血液循环,促进氧及各类物质的新陈代谢水平。心血管调节幅度的大小取决于运动的种类和强度。

3. 提高呼吸功能水平 运动治疗可改善肺和胸廓的顺应性,强化呼吸肌做功,调节呼吸模式,提升肺通气和换气功能。同时呼吸训练可清除气道内分泌物,减少气道刺激因素,保持呼吸道畅通。

4. 提高神经系统的调节能力　运动治疗通过神经反射、神经体液和生物力学作用等途径,对人体的局部和全身功能产生相应的影响,提高神经活动的兴奋性和反应性等调节能力,维持和恢复患者的运动功能。

5. 促进脑可塑性的形成和发展　运动治疗是中枢神经系统最有效的刺激形式,日常生活中的任何运动均可向中枢神经提供感觉、运动信息的传入。反复多次的学习、刺激可促进大脑皮层建立暂时性的联系和条件反射,相应区域的突触结构和传递产生可塑性变化,使神经系统发生功能性重组或代偿。

6. 增强内分泌系统的代谢能力　主动运动可以促进糖代谢,减少胰岛素分泌,维持血糖水平;增加骨组织对矿物质(如钙、磷)的吸收。因此,适当运动已经成为糖尿病、骨质疏松症的基本治疗方法之一。

7. 调节精神和心理状态　运动中机体代谢活动增强,肾上腺素分泌增加而产生的欣快感,能缓解精神和心理压力,阻断抑郁或焦虑情绪与躯体器官功能紊乱之间的恶性循环。

第三节　运动治疗的循证思维与规范记录

一、循证思维

循证医学(evidence-based medicine,EBM)的核心是临床决策,即"慎重、准确和明智地应用当前所能获得的最佳临床证据为临床服务。"循证医学重视个人临床经验,同时强调运用现有的、最好的研究证据,两者缺一不可。临床证据主要来自大样本的随机对照临床试验(randomized controlled trial,RCT)和系统性评价(systematic review)或荟萃分析(meta-analysis)等研究结果。

采用循证医学的观点来指导治疗师的临床工作显得尤为重要,可以避免因专业技能和临床经验的不足而进行盲目的选择。在循证推理之上做出科学合理的临床思维如下:

1. 强调对患者功能障碍进行准确细致的分析,充分了解主要功能问题,即"患者功能障碍程度,其解剖结构、生物力学、生理和病理等改变情况是什么?"。

2. 查找文献,收集与之相关的临床治疗方法,对相关研究做出正确的思考和判断,即"该患者功能障碍有无运动治疗适应证,治疗结构如何?"。

3. 综合研究证据结果,结合自身临床经验和患者特征,做出合理临床治疗方案选择。治疗技术的选择要准确、有针对性,不能仅凭经验判断。

4. 在实施干预中,运用客观的评定标准分析治疗效果,不断修正思维过程。如有新的问题,该如何解决,是否开始新问题的临床推理过程,等等。

二、规范记录

SAOP 治疗记录表格,起源于美国等西方国家的临床治疗中,是每位治疗师必备的技能。SOAP 是四个英文首字母的缩写,分别代表着患者信息的四个部分(图 1-3-1),包括主观检查、客观检查、分析问题、制订计划。SOAP 规范化的诊疗记录能明确患者的治疗及管理方案,方便医务人员之间的交流,为治疗提供合理的证据,帮助制订出院计划,用作预后的相关研究。

1. 主观检查(subjective examination)　主要通过问诊收集相关病史资料,了解患者就诊

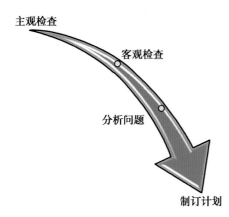

图 1-3-1 SOAP 诊疗记录图

原因和康复需求。主观检查包括如下内容：

（1）一般资料：姓名、性别、年龄，工作状况和家居环境等。

（2）现病史：发病时间、诱因或原因，诊疗经过（检查结果、医学诊断、用药和手术史）和现状。

（3）既往病史：既往重大疾病和手术史。

（4）康复需求：患者就诊原因，对康复的预期等。

2. 客观检查（objective examination） 主要通过细致的观察和全面的体格检查确定功能障碍的部位、性质、范围、程度及原因等相关问题。其内容包括：

（1）基本运动功能评定：疼痛、关节活动范围（ROM）、肌力、肌张力、平衡协调功能、感觉功能等。

（2）特定部位的运动功能评定：上肢及手功能评定、姿势评估（躯干功能、踝足、颞下颌关节）、步态分析（定性、定量、步行周期、常见病理步态）、心肺功能评定等。

（3）其他评定：选择性功能动作评价（SFMA）、肌筋膜和瘢痕的评定等。

3. 分析问题（assessment and analysis） 通过全面分析各项检查结果，确定功能障碍程度，判断其发展、预后和转归，综合患者康复需求，制定出切实可行的治疗目标。

（1）主要问题：患者运动功能障碍的部位、种类、性质、严重程度等。

（2）治疗目标：分为长期目标（最终预后，患者能达到的最终功能水平）和阶段性治疗目标（几周或1个月等一段时间内需要达到的治疗目标）。在远期目标的指导下，设置不同的阶段性治疗目标，依次推进治疗实施，逐一完成阶段治疗任务，最终实现患者的长期目标。

4. 制订计划（Plan） 根据已设定治疗目标，制订个性化的治疗计划。运动治疗流程是一个连续性过程，是不断循环和调整的（图1-3-2）。治疗后应及时再评估，分析存在的主要问题，适时地调整治疗策略和方法，不断完善治疗目标和治疗方案，最终帮助患者改善、恢复或重建躯体功能，预防或减少健康相关危险因素。

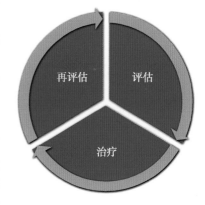

图 1-3-2 运动治疗流程循环图

运动治疗技术都应在循证医学的基础指导上，按照 SOAP 流程实施。同时，在实施过程中，需要考虑 ICF 理论框架，促使治疗计划的个性化、整体化等。

（黄 杰）

参 考 文 献

Kisner C，Colby LA. Therapeutic exercise foundation and techniques［M］. 5th ed. Philadelphia：F. A. Davis Company，2007

第二章

运动功能评定

第一节 总 论

康复评定(rehabilitation evaluation),是收集患者的有关资料,检查与测量障碍,对其结果进行比较、分析、解释和功能障碍诊断的过程。评定是康复医疗工作程序中非常重要的内容,某种意义上相当于临床医学的诊断过程。在康复医学领域中,一切康复手段都从初期评定开始,至末期评定结束,康复评定贯穿于康复治疗全过程。

一、概述

康复评定应包括三个层面:结构、功能和环境。

1. 结构层面　主要收集伤病者资料,包括影像、电生理、检验和体格检查等直接的伤病材料,也包括诸如个人心理史、社会生活史、既往病史和家族史等。

2. 功能层面　世界卫生组织将障碍分为两个层次:①功能障碍,如脑卒中患者运动、感觉功能丧失等。评定包括身体形态、关节活动度、肌力、肌张力、运动发育、平衡与协调、运动、感觉、认知、吞咽等。②能力障碍,如脊髓损伤患者不能以正常的方式独立进食、如厕或翻身等。评定包括日常生活活动、职业活动、休闲活动等。

3. 环境层面　社会、环境等不利因素引起的障碍,即由于形态功能或能力障碍,限制或阻碍一个人的能力而不能参与社会各种活动,如不能重返工作岗位。评定包括各种自然环境和社会人文环境的评定等。

二、目的

评定贯穿于康复治疗的全过程,总体来讲,评定目的可以归纳为以下几点:①确定障碍的性质、范围和程度;②确定影响患者康复的外界因素;③指导制订康复治疗计划;④判定康复疗效在阶段性治疗后进行再次评定;⑤评估投资-效益比;⑥判断预后;⑦为残疾等级的划分提出标准。

三、程序

根据不同时期以及评定目的的不同,将评定分为初期评定、中期评定、末期评定及随访评定。

1. 初期评定 首次对患者进行的评定。其目的是发现和确定患者在上述层次存在的问题,为设计远期、近期目标和康复方案提供依据;也为中期、末期评定判定疗效提供客观指标。

2. 中期评定 患者经过一段时间康复后,需要对治疗情况进行总结,此即中期评定。中期评定的过程同初期评定,但评定重点或评定的目的是判断障碍是否有改善、改善的程度以及康复方案有无必要调整。

3. 末期评定 通常在患者出院前结束治疗时进行。目的在于判定康复效果如何、是否达到预期目标,对遗留问题提出进一步解决的方法和建议。

4. 随访评定 有时需要对出院后回归社区家庭的患者进行随访追踪评定。其目的是确定保持已获得的进步还是出现了退步,是否需要继续治疗。

第二节 基本运动功能评定

一、肢体长度测量

可用皮尺或钢卷尺测定骨的缩短和增长程度以及残肢断端的长度,测量时应注意先将两侧肢体放置于对称位置,然后利用骨性标志测量两侧肢体的长度,将两侧的测量结果进行比较。

（一）上肢长度的测量（图 2-2-1）

1. 上肢长度 患者坐位或立位,上肢在体侧自然下垂,肘关节伸展,前臂旋后,腕关节中立位。医疗人员测量从肩峰外侧端到桡骨茎突的距离。

2. 上臂长度 患者体位同上。医疗人员测量从肩峰外侧端到肱骨外上髁的距离。

3. 前臂长度 患者体位同上。医疗人员测量从肱骨外上髁到桡骨茎突或尺骨鹰嘴到尺骨茎突的距离。

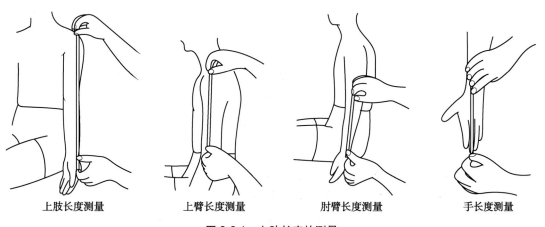

| 上肢长度测量 | 上臂长度测量 | 肘臂长度测量 | 手长度测量 |

图 2-2-1 上肢长度的测量

4. 手长度　患者将手置于手指伸展位。医疗人员测量从桡骨茎突与尺骨茎突的连线起始点开始到中指指尖的距离。

（二）下肢长度的测量（图 2-2-2）

1. 下肢长度　患者仰卧位，骨盆水平，下肢伸展，髋关节置于中立位。医疗人员测量从髂前上棘到内踝的最短距离，也可测量从股骨大转子到外踝的距离。

2. 大腿长度　患者体位同上。医疗人员测量从股骨大转子到膝关节外侧关节间隙的距离或坐骨结节到股骨外上髁的距离。

3. 小腿长度　患者体位如上。医疗人员测量从膝关节外侧间隙到外踝的距离或股骨外上髁到外踝的距离。

4. 足长　患者将踝关节放置中立位。医疗人员测量从足跟末端到第二趾末端的距离。

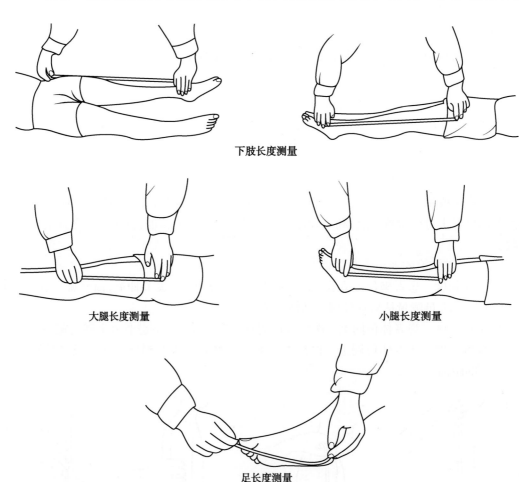

图 2-2-2　下肢长度的测量

（三）残肢断端长度的测量（图 2-2-3）

1. 上臂残端长度测量从腋窝前缘到残肢末端的距离。

2. 前臂残端长度测量从尺骨鹰嘴沿尺骨到残肢末端的距离。

3. 大腿残端长度测量从坐骨结节沿大腿后面到残肢末端的距离。

4. 小腿残端长度测量从膝关节外侧关节间隙到残肢末端的距离。

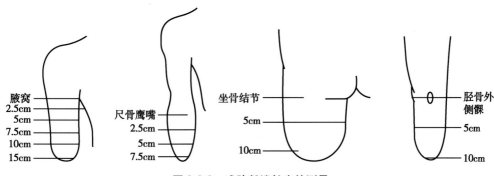

图 2-2-3 残肢断端长度的测量

二、肢体围度的测量

常用皮尺测量肢体的围度(或周径),以了解患肢肌肉有无萎缩、肿胀和肥大。

(一)四肢围度的测量(图 2-2-4)

1. 上臂围度　患者分别取肘关节用力屈曲和肘关节伸展两种体位,医疗人员测量上臂中部、肱二头肌最大膨隆处的围度。

2. 前臂围度　患者将前臂放在体侧自然下垂,医疗人员分别测量前臂近端最大膨隆处和前臂远端最细处的围度。

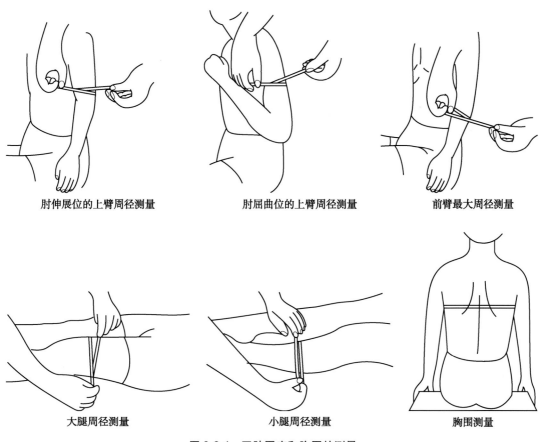

图 2-2-4 四肢围度和胸围的测量

3. 大腿围度   患者体位为下肢稍外展,膝关节伸展。医疗人员测髌骨上方 10cm、15cm 处或从髌骨上缘起向大腿中段取 6cm、8cm、10cm、12cm 处的围度。因此在记录测量结果时应注明测量部位。

4. 小腿围度   患者体位为下肢稍外展、膝关节伸展位。医疗人员分别测量小腿最粗处和内、外踝上方最细处的围度。

（二）残肢断端围度的测量

残肢断端的测量是为了判断断端的水肿状态,判定与假肢接受腔的合适程度(图 2-2-3)。

1. 上臂残端围度从腋窝直到断端末端每隔 2.5cm 测量一次围度。

2. 前臂残端围度从尺骨鹰嘴直到断端末端每隔 2.5cm 测量一次围度。

3. 大腿残端围度从坐骨结节直到断端末端每隔 5cm 测量一次围度。

4. 小腿残端围度从膝关节外侧关节间隙起直到断端末端每隔 5cm 测量一次围度。

（三）躯干围度的测量

1. 颈围   患者取立位或坐位,上肢在体侧自然下垂。医疗人员用皮尺通过喉结处测量颈部的围度,应注意皮尺与水平面平行。

2. 胸围   患者取坐位或立位,上肢在体侧自然下垂。测量应分别在患者平静呼气末和吸气末时进行。皮尺通过乳头上方和肩胛骨下角的下方,绕胸一周。对乳房发达的女性,可在乳头稍高的地方测量(图 2-2-4)。

3. 腹围   患者取坐位或立位,上肢在体侧自然下垂。测量通过脐或第 12 肋骨的尖端和髂前上棘连线的中点的围度,注意皮尺与水平面平行。测量腹围时应考虑与消化器官和膀胱内容物的充盈程度有关。

4. 臀围   患者取立位,双侧上肢在体侧自然下垂。医疗人员测量大转子和髂前上棘连线中间臀部最粗处的围度。

三、关节活动度测量

（一）关节活动范围

关节活动范围(range of motion,ROM)又称关节活动度,是指关节运动时所通过的最大运动弧,常以度数(°)表示。关节活动范围按关节运动的动力来源,分为主动关节活动范围(AROM)和被动关节活动范围(PROM)。

（二）影响 ROM 的因素

包括生理因素和病理因素:①生理因素:包括构成关节的两个关节面的弧度差,关节囊的薄厚与松紧,关节韧带的强弱与多少,主动肌与拮抗肌的力量。②病理因素:包括增加 ROM 的因素和减少 ROM 的因素两种。增加 ROM 的因素有肌肉弛缓性麻痹、韧带松弛、韧带断裂等;减少 ROM 的因素有关节本身的疾病,如关节内积液、关节内骨折、类风湿关节炎和关节畸形等。

（三）ROM 的测量

1. 测量工具   测量 ROM 的常用工具是量角器。普通量角器由两根直尺连接一个半圆量角器或全圆量角器制成,手指关节用小型半圆量角器测量(图 2-2-5)。使用时将量角器的中心点准确对到关节活动轴中心,两尺的远端分别放到或指向关节两端肢体上的骨性标志或与肢体长轴相平行。随着关节远端肢体的移动,在量角器刻度盘上读出。

2. 测量目的

(1) 发现关节活动障碍的程度,客观评价关节活动功能。

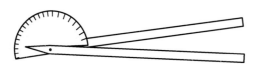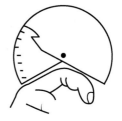

图 2-2-5 常见关节测量量角器

（2）结合临床表现，初步分析关节活动障碍的原因。

（3）为确定治疗目标和治疗方案提供依据。

（4）评价治疗效果。

3. 测量结果的记录 必须准确记录关节运动起始和终末两点的角度，不可以只记录运动终末的角度，也不可以只记录运动所经过的角度范围。同时应明确记录是 AROM 还是 PROM，标明左右侧及关节运动方向。比如，左肘关节主动屈曲活动度是 20°~90°。

4. 测量方法 测量 ROM 时，应令患者（或被试者）处于舒适位置，按测量要求取卧位、坐位或站立位，使患者了解测量的过程、原因以取得患者的配合。充分暴露将要测量的关节部位，确定测量关节的轴心、固定臂及移动臂，使关节处于标准起始位（如不能达到标准起始位的应在记录中说明），记录关节起始角度后，令患者移动关节至最大角度位置，再次用量角器测量终止角度。

5. ROM 测量注意事项

（1）明确 ROM 测量的适应证和禁忌证：当关节出现水肿或疼痛、肌肉挛缩、关节囊及周围组织炎性粘连、皮肤瘢痕等均可以进行 ROM 测量。关节脱位及骨折未愈合的患者不能进行 ROM 的测量，关节急性炎症期、骨化性肌炎的患者不能做被动 ROM 的测量。

（2）采取正确的体位和固定姿势：测量的起始位一般为解剖位或中立位，为了防止出现错误的姿势和代偿性运动，测量时患者必须保持正确的测量体位，评定者要帮助患者固定相关部位。

（3）应同时测量主动 ROM 和被动 ROM：由于 ROM 受关节本身和关节外诸多因素的影响，故必须同时测量主动、被动 ROM，并对测量结果进行对比。

（4）避免在按摩、运动治疗等其他治疗后立即进行检查。

四、肌力评定

（一）定义

肌力是指肌肉收缩时产生的最大力量。肌力评定是测定受试者在主动运动时肌肉或肌群的力量，借以评定肌肉的功能状态。常用的肌力评定方法有徒手肌力检查（manual muscle test，MMT）、等长肌力测试、等张肌力测试、等速肌力测试。肌肉的生理横断面、肌肉的初长度、肌纤维走向与肌腱长轴关系、杠杆效率等生理因素均可影响肌力评定。

（二）评定方法

1. 徒手肌力检查 MMT 时根据受检肌肉或肌群的功能，让患者处于不同的受检位置，然后嘱患者在减重、抗重力或抗阻力的状态下做一定的动作，并使动作达到最大的活动范围。按动作的活动范围和抗重力或抗阻力的情况进行分级。MMT 的缺点是只能表明肌力的大小,不能评价肌肉收缩耐力。定量分级标准较粗略,难以排除测试者主观评价的误差。

(1) 徒手肌力检查的分级标准:通常采用 6 级分级法,各级肌力的具体标准见表 2-2-1。还可采用补充 6 级分级法,见表 2-2-2。

表 2-2-1　MMT 肌力分级标准

级别	名称	标　　准	相当于正常肌力的%
0	零	无可测知的肌肉收缩	0
1	微缩	有轻微收缩,但不能引起关节活动	10
2	差	在减重状态下能做关节全范围运动	25
3	尚可	能抗重力作关节全范围运动,但不能抗阻力	50
4	良好	能抗重力、抗一定阻力运动	75
5	正常	能抗重力、抗充分阻力运动	100

表 2-2-2　MMT 补充分级标准

级别	标　　准
0	无可测知的肌肉收缩
1	有轻微肌肉收缩,但不能引起关节活动
1+	在减重状态下关节能完成部分活动范围(ROM<50%)
2-	在减重状态下关节能完成大部分范围运动(ROM>50%)
2+	在减重状态下能做关节全范围运动,同时,抗重力时关节能完成小部分范围运动(ROM<50%)
3-	抗重力时关节不能完成全范围运动(ROM>50%)
3+	抗重力时能做关节全范围运动,同时,抗较小阻力时关节能完成小部分范围运动(ROM<50%)
4-	抗部分阻力时关节能完成大部分范围运动(ROM>50%)
4+	抗充分阻力时关节能完成小部分范围运动(ROM<50%)
5-	抗充分阻力时关节能完成大部分范围运动(ROM>50%)
5	抗充分阻力时关节能完成最大范围运动(ROM 100%)

(2) 主要肌肉肌力手法检查:上肢主要肌肉的手法检查见表 2-2-3。

表 2-2-3　上肢主要肌肉的手法检查,△为躯干肌

肌肉	功能	检查与评定		
		1 级	2 级	3、4、5 级
三角肌前部、喙肱肌(图 2-2-6)	肩前屈	仰卧,试图屈肩时可触及三角肌前部收缩(图 2-2-6D)	向对侧侧卧,上侧上肢放滑板上,肩可主动屈曲(图 2-2-6C)	坐位,肩内旋,肘屈,掌心向下:肩屈曲,阻力加于上臂远端(图 2-2-6A、B)
三角肌后部、大圆肌、△背阔肌	肩后伸	俯卧,试图伸肩时可触及大圆肌、背阔肌收缩	向对侧侧卧,上侧上肢放滑板上,肩可主动伸展	俯卧:肩伸展 30°～40°,阻力加于上臂远端

续表

肌肉	功能	检查与评定		
		1 级	2 级	3、4、5 级
三角肌中部、冈上肌(图 2-2-7)	肩外展	仰卧,试图肩外展时可触及三角肌收缩(图 2-2-7D)	同左,上肢放滑板上,肩可主动外展(图 2-2-7C)	坐位、肘屈:肩外展至 90°,阻力加于上臂远端(图 2-2-7A、B)
冈下肌、小圆肌	肩外旋	俯卧,上肢在床缘外下垂:试图肩外旋时在肩胛骨外缘可触及肌收缩	同左,肩可主动外旋	俯卧,肩外展,肘屈,前臂在床缘外下垂:肩外旋,阻力加于前臂远端
肩胛下肌、大圆肌、△胸大肌、△背阔肌	肩内旋	俯卧,上肢在床缘外下垂:试图肩内旋时在腋窝前、后襞可触及相应肌肉收缩	同左,肩可主动内旋	俯卧,肩外展,肘屈,前臂在床缘外下垂:肩内旋,阻力加于前臂远端
肱二头肌、肱肌肱桡肌(图 2-2-8)	肘屈曲	坐位,肩外展,上肢放滑板上:试图肘屈曲时可触及相应肌肉收缩(图 2-2-8D)	同左,肘可主动屈曲(图 2-2-8C)	坐位,上肢下垂:前臂旋后(测肱二头肌)或旋前(测肱肌)或中立位(测肱桡肌),肘屈曲,阻力加于前臂远端(图 2-2-8A、B)
肱三头肌肘肌(图 2-2-9)	肘伸展	坐位,肩外展,上肢放滑板上:试图肘伸展时可触及肱三头肌收缩(图 2-2-9D)	同左,肘可主动伸曲(图 2-2-9C)	俯卧,肩外展,肘屈,前臂在床缘外下垂:肘伸展,阻力加于前臂远端(图 2-2-9A、B)
肱二头肌、旋后肌	前臂旋后	俯卧,肩外展,前臂在床缘外下垂:试图前臂旋后时可于前臂上端桡侧触及肌收缩	同左,前臂可主动旋前	坐位,肘屈 90°,前臂旋前:嘱前臂旋后,握住腕部施加反方向阻力
旋前圆肌旋前方肌	前臂旋前	俯卧,肩外展,前臂在床缘外下垂:试图前臂旋前时可在肘下、腕上触及肌收缩	同左,前臂可主动旋前	坐位,肘屈 90°,前臂旋后:前臂旋前,捏住腕部施加反向阻力
尺侧腕屈肌	腕掌屈及尺侧偏	向同侧侧卧,前臂旋后 45°:试图腕掌屈及尺侧偏时可触及其止点活动	同左,前臂旋后 45°,可见大幅度腕掌屈及尺侧偏	同左,肘屈,前臂旋后:腕向掌侧屈并向尺侧偏,阻力加于小鱼际
桡侧腕屈肌	腕掌屈及桡侧偏	坐位,前臂旋前 45°:试图腕背伸及桡侧偏时可触及其止点活动	同左,前臂旋前 45°,可见大幅度腕掌屈及桡侧偏	同左,前臂旋后 45°:腕向掌侧屈并向桡侧偏,阻力加于鱼际

续表

肌肉	功能	检查与评定		
		1 级	2 级	3、4、5 级
尺侧腕伸肌	腕背伸及尺侧偏	坐位,前臂旋前45°:试图腕背伸及尺侧偏时可触及其止点活动	同左,前臂旋前45°,可见大幅度腕背伸及尺侧偏	同左,前臂旋前:腕背伸并向尺侧偏,阻力加于掌背尺侧
桡侧腕长、短伸肌	腕背伸及桡侧偏	坐位,前臂旋后45°:试图腕背伸及桡侧偏时可触及其止点活动	同左,前臂旋后45°,可见大幅度腕背伸及桡侧偏	同左,前臂旋前45°:腕背伸并向桡侧偏,阻力加于掌背桡侧
指总伸肌(图2-2-10)	掌指关节伸展	试图伸掌指关节时可触及掌背肌腱活动(图2-2-10C)	前臂中立位,手掌垂直时掌指关节可主动伸展(图2-2-10B)	伸掌指关节并维持指间关节屈曲,阻力加于手指近节背面(图2-2-10A)
指浅屈肌	近端指间关节屈曲	屈近端指间关节时可在手指近节掌侧触及肌腱活动	有一定的近端指间关节屈曲活动	屈曲近端指间关节,阻力加于手指中节掌侧
指深屈肌(图2-2-11)	远端指间关节屈曲	屈远端指间关节时可在手指中节掌侧触及肌腱活动(图2-2-11C)	有一定的远端指间关节屈曲活动(图2-2-11B)	固定近端指间关节,屈远端指间关节,阻力加于手指末节指腹(图2-2-11A)
拇深屈肌	拇内收	内收拇指时可于第一、二掌骨间触及肌肉活动	有一定的拇内收动作	拇伸直,从外展位内收,阻力加于拇指尺侧
拇长、短展肌	拇外展	外展拇指时可于桡骨茎突远端触及肌腱活动	有一定的拇外展动作	拇伸直,从内收位外展,阻力加于第一掌骨桡侧
拇短屈肌	拇指掌指关节屈曲	屈拇时于第一掌骨掌侧触及肌肉活动	有一定的拇屈曲动作	手心向上:拇指掌指关节屈曲,阻力加于拇指近节掌侧
拇短伸肌	拇指掌指关节伸展	伸拇时于第一掌骨背侧触及肌腱活动	有一定的拇伸展动作	手心向下:拇指掌指关节伸展,阻力加于拇指近节背侧
拇长屈肌	拇指指间关节屈曲	屈拇时于拇指近节掌侧触及肌腱活动	有一定的拇屈曲动作	手心向上,固定拇指近节:屈指间关节,阻力加于拇指远节指腹
拇长伸肌	拇指指间关节伸展	伸拇时于拇指近节背侧触及肌腱活动	有一定的拇指指间关节伸展动作	手心向下,固定拇指近节:伸指间关节,阻力加于拇指远节背侧

肩关节前屈肌力检查见图 2-2-6,A、B:3~5 级肌力检查;C:2 级肌力检查;D 级:1 级肌力检查。

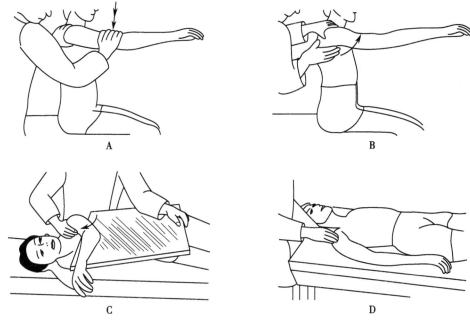

图 2-2-6 肩关节前屈肌力检查

肩关节外展肌力检查见图 2-2-7,A、B:3~5 级肌力检查;C:2 级肌力检查;D 级:1 级肌力检查。

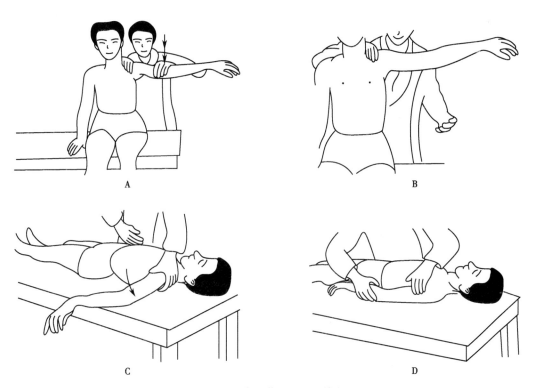

图 2-2-7 肩关节外展肌力检查

肘关节屈曲肌力检查图 2-2-8,A、B:3~5 级肌力检查;C:2 级肌力检查;D 级:1 级肌力检查。

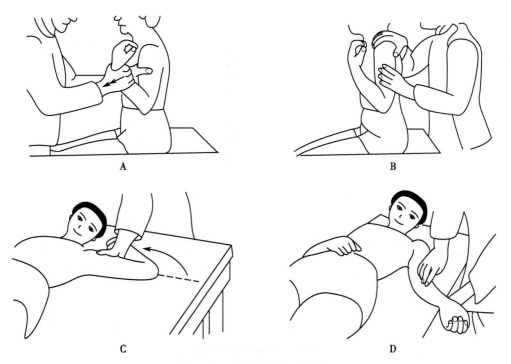

图 2-2-8　肘关节屈曲肌力检查

肘关节伸展肌力检查见图 2-2-9,A、B:3~5 级肌力检查;C:2 级肌力检查;D 级:1 级肌力检查。

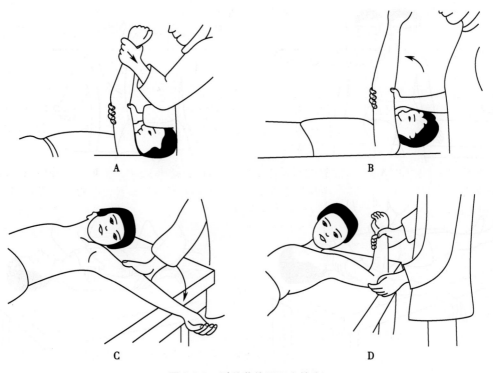

图 2-2-9　肘关节伸展肌力检查

掌指关节伸展肌力检查见图 2-2-10,A:3~5 级肌力检查;B:2 级肌力检查;C 级:1 级肌力检查。

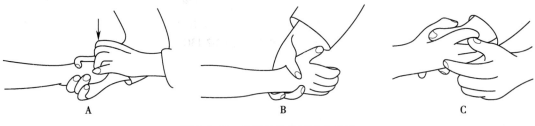

图 2-2-10 掌指关节伸展肌力检查

远端指间关节屈曲肌力检查见图 2-2-11,A:3~5 级肌力检查;B:2 级肌力检查;C 级:1 级肌力检查。

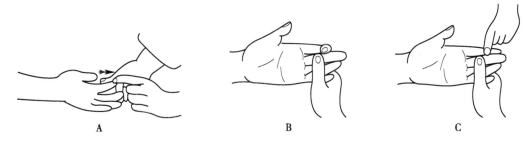

图 2-2-11 远端指间关节屈曲肌力检查

下肢主要肌肉的手法检查见表 2-2-4。

表 2-2-4 下肢主要肌肉的手法检查

肌肉	功能	检查与评定		
		1 级	2 级	3、4、5 级
髂腰肌	髋屈曲	仰卧,试图屈髋时于腹股沟上缘可触及肌活动	向同侧侧卧,托住对侧下肢,可主动屈髋	仰卧,小腿悬于床缘外:屈髋,阻力加于股远端前面
臀大肌 腘绳肌 (图 2-2-12)	髋伸展	俯卧,试图伸髋时于臀部及坐骨结节下方可触及肌活动(图 2-2-12D)	向同侧侧卧,托住对侧下肢,可主动伸髋(图 2-2-12C)	俯卧,屈膝(测臀大肌)或伸膝(测腘绳肌):髋伸 10°~15°,阻力加于股远端后面(图 2-2-12A、B)
大、长、短收肌、股薄肌耻骨肌	髋内收	仰卧,分腿 30°,试图髋内收时于股内部可触及肌活动	同左,下肢放滑板上可主动内收髋	向同侧侧卧,两腿伸,托住对侧下肢:髋内收,阻力加于股远端内侧
臀中、小肌阔筋膜张肌	髋外展	仰卧,试图髋外展时于大转子上方可触及肌活动	同左,下肢放滑板上可主动外展髋	向对侧侧卧,对侧下肢半屈:髋外展,阻力加于股远端外侧

续表

肌肉	功能	检查与评定		
		1级	2级	3、4、5级
股方肌 梨状肌 上、下孖肌 闭孔内、外肌 (图2-2-13)	髋外旋	仰卧,腿伸直:试图髋外旋时于大转子上方可触及肌活动(图2-2-13D)	同左,可主动髋外旋(图2-2-13C)	仰卧,小腿在床缘外下垂:髋外旋,阻力加于小腿下端内侧(图2-2-13A和B)
臀小肌 阔筋膜张肌	髋内旋	仰卧,腿伸直:试图髋内旋时大于大转子上方可触及肌活动	同左,可主动髋内旋	仰卧,小腿在床缘外下垂:髋内旋,阻力加于小腿下端外侧
腘绳肌	膝屈曲	俯卧,试图屈膝时可于腘窝两侧触及肌腱活动	向同侧侧卧,托住对侧下肢,可主动屈膝	俯卧:膝从伸直屈曲,阻力加于小腿下端后侧
股四头肌(图2-2-14)	膝伸直	仰卧,试图伸膝时可触及髌韧带活动(图2-2-14D)	向同侧侧卧,托住对侧下肢,可主动伸膝(图2-2-14C)	仰卧,小腿在床缘外下垂:伸膝,阻力加于小腿下端前侧(图2-2-14A和B)
腓肠肌 比目鱼肌(图2-2-15)	踝跖屈	侧卧,试图踝跖屈时可触及跟腱活动	同左,踝可主动跖屈(图2-2-15B)	俯卧,膝伸(测腓肠肌)或膝屈(测比目鱼肌):踝跖屈,阻力加于足跟(图2-2-15A)
胫前肌(图2-2-16)	踝背屈并足内翻	仰卧,试图踝背屈,足内翻时可触及其活动(图2-2-16C)	侧卧,可主动踝背屈、足内翻(图2-2-16B)	坐位,小腿下垂:踝背屈并足内翻,阻力加于足背内缘(图2-2-16A)
胫后肌	踝跖屈并足内翻	仰卧,试图足内翻时于内踝后方可触及腱活动	同左,可主动踝跖屈、足内翻	向同侧侧卧,足在床缘外:足内翻并踝跖屈,阻力加于足内缘
腓骨长、短肌	踝跖屈并足外翻	仰卧,试图足外翻时于外踝后方可触及腱活动	同左,可主动踝跖屈,足外翻	向对侧侧卧:使跖屈的足外翻,阻力加于足外缘
趾长、短屈肌	足趾屈曲	屈趾时于趾近节跖面可触及腱活动	有主动屈趾活动	仰卧:屈趾,阻力加于足趾近节跖面
趾长、短伸肌	足趾伸	仰卧,伸趾时于足背可触及腱活动	同左,有主动伸趾活动	同左:伸足趾,阻力加于足趾近节跖面
踇长伸肌	踇趾伸展	坐位,伸踇时于踇趾近节背侧可触及腱活动	同左,有主动伸踇活动	同左,固定踇趾近节:伸踇趾:阻力加于踇趾近节背面

　　髋关节伸展肌力检查见图 2-2-12，A、B：3~5 级肌力检查；C：2 级肌力检查；D 级：1 级肌力检查。

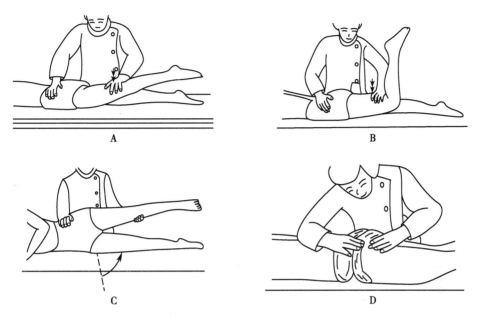

图 2-2-12　髋关节伸展肌力检查

　　髋关节外旋肌力检查见图 2-2-13，A、B：3~5 级肌力检查；C：2 级肌力检查；D 级：1 级肌力检查。

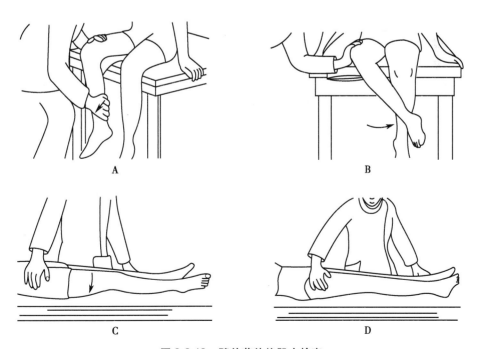

图 2-2-13　髋关节外旋肌力检查

膝关节伸展肌力检查见图 2-2-14,A、B:3~5 级肌力检查;C:2 级肌力检查;D 级:1 级肌力检查。

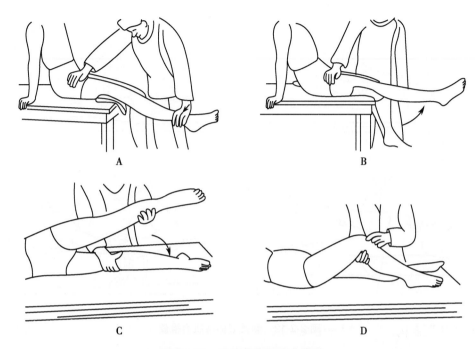

图 2-2-14　膝关节伸展肌力检查

踝关节跖屈肌力检查见图 2-2-15,A:3~5 级肌力检查;B:2 级肌力检查。

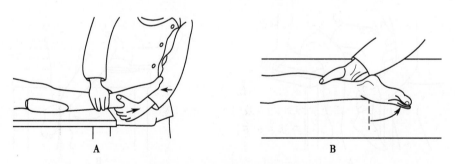

图 2-2-15　踝关节跖屈肌力检查

踝关节背屈肌力检查见图 2-2-16,A:3~5 级肌力检查;B:2 级肌力检查;C 级:1 级肌力检查。

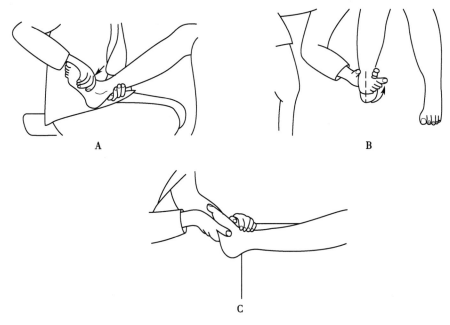

图 2-2-16　踝关节背屈肌力检查

躯干主要肌肉的手法检查见表 2-2-5、表 2-2-6。

表 2-2-5　躯干主要肌肉的手法检查

肌肉	功能	检查与评定		
		1 级	2 级	3、4、5 级
斜方肌菱形肌	肩胛内收	坐位,臂外展放桌上,试图使肩胛骨内收时可触及肌收缩	同左,使肩胛骨主动内收时可见运动	俯卧,两臂稍抬起:使肩胛骨内收,阻力为将肩胛骨向外推
斜方肌下部	肩胛内收及下移	俯卧,一臂前伸,内旋,试图使肩胛骨内收及下移时,可触及斜方肌下部收缩	同左,可见有肩胛骨内收及下移运动	同左,肩胛骨内收及下移,阻力为将肩胛骨向上外推
斜方肌上部肩胛提肌	肩胛上提	俯卧,试图耸肩时可触及斜方肌上部收缩	同左,能主动耸肩	坐位,两臂垂于体侧:耸肩向下压的阻力加于肩锁关节上方
前锯肌	肩胛前伸	坐位,一臂向前放桌上,上臂前伸时在肩胛骨内缘可触及肌收缩	同左,上臂前伸时可见肩胛骨活动	坐位,上臂前平举,屈肘:上臂向前移动,肘不伸,向后推的阻力加于肘部

表 2-2-6　躯干主要肌肉的手法检查，△为颈肌

肌肉	功能	检查与评定				
		1 级	2 级	3 级	4 级	5 级
△斜角肌 △颈长肌 △头长肌 △胸锁乳突肌 (图 2-2-17)	颈部屈曲	仰卧，屈颈时可触及胸锁乳突肌(图 2-2-17C)	侧卧，托住头部时可屈颈	仰卧，能抬头不能抗阻力(图 2-2-17B)	同左，能抗中等阻力(图 2-2-17A)	同左，抬头屈颈，能抗加于额部的较大阻力
斜方肌 颈部骶棘肌	颈部伸展	俯卧，抬头时触及斜方肌活动	侧卧，托住头部时可仰头	俯卧，能抬头不能抗阻	同左，能抗中等阻力	同左，抬头时能抗加于枕部的较大阻力
腹直肌(图 2-2-18)	躯干屈曲	仰卧，抬头时触及上腹部腹肌紧张(图 2-2-18D)	仰卧，能屈颈抬头(图 2-2-18C)	仰卧，髋及膝屈：能抬起头及肩胛部	同左，双手前平举坐起(图 2-2-18B)	同左，双手抱头后能坐起(图 2-2-18A)
骶棘肌	躯干伸展	俯卧，抬头时触及其收缩	俯卧位能抬头	俯卧，胸以上在床缘外下垂 30°，固定下肢：能抬起上身，不能抗阻	同左，能抗中等阻力	同左，能抗较大阻力
腹内斜肌 腹外斜肌	躯干旋转	坐位，试图转体时触及腹外斜肌收缩	同左，双臂下垂，能大幅度转体	仰卧，能旋转上体至一肩离床	仰卧，屈腿，固定下肢：双手前平举能坐起并转体	同左，双手抱颈后能坐起同时向一侧转体

颈椎屈曲肌力检查见图 2-2-17，A:4 级肌力检查；B:3 级肌力检查；C 级:1 级肌力检查。

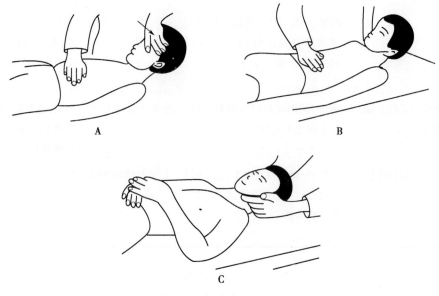

图 2-2-17　颈椎屈曲肌力检查

躯干屈曲肌力检查见图2-2-18,A:5级肌力检查;B:4级肌力检查;C级:2级肌力检查;D级:1级肌力检查。

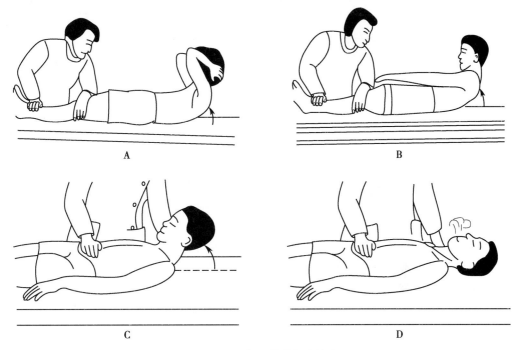

图2-2-18 躯干屈曲肌力检查

(3) 肌力检查结果记录方法:肌力按0~5级(或以此为基础加"+"或"-")记录。①若所测部位存在被动运动受限时,应记录可动范围的角度,然后再记录该活动范围时的肌力级别,如肘关节被动运动限制在90°时,其可动范围为0°~90°,评定肌力为3级时,应记录为0°~90°/3级。除此之外,对存在的疼痛或肌肉收缩启动位置受限等因素也应有所记录。②若同时存在有痉挛,可加"S"或"SS"(S——spasticity);若存有挛缩,可加"C"或"CC"(C——contracture)。③深部肌肉1级和0级情况有时难以辨别,可加用"?"表示。④全面的徒手肌力检查可采用表格方式依上述记录方法逐一记录。

(4) 注意事项:①采取正确的测试姿势,注意防止某些肌肉对受试的无力肌肉的替代动作。②选择适合的测试时机,疲劳时、运动后或饱餐后不宜进行。③测试时应左右比较,尤其在4级和5级肌力难以鉴别时,更应作健侧的对比观察。④对肌力达4级以上时,所作抗阻须连续施加,并保持与运动相反的方向。⑤重复检查同一块肌肉的最大收缩力时,每次检查应间隔2min为宜。⑥正常肌力受年龄、性别、身体形态及职业的影响,存在个体差异,因此,在进行3级以上肌力检查时,给予阻力的大小应根据被检者个体情况来决定。⑦中枢神经系统病损所致痉挛性瘫痪患者不宜作MMT。

2. 等长肌力测试 等长肌力测试是测定肌肉等长收缩的能力,适用于3级以上的肌力检查,可采用较为精确的定量评定。通常采用专门的器械进行测试,常用的方法有握力测试、捏力测试、背肌力测试。

(1) 握力测试:用握力计测试手握力大小,反映屈指肌肌力。握力大小以握力指数评定,握力指数=手握力(kg)/体重(kg)×100%。握力指数正常值为大于50%。测试时,将把手调至适当宽度,坐位或立位,上肢置于体侧自然下垂,屈肘 90°,前臂和腕处于中立位,用力握 2～3 次,取最大值。检查时避免用上肢其他肌群来代偿。

(2) 捏力测试:用捏力计测试拇指与其他手指间的捏力大小,反映拇指对掌肌及四指屈肌的肌力。测试时调整好捏力计,用拇指分别与其他手指相对捏压捏力计 2～3 次,取最大值。正常值约为握力的 30% 左右。

(3) 背肌力测试:用拉力计测定背肌肌力的大小,用拉力指数评定。拉力指数＝拉力(kg)/体重(kg)×100%,一般男性的正常拉力指数为体重的 1.5～2 倍(150%～200%),女性为体重的 1～1.5 倍(100%～150%)。测试时两膝伸直,将拉力计把手调至膝关节高度,两手抓住把手,然后腰部伸展用力上提把手。进行背肌力测试时,腰椎应力大幅度增加,易引发腰痛,故不适用于腰痛患者及老年人。

(4) 四肢肌群肌力测试:在标准姿势下通过测力计,可测试四肢各组肌群(如腕、肩、踝的屈伸肌群及肩外展肌群)的肌力。测力计一般由力学传感器及相应软硬件构成。根据传感器的敏感性,可测得肌力范围可自极微弱到数百牛顿不等。

3. 等张肌力测试　等张肌力测试是测定肌肉克服阻力收缩做功的能力。测试时,被测肌肉收缩,完成全关节活动范围的运动,所克服的阻力值不变。测出 1 次全关节活动度运动过程中所抵抗的最大阻力值称为该被测者该关节运动的最大负荷量;完成 10 次规范的全关节活动范围运动所能抵抗的最大阻力值称为 10RM(10 repetition maximum)。

4. 等速肌力测试　等速运动是在整个运动过程中运动速度(角速度)保持不变的一种肌肉收缩方式。等速肌力测试需要借助特定的等速测试仪来完成,有多种型号可供选择。等速肌力测试的优点是能提供肌力、肌肉做功量和功率输出、肌肉爆发力和耐力等多种数据;既同时完成一组拮抗肌的测试,也可以分别测定向心收缩、离心收缩及等长收缩等数据;测试参数全面、精确、客观。等速肌力测试是公认的肌肉功能评价及肌肉力学特性研究的最佳方法。

五、肌张力评定

肌张力(muscle tone)是指肌肉组织在松弛状态下的紧张度,这种紧张度来自肌肉组织静息状态下非随意、持续、微小的收缩。正常肌张力有赖于完整的外周神经和中枢神经系统调节机制以及肌肉本身的特性(如收缩能力、弹性、延展性等)。

(一) 肌张力分类

肌张力是维持身体各种姿势和正常活动的基础,根据身体所处的不同状态,正常肌张力可分为以下三类:

1. 静止性肌张力　是指肌肉处于不活动状态下所具有的张力。

2. 姿势性肌张力　是指人体变换各种姿势(如协调的翻身、由坐到站等)时肌肉所产生的张力。

3. 运动性肌张力　是指肌肉在运动过程中的张力。

(二) 异常肌张力

1. 肌张力增高(hypertonia)　是指肌张力高于正常静息水平。肌张力增高的状态有痉挛和强直。痉挛性肌张力增高见于锥体束病变,即上肢的屈肌和下肢的伸肌张力增高明显。检查者在做被动活动时,起始感觉阻力较大,但在运动过程中突然感到阻力减小,此现象称折刀现象,是痉挛时最常见的现象。强直,也称僵硬,做关节被动活动时各个方向的阻力是均匀一致的,也就是主动肌和拮抗肌张力同时增加,它与弯曲铅管的感觉类似,因此称为铅管样强直。如伴有震颤则出现规律而断续的停顿,称齿轮样现象,常为锥体外系的损害所致。

2. 肌张力低下(hypotonia) 是指肌张力低于正常静息水平,对关节进行被动运动时感觉阻力消失的状态。肌张力低下见于下运动神经元疾病、小脑病变、脑卒中迟缓期、脊髓病损的休克期等。

3. 肌张力障碍(dystonia) 是一种以张力损害、持续的和扭曲的不自主运动为特征的运动功能亢进型障碍。肌张力障碍可由中枢神经系统缺陷所致,也可由遗传因素(原发性、特发性肌张力障碍)所致。与神经退行性疾患(肝豆状核变性)或代谢性疾患也有一定关系,也可见于张力性肌肉变形或痉挛性斜颈。

（三）肌张力影响因素

1. 不良的姿势和肢体位置可使肌张力增高。

2. 中枢神经系统的状态。

3. 紧张和焦虑等心理因素,不良的心理状态可使肌张力增高。

4. 患者对运动的主观作用。

5. 合并问题的存在,如尿路结石,感染、膀胱充盈、便秘、压疮、静脉血栓、疼痛、局部肢体受压及挛缩等可使肌张力增高。

6. 患者的整体健康水平,发热、感染、代谢或电解质紊乱也可影响肌张力。

7. 药物。

8. 环境温度等。

（四）肌张力检查方法

病史采集可在一定程度上反映肌张力异常的发生频率与程度、受累的肌肉与数目、现在发作严重的程度与以往的比较、引发的原因等。视诊应注意患者肢体或躯体异常的姿势。触诊检查在患者完全静止、放松相关肢体的情况下触摸受检肌群,感觉肌肉的饱满与否、软硬程度等。注意检查腱反射(肱二头肌反射、肱三头肌肌腱反射、膝腱反射、跟腱反射)和阵挛(踝阵挛、髌阵挛)。进行关节的被动关节活动度检查,根据评定者感受到的阻力情况进行评定。

1. 手法评定 正常肌张力时肌肉外观应具有特定的形态。肌肉应具有中等硬度和一定的弹性。近端关节可以进行有效的主动肌与拮抗肌的同时收缩使关节固定。具有完成抗肢体重力及外界阻力的运动能力。

肌张力降低时肌肉外观平坦,失去原来肌肉特定的外形,从表面上看类似肌萎缩,而肌容量测量值无改变。在放松、静止的情况下检查肌肉的张力状态,肌张力降低时表现为肌肉松弛柔软,不能保持正常时的弹力,肌腹移动程度增大。

痉挛时肌肉隆起,外形较正常状态更为突出,甚至肌腱的形态显现,肌肉硬度增高,肢体被动运动时出现抵抗感,这种抵抗感随着运动速度加快而增强。痉挛多伴有腱反射亢进。

2. 仪器评定 仪器法评定肌张力或痉挛的技术包括生物力学技术和电生理技术。前者包括钟摆试验、屈曲维持试验、力矩测定;后者包括 H 反射、H 反射/M 波比例、表面肌电图、F 波测量等。这些方法虽然可对肌张力进行量化,但是由于耗时长,检查设备专业性强,操作技术较复杂,人员需要经过专门培训以及数据难以解读等因素,使得上述这些检查仅限于实验室研究,临床难以推广。

3. 常用量表 采用手法或量表评定痉挛,其结果常具有主观性,信度较低,等级之间缺乏确切的等量划分。因此,只能粗略地划分痉挛的程度,无法用于被试之间的比较,也不能准确、客观地评估缓解痉挛的疗法效果。通常采用改良 Ashworth 痉挛评定量表（表 2-2-7）评定痉挛，弛缓性肌张力量表（表 2-2-8）评定肌肉松弛。

表 2-2-7　改良 Ashworth 痉挛评定量表

等级	肌张力	评判标准
0	无痉挛	无肌张力的增加
I	肌张力轻微增加	进行 PROM 检查时，在 ROM 之末，出现突然卡住，然后释放或出现最小的阻力
I⁺	肌张力轻度增加	进行 PROM 检查时，在 ROM 的后 50%，出现突然卡住，当持续把 PROM 检查进行到底时，始终有小的阻力
II	肌张力增加较明显	在 PROM 检查的大部分范围内均觉肌张力增加，但受累部分的活动仍较容易
III	肌张力严重增加	进行 PROM 检查有困难
IV	僵直	僵直于屈或伸的某一位置上，不能活动

表 2-2-8　弛缓性肌张力量表

级别	评定标准
轻度	肌力下降，肢体放在可下垂的位置并放下，仅有短暂抗重力的能力，随即落下，能完成功能性动作
中度到重度	肌力明显下降或消失（MMT 0 或 1 级），将肢体放在抗重力肢位，肢体迅速落下，不能维持规定肢位，不能完成功能性动作

六、平衡功能评定

平衡（balance）是指人体所处的一种姿势或稳定状态以及无论处在何种位置，当运动或受到外力作用时，能自动地调整并维持所需姿势的过程。在人体突然受到外力而发生重心偏移时，四肢及躯干无意识或反射性地保持躯体稳定性的功能即是平衡功能。

（一）人体平衡维持机制

平衡功能的维持是一种复杂的运动技巧。一般参与人体平衡的三个重要环节有：感觉输入、中枢整合、运动控制。感觉输入系统包括前庭系统、视觉调节系统、躯体本体感觉系统；中枢整合系统包括大脑平衡反射调节系统和小脑共济协调系统；运动控制即肌群力量的控制，主要通过踝调节机制、髋调节机制、跨步调节机制三种姿势性协同运动模式来实现的。

（二）平衡种类

平衡一般可以分为静态平衡（static balance）和动态平衡（dynamic balance）两类，静态平衡是动态平衡的基础，没有静态平衡的稳定，就没有动态平衡的发展。

1. 静态平衡　是人体在没有外力作用下维持某种固定姿势的能力。静态平衡主要依赖于肌肉的等长收缩和关节两侧肌肉的协同收缩来实现。

2. 动态平衡　指人体在外力作用下或克服重力作用时，需要不断调整自己的姿势来维持新平衡的能力。主要依赖于肌肉的等张收缩来实现。包括自动动态平衡和他动动态平衡两种。前者是指人体在进行各种自主运动时能够重新获得稳定状态的能力；后者指人体对外界干扰（如别人推、拉等）产生反应时恢复稳定状态的能力。

（三）平衡功能评定的目的

1. 了解患者有无平衡功能障碍。

2. 确定平衡功能障碍的严重程度。

3. 明确引起平衡功能障碍的原因。

4. 为制定平衡训练方案提供依据。

5. 预测发生跌倒的危险性。

（四）常用平衡功能分级

根据平衡活动的完成情况，将平衡功能分为四级，如表 2-2-9 所示。

表 2-2-9　常用平衡功能分级

分级	标　准
1 级	能正确地完成活动
2 级	能完成活动，仅需要最小的帮助来维持平衡
3 级	能完成活动，但需要较大的帮助来维持平衡
4 级	不能完成活动

（五）平衡功能评定方法

包括观察法、量表法、平衡仪测试法。

1. 观察法　观察患者在静止及动态状态下能否保持平衡，包括坐、站立、行走、跑跳等。

2. 量表法　属于主观评定，常用的信度及效度较好的量表有 Fugl-Meyer 平衡量表、Berg 平衡量表、运动评估量表（motor assessment scale，MAS）和 Semans 平衡功能分级等。

3. 平衡仪测试法　采用高精压力传感器和电子计算机技术，通过系统控制和分离各种感觉信息的输入，来评价躯体感觉、视觉、前庭系统对平衡及姿势控制的作用和影响。

（六）临床常用平衡功能评定

平衡反应是人体维持特定的姿势和运动的基本条件，是人体为恢复被破坏的平衡作出的保护性反应。检查在不同体位下进行，包括卧位、跪位、坐位及站立位。检查者破坏患者原有姿势的稳定性，观察其反应。正常人的反应为调整姿势，使头部向上直立和保持水平视线以恢复正位姿势，获得新的平衡。破坏过大则会引起保护性跨步或上肢伸展反应。

1. 静态平衡功能评价　静态平衡功能检测可以在坐位或站立位进行，包括双腿站、单腿站、足跟对足尖站立、睁眼及闭眼站立。结果的判定包括站立平衡维持的时间长短，以及身体重心发生摆动或偏移的程度。随着测力台技术的发展，目前可以采用重心记录仪等设备为静态平衡检测提供更为客观的依据。

2. 动态平衡功能评价　动态平衡功能的评价包括稳定极限和重心主动转移能力的测定。稳定极限指正常人站立时身体倾斜的最大角度，是判断平衡功能的重要指标之一。稳定极限测定可以在坐位或站立位进行，要求被检测者有控制地将身体尽可能地向各个方向（前、后、左、右）倾斜。结果判断包括测量各个方向的倾斜角度数，或测量最大倾斜时身体重心位置的最大移动距离。重心主动转移能力测定是通过观察患者的一些功能活动，如站起、坐下、转身、行走、起止步等，观察在动态运动中的平衡反应。

3. 综合性功能评价　临床上常用一些综合性功能检测量表对患者动、静态平衡进行全面的检查。

（1）Berg 平衡量表：Berg 平衡量表（Berg balance scale）正式发表于 1989 年,由加拿大的 Berg 等人设计,是一个标准化的评定方法,已广泛应用于临床。该评定法将平衡功能检测分为 14 项,每项分 0、1、2、3、4 五级,每项最高分 4 分,最低分 0 分,总分最高 56 分,最低 0 分。具体检测量表见表 2-2-10。

表 2-2-10　Berg 平衡量表评定标准

1. 从坐位到站立位	4 分	能不使用手支撑而站起,而且独立、稳定
指令:请站起来。请不要使用你的手支撑	3 分	能不使用手支撑而站起
	2 分	能不使用手支撑而站起;需用手支撑桌子保持稳定
	1 分	需用手支撑桌子站起和保持稳定(需要桌子最小的帮助或稳定)
	0 分	需别人帮助或用手支撑桌子站起和保持稳定(需要最大的帮助)
2. 持续无支持站立	4 分	能安全地站立 2min
指令:请使用你的手支撑而站立 2min	3 分	能扶持在监督下站立 2min
	2 分	能持续无支持站立 30s
	1 分	需要支撑桌子站立 30s
	0 分	不能站立 30s
3. 无支持坐位	4 分	能够安全地保持坐位 2min
指令:请双臂相抱保持坐位 2min	3 分	在监视下能够保持坐位 2min
	2 分	能坐 30s
	1 分	能坐 10s
	0 分	没有靠背支持不能坐 10s
4. 从站立到坐	4 分	最小量用手帮助安全地坐下
指令:请坐下	3 分	借助于双手能够控制身体的下降
	2 分	用小腿的后部顶住椅子来控制身体的下降
	1 分	独立地坐,但不能控制身体下降
	0 分	需要他人帮助坐下
5. 转移	4 分	稍用手扶就能够安全地转移
指令:请从床转移到椅子上	3 分	绝对需要用手扶着才能够安全地转移
	2 分	需要口头提示或监视才能够转移
	1 分	需要一个人的帮助
	0 分	为了安全,需要两个人的帮助或监视
6. 闭眼睛无支持站立	4 分	能够安全地站 10s
指令:请闭上你的眼睛站立 10s	3 分	监视下能够安全地站 10s
	2 分	能站 3s
	1 分	闭眼不能达 3s,但站立稳定
	0 分	为了不摔倒而需要两个人的帮助

续表

7. 无支持双脚并齐站立 指令:把你的双脚并在一起站立	4分	能够独立地将双脚并拢并安全站立 1min
	3分	能够独立地将双脚并拢并在监视下站立 1min
	2分	能够独立地将双脚并拢,但不能保持 30s
	1分	需要别人帮助将双脚并拢,但能双脚并拢站 15s
	0分	需要别人帮助将双脚并拢,双脚并拢站立不能保持 15s
8. 当站着的时候,伸直上肢向前触物 指令:举起上臂 90°,再伸展你的手指,尽可能伸向前	4分	能够向前伸出>25cm
	3分	能够安全地向前伸出>12cm
	2分	能够安全地向前伸出>5cm
	1分	上肢可以向前伸出,但需要监视
	0分	在向前伸展时失去平衡或需要外部支持
9. 在站立姿势从地板上取物 指令:拾起被放置在你脚之前的拖鞋	4分	能够轻易地且安全地将鞋捡起
	3分	能够将鞋捡起,但需要监视
	2分	伸手向下达 2~5cm 且独立地保持平衡但不能将鞋捡起
	1分	试着做伸手向下捡鞋动作时需要监视,但仍不能将鞋捡起
	0分	不能试着做伸手向下捡鞋的动作,或需要帮助免于失去平衡摔倒
10. 当站着的时候,转身向后看 指令:转身向后看	4分	从左右侧向后看,体重转移良好
	3分	仅从一侧向后看,另一侧体重转移较差
	2分	仅能转向侧面,但身体的平衡可以维持
	1分	转身时需要监视
	0分	需要帮助以防失去平衡或摔倒
11. 身体原地旋转 360° 指令:完全地身体在原地旋转 360°	4分	在≤4s 时间内安全地转身 360°
	3分	在≤4s 时间内仅能从一个方向安全地转身 360°
	2分	能够安全地转身 360°,但动作缓慢
	1分	需要密切监视或口头提示
	0分	转身时需要帮助
12. 无支持站立,交替把脚放在凳子上 指令:交替把脚放在凳子上,每只脚接触凳子 4次	4分	能够安全且独立地站,在 20s 的时间内完成 8 次
	3分	能够独立地站,完成 8 次的时间>20s
	2分	无须辅具在监视下能够完成 4 次
	1分	需要少量帮助能够完成>2 次
	0分	需要帮助以防止摔倒或完全不能做
13. 持续一脚在前站立 指令:持续一脚在前站立	4分	能独立将双脚一前一后地排列(无间距)并保持 30s
	3分	能独立将一只脚放在另一只脚前方(有间距)并保持 30s
	2分	能够独立地迈一小步并保持 30s
	1分	向前迈步需要帮助,但能够保持 15s
	0分	迈步或站立时失去平衡

14. 单腿站立 指令:单腿站立	4分	能够独立抬腿并保持时间>10s
	3分	能够独立抬腿并保持时间5~10s
	2分	能够独立抬腿并保持时间≥3s
	1分	试图抬腿,不能保持3s,但可维持独立站立
	0分	不能抬腿或需要帮助以防摔倒

（2）Fugl-Meyer 平衡量表:Fugl-Meyer 平衡量表是 Fugl-Meyer 评定量表的组成部分,主要适用于偏瘫患者的平衡功能评定。该评定方法对患者进行 7 个项目的检测,每个项目进行 0、1、2 三个级别的计分,总分最高分 14 分,最低分 0 分。评分越低说明平衡功能障碍越严重,具体评定项目及评分标准见表 2-2-11。

表 2-2-11　Fugl-Meyer 平衡量表

内容	评分标准
1. 支持坐位	0分:不能保持平衡 1分:能保持平衡,但不超过5min 2分:能保持平衡,超过5min
2. 健侧展翅反应	0分:被推动时,无肩外展及伸肘 1分:健肢有不完全反应 2分:健肢有正常反应
3. 患侧展翅反应	0分:被推动时,患肢无外展及伸肘 1分:患肢有不完全反应 2分:患肢有正常反应
4. 支持站立	0分:不能站立 1分:完全在他人帮助下站立 2分:1人帮助站立1min
5. 无支持站立	0分:不能站立 1分:站立少于1min或身体摇摆 2分:站立平衡多于1min
6. 健肢站立	0分:维持平衡少于1~2s 1分:维持平衡4~9s 2分:维持平衡多于9s
7. 患肢站立	0分:维持平衡少于1~2s 1分:维持平衡4~9s 2分:维持平衡多于9s

七、协调评定

协调(coordination)是指在准确完成一个动作的过程中多组肌群共同参与并相互配合、相互和谐的性质。协调是完成精准运动和技能动作的必要条件,也是姿势控制和日常生活活动所必须具有的基本条件。

协调运动是指人体的任何一个动作的完成,都必须有一定的肌群参加,并在小脑、前庭神经、视神经、深感觉、锥体外系等的共同参与下,动作才能协调和平衡。

（一）协调功能障碍的表现

当参与协调运动的各系统结构发生病变,协调动作就会出现障碍,称为共济失调(ataxia)。不同种类的共济失调临床表现各不相同。

1. 感觉性共济失调　共济失调在睁眼时减轻,闭目时加剧,伴有位置觉、振动觉减低或消失。因深感觉障碍下肢重而多见,故站立不稳和步态不稳为主要表现。患者夜间行路困难,洗脸时躯体容易向脸盆方向倾倒(洗脸盆征阳性)。行走时双目注视地面,举足过高,步距宽大,踏地过重,状如跨阈,故称跨阈步态。闭目难立征为阳性,指鼻试验、跟膝胫试验不准确。

2. 小脑性共济失调　小脑及其传入传出纤维病变都可引起共济失调,特点是既有躯干的平衡功能障碍而致站立不稳,也有肢体的共济失调而致辨距不良、轮替运动障碍、协调不能、运动起始及终止延迟或连续性障碍。小脑性共济失调不受睁眼、闭眼或照明度影响,不伴感觉障碍,有眼球震颤、构音障碍、讷吃和特殊小脑步态,即行走时两足分开,步距大小不一,步态蹒跚不稳易倾倒。指鼻试验时共济失调极为明显,可见上肢呈弧形摆动与意向性震颤,并有肌张力减低或消失、关节运动过度、快复动作障碍、肌肉反跳现象等。

3. 前庭性共济失调　因前庭系统损害引起,以平衡功能障碍为主。特征为静止与运动时均出现平衡功能障碍。与小脑性共济失调有相同点,如站立时两足基底宽、身体不稳、向侧方或后方倾倒、步行时偏斜等。但一般都有明显眩晕、眼震和前庭功能试验异常等可资鉴别。

4. 遗传性共济失调　为中枢神经系统慢性疾病,病因不明,大多有家族史,常染色体隐性或显性遗传。病理变化以脊髓、小脑、脑干变性为主,周围神经、视神经、大脑等也可受累。临床以共济失调、辨距不良为主要表现。

（二）协调评定的目的

1. 明确有无协调功能障碍。

2. 帮助了解协调功能障碍的程度、类型及引发原因。

3. 为康复计划的制订与实施提供依据。

4. 对康复治疗效果进行评估。

（三）协调功能分级

如表 2-2-12 所示。

表 2-2-12　常见协调功能分级

分级	标　　准
1 级	正常完成
2 级	能完成活动,但较正常速度及技巧稍有差异
3 级	能完成活动,但动作慢、笨拙、不稳,非常明显
4 级	仅能启动活动,不能完成
5 级	不能活动

第三节　特定部位的运动功能评定

一、手功能评定

手的正常运动功能有赖于手部骨和关节的完整性、肌肉和神经运动支配的平衡关系以及手感觉神经传导正常。

(一)正常手运动功能特点

手的主要功能是抓握,但相当精细而复杂。可以将正常手功能抓握总结为 13 种基本形式,包括悬垂、托举、触摸、推压、叩击、动态操作、球形掌握、球形指间握、柱状抓握、勾拉、二指间捏、多指间捏和侧捏。

按照手的功能模式可以简单地分为力性抓握(power grip)、精确抓握(precision grip)两类。力性抓握是拇指活动与无名指和小指屈曲对抗用力所致的动作,是拇指与尺侧手指(无名指和小指)相互运动的结果。精确抓握则是拇指与示指和中指屈曲对抗用力所致的动作,是拇指与桡侧手指(示指和中指)相互运动的结果。拇指尖向其他手指尖方向的运动称为对掌(thumb opposition)活动,是保证手功能正常的必要条件(图 2-3-1)。

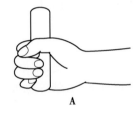 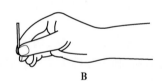 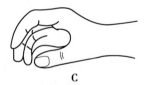

图 2-3-1　手的功能
A. 力性抓握;B. 精确抓握;C. 对掌

(二)正常手感觉特点

手的正常感觉功能使人得以用手操作物品和体验各种物品的品质,保护自己免受伤害刺激。

(三)手功能评定

手的外伤或疾病常常引起手的功能损失,轻则会给患者带来生活和工作的不便,严重时会使患者丧失独立生活的能力。手功能损失后的治疗有赖于全面的手功能评定。手功能评定包括临床检查和功能评估。

1. 临床检查

(1)病史采集:记录主诉、病史,包括受伤或患病的时间、原因、机制,受伤的范围和程度以及接受治疗的情况等;症状包括既往疼痛的部位、性质、诱发因素、减轻因素,有无麻木及活动受限等;记录利手、生活和职业特点,特别需进行的工种对手和上肢操作的要求等。

(2)望诊:主要包括①皮肤:包括观察损伤上肢和手部皮肤色泽、营养状况,有无肿胀、畸形,有无缺失、伤口、瘢痕,皮纹、横纹是否对称,鱼际、小鱼际形态、轮廓是否正常等。②指甲形状和颜色:正常指甲呈浅粉色,无凹陷或裂痕,其根部月形区域应是白色。③姿势:观察不同状态下手的姿势。"休息位":是指在自然放松状态下,手的肌群处于相对平衡状态下手的姿势。"功能位":是保持侧副韧带尽量伸展,维持对指,避免短缩后限制关节活动。"保护位":指手在损伤和手术后,需要固定一段时间,为了手的拇指功能可以最大限度恢复,可以将手固定在对掌位,即拇指处于最大限度的外展、后伸位置(如图2-3-2)。④畸形:神经或肌腱损伤导致的各种手部畸形如猿手、爪形手、垂腕、锤状指、杵状指、鹅颈指等。

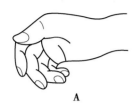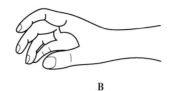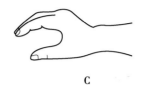

图2-3-2　手的姿势
A.休息位;B.功能位;C.保护位

(3) 触诊:主要包括①瘢痕、硬结和肌肉柔软度;②触痛,了解疼痛的部位、范围和程度。

2. 功能评估

(1) 运动功能评估:运动功能评估包括关节活动度评估和肌力评估。①关节活动度可以采用总活动度(total active movement,TAM)系统评定方法评定。关节总活动度测量法:掌指关节、近端指间关节、远端指间关节屈曲度数之和减去伸直受限度数之和,即为总活动度,达到健侧的75%以上为良,50%以上为可,50%以下为差。②肌力评定。握力:用握力计评定,以握力指数评定。握力指数=手的握力(kg)/体重(kg)×100,正常值应大于50。测试2~3次,取最大值。捏力:用握力计或捏力计评定,分别评定拇指其他四指的指腹相对捏的力量,其值约为握力的30%。

(2) 感觉功能评估:手感觉分为浅感觉(痛觉、温度觉、触觉、轻触-深压觉)、深感觉(关节觉和振动觉)和复合感觉(也称皮质觉,包括皮肤定位觉、图形觉、两点辨别觉和实体觉)。①痛觉:患者闭眼,检查者用大头针轻刺皮肤,要求力量均匀,嘱患者回答"痛"或"不痛","轻痛"或"重痛"。对于感觉麻木者,应从感觉障碍部位向正常部位检查。②温度觉:患者闭眼,检查者用两个分别盛有40~45℃热水和5~10℃冷水的试管测试,各2~3s,嘱患者回答"冷"或"热"。要求试管直径小,接触面积小。③触觉:患者闭眼,检查者用棉签轻划皮肤,嘱患者回答"有""无",也可以用数字"1、2、3、……"表示。④轻触-深压觉:触压觉是一种精细的触觉检查,可用Semmes-Weinstein单丝压力测试法(简称S-W)单丝法,测出皮肤对不同压力的反应和敏感程度。⑤深感觉(本体感觉):关节觉是指对关节所处的角度和运动方向的感觉,包括位置觉和运动觉。振动觉是指用振动的音叉(30Hz、128Hz、256Hz)手柄置于骨突处,嘱患者回答有无振动感。⑥定位觉:患者闭眼,检查者用笔或者手指轻触患者皮肤,让患者用手指指出触碰的部位,正常误差小于10cm。⑦图形觉:患者闭眼,检查者用笔或者竹签在患者皮肤上写数字或画圈、方、三角等图形,让患者分辨。⑧两点辨别觉:让患者闭眼,检查者用两点分辨仪测定皮肤分辨两个接触点之间距离的敏锐程度。距离越短,触觉越敏感。⑨实体觉:实体觉为手对物体的大小、形状、性质的识别能力。实体觉障碍见于丘脑水平以上病变。

(3) 电生理检查包括肌电图、神经传导速度、体感诱发电位等。

(4) 综合评估

1) Jebsen手功能测试(hand function test,HFT):由7个分试验组成,具体内容见表2-3-1。

表 2-3-1　Jebsen 手功能测试

Ⅰ	写字	给患者一支圆珠笔,将 4 张 20cm×28cm 左右的白纸夹在书写板上,桌子左方书架上方有数张 13cm×20cm 的写有句子但反扣起来的卡片。告诉患者每翻开一张卡片,他就要尽快抄完其上的句子,完成后换一个句子由利手抄写,记下左右手所需要的时间
Ⅱ	翻卡片	在距离桌缘 12~13cm 处的左方一字排开 5 张 13cm×18cm 的卡片,每张卡片相距 5cm(左手翻时放右方),让患者听到口令后,尽快地从最外侧往中间的卡片开始翻转,不必在意翻转后卡片的位置,计算翻完 5 张所需的时间
Ⅲ	拾起小物品放入容器内	在桌子中部距离桌缘 12~13cm 处放一空罐头筒(直径 10cm,高 15cm),在筒的外侧往中间每隔 5cm 依次排列 2 个回形针、2 个直径 2.5cm 仰着放的瓶盖、2 个一元硬币。让患者听到命令后,尽快逐一地将上述物品放入筒内,计算放完所需的时间
Ⅳ	模仿进食	在试验板立板上的左右每隔 5cm 竖着放置一个长 1.5cm 左右的芸豆,一共 5 个,桌子中央放一直径 10cm、高 15cm 的空罐头筒,给患者一个不锈钢茶匙,让他一听到口令尽快用茶匙一一将上述物品舀起放入筒内,计算放完所需的时间
Ⅴ	堆放棋子	将 4 个直径 3cm、厚 1cm 的标准红色木质棋子放在受试者的面前,测试板距离桌子下缘 13cm 左右,测试板的中点位置各放 2 个棋子,2 个在左,2 个在右,让患者听到口令后尽快将棋子摞成一堆,可以从任何一个棋子开始,计算时间
Ⅵ	移动大而轻的物体	在桌子上放 5 个直径 8cm、高 10cm 的空罐头筒,彼此相距 5cm,离桌缘一上臂远处放上试验板。让患者听到口令后迅速地将筒一一放在试验板的水平上,计算时间
Ⅶ	移动大而重的物品	在桌子上放 5 个直径 8cm、高 10cm 的空罐头筒,罐头筒重约 450g,彼此相距 5cm,离桌缘一上臂远处放上试验板。让患者听到口令后迅速地将筒一一放在试验板的水平上,计算时间

　　2) 普度钉板测试(Purdue pegboard test):该测试主要用于评估手部进行精细动作的操作能力(图 2-3-3)。

　　3) 明尼苏达协调性动作测试(Minnesota rate of manipulation):此测试主要评估手部及上肢粗大活动的协调与灵活性(图 2-3-4)。

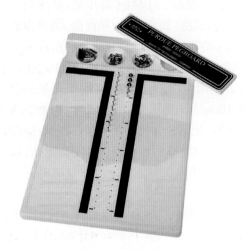

图 2-3-3　普度钉板测试

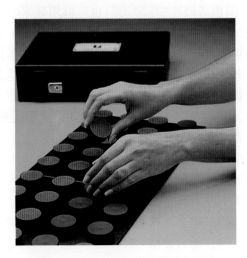

图 2-3-4　明尼苏达协调性动作测试

（5）手工作能力障碍评估

1）Swanson 手工作能力障碍评定，具体内容见表 2-3-2。

表 2-3-2　Swanson 手工作能力障碍评定

标记	程度	标　准
+	极轻度	工作时确有一些恼人的感觉，有<25%的障碍
++	轻度	干扰但不妨碍某些动作，有 25%～50%的障碍
+++	中度	妨碍某些动作，有 50%～75%的障碍
++++	重度	妨碍绝大部分或全部动作，有 75%～100%的障碍

2）专门的职业能力评定包括工作分析、工作模拟评估、功能性能力评估等。

二、姿势评定

姿势（posture）是指身体各部在空间的相对位置，它反映了人体骨骼、肌肉、内脏器官、神经系统等各组织之间的力学关系。正常的姿势有赖于肌肉、韧带、骨骼、关节、筋膜等组织的支持和良好姿势习惯以及正常的平衡功能。

正确的身体姿势应具备如下条件：具有能使机体处于稳定状态的力学条件；肌肉为维持正常姿势所承受的负荷不大；不妨碍内脏器官功能；表现出人体的美感和良好的精神面貌。姿势评估在运动障碍和疼痛治疗中具有重要意义。

（一）正常姿势

1. 后面观　如图 2-3-5A 所示。正常人跟骨底与跟腱在同一条与地面垂直的线上，双侧内踝在同一高度，胫骨无弯曲，双侧腘窝在同一水平线上，大粗隆和臀纹同高，双侧骨盆同高，脊柱无侧凸，双侧肩峰、肩胛下角平行，头颈无侧倾或旋转。

2. 前面观　双足内侧弓对称；髌骨位于正前面，双侧腓骨头、髂前上棘在同一高度。肋弓对称，肩峰等高，斜方肌发育对称，肩锁关节、锁骨和胸锁关节等高并对称。头颈直立，咬颌正常。

3. 侧面观　如图 2-3-5B 所示。足纵弓正常，膝关节 0°～5° 屈曲，髋关节 0°，骨盆无旋转。正常人脊柱从侧面观察有四个弯曲，称为生理性弯曲。即颈椎前凸，胸椎后凸，腰椎有较明显的前凸，骶椎则有较大幅度的后凸。头、耳和肩峰在同一条与地面垂直的线上。

（二）常见异常姿势及其评定

1. 侧面观

（1）头向前倾斜：因为下颈段和上胸段屈曲增加，上颈段的伸展增加，导致颈椎的椎体位于中心线的前面，颈部的屈肌放松，

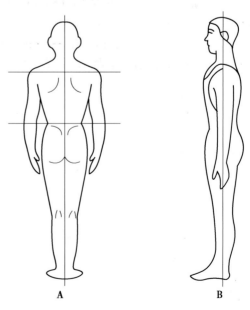

图 2-3-5　正常姿势
A.后面观；B.侧面观

伸肌紧张。

（2）胸脊柱后凸：又称驼背，是胸椎体后凸增加的表现。检查时发现身体的重心位于椎体的前方，颈屈代偿深度超过 5cm 以上。

（3）平背：又称直背，是脊柱胸段和腰段的生理弯曲弧度变小的表现。检查时发现胸曲度和腰曲度小于 2~3cm，使背部相应呈现扁平状，并常伴有骨盆后倾的表现。

（4）腰段脊柱前凸：脊柱腰段过度前凸表现为鞍背。检查时发现腰段前凸程度明显增大，曲度大于 5cm，使腹部向前突出；为维持身体直立平衡，头颈或上部躯干重心落于标准姿势铅垂线的后方。

（5）胸部畸形：包括扁平胸：胸部扁平，横径明显大于前后径；圆柱胸：前后径与横径之比近似 1∶1；鸡胸：胸骨处明显隆突，胸廓前后径大于横径；漏斗胸：胸前部呈凹陷状；不对称胸：胸廓左右歪斜，大小高低不一。

（6）骨盆前倾、后倾：检查时令患者直立位，发现耻骨联合位于髂前上棘连线之后，谓之骨盆前倾；耻骨联合位于髂前上棘连线之前，谓之骨盆后倾。

（7）膝过伸、过屈：检查时侧面观，膝关节位于身体侧面重心线的后方，谓之膝过伸；膝关节位于身体侧面重心线的前方，谓之膝过屈。

2. 后面观

（1）头部倾斜：头部在冠状面上向一侧倾斜，检查时发现头顶与枕骨粗隆连线偏离身体后面正中纵垂线。与同侧椎体受压或同侧颈部屈肌紧张有关，有时和长期优势上肢的运动有关。

（2）肩下垂：两肩在冠状面上不在同一水平，一侧肩关节下垂，另一侧肩关节可以抬高和内收。检查时发现两肩峰连线与身体后面正中纵垂线不垂直。

（3）肩内旋、外旋：肩内旋与肩关节屈曲、外旋受限有关，常见于长期使用腋杖的患者，肩外旋少见。

（4）脊柱侧凸：脊柱侧凸是指脊柱的一个或数个节段在冠状面上偏离身体中线向侧方弯曲，形成一个带有弧度的脊柱畸形，通常还伴有脊柱的旋转和矢状面上后凸或前凸的增加或减少，同时还有肋骨、骨盆的旋转倾斜畸形和椎旁的韧带及肌肉的异常，它是一种症状或 X 线征，可由多种疾病引起。

最为常见的是原因不明的特发性脊柱侧凸（约占全部脊柱侧凸的 80%），它好发于青少年，尤其是女性，常在青春发育前期发病，在整个青春发育期快速进展至青春发育结束，在成年期则缓解进展，有时则停止进展。

临床脊柱侧凸测量国际上通常采用的方法为 Cobb 角测量（图 2-3-6）。Cobb 角测量：首先在 X 线正位片上确定主凸的上端椎体和下端椎体，在上端椎体的上缘画一平行线，同样在下端椎体的下缘也画一平行线。对此两横线各作一条垂直线，这两条垂直线的交角就是 Cobb 角，可以用角度尺精确测定其度数，作为脊柱侧凸的严重程度标准。

（5）骨盆侧向倾斜、旋转：骨盆在冠状面向一侧侧方倾斜，伴有同侧髋关节外展和对侧髋关节内收。测量时发现两髂棘连线与身体后正中垂线不互相垂直，出现偏斜。骨盆旋转患者的重心线落在臀裂的一侧，检查时发现臀裂与身体后正中铅垂线不重叠，臀裂落在铅垂线的左侧，则提示骨盆右旋转，反之示骨盆左旋转，常见于偏瘫患者。

（6）扁平足：又称平足，足内侧纵弓变低，距骨向前、内和下方移位，跟骨向下和旋前，舟骨粗隆凹陷，腓骨长、短肌和伸趾肌短缩，胫后肌和趾长屈肌拉长。平足可分为僵硬的平足

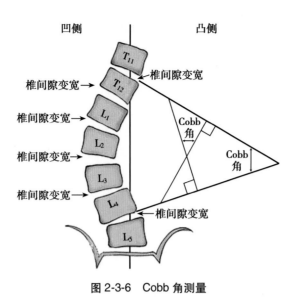

图 2-3-6　Cobb 角测量

和可屈性平足两类。常用评定方法为足印法,通过测量足印中部空白区(a)与足掌外侧区(b)宽度之比判断(图 2-3-7)。正常人 a∶b 为2∶1,扁平足患者 a∶b 小于2∶1,轻度扁平足 a∶b 为1∶1,中度扁平足 a∶b 为1∶2,重度扁平足足印无空白区(a)。

(7) 高弓足:又称空凹足,内侧纵弓异常增高,跟骨后旋,胫前肌、胫后肌短缩,腓骨长短肌和外侧韧带拉长。评定方法同扁平足,高弓足足印的足掌外侧区(b)离断不连接(图 2-3-7)。

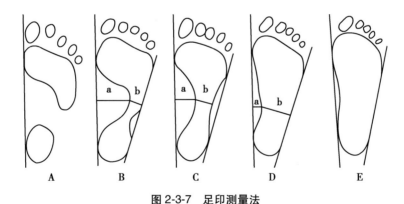

图 2-3-7　足印测量法
A.高弓足;B.正常足;C.轻度扁平足;D.中度扁平足;E.重度扁平足

3. 前面观

(1) 髋内旋、外旋:髋内旋时髌骨转向腿内侧,即测量时髌骨中点落在该侧下肢前正中线的内侧;髋外旋时髌骨转向腿外侧,测量时髌骨中点落在该侧下肢前正中线的外侧。

(2) 膝内翻、外翻:膝内翻时,膝关节的中心在大腿和小腿中线的外侧,两腿呈“O”形;膝外翻时,膝关节的中心在大腿和小腿中线的内侧,两腿呈 X 形。可以是单侧或双侧。评定时令患者双下肢并拢直立,如果两足跟并拢后,两膝内侧不能并拢,并且两膝内侧间距大于1.5cm,则为膝内翻;如果两膝内侧可以并拢,但两足跟不能并拢,并且两足跟内侧间距大于1.5cm,则为膝外翻。

(3) 胫骨内旋、外旋:检查时令髌骨向正前方,如果足趾偏向前正中线内侧成角,则判为胫骨内旋。胫骨内旋是由内侧腘绳肌和股薄肌紧张造成的,常与胫骨前倾、前交叉韧带撕裂、胫骨结构畸形、足内翻和外翻等因素有关。胫骨外旋检查时同内旋,令髌骨向前,如果足趾偏向前正中线外侧成角,则判为胫骨外旋。

(4) 足外翻、足内翻:足外翻是指足跟轴向外偏斜,是由于脚部肌腱发育异常导致的一种足部畸形,同时伴有扁平足和舟骨塌陷。评定方法:沿小腿中点和跟骨中心作一条直线,跟腱中心在此直线的内侧,则为足外翻。足内翻是足跟轴向内偏斜,由于足的肌腱和韧带发育异常或胫后肌痉挛等引起的踝关节畸形。评定时同足外翻,如跟腱的中心在小腿中点与跟骨中心连线的外侧,则为足内翻。

(5) 姆外翻:第一足趾的跖趾关节向外侧偏斜,常见于跖骨头内侧过度生长、跖趾关节脱位、姆趾滑膜囊肿。评定方法:正常成人第一跖骨与第一趾骨在一条直线上,如果测量发现第一跖骨与第一趾骨成角,并大于 15°,则可判为姆外翻。

(6) 槌形趾:表现为跖趾关节过伸,与近侧趾间关节屈曲、趾长伸肌紧张、短缩有关。

(三) 异常姿势引起的不良影响

1. 肌肉和韧带失平衡　肌肉或韧带长时间被牵拉变薄弱,长时间处于收缩状态,痉挛或挛缩,使得对关节的支持和保护降低,导致关节稳定性下降,出现关节半脱位或脱位。

2. 关节负重增加和压力分布异常　关节长期的异常负重压力引起关节软骨的异常,导致关节过早的退行性变化。

3. 继发性功能障碍　直立姿势时躯体负重部位的异常,可连锁地引起其他相关部位发生代偿性的改变。

4. 诱发疼痛　异常姿势下,引发过度的压力和牵拉,会引起疼痛反应,导致关节和周围组织的慢性无菌性炎症。

三、步态分析

步态分析(gait analysis,GA)是利用力学原理和人体解剖学、生理学知识对人类行走状态进行对比和分析的一种研究方法,包括定性分析和定量分析。在临床工作中,对患有神经系统或肌肉骨骼系统疾病而可能影响行走能力的患者需要进行步态分析,以评定患者是否存在步态异常以及步态异常的性质和程度,为分析异常步态的原因和矫正异常步态、制定康复治疗方案提供必要的依据,并评定步态矫治的效果。

(一) 正常步态的基本构成

1. 步长(step length)　指行走时一侧足跟着地到紧接着的对侧足跟着地所行进的距离,以厘米(cm)为单位表示,正常人为 50~80cm。步长与身高成正比。

2. 步长时间　一侧足跟着地至另一侧足跟着地的平均时间。

3. 步幅(stride length)　也称跨步长或者复步长,是指行走时一侧足跟着地到该侧足跟再次着地所进行的距离。正常人为 100~160cm。

4. 步宽(stride width)　指左右两足间的横向距离,通常以足跟中点为测量点,正常值约为 8cm±3.5cm。

5. 足角(foot angle)　也称足偏角(toe out),指在行进过程中人体前进的方向与足的长轴所形成的夹角,通常用度表示,正常值约为 6.75°。

6. 步频(cadence)　指单位时间内行走的步数,以步数/min 表示。正常人平均自然步频为 95~125 步/min。

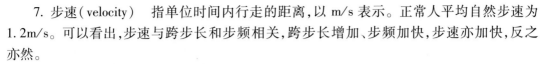

7. 步速(velocity) 指单位时间内行走的距离,以 m/s 表示。正常人平均自然步速为 1.2m/s。可以看出,步速与跨步长和步频相关,跨步长增加、步频加快,步速亦加快,反之亦然。

(二)步行周期

一个步行周期定义为自一侧足跟着地起到同一足跟再次着地之间的过程。

一个步行周期可进一步划分为支撑相和摆动相。支撑相约占整个步行周期的 62%,摆动相占 38%。支撑相又可以进一步分为双下肢同时着地承重(0% 到 12%)的双侧肢体负重期,后期的单侧肢体负重期(12% ~ 50%),以及摆动相开始前的第二次双侧肢体负重期(50% ~ 62%),如图 2-3-8 所示。

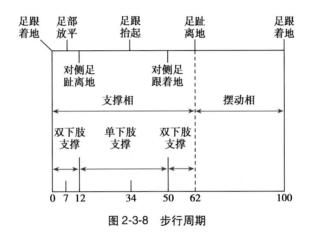

图 2-3-8 步行周期

为评估步行周期中各种动作以及足踝部各组成部分的力学机制,将支撑相分为三个阶段:第一阶段,自单侧足跟开始着地到全足完全着地;第二阶段,自全足着地到身体重心越过该足;第三阶段,自足跟离地、踝关节开始跖屈到足趾完全离地。

1. 第一阶段 占整个步行周期的前 15%。此时对侧足跟已经离地,但重心仍位于对侧前足。在第一阶段中,足部对着地时的冲击力起到了吸收和缓冲的作用。

2. 第二阶段 时长占整个步行周期的 15% ~ 40%。在该阶段,身体重心越过承重的下肢。身体重心在越过承重下肢时,其高度达到最大,此时处于整个步行周期的 35%,之后重心开始下降。

3. 第三阶段 为整个步行周期的 40% ~ 62%。该阶段中随着对侧肢体获得有效步长,踝关节快速跖屈直至足趾离地。

(三)正常步态的运动学变化

单独测量步态生物力学相关参数的均值意义不大,医生和治疗师不仅要重视各个结构的生物力学参数在人群中的差异,更应了解各个结构之间相互作用的关系。如果仅仅用参数的均值作为唯一的衡量标准,便无法解释一些足部生物力学偏离了均值却仍保持良好的功能,而一些足部拥有接近于均值的生物力学参数,但功能仍差强人意。

1. 身体垂直方向的位移变化 在步行中最大化地减少身体重心纵向位移,可最大化地降低运动的能量消耗。由于双足行走动物步行时垂直方向的运动不可避免,所以需要更好的运动协调性。在步行周期中,身体重心的轨迹呈一条正弦曲线,上下振幅在 4 ~ 5cm(图 2-3-9)。

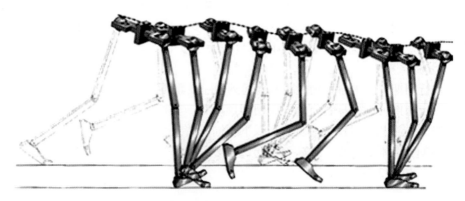

图 2-3-9　重心的正弦曲线运动轨迹

　　下肢不同结构功能的协调可使身体重心的纵向位移最小化。尽管骨盆以及髋关节的运动对上述正弦曲线的路径以及振幅产生影响,膝关节、踝关节以及足部的协调作用可将该曲线转化为更加平滑的正弦曲线,当然,这种转化需要上述三部分结构协调且精准的配合。

　　2. 身体的侧方移位　在行走过程中,机体的运动轨迹在水平方向上并非保持一条直线。为了保证重心始终偏向于承重一侧下肢,身体处于轻度的左右横向摆动。

　　在一个完整的步行周期中,身体重心随着承重下肢变换而左右轻度摆动的轨迹在水平面上呈一振幅约为 4~5cm 的正弦曲线(图 2-3-10)。振幅的大小与步行期间两腿的间距大小成正比。通常来讲,由于膝关节生理性的轻度外翻,使得胫骨保持与地面垂直,而股骨与骨盆的成角使双足间距减小,从而使上述横向位移最小化。

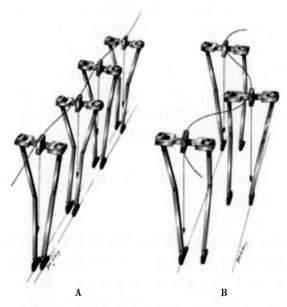

A　　　　　　　　　　B

图 2-3-10　双足间距较小(A)和双足间距较大(B)时重心横向摆动轨迹

　　3. 下肢的水平旋转　身体在横向与纵向移动的同时,还存在一系列水平面轴向的旋转。在观察一个人步行的过程中,不难发现其骨盆与肩部在做轴向旋转。此外,股骨与胫骨亦发生相似的旋转。胫骨沿其长轴旋转,在摆动相及支撑相第一阶段内旋,在支撑相后两个阶段外旋。上述旋转的程度及个体化差异较大。在一组对 12 名成年男性的测量中发现,胫骨水平旋转的平均角度为 19°,但其波动范围达到了 13°~25°。

（四）步态分析方法

1. 临床定性分析　步态的定性分析是临床中常用的步态检查方法。定性分析通常采用目测观察获得第一手资料,通过与正常步态进行比较,并结合以往的临床经验来认识异常步态的特征,找出问题所在。

（1）分析步骤

1）病史:通过了解病情,可以获知有关疼痛、肌无力、关节不稳等方面的主诉,了解既往有关神经系统疾患或骨关节疾患病史等。

2）体格检查:包括与行走动作有关的身体各部位(特别是下肢)的肌力、关节活动度、肌张力、本体感觉以及周围神经检查。体格检查有助于对步态障碍的发生原因进行鉴别诊断。

3）步态观察:通过总结归纳,分析异常点的产生原因。

（2）观察内容与方法:由于完成一个完整的步行周期所需要的时间极短,因此,在临床中必须采用系统的方法评定每一个被检查者的步态。为避免遗漏,最好依照步态观察或分析表进行。

1）支撑前期:足跟着地,髋关节屈曲约 30°,膝关节完全伸直,踝关节处于中立位;地面反应力位于髋的前面,为维持平衡和髋的稳定,臀大肌和腘绳肌收缩,踝关节因受地面反应力的影响而增加伸肌运动,此时因为腘绳肌的拮抗而使踝关节呈现中立位。

2）支撑初期:由足跟着地逐渐过渡到全足着地,此时地面反应力在髋关节前方,髋关节必须进行向心收缩以克服屈髋;随着膝关节的地面反应力由前方转变为后方,产生了一个外在的屈膝力矩,诱发股四头肌进行离心收缩,出现屈膝 20° 的情况;踝关节由于地面反应力在其后方,外在的屈力矩诱发踝背屈的离心收缩,使踝关节呈现跖屈约 10°。

3）支撑中期:髋关节逐渐由屈曲过渡到伸直,此时地面反应力通过髋关节以消除髋伸肌的收缩;膝关节由屈曲逐渐伸展,其地面反应力由后方转至前方,股四头肌由被动的离心收缩转变为主动的向心收缩;踝关节的地面反应力在其前方,踝跖屈肌离心收缩以对抗外在的踝背屈力矩。

4）支撑末期:躯干由中立位变为前倾位,髋关节的地面反应力在其后方,被动性地产生伸髋,约 10°;膝关节的地面反应力稍微后移,被动地产生屈膝;当足跟离地时,踝前方的地面反应力产生的踝背屈力矩诱发踝跖屈,此时踝跖肌肉的活动已从离心收缩转为向心收缩。

5）摆动前期:此时为向前摆动下肢做准备,地面反应力在髋关节和膝关节后方,髂腰肌、臀中肌和股直肌呈向心收缩,股直肌在膝关节处呈现离心收缩;踝的地面反应力在其前方,使踝跖屈肌肉持续向心收缩,约 20°。

6）摆动初期:肢体向前摆动,此时地面反应力位于髋、膝后方,屈髋肌的持续向心收缩使屈髋角度加大,腘绳肌收缩使膝屈曲约 65°;踝的地面反应力位于其前方,踝背屈肌向心收缩使踝背屈。

7）摆动中期:下肢因惯性的推动得以继续向前摆动,使髋被动屈曲,肢体的重力诱发膝关节被动地伸展,踝背屈肌持续运动使踝关节保持于中立位。

8）摆动末期:下肢由摆动转向足跟着地,此时要求屈髋速度下降、伸膝以及踝由跖屈过渡到中立位,因此,股四头肌强力的离心收缩以控制屈髋速度并伸膝,踝背屈肌收缩以保证踝关节处于中立位。

2. 临床定量分析　定量分析是借助于专用设备对步态进行运动学和动力学的分析。步态的定量分析能够为制订治疗计划和评定治疗结果、检查医疗质量提供客观数据。

（1）步态分析系统:通常由摄像系统、测力台、肌电遥测系统、计算机处理系统四个部分组成。这种三维步态分析系统可以提供多方面的参数和图形,进行深入细致的分析,做出全面的结论。

（2）足底压力系统:足底压力步态分析仪是计算机化测量人站立或行走中足底接触面压力分布的系统。它以直观、形象的二维、三维彩色图像实时显示压力分布的轮廓和各种数据。

（3）动态肌电图:通过贴在皮肤上的表面电极测量肌肉的活动。表面肌电图使用可处理的胶黏电极记录来自表面电极或针电极放大前的肌电图(EMG)信号,由电缆或无线遥控器传送到与计算机系统相连的接收器上。通过显示的信号可以鉴别和分析步态的相关因素。

（4）电子测角器:它是装有电子计算机的简单测角装置,临床上通常用于测量 ROM。

四、心肺功能评定

（一）心功能评定

1. 美国心脏协会(New York Heart Association,NYHA)心功能分级

（1）Ⅰ级:体力活动不受限,一般体力活动不引起过度的乏力、心悸、气促和心绞痛。

（2）Ⅱ级:轻度体力活动稍受限,一般的体力活动即可引起心悸、气促等症状。

（3）Ⅲ级:体力活动明显受限,休息时尚正常,但低于日常活动量即可引起心悸、气促。

（4）Ⅳ级:体力活动完全丧失,休息时仍有心悸、气促。

2. 运动实验

（1）低水平运动实验:① 平板试验方法;② 踏车试验方法。

（2）次极量及极量运动测试。

3. 应用代谢当量(metabolic equivalent,MET)指导康复活动。代谢当量(MET)指机体在坐位休息时摄氧 $3.5ml/(kg \cdot min)$,将此定为 1 个 MET。

4. 其他方法,如心脏超声、导管检查等评定心功能。

（二）呼吸功能评定

1. 功能性肺残疾评定　见表 2-3-3。

表 2-3-3　功能性肺残疾评定

分级	功 能 能 力
Ⅰ	正常活动无明显受限,但用力时有呼吸困难,可就业
Ⅱ	基本日常生活活动(ADL)或平地行走无呼吸困难,上楼或爬坡时呼吸困难,通常限于坐位就业
Ⅲ	某些 ADL(如淋浴、穿衣)时呼吸困难,可以用自己的速度走一个街区,但跟不上同龄人,一般只能从事完全坐位的职业
Ⅳ	部分 ADL 需要依靠他人,休息时无呼吸困难,但稍用力即有呼吸困难
Ⅴ	家居且卧床或坐在椅中,休息时也呼吸困难,大部分 ADL 依靠他人

2. 呼吸困难分度　见表 2-3-4。

表 2-3-4　呼吸困难分度

分度	特　　点
轻度	平地行走或上缓坡出现困难,在平地行走时,步行速度可与同年龄、同体格的健康人相同,但在上缓坡或上楼梯时则落后
中度	与同龄人、同体格的健康人一起在平地行走时或爬一段楼梯时有呼吸困难
重度	在平地上按自己的速度走超过 4~5min 后即有呼吸困难,患者稍用力即有气短,甚至在休息时也有气短

<h1 align="center">第四节　其他评定</h1>

一、选择性功能动作评价

(一)概述

选择性功能动作评价(selective functional movement assessment,SFMA)由 7 个全身性动作测试组成,是一种针对肌肉骨骼疼痛问题的综合性评估,主要用于评估患者身体存在肌肉骨骼疼痛时进行基本功能动作(如蹲、屈)的情况,并从动作模式角度进行分析,寻找导致疼痛的功能障碍,有很好的实用性和有效性。

SFMA 评估主要依据区域相互依赖(regional interdependence)原理。该原理认为运动系统是一个整体,身体各部位紧密依存,身体某一部位问题可能会引发其他部位功能障碍。以此为依据,通过缜密的逻辑进行推导,以实现准确定位疼痛产生根源的目的。

(二)选择性功能动作评价的评分系统

依据 Cyriax 评估理论,在 SFMA 测试过程中,将每种动作的测试结果记为功能正常无疼痛(FN)、功能正常有疼痛(FP)、功能障碍无疼痛(DN)、功能障碍有疼痛(DP)。

其中,功能正常指完成指定功能动作时不受任何限制或约束。功能障碍指完成指定功能动作时受到限制或约束,显示出灵活性、稳定性的缺乏或出现动作不对称的现象。

此评分系统可以指导医生对功能障碍最为明显但又无疼痛发生的动作模式进行最为详细的诊断,并仔细分析此时功能障碍的原因。

(三)选择性功能动作评价的作用

1. 根据区域相互依赖原理,针对患者制定个性化的治疗方案,并进行治疗方案的升级和调整。

2. 通过对存在最大功能障碍同时无痛的动作模式进行处理(如手法治疗与治疗性训练),可以有效避免疼痛在动作控制中产生的副作用。

3. SFMA 评估结束后,可以对人体进行全方位整合功能动作恢复,从根源上消除引发疼痛产生的异常功能动作模式。

(四)选择性功能动作评价评估时的注意事项

1. 评估前不要热身,确保动作是最原始的、没有受到影响的动作。

2. 严格按照动作标准评估。

3. 评估过程中要去除鞋子,光脚完成测试。

4. 测试人员可以将动作演示给受试者,但测试过程中不能提供帮助。

（五）选择性功能动作评价的主要测试内容（首要层级评估）

SFMA 的首要层级评估包括七个全身性动作测试,分别为:颈椎动作模式、上肢动作模式、多部位屈曲、多部位伸展、多部位旋转、单腿站立、高举深蹲。根据测试的结果,可用红绿灯系统协助,以确定是否需要继续行分解测试。红绿灯系统含义如下:

红灯:运动模式正常无疼痛,无需分解测试。

黄灯:需要进行分解测试,但由于存在疼痛测试需小心。

绿灯:继续前进。需要继续进行此模式的分解测试,然后在终末点进行治疗。

本节主要介绍 SFMA 的七个首要层级评估。

1. 颈椎动作模式   该动作模式评估颈椎的全部活动范围,包括三个动作。

（1）动作及测试要求:分别为①下巴触胸,评价颈椎屈曲幅度。要求患者双脚并拢站立,脚尖朝前,然后试着用下巴碰触胸骨,躯干要挺直(图 2-4-1);②面部与天花板平行,评价颈椎伸展幅度。患者双脚并拢站立,脚尖朝前,然后试着抬头向上看,尽量让面部与地面平行(图 2-4-2);③下巴触碰左右锁骨中点,评价颈椎旋转和侧屈程度。患者双脚并拢站立,脚尖朝前,然后要求患者向右转头到最大幅度,应该能够使鼻子(下巴中点)与锁骨中点成一条直线。注意肩胛骨不能上提或前伸(图 2-4-3)。

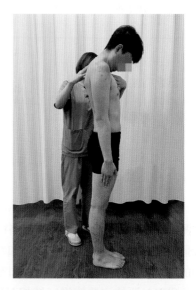

图 2-4-1   颈椎动作模式 1:下巴触胸

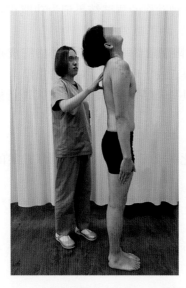

图 2-4-2   颈椎动作模式 2:面部与天花板平行

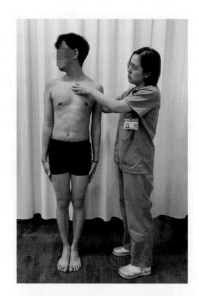

图 2-4-3   颈椎动作模式 3:下巴触碰左右锁骨中点

（2）正常结果标准：①完成第一个动作时，患者应该可以碰到胸骨且动作无痛；②完成第二个动作时，患者面部与水平面夹角小于10°；③完成第三个动作时，正常范围是鼻子能分别与双侧锁骨中点成一条垂直线且动作无痛。在完成三个动作时都应该无用力过度或明显不对称或缺乏运动控制的情况出现。

2. 上肢动作模式 该动作模式评估肩部的全部活动范围，包括两个动作。

（1）动作及测试要求：分别为①模式一，评估肩内旋、伸展和内收能力。要求患者双脚并拢站立，脚尖朝前，然后右臂后伸屈肘，贴着后背向上尽量碰触左侧肩胛骨下角。同样方式测试左侧。（图2-4-4）；②模式二，评估肩外旋、屈曲和外展能力。要求患者双脚并拢站立，脚尖朝前，然后右臂抬过头顶屈肘向后伸，指尖尽量触碰左侧肩胛冈。同样方式测试左侧。（图2-4-5）

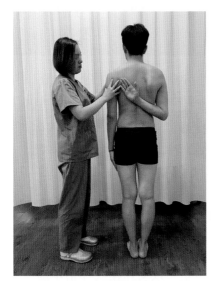
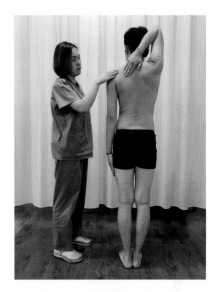

图2-4-4 上肢动作模式一　　　　　　图2-4-5 上肢动作模式二

（2）正常结果标准：①模式一，应该可以碰到肩胛骨下角；正常用力，动作对称，运动控制正常；②模式二，应该可以碰到肩胛骨冈；正常用力，动作对称，运动控制正常。

3. 多部位屈曲 该动作模式评估髋和脊柱的正常屈曲能力。

（1）动作及测试要求：起始动作要求患者双脚并拢站立，脚尖朝前，然后屈髋完成体前屈动作，手往脚尖方向伸，在不弯曲膝关节的前提下尽量碰到脚尖。（图2-4-6）

（2）正常结果标准：碰到脚尖；重心后移；脊柱成一条平滑曲线；骶骨角度（骶骨与垂直面之间的角度）大于70°；没有用力过度和/或明显的不对称或缺乏运动控制的情况出现。

4. 多部位伸展 该动作模式评估肩、髋和脊柱的正常伸展能力。

（1）动作及测试要求：起始动作要求患者双脚并拢站立，脚尖朝前，然后要求患者把双手举到头顶，双臂伸直，肘部和耳朵在一条直线上。患者整个身体尽量向后伸展，在双臂后伸的同时髋向前顶。（图2-4-7）

（2）正常结果标准：上肢能够达到并保持屈曲170°；髂前上棘向前超过脚尖；肩胛冈向后超过脚跟；脊柱成一条平滑曲线；没有用力过度和/或明显不对称或缺乏运动控制的情况出现。

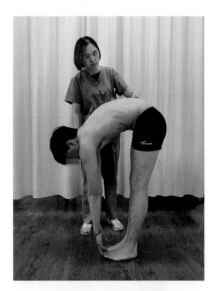

图 2-4-6   多部位屈曲

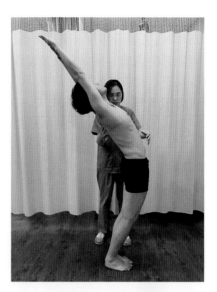

图 2-4-7   多部位伸展

5. 多部位旋转   该动作模式评估颈部、躯干、骨盆、髋、膝、足的正常旋转能力。

（1）动作及测试要求：起始动作要求患者双脚并拢站立，脚尖朝前，手臂在身体两侧微微伸展开，手掌与髋同高。然后要求患者整个身体向右侧旋转，头尽量向后看，肩和髋也一同旋转，但脚不能移动位置。之后患者回到起始位置，然后相同方法完成左侧测试。（图 2-4-8）

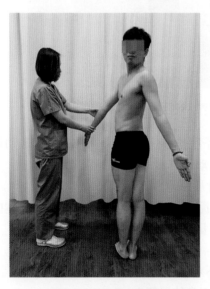

图 2-4-8   多部位旋转

（2）正常结果标准：骨盆旋转>50°；肩部旋转>50°；脊柱/骨盆没有侧倾；膝关节没有过度屈曲；没有用力过度和/或明显不对称或缺乏运动控制的情况出现。

6. 单腿站立   该动作模式评估单腿支撑站立并保持稳定姿势的能力。

（1）动作及测试要求：起始动作要求患者双脚并拢站立，脚尖朝前，双臂伸直放在身体两侧。让患者抬起右腿，使屈髋和屈膝都达到90°。保持姿势至少10s。闭上眼睛重复10s。之后抬起左腿完成同样测试。（图 2-4-9）

（2）正常结果标准：睁眼保持稳定>10s；闭眼保持稳定>10s；抬腿时身体高度不降低；没有用力过度和/或明显不对称或缺乏运动控制的情况出现。

7. 高举深蹲   该动作模式评估髋、膝、踝的双侧对称灵活性。当结合双手高举过头时，本测试还可评估肩部的双侧对称灵活性和胸椎的伸展能力。

（1）动作及测试要求：起始动作要求患者双脚左右开立，与肩同宽，脚尖朝前，接着患者把双臂伸到头顶，肩部前屈外展，肘部充分伸展。要求患者慢慢下蹲至最低点。下蹲过程中脚跟不能离开地面，头部和前胸朝前，手臂尽量举在头顶上。膝应在脚上方的平行线内，无膝内扣。（图 2-4-10）

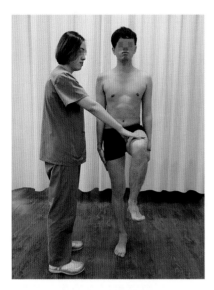
图 2-4-9 单腿站立

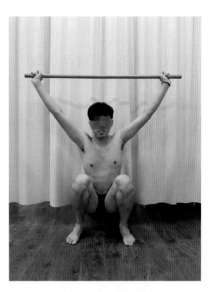
图 2-4-10 高举深蹲

（2）正常结果标准：上肢起始姿势能够保持；胫骨和躯干平行或更加趋于挺直；大腿低于水平面；矢状面关节对位对线；没有用力过度和/或明显不对称或缺乏运动控制的情况出现。

二、瘢痕的评定

（一）瘢痕的分类

瘢痕，是各种创伤所致的正常皮肤组织的外观形态和组织病理学改变的统称，是人体创伤修复过程中必然的产物。瘢痕生长超过一定的限度，就会发生各种并发症，诸如外形的破坏及功能活动障碍等。临床表现可分为以下几类：

1. 表浅性瘢痕　一般累及表皮或真皮浅层，皮肤表面粗糙或有色素变化，局部平坦、柔软，一般无功能障碍，随着时间推移，瘢痕将逐渐不明显。

2. 增生性瘢痕　损伤累及真皮深层，瘢痕明显高于周围正常皮肤，局部增厚变硬。发生于非功能部位的增生性瘢痕一般不致引起严重的功能障碍，而关节部位大片的增生性瘢痕，由于其厚硬的夹板作用，妨碍关节活动，可导致功能障碍。

3. 萎缩性瘢痕　一般损伤较重，累及皮肤全层及皮下脂肪组织。临床表现：瘢痕坚硬、平坦或略高于皮肤表面，与深部组织如肌肉、肌腱和神经紧密粘连。瘢痕局部血液循环极差，呈淡红色或白色，表皮极薄，不能耐受外力摩擦和负重，容易破溃而形成经久不愈的慢性溃疡。

4. 瘢痕疙瘩　一般表现为高出周围正常皮肤的、超出原损伤部位的持续性生长的肿块，扪之较硬，弹性差，局部痒或痛，早期表面呈粉红色或紫红色，晚期多呈苍白色，有时有过度色素沉着，与周围正常皮肤有较明显的界限。

（二）瘢痕形态变化过程

在损伤后最初 1 个月内，瘢痕收缩幅度较大，基本上每 7 天要收缩 1%~2%，这与该时间段处于炎症期愈合阶段，损伤软组织的肿胀程度消退很快有关，30 天以后至 90 天，收缩幅度逐渐变慢，在 60 天左右的时间里，缩短长度仅在 1% 左右，相对比较稳定，瘢痕处于修复期；

超过 90 天以后,特别是在 180~270 天,就更加稳定,这时瘢痕基本塑形成熟。

（三）瘢痕评估方法

常用温哥华总医院瘢痕评分方法。包括四方面的内容:色素沉着、血液循环、柔顺性、高度。总分 15 分,得分越低,提示瘢痕增生程度越轻、越趋向成熟,反之则说明瘢痕增生程度越严重、越趋向活跃。

1. 色素沉着   用一块硬透明塑料板,按压在所要评估的瘢痕表面,使其变苍白,以消除血供对色素沉着情况的影响,然后,将变苍白的瘢痕与邻近的正常皮肤进行对比,与正常皮肤不同的色泽意味着有色素改变。得分情况如下:

0 分——正常。

1 分——色泽较淡。与正常皮肤相比只有轻微的色素沉着。

2 分——混合色泽。

3 分——色素沉着。

2. 血液循环   通过观察在安静状态下的瘢痕颜色来评分。可以用一块硬透明塑料板按压所要评估的瘢痕,使其变苍白,然后,撤去透明塑料板,观察瘢痕区血液再充盈的量与速度。颜色回复得越深、速度越快,得分越高。已经发生血管阻塞、血液再充盈缓慢,或不能使其完全变白者,划归为紫色类别。得分情况如下:

0 分——正常。血液再充盈的速度和瘢痕色泽与正常皮肤接近。

1 分——粉红。

2 分——红色。

3 分——紫色。

3. 柔顺性   方法:将所要评估的瘢痕置于最小的张力位置上,评估者用拇指、示指触摸瘢痕,判断其在外力下变形的难易情况。得分情况如下:

0 分——正常。柔顺情况与正常皮肤接近。

1 分——柔软。在很小的外力下即变形。

2 分——较软。在中等外力下变形,但瘢痕不是呈块状移动。

3 分——坚硬。在外力下不变形,或呈块状移动。

4 分——带状。外观呈绳索样,伸展瘢痕时组织变形,但不影响关节活动。

5 分——挛缩。瘢痕永久性缩短,关节活动受限。

4. 高度   通过评估者的视觉,对瘢痕高出于正常皮肤表面的最大垂直距离作出判断。得分情况如下:

0 分——正常。瘢痕扁平,与正常皮肤贴合成一片。

1 分——1/4 以上面积的瘢痕厚度>0mm,但≤1mm。

2 分——1/4 以上面积的瘢痕厚度>1mm,但≤2mm。

3 分——1/4 以上面积的瘢痕厚度>2mm,但≤4mm。

4 分——1/4 以上面积的瘢痕厚度>4mm。

（公维军）

参 考 文 献

[1] 恽晓平 . 康复疗法评定学[M]. 北京:华夏出版社,2005.

［2］ Rosário JL. Biomechanical assessment of human posture：a literature review［J］. J Bodyw Mov Ther，2014，18（3）：368-373.

［3］ Dolbeer J，Mason J，Morris J，et al. Inter-rater Reliability of The Selective Functional Movement Assessment（SFMA）by SFMA Certified Physical Therapists With Similar Clinical and Rating Experience［J］. Int J Sports Phys Ther，2017，12（5）：752-763.

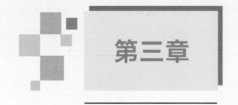

第三章

关节活动技术

一、定义及分类

关节活动技术是用于改善和维持关节活动度的运动治疗技术。根据是否使用外力或器械,将其分为被动关节活动技术和自主关节活动技术两种。

（一）被动关节活动技术

自身肌肉不产生主动收缩力,借由外力完成关节各个方向上的生理活动的方法称为被动关节活动技术。外力可由治疗师实施,也可由仪器设备执行。根据受累关节的结构和生理运动特点进行被动关节活动度训练,有利于改善血液循环,牵拉挛缩的纤维组织,松解肌肉、肌腱和韧带粘连,维持和改善关节活动范围,预防关节挛缩,为主动运动做准备。

研究表明,被动运动能有效促进脑卒中后肩手综合征患者手部功能恢复,提高日常生活能力;在一定范围内的持续性被动训练(continuous passive movement,CPM)可有效改善关节活动范围,防止粘连和关节僵硬,消除手术和制动带来的并发症。

（二）自主关节活动技术

需要肌肉收缩、视觉、本体感觉等功能参与的关节活动训练技术。根据肌肉自主收缩所产生肌力的大小,可分为助力运动、主动运动和抗阻运动。主动运动时肌肉中开放的毛细血管数量增多,肌肉及其周围组织的血液供应量增大,营养作用明显。研究表明,足踝的主动关节活动训练应用于人工关节置换术后能有效预防下肢深静脉血栓形成,改善本体感觉。

1. 助力运动　主动肌收缩力不足,需借助一定外力共同完成的关节运动训练。外力可来自健侧肢体、他人或器械助力(如滑轮、悬吊等)。

2. 主动运动　由肌肉的主动收缩完成关节运动训练。肌力≥3级时,肢体关节可开展主动关节活动训练,如医疗体操、太极拳、呼吸训练、有氧训练等日常功能活动训练均属于主动关节活动范畴。

3. 抗阻运动　关节活动训练时,施加一定的外部阻力或负荷,如用弹力带、哑铃或沙包进行的肌肉力量训练,可进一步提升关节活动和肢体运动功能水平。

二、适应证与禁忌证

（一）适应证

1. 用于能引起关节挛缩、僵硬的伤病,如骨折固定后、关节脱位复位后、关节炎患者(特别是类风湿关节炎)。

2. 肢体瘫痪,如四肢瘫、截瘫等。

（二）禁忌证

1. 肌肉、肌腱、韧带有撕裂。

2. 肌肉、肌腱、韧带、关节囊或皮肤术后初期。

3. 心血管疾病患者不稳定期,如心肌缺血、心肌梗死。

4. 深静脉血栓。

5. 异位骨化。

三、注意事项

1. 必须熟练掌握各关节的解剖结构、运动方向及正常活动范围,了解关节活动障碍的常见原因,客观分析关节及周围软组织的问题。

2. 关节活动训练应包括全体各关节,每个关节各运动方向均进行全范围活动,避免遗漏。

3. 每次尽可能只针对一个关节,固定关节近端,再缓慢、均匀地活动关节远端,每次各方向分别进行5~10次为一组,可重复2~3组。

4. 注意避免肌肉长度对关节活动训练的干扰,对于跨两个或以上关节的肌肉,应用特殊姿势放松肌肉后,充分活动关节至最大正常角度。

5. 对因肌肉挛缩所致关节活动受限,可先做肌肉牵伸训练。如牵拉跟腱维持踝关节的背屈活动,对屈曲的肘关节做伸展活动等。

6. 关节活动受限者,如无禁忌证或生命体征稳定后,应尽早开始关节活动训练,以便维持和改善肢体活动功能。

7. 关节活动训练前要对患者做好解释工作,以得到患者配合,选取患者舒适体位,避免衣物等不必要的干扰。

第二节 被动关节活动技术

一、上肢关节活动技术

（一）肩关节

1. 前屈 患者取仰卧位,治疗师立于患侧,一只手握住患侧腕关节,另一只手握住肘关节稍上方,然后沿矢状面移动上肢达肩关节活动最大范围,如图3-2-1所示。

注意事项:肩关节活动需要有正常的肩肱节律。

2. 后伸 患者取健侧卧位,治疗师立于患者背侧,一只手托住前臂,另一只手放在肩前部,然后沿矢状面向后移动患者上肢。

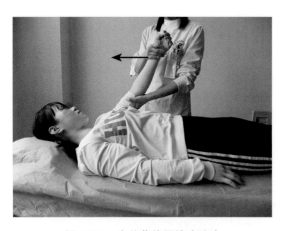

图 3-2-1　肩关节前屈被动活动

3. 外展　患者取仰卧位,治疗师立于患侧,一只手握住患侧腕关节,另一只手握住肘关节稍上方,然后沿额状面移动患者上肢外展,当外展到 90°时,注意将肩关节外旋后继续向耳部移动。

注意事项:全范围的外展需要肱骨的外旋和肩胛骨的上旋。

4. 水平外展和内收　患者取仰卧位,治疗师立于患侧,一只手握患侧腕关节,另一只手握住肘关节稍上方,然后沿人体水平面向内、外移动患肢。

5. 内、外旋　患者取仰卧位,患侧肩关节外展 90°,肘关节屈曲 90°,治疗师立于患侧,一只手固定肘关节,另一只手握住腕关节,以肘关节为轴,沿肱骨干轴线将患侧前臂向头、足侧运动,使肩关节被动外旋或内旋。

(二)肩胛胸壁关节

患者取健侧卧位,治疗师面对患者站立,一只手在肩峰以控制动作方向,另一只手从上臂下面穿过,拇指与四指分开,固定肩胛骨的内缘和下角,如图 3-2-2 所示,双手同时向各个方向活动肩胛骨,使肩胛骨做上抬、下降、前伸(向外)、回缩(向内)运动。

(三)肘关节及前臂

1. 肘关节屈曲和伸展　患者取仰卧位,治疗师一只手扶持患肢腕关节近端,另一只手固定肱骨远端,肘关节屈曲的同时前臂旋后,肘伸展的同时前臂旋前。

2. 前臂旋转　患者取仰卧位,患侧肩关节外展位,使肘关节屈曲 90°,治疗师一只手托住其肘后部,另一只手握住前臂远端,沿前臂骨干轴线完成旋前、旋后。

注意事项:不要扭转和压迫腕关节。

(四)腕关节

患者取仰卧位或坐位,肘关节处于

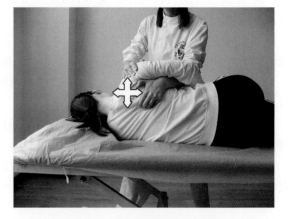

图 3-2-2　肩胛胸壁关节被动活动

屈曲位,治疗师一只手握住患侧前臂远端,另一只手抓握手掌,分别做腕关节的屈曲、伸展、尺偏、桡偏和环转。

(五)手部

1. 掌指关节的活动　患者取仰卧位或坐位,治疗师一只手握住患侧掌部,另一只手移动手指,分别做掌指关节的屈曲、伸展、外展、内收和环转。

2. 指间关节的活动　患者取仰卧位或坐位,治疗师一只手固定关节近端指骨,另一只手移动远端指骨,分别做近侧、远侧指骨间关节的屈曲、伸展活动。

注意事项:手部关节活动需要腕关节在放松位置,避免肌腱长度的影响。

二、下肢关节活动技术

（一）髋关节

1. 髋关节屈曲　患者取仰卧位,治疗师立于患侧,一只手托住患侧小腿近膝关节处,另一只手握住足跟处,双手同时沿矢状面向上屈曲患肢,如图 3-2-3 所示。

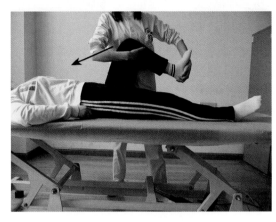

图 3-2-3　髋关节屈曲被动活动

注意事项:髋关节完全屈曲需要屈曲膝关节以释放腘绳肌。

2. 髋关节后伸　患者取俯卧位,治疗师立于患侧,一只手置于骶骨固定骨盆,另一只手从下方握住患侧膝关节前部,用力向上抬肢体伸展髋部。

3. 髋关节内收、外展　患者仰卧位,治疗师一只手固定膝关节,另一只手握足跟,水平向外移动下肢完成髋外展;水平向内跨过正中矢状面做髋内收。注意避免骨盆代偿移动。

4. 髋关节内旋、外旋　患者取仰卧位,屈髋屈膝 90°,治疗师一只手固定大腿,另一只手握住足跟,以股骨为轴心,向内、外侧转动小腿,完成髋关节的外旋、内旋。

（二）膝关节

膝关节屈伸活动同髋关节屈曲运动。

（三）踝关节

1. 踝关节背屈　患者仰卧位,治疗师一只手固定踝关节上方,另一只手握足跟,利用前臂屈侧推压足底。膝关节伸直,踝关节背屈可延长腓肠肌;膝关节背屈,踝关节屈曲可活动全范围。

2. 踝关节跖屈　患者仰卧位,治疗师一只手固定踝关节,另一只手向下压足背。

3. 距下关节内翻、外翻　患者仰卧位,治疗师一只手固定踝关节,另一只手进行内、外翻运动。也可让助手固定踝关节,治疗师手握足前部和足跟使全足同时完成内翻、外翻运动。

4. 跗横关节旋转　患者仰卧位,治疗师一只手固定距骨和跟骨,另一只手握住足舟骨和骰骨,轻柔地进行旋转运动。

5. 趾间关节和跖趾关节的屈伸和外展、内收　患者仰卧位,治疗师一只手固定近端关节,另一只手活动远端关节,其运动原则和方法与活动掌指关节相同。

三、躯干关节活动技术

（一）颈部

1. 屈曲　患者仰卧位,治疗师站在头侧,双手固定头部两侧,托起头部做点头样动作,颈部屈曲最大时下巴贴近胸骨。

2. 伸展　患者仰卧位,头部伸出床外,治疗师站在头侧,一只手在下,于枕骨处拖住头部,另一只手在上,置于额部,颈部伸展时头部向后倾。上面手可在颈伸展终末端进行加压。

3. 侧屈   患者仰卧位,治疗师站在头侧,双手固定头部两侧,将头部沿水平方向将耳朵朝着肩部侧屈。

4. 旋转   患者仰卧位,治疗师站在头侧,一只手在下于枕骨处拖住头部,另一只手置于对侧耳颞部位,旋转颈部。

（二）腰部

1. 屈曲   患者仰卧位,屈髋屈膝,治疗师从膝下提举两膝关节靠向胸部,如图 3-2-4 所示。腰椎屈曲发生在髋关节完全屈曲而骨盆开始向后转动时,亦可一只手上托患者骶骨后部帮助完成更大范围的屈曲。

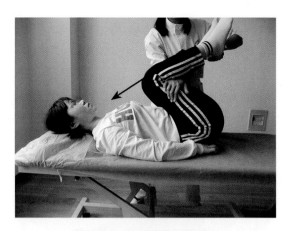

图 3-2-4   腰椎被动屈曲活动

2. 旋转   患者侧卧位,双下肢屈髋屈膝,治疗师一只手固定骨盆,另一只手置于同侧肩,推肩部向后使躯干旋转,以达到腰部充分旋转。

第三节   自主关节活动技术

一、主动运动

主动运动宜选择相对平稳、舒缓的动作进行训练,使患者尽可能充分活动各关节,最常用的是各种医疗体操。患者根据自身感觉控制用力程度和关节运动幅度,不易造成损伤,适用于肌力、关节活动度有相当恢复的患者,对早期或轻度关节挛缩疗效较好。进行关节主动活动时,动作可重复 20~30 次,每天练习 2~4 次。

二、助力运动

了解和学习自我助力运动方法,可促使患者尽早开始主动功能训练。助力运动也可作为家庭康复训练的一部分。

1. 肩关节屈伸   用健肢绕过身体握持患侧手腕,将患肢向上提举超过头部。如图 3-3-1 所示。

2. 肩关节水平外展和内收   用健肢绕过身体握持患侧手腕,将患肢在胸部来回平移。

3. 肩关节旋转   患侧肩外展 90°,肘屈曲 90°,以健侧手移动前臂使肱骨上下转动,如图 3-3-2 所示。

4. 肘关节屈曲和伸直   健侧手握住患肢前臂远端,使肘屈曲直至最大,然后

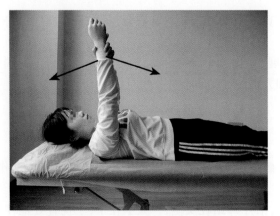

图 3-3-1   肩关节屈伸的自助活动

伸展。

5. 前臂旋前与旋后　健侧手握住患肢前臂远端,使前臂旋转。

6. 腕关节屈伸、桡偏和尺偏　健侧拇指放在患侧手掌,手指交叉放在患侧手背,使腕关节产生屈伸、尺偏、桡偏运动。

7. 髋关节屈曲　患者仰卧,用带子或皮带在膝关节下方并向上提拉,如图 3-3-3 所示。也可一只手或双手抱住膝关节拉向胸部屈曲。

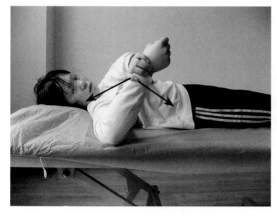

图 3-3-2　肩关节旋转的自助活动

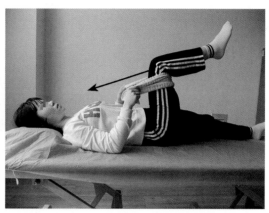

图 3-3-3　髋关节和膝关节屈曲的自助活动

三、棍操

棍操(wand exercises)适用于骨折、软组织损伤或神经损伤后,患侧上肢肌肉有自主收缩(肌力在Ⅲ级或以上)。患者双手抓住木棍,用健肢引导及控制动作。动作的选择取决于肌力水平和功能障碍程度。安全起见,可仰卧位进行,初始应保证活动的正确性,避免代偿。

四、爬墙练习

爬墙练习(wall climbing)(或使用类似手指阶梯的装置)适用于肩周炎、肩袖损伤等肩部损伤后进行肩部活动度练习的患者。墙上的标记可明确上爬目标,也有提供视觉回馈的优点。手臂可屈曲或外展,患者上肢抬高时可靠近墙壁。注意避免躯干侧屈、踮脚或耸肩。

五、滑轮运用

滑轮运动可用来协助患肢练习关节活动,适用于四肢进行关节活动度练习的患者。居家使用时,可把单滑轮绑在一个关闭的门上,也可以固定在天花板上。滑轮应直接固定在关节上方,使拉力能有效地移动四肢,患者可坐、站或仰卧。

六、持续性被动训练

应用于四肢骨折、关节软骨损伤、关节囊切除或关节松解术后、关节成形术或人工假体置换术后患者,减少关节被固定的负面效应,改善各种外科手术后关节活动度。

主要作用如下:

1. 避免关节粘连和挛缩。

2. 刺激并促进肌腱、韧带和伤口的愈合。

3. 增强关节滑液分泌,从而增加软骨愈合与再生的速率。

4. 避免固定造成组织弱化。

5. 减少术后疼痛,加快关节活动度的恢复。

注意事项

1. 早期运动速度宜慢,可根据患者耐受程度及治疗反应逐渐增加活动速度。选择运动角度时,先从小角度开始,后逐渐增加,在不引起疼痛的范围内进行。

2. 持续时间   一般工作 1~2h 后休息 10min,可每日进行 5~16h。

七、摆动训练

将上肢或下肢置于下垂体位,做前后放松摆动。在肢体末端加重物摆动,可增加关节间隙,增强摆动趋势,牵张关节周围软组织,对短缩的关节组织有一定牵拉作用,多用于肩、髋、膝关节等的康复训练。摆动训练遵循无痛原则,从小范围开始,逐渐增加至关节活动最大范围,甚至超出受限范围。摆动训练亦可放松肢体,用于减轻强制性震颤(如帕金森病)。

(张志杰)

参 考 文 献

[1] 陈廖斌,顾洁夫,王华,等.足踝主、被动运动对下肢静脉回流的影响[J].中华骨科杂志,2001,3:16-18.

[2] 王娟,范磊,孙小平,等.康复训练对骨科术后深静脉血栓的预防作用[J].检验医学与临床,2016,13(17):2432-2433,2436.

[3] 张晓文,黄卫,张钰琪,等.足踝被动运动预防患儿下肢导管相关性深静脉血栓的效果观察[J].中国临床研究,2017,30(10):1435-1437.

[4] 张艳,马婕,陈剑苹.抬高患肢和被动运动对脑卒中肩手综合征患者康复效果的影响[J].护理学杂志,2014,29(23):69-71.

[5] 张利红,袁俊英,孙二亮,等.踝关节持续被动运动治疗脑瘫患儿腓肠肌痉挛疗效观察[J].新乡医学院学报,2017,34(4):290-293.

[6] Novak I,Mc Intyre S,Morgan C,et al. A systematic review of interventions for children with cerebral palsy: state of the evidence[J]. Dev Med Child Neurol,2013,55(10):885-910.

[7] Franco BL,Signorelli GR,Trajano GS,et al. Acute effects of different stretching exercises on muscular endurance[J]. Journal of Strength and Conditioning Research,2008,22(6):1832-1837.

[8] Macklin K,Healy A,Chockalingam N. The effect of calf muscle stretching exercises on ankle joint dorsiflexion and dynamic foot pressures,force and related temporal parameters[J]. Foot(Edin-burgh,Scotland),2012,22(1):10-17.

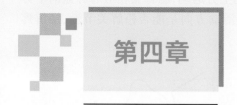

第四章

关节松动技术

第一节 概 述

关节松动技术(joint mobilization)是针对关节功能障碍进行连续系统的评定和治疗的技术,强调运用手法产生轻巧、反复、有节奏的关节运动,以减轻关节疼痛,增加关节活动度,改善关节功能为目标。自 20 世纪 50 年代,Maitland、Kaltenborn 和 Mulligan 等分别创立了独立的关节功能评定和治疗方式,形成了各具特色的关节松动技术理论。在 1974 年,他们共同成立了国际骨科手法治疗联盟(International Federation of Orthopedic Manipulative Therapist,IFOMT),随后加入世界物理治疗联盟(World Confederation for Physical Therapy,WCPT),强调全面系统地评定和精准治疗,将关节松动技术逐步融入物理治疗领域,成为最常用的运动治疗技术之一。本章将综合性地介绍关节松动治疗理念。

一、基本概念

关节又称滑膜关节,是骨连结的最高分化形式。滑车关节、车轴关节,如指间关节、桡尺(近端、远端)关节等单轴关节仅有单一运动平面;椭圆关节、鞍状关节,如桡腕关节、拇指腕掌关节等双轴关节具有两个运动平面;球窝关节、平面关节属于多轴关节,具有多个运动平面。关节正常活动包含生理运动和附属运动。

1. 生理运动　生理运动(physiological movement)是骨骼肌力臂围绕关节运动轴的成角运动,如屈曲、伸展、内收、外展、内旋、外旋和环转等。屈伸沿冠状轴运动,收展沿矢状轴运动,旋转沿垂直轴运动,环转是多轴运动。

2. 附属运动　附属运动(accessory movement)是关节囊内两骨面之间的相对位移,如滑动、滚动、旋转、挤压、分离和牵引等。附属运动可借外力独立产生,亦可伴随生理运动出现,如膝关节屈曲初期滚动为主,中后期多为滑动。

(1)滚动:滚动(roll)是两关节面接触点均不相同的位移。一块骨在另一块骨表面滚动时,两骨面形状必然不一致。关节功能正常时,滚动不单独发生,必伴随滑动或旋转。

(2)滑动:滑动(glide)是关节面之间的滑移,一侧骨面的同一个点接触对侧骨面的不同点。关节滑动方向遵循"凹凸定律"(convex-concave rule):凹面骨滑动方向与骨成角运动的方向相同,凸面骨滑动方向与骨成角运动的方向相反。例如,伸膝时,胫骨向前移动,关节囊内胫骨面同时向前滑动(图 4-1-1);肩外展时,肱骨向上方运动,肱骨头相对肩胛盂向下方滑动(图 4-1-2)。临床运用关节松动技术时,正确选择滑动方向是能否松解关节囊、缓解疼痛、改善关节功能的关键。

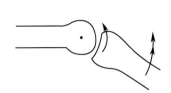

图 4-1-1　凹面法则

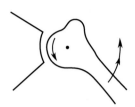

图 4-1-2　凸面法则

(3) 旋转:旋转(spin)是关节面间绕轴旋转运动,轴心一般为旋转骨的长轴。旋转很少单独发生,常与滑动或滚动伴随发生。

(4) 挤压:挤压(compression)是两关节面相互靠近使关节间隙减小(图 4-1-3)。挤压通常发生在负重肢体和脊柱关节,肌肉收缩可出现关节挤压,关节滚动成角处亦可产生挤压。正常间歇性挤压促进滑膜液流动,维持软骨营养,不正常的高强度挤压易造成关节软骨退行性改变。

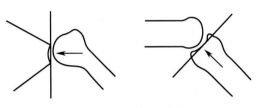

图 4-1-3　关节挤压方向

(5) 分离和牵引:分离(distraction)在两关节面垂直方向上增加关节间隙。牵引(traction)是沿骨骼长轴牵拉产生的关节分离运动,长轴牵引亦可发生滑动。

二、临床应用

(一)治疗作用

1. 促进关节液分泌和流动,增加关节软骨和软骨盘无血管区的营养,防止因活动减少引起的关节退变。

2. 刺激关节周围本体觉感受器输入(包括关节的静止位置、运动方向、运动速度、肌肉张力及其变化),提升本体感觉功能水平。

3. Ⅰ、Ⅱ级手法小范围振荡及牵张可刺激力学感受器,抑制脊髓和脑干致痛物质的释放,提高痛阈,缓解关节疼痛。

4. Ⅲ、Ⅳ级手法可持续性或振动性牵拉关节周围软组织,改善关节囊、韧带和肌腱等软组织伸展性,保持或增加关节活动范围。

5. 恢复关节内结构的正常位置或无痛性位置,改善关节运动功能。

(二)适应证和禁忌证

1. 适应证　适用于各类关节运动功能障碍,包括关节疼痛、肌肉紧张、可逆性关节活动受限、功能性关节制动。

2. 禁忌证　各类原发性/继发性恶性疾病,未愈合的关节内骨折、重度骨质疏松、各类进展性关节炎、过度活动的关节、凝血功能障碍患者等。

三、应用原则与流程

关节功能障碍不仅是关节活动受限和过剩,还包括疼痛、肌肉痉挛、肌力减退或亢进等问题。治疗前分析症状及其原因,明确最佳治疗目标、治疗部位、方向和级别等技术参数。治疗后询问患者感受,结合评定指标变化分析疗效,及时作出调整。

（一）评定流程

1. 病史收集　帮助缩小范围、设立早期假设,以便为评定技术的选择提供参考。病史资料包含:现病史、既往史、手术外伤史、个人史、遗传病史等。

2. 疼痛评估　可从骨关节、肌肉和神经三个方面分析疼痛的来源。

（1）疼痛部位:身体图示能简单清晰地说明疼痛部位和范围,如疼痛部位较多,可分别用 P_1、P_2、P_3 等标记不同区域的疼痛。在疼痛部位上注明疼痛程度、性质、持续时间等,有利于整体综合分析。

（2）疼痛程度:视觉模拟评分法(visual analogue scale,VAS)评估疼痛程度简单易行,相对客观和灵敏。治疗前后评估患者 VAS,可获得较为客观的疼痛程度变化。

（3）疼痛性质:化学性疼痛多为持续性不适或钝痛,机械性疼痛多为锐痛,放射痛常见于椎间盘突出及椎管狭窄等。

（4）疼痛时间:疼痛常不断变化,有间断性和持续性的不同。Maitland 从早中晚三个时间记录整理患者 24h 疼痛变化,以全面了解疼痛的变化规律。

（5）诱发疼痛因素:观察患者疼痛姿势,询问诱发因素,包括运动中疼痛变化,诱发新的疼痛程度及持续时间等。对于高激惹性疼痛患者,评估和治疗中均避免诱发疼痛加剧。

3. 视诊　观察患者整体姿势、身体形态、运动功能、局部皮肤红肿热痛、关节活动等。

4. 关节运动功能检查

（1）主动运动:检查患者主动关节活动度及疼痛变化,记录 ROM 和疼痛情况,对症状减轻的运动也应加以分析。

（2）被动运动:主动运动无阳性发现时,可进行被动关节活动度检查,记录 ROM、疼痛和异常关节活动终末感觉。正常关节被动运动终末端运动感觉(柔、韧、硬)出现异常,甚至不需要有疼痛症状,亦可提示关节存在病变。经验丰富的治疗师能较早地分辨出病态终末端感觉极轻微的改变,初学者应重视关节运动终末端感觉,仔细分辨关节活动的早期异常。

（3）运动诱发:被动活动未见异常,可尝试施加压力运动、关节活动末端持续、加快运动、反复运动等方法来进一步诱发疼痛症状出现以帮助确诊。疼痛在主动运动、被动运动检查时已出现,无需再做运动诱发,还需注意激惹性较高的患者。

（4）附属运动检查:关节附属运动检查可区分关节和非关节的损伤,分析受阻方向。Kaltenborn 将附属运动分为活动受限、正常和过剩三大类,并细分为 7 个等级(表 4-1-1)。

表 4-1-1　关节囊内附属运动的等级评定

关节活动	等级评定	关节活动	等级评定
受限	0=没有活动性(僵直) 1=活动性高度受限 2=活动性轻度受限	过剩	4=活动性轻度过剩 5=活动性中度过剩 6=活动性高度过剩(没有支撑性)
正常	3=正常		

（5）抗阻关节运动：测试神经肌肉的功能，为避免诱发、加重疼痛，首先选择等长性收缩。结合触诊和肌肉牵伸来鉴别疼痛来源。肌力下降时可用徒手肌力检查。

5. 触诊　通过触诊了解受累关节周围肌张力变化、皮肤和皮下组织的可动性，温度、知觉、骨的形状、韧带、肌腱等状况，并进行左右对比。

6. 神经病学检查　神经病学检查包括反射、感觉、运动、协调性、脑神经检查等，确定损伤部位及程度。

7. 辅助检查　X 线、CT、MRI 和肌骨超声等影像学检查结果可提供参考。

（二）治疗流程

1. 患者体位　患者取舒适、放松或能耐受的体位，通常为卧位或坐位。关节松弛位有利于获取最大松动范围，应避免关节紧张位操作。

2. 治疗师体位　弓箭步，髋膝略微屈曲，腰背部自然放松，同时注意治疗床高度适合运用身体重力实施操作。双手接近关节间隙，近端手固定，远端手实施治疗。

3. 手法力度　关节囊内运动量小，治疗师接触压力越小，监测出运动的质量越准确，也越容易产生良好的治疗效果。较大的接触压力会影响治疗效果，甚至引起肌肉保护性抵抗。

4. 治疗平面和方向　Kaltenborn 的治疗平面是垂直于旋转轴心，且贯穿凹面关节的表面（图 4-1-4）。在实际运用中，我们可以想象治疗平面是凹面关节上一条线。凹面或凸面关节滑动都必须平行于治疗平面，挤压、分离和牵引均垂直于治疗平面。当关节因疼痛、僵硬而限制活动时，其生理运动和附属运动均受影响。先改善关节附属运动，可有效促进生理运动的改善。治疗之初可多行牵引和分离，关节囊内僵硬时增加滑动手法。

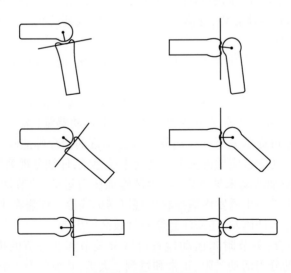

图 4-1-4　治疗平面

5. 松动手法级别

（1）手法分级：Maitland 根据关节活动范围和操作时应用手法的幅度大小进行手法分级（表 4-1-2）。Ⅰ、Ⅱ、Ⅲ、Ⅳ级的区分具有一定的客观性，易于治疗师掌握。Ⅰ、Ⅳ级手法属于小幅度运动手法，Ⅰ级在起始端，Ⅳ级在终末端；Ⅱ、Ⅲ级手法属于大幅度运动手法，Ⅱ级靠近起始端，Ⅲ级接近终末端。

表 4-1-2　关节松动分级标准

级别	手法特征
Ⅰ级	在关节活动的起始端,小范围、节律性地振荡
Ⅱ级	大幅度、节律性地振荡或摆动,不接触关节活动的起始端和终末端
Ⅲ级	大幅度、节律性地振荡或摆动,接触到关节活动终末端,并感到关节软组织的紧张
Ⅳ级	关节活动的终末端,小范围、节律性地振荡,能明显感到关节周围软组织的紧张

（2）级别选择:Ⅰ、Ⅱ级附属运动治疗因疼痛引起的关节活动受限;Ⅲ、Ⅳ级附属运动治疗属于关节牵张技术,常用于因周围软组织粘连、挛缩引起的关节活动受限。关节活动范围达到正常的60%才可应用摆动治疗手法。无论附属运动还是生理运动,手法操作均应达到关节活动受限处。

6. 松动速度、节奏和持续时间　不同的松动速度产生的效果不同,小范围、快速度的振动可抑制疼痛,大范围、慢速度的振动可放松防卫性肌肉紧张而缓解疼痛。第Ⅰ、Ⅳ级为快速的振动,一般每秒振动2~3次,持续1~2min一组。第Ⅱ、Ⅲ级为平顺性振动,频率略低,幅度相对较大。间隙性关节牵引7~10s,中间休息几秒,可多次重复。

7. 再次评定和调整　治疗后询问患者症状改善情况,再评估主要阳性指标的变化分析治疗效果。第二次治疗前仍需问诊和再评定,综合两次评定结果对第二次治疗做出相应调整。同时应注意患者日常生活习惯和自我锻炼方式等因素对治疗产生的影响。手法治疗可引起治疗性疼痛,轻微可耐受的疼痛属正常治疗反应。

第二节　外周关节松动技术

一、肩关节复合体

（一）盂肱关节

由关节盂(凹面)和肱骨头(凸面)共同组成的球窝关节。

1. 分离牵引

作用:放松关节囊,缓解疼痛。

患者体位:仰卧位,上肢自然放松置于体侧。

治疗师体位:立于患侧,面朝患者头侧,外侧手握住肱骨远端,可用手臂夹住患者手臂固定,内侧手置于腋窝下肱骨头内侧。

动作要领:内侧治疗手向外侧持续推肱骨,外侧手可同时向内侧发力,保持分离牵引约10s(图4-2-1),然后放松,可重复3~5次。

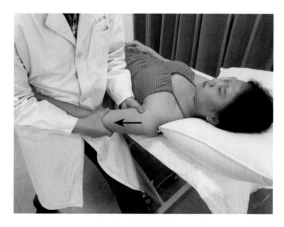

图 4-2-1　盂肱关节分离牵引

2. 长轴牵引

作用:放松关节囊,缓解疼痛。

患者体位:仰卧位,上肢稍外展。

治疗师体位:立于患侧,面朝患者头部,外侧手握住肱骨远端,内侧手置于肩胛骨下方,腕关节背屈抵住肩胛骨外侧缘。

动作要领:外侧手向足的方向牵拉使肱骨在关节盂内滑动,持续牵拉约10s,然后放松,可重复3~5次。注意外侧手与躯干可同时发力,内侧手相对稳定。

3. 头尾向滑动及进阶

作用:改善肩前屈、外展,缓解疼痛。

患者体位:仰卧位,上肢稍外展,肘关节屈曲放松。

治疗师体位:面朝患者足侧,外侧手握住肱骨远端内侧,内侧手以虎口抵住肱骨头。

动作要领:内侧手将肱骨头向足侧方向滑动。如滑动不顺畅,外侧手稍向外作分离牵引。在肩前屈90°或外展90°时向足侧滑动肱骨为进阶动作。

4. 前后向滑动及进阶

作用:改善肩前屈、内旋,缓解疼痛。

患者体位:仰卧位,上肢休息位,肘关节屈曲放松。

治疗师体位:面朝患者头部,上方手掌根置于肱骨头,下方手从肱骨远端内侧将其固定。

动作要领:下方手固定,上方手推肱骨头向下方滑动。进阶手法在肩外展90°进行,推肱骨头向后侧滑动。

5. 后前向滑动及进阶

作用:改善肩后伸、外旋,缓解疼痛。

患者体位:俯卧位,上肢自然置于体侧,肩前可垫一枕头。

治疗师体位:面朝患者头部,内侧手放在肱骨头后方,外侧手放在肱骨远端稳住手臂。

动作要领:内侧手推肱骨头向下方滑动。在肩关节外展90°下完成进阶动作。

6. 外展摆动

作用:改善肩外展活动。

患者体位:仰卧位,肩外展至活动受限处,屈肘90°,前臂旋前。

治疗师体位及操作手法:立于外展上肢与躯干之间,内侧手从肩背部后方固定肩胛骨。外侧手托住肘部,将肱骨在外展终点范围内摆动。

7. 水平内收摆动

作用:进一步改善肩水平内收活动。

患者体位:坐位,肩前屈90°,屈肘,前臂旋前,手搭在对侧肩上。

治疗师体位及操作手法:立于患侧肩关节外侧,一只手握住肱骨近端内侧,另一只手置于肱骨远端外侧,推患者上臂向内做水平内收摆动。

8. 内、外旋摆动

作用:进一步改善肩内、外旋活动范围。

患者体位:仰卧位,肩外展90°,屈肘90°,前臂旋前。

治疗师体位及操作手法:立于患侧肩关节外侧,一只手托住肘部,另一只手握住前臂远端,推前臂向头侧移动,使肩外旋。两手交换位置,推前臂向足侧移动,使肩内旋。

（二）肩锁关节

作用：改善肩关节活动。

患者体位：仰卧位，双臂自然置于躯干两侧。

治疗师体位及操作手法：立于患侧，面向患者，双手拇指并拢置于锁骨肩峰端前侧，垂直向下推动锁骨可做前后向滑动，沿水平方向推锁骨向足侧做头尾向滑动（图4-2-2）。

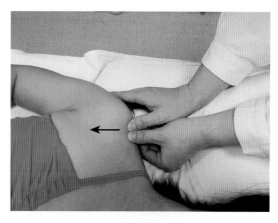

图 4-2-2　肩锁关节头尾向滑动

（三）胸锁关节

作用：改善肩关节活动。

患者体位：仰卧位，双臂自然置于躯干两侧。

治疗师体位及操作手法：立于患侧，面朝患者，双手拇指并拢置于锁骨近胸骨端前侧，由上向下按压锁骨即前后向滑动，向足侧推锁骨水平移动即头尾向滑动（图4-2-3）。

（四）肩胛胸壁关节

作用：改善肩胛骨上提、下降、前伸、后缩等活动。

患者体位：健侧卧位，患侧在上，屈肘和前臂自然放置。

治疗师体位及操作手法：面向患者，上方手置于肩胛骨上缘，下方手从患臂下穿过，拇指与四指分开，固定肩胛骨下角，使肩胛骨上、下、前、后和旋转动作（图4-2-4），注意避免躯干产生代偿性动作。

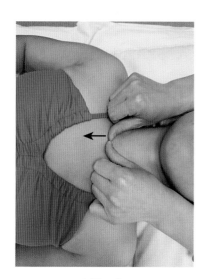

图 4-2-3　胸锁关节头尾向滑动

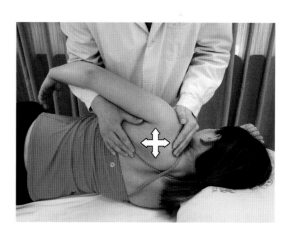

图 4-2-4　肩胛胸壁关节松动

二、肘部关节

肘部关节由肱尺关节、肱桡关节、桡尺近端关节构成。

1. 肘关节分离牵引

作用：放松关节囊，缓解疼痛。

患者体位：仰卧位，屈肘45°，前臂旋后位。

治疗师体位:立于患侧,面朝患者头部,两手分别从内外侧握住尺、桡近端。

操作手法:双手沿肱骨长轴方向牵拉前臂使肘关节产生分离运动(图4-2-5)。必要时可由助手帮助固定患者肱骨远端,防止其运动代偿。

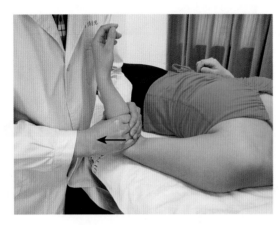

图4-2-5　肘关节分离牵引

2. 肘关节长轴牵引

作用:放松关节囊,缓解疼痛。

患者体位:仰卧位,肩外展,屈肘45°,前臂旋前。

治疗师体位:立于患侧,面朝患者头部,一只手握住前臂远端,另一只手握住前臂近端。

操作手法:近端手固定前臂及手,远端手沿着长轴牵引肘关节,必要时可由助手帮助固定患者肱骨远端,注意避免肩关节及上臂产生运动代偿。

3. 侧方滑动

作用:增加肱尺关节的侧方活动。

患者体位:仰卧位,肩外展,伸肘,前臂旋后。

治疗师体位及操作手法:立于患侧,面朝患者头部,上方手固定肱骨远端外侧,下方手握住前臂远端尺侧,向桡侧推动尺骨滑动。

4. 肘关节屈/伸摆动

作用:增加肘关节屈/伸的活动。

患者体位:仰卧位,肩外展,前臂放松。

治疗师体位及操作手法:站在患侧,一只手固定肱骨,另一只手握住前臂远端,上下移动前臂做伸肘/屈肘运动,在活动受限的终点摆动。

5. 桡尺近端关节松动

作用:增加前臂旋后活动。

患者体位:仰卧位,肩外展,肘微屈,前臂放松。

治疗师体位及操作手法:站在患侧,双手拇指并拢抵住桡骨小头,其余手指置于手臂内侧,拇指由外向内推动桡骨做后前向滑动。亦可在前臂腹侧推动桡骨小头做桡尺近端关节前后向滑动,增加前臂旋后活动范围。

三、腕部关节

腕部关节包括尺桡远端关节、桡腕关节、腕掌关节。

(一)尺桡远端关节

1. 尺桡远端关节前后向滑动

作用:增加前臂旋后活动。

患者体位:仰卧位或坐位,前臂旋后。

治疗师体位:面向患者,双手分别握住桡骨、尺骨远端,拇指在掌侧,其余四指在背侧。

操作手法:尺侧手固定,桡侧手拇指将桡骨远端向背侧推动。如果关节僵硬比较明显,可改用鱼际推动桡骨。

2. 尺桡远端关节后前向滑动

作用:增加前臂旋前活动。

患者体位:仰卧位或坐位,前臂旋前。

治疗师体位:双手分别握住桡骨和尺骨远端,拇指在背侧,其余四指在掌侧。

操作手法:桡侧手固定,尺侧手拇指将尺骨远端向掌侧推动。如果关节僵硬明显,可改用鱼际推动尺骨。

（二）桡腕关节

1. 桡腕关节分离牵引

作用:一般松动,缓解疼痛。

患者体位:坐位,前臂旋前,腕及手放松置于床沿外。

治疗师体位及操作手法:立于患侧,一只手固定前臂远端,另一只手握住腕关节的近腕骨处,向远端牵拉腕骨。

2. 桡腕关节前、后向滑动

作用:改善腕关节屈、伸活动。

患者体位:坐位,前臂旋前,腕及手放松置于床沿外。

治疗师体位及操作手法:立于患侧,一只手固定前臂远端,另一只手握住腕关节,推动腕骨进行上下滑动。

3. 桡腕关节尺侧滑动

作用:增加腕桡侧偏的活动。

患者体位:坐位或仰卧位,前臂中立位,腕及手放松置于床沿外。

治疗师体位及操作手法:立于患侧,一只手固定前臂远端,另一只手握住近腕骨桡侧,向下推动腕骨滑动(图 4-2-6)。

（三）腕掌关节

1. 手舟骨松动

作用:松解腕关节、改善腕关节活动范围。

患者体位:坐位,肘关节屈曲,前臂旋后,掌心向上。

治疗师体位及操作手法:立于患侧,双手拇指并拢,固定于手舟骨掌侧面,向下推手舟骨向背侧面滑动(图 4-2-7)。

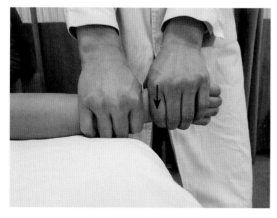

图 4-2-6　桡腕关节尺侧滑动

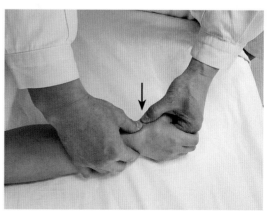

图 4-2-7　手舟骨松动

2. 大多角骨松动

作用:松解腕关节、改善第一腕掌关节活动范围。

患者体位:坐位,肘关节屈曲,前臂中立位。

治疗师体位及操作手法:立于患侧,一只手固定腕骨,另一只手置于大多角骨背侧面,向下推大多角骨向掌侧面滑动。

四、手部关节

手部关节包括掌骨间关节、掌指关节、拇指腕掌关节、近端和远端指间关节。

1. 掌指关节分离牵引

作用:缓解疼痛,增加掌指关节活动。

患者体位:坐位,前臂旋前放在治疗床上,腕中立位,手指放松。

治疗师体位及操作手法:立于患侧,一只手固定掌骨远端,另一只手捏住指骨近端,将指骨沿长轴向远端牵拉。

2. 掌指关节松动

作用:增加掌指关节屈、伸活动。

患者体位:坐位,前臂放松,掌心向上或掌心向下。

治疗师体位及操作手法:立于患侧,一只手固定掌骨远端,另一只手捏住指骨近端,推指骨上下移动(图4-2-8)。

3. 指间关节分离牵引

作用:缓解疼痛,增加指间关节活动。

患者体位:坐位,前臂旋前放在治疗床上,腕中立位,手指放松。

治疗师体位及操作手法:立于患侧,一只手固定近端指骨远端,另一只手捏住远端指骨近端,将指骨沿长轴向远端牵拉。

4. 指间关节松动

作用:改善指间关节屈、伸。

患者体位:坐位,前臂放松,掌心向上或掌心向下。

治疗师体位及操作手法:立于患侧,一只手固定近端指骨远端,另一只手捏住远端指骨近端,推远端指骨向下滑动(图4-2-9)。

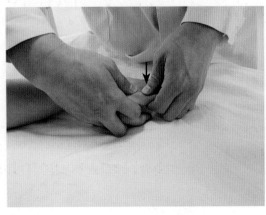
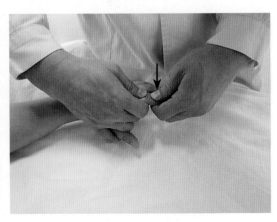

图4-2-8　掌指关节松动　　　　　　　　图4-2-9　指间关节松动

五、髋关节

1. 后前向滑动

作用：改善髋伸展、外旋。

患者体位：健侧卧位，屈髋，屈膝。

治疗师体位及操作手法：立于患者背面，一只手固定骨盆，另一只手以掌根推股骨大转子向腹侧滑动(图 4-2-10)。

2. 前后向滑动

作用：改善髋屈曲、内旋。

患者体位：健侧卧位，屈髋，屈膝。

治疗师体位及操作手法：立于患者腹侧，一只手固定骨盆，另一只手以掌根推股骨大转子向背侧滑动。

3. 头尾向滑动(长轴牵引)

作用：一般松动，缓解疼痛。

患者体位：仰卧位，下肢中立位，双手抓住床头，以固定身体。

治疗师体位及操作手法：立于患者背侧，面向足侧，双手拇指并拢置于股骨大转子上方，余指放松，身体向前推动股骨大转子向足侧滑动。

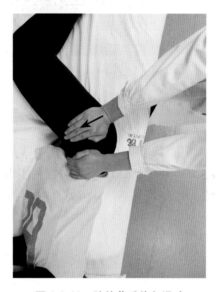

图 4-2-10 髋关节后前向滑动

4. 分离牵引

作用：一般松动，缓解疼痛。

患者体位：仰卧位，患侧屈髋屈膝 90°，对侧下肢伸直。

治疗师体位及操作手法：双手交叉抱住大腿远端，同时用力将股骨向上方向牵拉，必要时可使用绑带固定骨盆。

5. 旋转摆动

作用：增加髋内旋、外旋活动。

患者体位：俯卧位，屈膝 90°。

治疗师体位及操作手法：上方手置于骶骨以固定骨盆，下方手握住胫骨远端。向内侧推小腿做髋关节外旋摆动，向外侧推小腿做髋关节内旋摆动。

六、膝部关节

膝部关节包括股胫关节、髌股关节和上胫腓关节。

1. 长轴牵引

作用：一般松动，缓解疼痛。

患者体位：仰卧位，患肢屈膝，腘窝下放置毛巾固定，或床边坐位。

治疗师体位及操作手法：双手握住小腿远端，利用身体力量将小腿向足端方向用力，进行膝关节长轴牵引。

2. 前后向滑动

作用：改善膝关节屈曲。

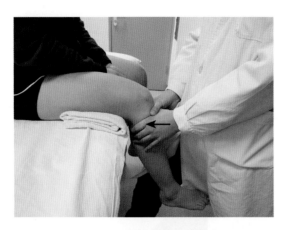

图 4-2-11　膝关节前后向滑动

患者体位:坐于床边,双腿悬空自然下垂,腘窝下可垫物固定股骨。

治疗师体位及操作手法:治疗师弓箭步站立,双手置于胫骨上端,水平向后推动胫骨前后向滑动(图 4-2-11)。

3. 后前向滑动

作用:改善膝关节伸展。

患者体位:仰卧位,患肢屈膝,腘窝下垫物固定股骨,或俯卧位。

治疗师体位及操作手法:一只手固定股骨远端,另一只手四指并拢置于腘窝,发力将胫骨向上滑动。升级作用力

和振动幅度,患者取俯卧位进行操作。

4. 侧方滑动

作用:松解膝关节。

患者体位:坐位,屈髋屈膝坐于床边。

治疗师体位及操作手法:面向患者,一只手在大腿远端内侧固定,另一只手放在小腿近端外侧,将小腿向内侧水平滑动。

5. 髌骨松动

作用:松解髌骨,改善膝关节活动范围。

患者体位:仰卧位,微屈膝,腘窝下可垫毛巾卷。

治疗师体位及操作手法:立于患侧,两手示指分别固定于髌骨内侧缘上下部,两拇指抵住髌骨外侧缘上下部,分别从上、下和内、外侧推动髌骨滑动(图 4-2-12)。

七、踝部关节

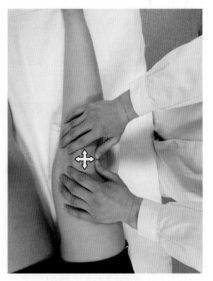

图 4-2-12　髌骨松动

踝部关节包括下胫腓关节、胫距(踝)关节、距下关节以及附骨间关节。

1. 胫腓关节前、后向滑动

作用:改善踝关节活动。

患者体位:俯卧位,下肢自然放松,踝关节置于床边缘外。

治疗师体位及操作手法:立于足侧,一只手固定胫骨远端,另一只手置于腓骨远端。前后向滑动时,推腓骨远端向上运动;后前向滑动时,推腓骨远端向下运动。

2. 胫距关节分离牵引

作用:一般松动,缓解疼痛。

患者体位:俯卧位,患侧下肢屈膝 90°,踝关节放松。

治疗师体位及操作手法:立于患侧,双手握住内外踝远端(相当于距骨位置),双手同时向上用力牵引踝关节。

3. 胫距关节前后向滑动

作用:改善踝关节背屈。

患者体位:仰卧位,下肢自然放松,踝关节置于床边缘外。

治疗师体位及操作手法:立于患足侧,将患足平置于治疗师大腿前侧,保持踝关节中立位。一只手固定小腿远端,另一只手置于踝关节(相当于距骨位置),推距骨向下滑动(图4-2-13)。

4. 胫距关节后前向滑动

作用:改善踝关节跖屈。

患者体位:俯卧位,下肢自然放松,踝关节置于床边缘外。

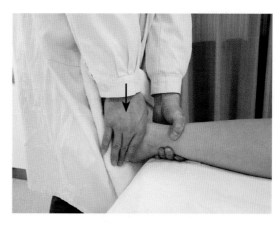

图 4-2-13 胫距关节前后向滑动

治疗师体位及操作手法:立于患足侧,将患足平置于治疗师大腿前侧,保持踝关节中立位。一只手固定小腿远端,另一只手置于踝关节(相当于距骨位置),推距骨向下滑动。

第三节 脊柱关节松动技术

一、颈椎关节

颈椎生理运动包括前屈、后伸、侧屈、旋转运动。附属运动包括分离牵引、旋转及滑动。分离是颈椎沿着长轴的牵伸运动,滑动是相邻椎体间的前后及侧方移动,而旋转则是指相邻椎体间或横突间的转动。

1. 分离牵引

作用:一般松动,缓解疼痛。

患者体位:仰卧位,头部伸出治疗床外。

治疗师体位及操作手法:面向患者头部坐或站立,一侧手托住患者头后部,另一侧手放在下颌处,双手将头部沿长轴纵向牵拉,持续约15s,然后放松还原。重复3次。颈椎上段病变在颈部中立位牵引,中下段病变在头前屈10°~15°位牵引(图4-3-1)。

2. 旋转摆动

作用:改善颈椎旋转。

患者体位:同分离牵引。

治疗师体位及操作手法:治疗师一侧上臂紧贴自身躯干,同时屈肘90°拖住患者头部,四指包绕下颌骨;另一只手从颈部后侧抵住相应颈椎,第二掌指关节置于棘突,近端指间关节置于关节突关节处,使头部向左、右缓慢转动。

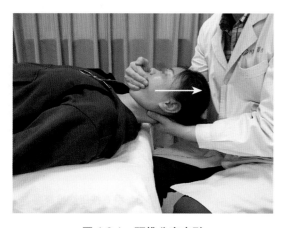

图 4-3-1 颈椎分离牵引

3. 垂直按压棘突

作用:改善颈椎屈、伸。

患者体位:俯卧位,双手分置于治疗床两侧。

治疗师体位及操作手法:立于患者头侧,双手拇指并拢置于同一椎体的棘突上,将棘突向腹侧垂直推动(图 4-3-2)。C_2 和 C_7 的棘突在体表比较容易摸到,操作时可以 C_2 或 C_7 的棘突为标准,依次向下(从 C_2 开始)或向上(从 C_7 开始)移动。

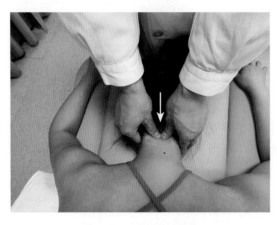

图 4-3-2　垂直按压棘突

4. 垂直按压关节突关节

作用:改善颈椎旋转。

患者体位:同上。

治疗师体位及操作手法:治疗师体位同上,双手拇指并拢置于关节突关节上,垂直向腹侧推动。

5. 棘突侧方滑动

作用:改善颈椎旋转。

患者体位:同上。

治疗师体位及操作手法:治疗师立于患侧,双手拇指并拢置于椎体的棘突一侧,水平向另一侧推动。

二、胸椎关节

1. 垂直按压棘突

作用:改善胸椎的屈、伸。

患者体位:俯卧位,脸向下,上肢放在体侧或上肢外展,前臂垂于治疗床两侧。

治疗师体位及操作手法:面向患者头侧站立,双手叠放,下方手掌根部(相当于豌豆骨处)放在拟松动的棘突上,五指稍屈曲,上方手放在下方手腕背部。双手固定,上身前倾,借助上肢力量将棘突垂直向腹侧按压(图 4-3-3)。

2. 侧方推棘突

作用:改善胸椎旋转。

患者体位:同上。

治疗师体位及操作手法:治疗师站在患侧,双手拇指重叠放在拟松动棘突的侧方,其余四指分开放在胸背部。拇指固定,双上肢同时用力将棘突向对侧推动。

3. 垂直按压横突

作用:改善胸腰椎旋转及侧屈。

患者体位:同上。

治疗师体位及操作手法:治疗师体位同上。双

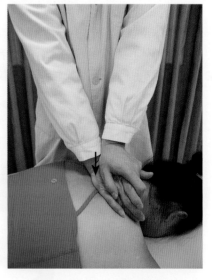

图 4-3-3　垂直按压胸椎棘突

手拇指放在拟松动胸椎的一侧横突上,指背相接触或拇指重叠将横突向腹侧推动。

三、腰椎关节

腰椎的生理运动包括前屈、后伸、左右侧屈和旋转。附属运动包括垂直按压棘突、侧方推棘突、垂直按压横突以及旋转摆动等。

1. 垂直按压棘突

作用:改善腰椎屈、伸。

患者体位:俯卧位,脸向下,上肢放在体侧或上肢外展,前臂垂于治疗床两侧。

治疗师体位及操作手法:上面向患者头部站立,双手叠放,下方手掌根部(相当于豌豆骨处)放在拟松动的棘突上,五指稍屈曲,上方手放在下方手腕背部。双手固定,上身前倾,借助上肢力量将棘突垂直向腹侧按压。

2. 侧方推棘突

作用:改善胸椎旋转。

患者体位:同上。

治疗师体位及操作手法:治疗师站在患侧,双手拇指重叠放在拟松动棘突的侧方,其余四指分开放在腰部。双拇指固定,上身前倾,借助上肢力量将棘突向对侧推动(图4-3-4)。

3. 垂直按压横突

作用:改善腰椎侧屈及旋转。

患者体位:同上。

治疗师体位及操作手法:治疗师站在患侧,双手拇指放在拟松动腰椎的一侧横突上,指背相接触或拇指重叠。双手固定,上身前倾,借助上肢力量将横突向腹侧推动。

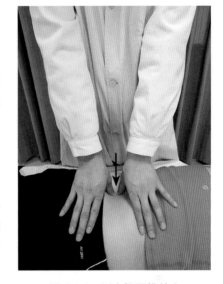

图4-3-4 侧方推腰椎棘突

4. 旋转摆动

作用:改善腰椎旋转。

患者体位:健侧卧位,患侧在上,下肢屈髋、屈膝。屈髋角度根据松动的腰椎节段而定,松动上段腰椎,屈髋角度偏小,松动下段腰椎,屈髋角度偏大。

治疗师体位及操作手法:治疗师面向患者站立,一侧肘部放在患者的肩前,另一侧肘部放在髂嵴上,双手示指分别放在拟松动相邻椎体的棘突上,同时反方向(肩向后,髂嵴向前)来回摆动。

(汤智伟)

参 考 文 献

[1] Kisner C, Allen I. Therapeutic exercise:Foundations and techniques[M]. 6th ed. Philadelphia:F. A. Davis,2012.

[2] Hengeveld E,Banks K. Maitland's Vertebral Manipulation:Management of Neuromusculoskeletal Disorders-Volume 1[M]. 8th ed. Philadelphia:Churchill Livingstone,2013.

[3] Hengeveld E,Banks K. Maitland's Peripheral Manipulation:Management of Neuromusculoskeletal Disorders-

Volume 2[M]. 5th ed. Philadelphia：Churchill Livingstone，2013.

[4] Kaltenborn FM，Vollowitz E. Manual Mobilization of the Joints-Vol. 1：The Extremities[M]. 8th ed. Philadelphia：Orthopedic Physical Therapy Products，2014.

[5] Mulligan BR. MULLIGAN 手法治疗——脊柱、四肢动态关节松动术[M]. 徐建武，李宏图，译. 沈阳：辽宁科学技术出版社，2017.

[6] Slaven EJ，Goode AP，Coronado RA，et al. The relative effectiveness of segment specific level and non-specific level spinal joint mobilization on pain and range of motion：results of a systematic review and meta-analysis [J]. Journal of Manual & Manipulative Therapy，2013，21(1)：7-17.

[7] Gorgos KS，Wasylyk NT，Van Lunen BL，et al. Inter-clinician and intra-clinician reliability of force application during joint mobilization：a systematic review[J]. Manual Therapy，2014，19(2)：90-96.

[8] Heiser R，O'Brien VH，Schwartz DA. The use of joint mobilization to improve clinical outcomes in hand therapy：a systematic review of the literature[J]. Journal of Hand Therapy，2013，26(4)：297-311.

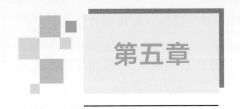

第五章

肌 力 训 练

第一节 概 述

肌力是肌肉收缩时所能产生的力量,是肌肉发挥其生理功能的表现形式。肌力下降是各种疾病的常见症状之一,可不同程度影响患者坐、站、转移和步行等日常生活各方面。肌力训练是提高肌力的主要方法,可改善受累肌肉的力量,增强运动能力,提高生活质量。

一、影响肌力的主要因素及常见病因

(一)肌力大小决定因素

1. 肌肉的生理横截面积　肌肉的横截面越大,其产生的肌力越大。

2. 肌肉的初长度　在生理限度内,当肌肉长度被牵拉至约静息长度的1.2倍时产生的肌力最大,因此关节在不同角度产生的肌力不同。

3. 肌肉运动单位的募集　肌肉在收缩时募集的运动单位越多,肌肉力量则越大。当神经冲动强度越大或频率越高,则募集的运动单位越多。

4. 肌纤维类型　骨骼肌可分为快肌纤维和慢肌纤维,快肌纤维含量高,对于运动的爆发力和速度有较强的提高作用,慢肌纤维在力量与爆发力方面逊色于快肌纤维,但其拥有很好的耐力。

5. 肌肉收缩类型和速度　不同的收缩方式可产生不同的肌力,通常向心收缩产生的肌力小于离心收缩产生的肌力。经典的希尔(Hill)方程式描述了肌肉收缩张力与收缩速度的关系:当骨骼肌收缩力量增加,相对应的是肌肉收缩速度减小;反之,肌肉力量减小时,肌肉的收缩速度增大。

6. 肌纤维走向与肌腱长轴关系　通常情况下肌纤维走向与肌腱长轴相一致,但也有不一致的。有些肌肉部分肌纤维以一定的角度与肌腱呈羽状连接,这种羽状连接纤维越多,成角也较大,肌肉较粗,具有较强的收缩力。

7. 年龄与性别　约20~21岁肌力达到峰值,之后衰退,55岁后衰退加快。就性别而言,男性肌力强于女性。

8. 心理因素　肌力易受心理因素的影响,在暗示、大声命令及积极的训练目的均可提高受训肌肉的肌力表现。

（二）肌力下降的常见病因

1. 神经系统疾病　不同部位的神经损伤如中枢神经系统损伤或者周围神经系统损伤均可导致其支配肌肉力量下降甚至瘫痪。

2. 失用性肌肉萎缩　是指由于制动及无功能状态导致生理功能衰弱,从而导致肌肉力量下降甚至肌肉萎缩,常见于骨关节疾病、骨关节损伤术后和长期卧床患者。

3. 肌源性疾病　营养不良性肌强直症、多发性肌炎、外伤如挤压综合征、周期性瘫痪、缺血性肌病、代谢性肌病、内分泌性肌病、药源性肌病、神经肌肉传递障碍如重症肌无力等均可造成受累肌群肌力下降。

二、肌力训练的种类

（一）按照肌肉收缩形式分类

分为等长肌力训练、等张肌力训练和等速肌力训练。

（二）按照肌力大小分类

分为传递神经冲动训练、助力训练、主动训练、抗阻训练,见表 5-1-1。

表 5-1-1　肌力级别与肌力训练方法的关系

肌力级别	选用运动方法	肌力级别	选用运动方法
0	神经电刺激	3	主动运动
1	神经电刺激/辅助运动		主动抗重力运动
2	辅助运动		抗轻微阻力运动
	辅助/主动运动	4	抗较大阻力运动
		5	抗最大阻力运动

（三）按照训练目的分类

分为增强肌力训练、增强肌耐力训练和增强爆发力训练。

（四）按照训练是否借助器械分类

分为徒手肌力训练和器械肌力训练。

三、肌力训练的基本原则

1. 特异性原则　针对运动项目或特殊目的所需发展的能量系统,设计合理的训练处方,才能获得训练成效。

2. 渐进阻力原则　抗阻训练是增强肌力的重要方法。当肌力在 3 级或以上时,应采用抗阻训练的方法增强肌力。抗阻训练过程中需渐进性增加阻力,使肌肉处于超负荷范围内则训练已达到有效增加肌力的目的。

3. 超量恢复原则　机体在负荷的刺激下,其能量储备、物质代谢以及神经调节系统的功能水平出现下降(疲劳),在负荷后这些功能不仅可以恢复到负荷前的初始水平,而且能够在短期内超过初始水平,达到"超量恢复"的效果。如果在"超量恢复"阶段适时给予新的负荷刺激,可在更高层次进行"负荷-疲劳-恢复-超量恢复"过程,提高机体能力,增大肌肉体积,肌肉力量呈阶梯型逐步增强。

四、临床应用

(一)注意事项

1. 考虑肌力选择训练方法　肌力训练是否有效与训练方法是否恰当直接相关,应先评定靶肌肉或肌群的功能状况再选择合适的运动方法。

2. 心血管方面　进行较大阻力或长时间用力的情况下容易憋气,血压升高,对心血管造成额外负荷,有心血管疾病(如心脏疾病或高血压)或年纪较大者更应避免在抗阻训练时过分用力或憋气。

3. 过度疲劳　肌力训练需切忌出现过度疲劳,否则会造成暂时性或永久性功能减弱。训练中应仔细监测运动的强度和时间,定期评估,如出现运动速度减慢、运动幅度下降、肢体出现明显的不协调动作等症状应停止训练或减小训练强度。

4. 避免代偿动作　运动过程中阻力过大会产生代偿动作,因此在过程中应避免代偿动作。

5. 无痛训练　疼痛可反射性抑制肌肉收缩,在训练过程中如出现疼痛,提示可能出现损伤或加重损伤的信号,应予以重视并尽量避免。

(二)适应证与禁忌证

1. 适应证

(1) 失用性肌萎缩:由于制动、运动减少或其他原因引起的肌肉失用性改变。

(2) 肌源性肌萎缩:肌肉病变引起的肌萎缩。

(3) 神经源性肌萎缩:由神经病变引起的肌肉功能障碍。

(4) 关节源性肌无力:由关节疾病或损伤引起的肌力减弱,肌肉功能障碍。

(5) 内脏下垂、尿失禁:由腹肌和盆底肌肌力减退引起尿失禁。

2. 禁忌证

(1) 全身有严重感染和高热患者。

(2) 严重的心肺功能不全患者,如快速性心律失常、心力衰竭等。

(3) 各种原因导致的关节不稳、骨折未愈合或未做内固定患者。

(4) 局部有活动性出血患者,不宜进行局部肌肉训练,以免加重出血形成血肿。

(5) 皮肌炎、肌炎发作期、严重肌病患者如多发性硬化患者,不宜进行强度过大的肌力训练。

第二节　肌力训练的方法

一、按肌肉收缩方式分类

(一)等长肌力训练

适合早期关节损伤患者、骨折内固定术后、关节置换术后患者。取患者容易用力的体位,嘱患者用全力或接近全力使肌肉收缩,维持 10s,休息,重复 10 次为一组,坚持数组。等长肌力训练可在关节不同角度上进行训练,配合有节律的呼吸,避免憋气。

（二）等张肌力训练

等张肌力训练能够在整个活动范围内增加靶肌肉力量，使动作中涉及的较弱肌群得到锻炼，适用于肌力≥3级的肌群。首先测试出连续10次等张收缩所能承受的最大负荷，称为10RM（10 repetition maximum），DeLorme方法为训练3组，3组的抗阻重量分别为1/2、3/4及1个10RM，每组中间进行休息，每周重新测试10RM；Oxford方法与DeLorme方法类似，但抗阻顺序与之相反。等张肌力训练能引起关节活动，对周围组织刺激会比等长肌力训练大，训练过程中必须控制抗阻的重量（抗阻的重量不能超过整个活动范围中张力最弱点所能承受的重量）和速度，避免训练不当造成肌肉或关节损伤。

根据肌肉长度变化可分为向心收缩和离心收缩，离心收缩的最大收缩力大于向心收缩，但离心收缩需要更强的控制能力。

（三）短暂最大负荷训练

是一种等张收缩和等长收缩相结合的训练方法，先在最大负荷下完成关节运动，并在动作末端进行等长收缩5~10s，放松，重复数次，每组增加一定负荷，如果无法在末端维持则不增加负荷。

（四）等速肌力训练

等速运动在整个关节活动范围内维持恒定的运动速度，可调节阻力使肌肉在关节活动范围内的任何一个点上始终保持最大收缩，提高运动单元的募集率，达到最好的训练效果。按照速度可分为慢速（1°~60°/s）、中速（60°~180°/s）、快速（180°~300°/s）及功能性运动速度（300°~1 000°/s），一般损伤早期选用较快的运动速度，对关节表面产生的压力越小，不影响损伤部位的愈合；中期选用慢速和中速以增加肌力恢复；后期运动速度接近日常活动收缩速度，以恢复日常生活活动能力或者竞技水平。

二、按肌肉残存肌力情况分类

（一）传递神经冲动训练

引导患者通过自己的意念引发瘫痪肌肉主动收缩，主要适用于肌力0~1级的患者。此方法可增加患者大脑皮质运动区发出的神经冲动向周围传递，使瘫痪肌肉诱发主动运动。

（二）助力训练

肌力<3级或者无法自主完成运动，需借助外力进行训练。常见的方法有徒手助力训练、滑板或悬吊辅助训练、水中助力训练。

（三）主动训练

适合于肌力≥3级的患者。根据患者的肌群选择不同的抗重力体位进行主动训练。

（四）抗阻训练

当肌力达4级时可进行抗阻训练。常见的训练方法有徒手抗阻训练、器械抗阻训练。

三、按训练目的分类

（一）增加肌力训练

采用向心、离心和等长收缩等综合性肌肉训练，肌肉力量增长最快。建议每组练习8~12次60%~70% 1RM，重复2~3组，组间休息1~2min，每周3次训练。如果连续2次完成计划并能多1~2次抗阻，可增加2%~10%的负荷重量（小肌群增加较低百分比，大肌群可增加较大百分比），注意避免训练量增加过快。建议先练中大肌肉群再练小肌肉群，先多关节运动肌群再单关节运动肌群,先大强度运动再低强度运动。

（二）增加肌耐力训练

亦可采用向心、离心和等长收缩等抗阻训练。研究发现低负荷高重复次数的训练提高肌肉耐力最有效。因此建议低负荷(重复 15~25 次),多组训练,组间休息时间短(1~2min 或小于 1min),每周进行 3 次或 3 次以上训练。

（三）增加肌肉爆发力训练

采用多关节运动为主,运动顺序、频率与肌力训练类似。建议先进行 1~3 组,每组练习 3~6 次,轻到中度负荷(30%~60% 1RM)训练,同时采用不同负荷(高负荷 85%~100% 1RM 改善爆发力力量组成部分;低负荷 0%~60% 1RM 改善爆发力速度部分)、多组数(3~6 组) 周期性训练,组间休息时间至少 2~3min。

四、其他肌力训练方法

（一）振动力量训练

振动力量训练是近年来新兴的肌力训练方法。由于机体的自身保护机制和肌肉动态收缩特点,正常肌肉随意收缩只能募集一定比例的运动单位。振动刺激通过刺激肌肉的本体感受器,提高初级肌梭传入纤维末梢兴奋性,激活大量肌梭 I α 传入纤维兴奋性,动员更多运动单位参加活动,增大肌肉力量。振动力量训练分为局部振动训练和全身振动训练,训练效果主要受振动频率和接受振动肌肉的初始长度影响。

（二）超等长训练

超等长训练主要用于提高肌肉爆发力。首先肌肉被迫快速地进行离心收缩再转为向心收缩,使肌肉中的弹性成分和收缩成分承受载荷,肌肉获得更大的收缩力。超等长训练受两个因素影响:①肌肉弹性能量的产生、储存以及再利用;②运动神经中枢对肌肉的反射性调节。充分发展肌肉弹性能量并提高运动神经中枢对"拉长-缩短"周期的反射性调控作用,建立较高的牵张反射能力,在中枢神经系统支配下形成肌肉正确用力顺序。常见的训练方法有单足快速垂直跳跃、负重半蹲跳等。

（三）核心力量训练

核心力量是指在人体活动过程中保持身体姿势,维持躯干稳定的力量,主要由膈肌、盆底肌群以及附着于脊柱的肌群产生的。核心肌群数量较多,肌肉体积大小不一,层次分布较复杂。核心力量训练主要通过增加腹内压,提高脊柱节段性稳定使脊柱保持在中立位,为肢体活动提供躯干稳定基础。详细方法可参见本书第二十五章。

第三节 主要肌群肌力训练的方法

一、肩部肌群肌力训练

（一）肩前屈肌群肌力训练

主动肌:三角肌(前部)、喙肱肌

1. 肌力 1~2 级

患者体位:健侧卧位,上肢中立位置于休侧,肘关节放松。

　　治疗师体位及操作方法:立于患者身旁,一只手握住患者肘关节,另一只手握住患者前臂,辅助患者进行前屈,如图 5-3-1 所示。

　　2. 肌力 3~5 级

　　患者体位:仰卧位,上肢中立位肘关节伸直置于体侧。

　　治疗师体位及操作方法:立于患侧,一只手握住前臂远端,另一只手在肱骨的远端向下施加阻力。也可选择坐位,治疗师站在肩部外侧,一只手放在患者肩部上方固定患者肩部,另一只手放在肱骨远端向下施加阻力,如图 5-3-2 所示。

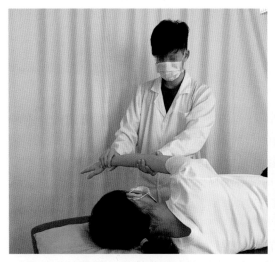

图 5-3-1　肩前屈助力训练

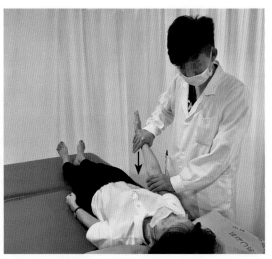

图 5-3-2　肩前屈阻力训练

　　(二)肩外展肌群肌力训练

　　主动肌:三角肌(中部纤维)、冈上肌

　　1. 肌力 1~2 级

　　患者体位:仰卧位,上肢中立位置于体侧。

　　治疗师体位及操作方法:立于患侧,一只手握住肘关节,另一只手握住前臂辅助进行外展,2 级肌力时只帮助支撑患侧上肢,嘱患者进行外展。

　　2. 肌力 3~5 级

　　患者体位:仰卧位,上肢中立位置于体侧。

　　治疗师体位及操作方法:立于患侧,一只手握住前臂,另一只手置于肱骨远端向内施加阻力,抗阻进行外展。选择坐位时,治疗师站在肩部外侧,一只手放在患者肩部上方固定患者肩部,另一只手放在肱骨远端向内侧施加阻力。

　　(三)肩后伸肌群肌力训练

　　主动肌:背阔肌、大圆肌、三角肌(后部纤维)

　　1. 肌力 1~2 级

　　患者体位:健侧卧位,上肢中立位置于体侧。

　　治疗师体位及操作方法:立于患侧,一只手握住肘关节,另一只手握住前臂。1 级肌力时辅助后伸,2 级肌力时只帮助支撑患侧上肢,嘱患者进行主动后伸。

2. 肌力 3~5 级

患者体位:俯卧位,上肢中立位置于体侧。

治疗师体位及操作方法:立于患侧,一只手固定肩胛骨,另一只手放在肱骨远端并向下施加阻力,患者抗阻后伸。

（四）肩内收肌群肌力训练

主动肌:胸大肌

1. 肌力 1~2 级

患者体位:仰卧位,肩关节处于外展位,前臂中立位置于体侧。

治疗师体位及操作方法:立于患侧,一只手握住患者肘关节,另一只手握住患者前臂。1 级肌力时辅助内收,2 级肌力时只帮助支撑训练侧上肢,嘱患者进行内收。

2. 肌力 3~5 级

患者体位:仰卧位,肩关节外展 90°,屈肘 90°。

治疗师体位及操作方法:立于患侧,一只手握住患者肘关节,另一只手握住患者前臂并在肱骨远端向外施加阻力,患者抗阻进行内收。

（五）肩内旋肌群肌力训练

主动肌:肩胛下肌、胸大肌、背阔肌、大圆肌

1. 肌力 1~2 级

患者体位:仰卧位,肩关节外展 90°,屈肘 90°。

治疗师体位及操作方法:立于患侧,一只手握住患侧肘关节,另一只手握住前臂使前臂旋前。1 级肌力时辅助进行内旋,2 级肌力时只辅助固定训练侧上肢,嘱患者进行肩内旋。

2. 肌力 3~5 级

患者体位:仰卧位,肩关节外展 90°,屈肘 90°。

治疗师体位及操作方法:立于患侧,一只手握住肘关节,另一只手握住前臂尺侧远端并向头侧施加阻力,患者抗阻进行肩内旋。

（六）肩外旋肌群肌力训练

主动肌:冈下肌、小圆肌

1. 肌力 1~2 级

患者体位:仰卧位,肩外展 90°,屈肘 90°。

治疗师体位及操作方法:立于患侧,一只手握住肘关节,另一只手握住前臂远端。1 级肌力时辅助进行外旋,2 级肌力时只帮助固定上肢,嘱患者进行肩外旋。

2. 肌力 3~5 级

患者体位:仰卧位,肩外展 90°,屈肘 90°。

治疗师体位及操作方法:立于患侧,一只手握住肘关节,另一只手握住前臂远端并向足侧方向施加阻力,患者抗阻进行肩外旋。

二、肘部及前臂肌群肌力训练

（一）屈肘肌群肌力训练

主动肌:肱二头肌、肱肌、肱桡肌

1. 肌力 1~2 级

患者体位:健侧卧位,上肢置于体侧,前臂旋后。

治疗师体位及操作方法:立于患侧,一只手握住肱骨远端,另一只手握住前臂远端。1

级肌力时辅助屈肘,2~3级肌力时只帮助固定上肢,嘱患者进行屈肘。

2. 肌力3~5级

患者体位:仰卧位,上肢置于体侧,前臂旋后。

治疗师体位及操作方法:立于患侧,一只手固定肩关节,另一只手握住前臂远端并向足侧方向施加阻力,患者抗阻进行屈肘。

（二）伸肘肌群肌力训练

主动肌:肱三头肌

1. 肌力1~2级

患者体位:端坐位,肩关节前屈90°,肘关节完全屈曲,前臂中立位。

治疗师体位及操作方法:端坐于患者侧方,一只手握住肱骨远端,另一只手握住前臂远端。1级肌力时辅助伸肘,2级肌力时只帮助固定训练侧上肢,嘱患者进行伸肘。

2. 肌力3~5级

患者体位:俯卧位,上肢外展90°,肘关节垫一毛巾卷,前臂垂于床沿。

治疗师体位及操作方法:立于身旁,一只手握住肱骨远端,另一只手握住前臂远端并向下施加阻力,患者抗阻进行伸肘。

（三）前臂旋前或旋后肌群肌力训练

主动肌:旋前:旋前圆肌、旋前方肌;旋后:肱二头肌、旋后肌

1. 肌力1~2级

患者体位:端坐位,肘关节屈曲90°,前臂中立位,手部放松。

治疗师体位及操作方法:立于患侧,一只手握住肱骨远端,另一只手握住前臂远端。1级肌力时辅助旋前/旋后,2级肌力时只帮助固定训练侧上肢,嘱患者进行旋前/旋后。

2. 肌力3~5级

患者体位:仰卧位,上肢稍外展,屈肘90°,前臂中立位。

治疗师体位及操作方法:立于患侧,一只手握住肱骨远端,另一只手握住前臂远端。增加旋前肌群肌力时,上方手向背侧施加阻力;增强旋后肌群肌力时,上方手向掌侧施加阻力,患者抗阻力进行旋前或旋后。

（四）屈腕肌群肌力训练

主动肌:桡侧腕屈肌、尺侧腕屈肌

1. 肌力1~2级

患者体位:端坐位,前臂中立位置于治疗桌。

治疗师体位及操作方法:立于患侧,一只手握住腕关节,另一只手握住掌指关节。1级肌力时治疗师辅助屈腕,2级肌力时只帮助固定,嘱患者进行屈腕。

2. 肌力3~5级

患者体位:端坐位,肩关节中立位,前臂旋后置于治疗桌。

治疗师体位及操作方法:立于患侧,一只手握住前臂远端,另一只手握住手掌并向桌面施加阻力,患者抗阻进行屈腕。

（五）伸腕肌群肌力训练

主动肌:桡侧腕长伸肌、桡侧腕短伸肌、尺侧腕伸肌

1. 肌力1~2级

患者体位:端坐位,前臂中立位置于治疗桌。

治疗师体位及操作方法:面向患者而坐,一只手固定前臂远端,另一只手握住掌指关节,1级肌力时治疗师辅助伸腕,2级肌力时只帮助固定,嘱患者进行伸腕。

2. 肌力 3~5 级

患者体位:端坐位,肩关节中立位,前臂旋前置于治疗桌。

治疗师体位及操作方法:面向患者,一只手握住前臂远端,另一只手握住手背并向桌面施加阻力,患者抗阻进行伸腕。

（六）腕桡侧偏/尺侧偏肌群肌力训练

主动肌:桡侧偏:桡侧屈腕肌、桡侧腕长伸肌、桡侧腕短伸肌;尺侧偏:尺侧屈腕肌、尺侧伸腕肌

1. 肌力 1~2 级

患者体位:端坐位,前臂旋前置于治疗桌。

治疗师体位及操作方法:坐于身旁,一只手握住前臂远端,另一只手握住手背。1级肌力时辅助腕关节桡侧偏或尺侧偏,2级肌力时只帮助固定,嘱患者进行桡侧偏或尺侧偏。

2. 肌力 3~5 级

患者体位:端坐位,前臂中立位放在治疗桌,手自然垂于桌沿。

治疗师体位及操作方法:坐于身旁,一只手握住前臂远端,当进行桡侧偏训练时用另一只手在第一掌骨桡侧向尺侧施加阻力;当进行尺侧偏训练时另一只手放在第五掌骨尺侧向桡侧施加阻力,患者抗阻进行桡侧偏或尺侧偏。

三、手部肌力训练

（一）屈指肌群肌力训练

主动肌:指浅屈肌、指深屈肌

1. 肌力 1~2 级

患者体位:端坐位,前臂和腕中立位置于治疗桌。

治疗师体位及操作方法:立于患侧,一只手握住手掌,另一只手握住指间关节远端,1级肌力时治疗师辅助屈曲指间关节,2~3级肌力时辅助固定,嘱患者进行屈曲指间关节。

2. 肌力 3~5 级

患者体位:端坐于桌旁,前臂旋后置于治疗桌。

治疗师体位及操作方法:立于患侧,一只手握住掌骨,另一只手握住指间关节远端并向指背施加阻力,患者抗阻进行屈曲指间关节。

（二）屈掌指关节肌群肌力训练

主动肌:蚓状肌、背侧骨间肌、掌侧骨间肌

1. 肌力 1~2 级

患者体位:端坐于桌旁,前臂和腕中立位置于治疗桌。

治疗师体位及操作方法:立于患侧,一只手握住掌骨,另一只手握住指骨,1级肌力时辅助屈曲掌指关节,2级肌力时只帮助固定,嘱患者进行屈曲掌指关节。

2. 肌力 3~5 级

患者体位:端坐于桌旁,前臂旋后置于桌面。

治疗师体位及操作方法:立于患侧,一只手握住掌骨,另一只手握住近端指骨掌面并向下施加阻力。患者抗阻进行屈曲掌指关节。

（三）对掌肌群肌力训练

主动肌：拇对掌肌、小指对掌肌

1. 肌力 1~2 级

患者体位：端坐于桌旁，前臂旋后置于治疗桌。

治疗师体位及操作方法：立于患侧，一只手握住腕关节，另一只手拇指和示指握住拇指或小指掌骨，1 级肌力时辅助拇指或小指对掌，2 级肌力时只帮助固定，嘱患者进行对掌。

2. 肌力 3~5 级

患者体位：端坐于桌旁，前臂旋后置于治疗桌。

治疗师体位及操作方法：立于身旁，双手分别握住拇指和小指掌侧并向外侧施加阻力，患者抗阻进行对掌。

四、头颈部及躯干肌力训练

（一）颈前屈肌群肌力训练

主动肌：胸锁乳突肌、斜角肌

1. 肌力 1~2 级

患者体位：侧卧位，头下垫枕使脊柱处于中立位。

治疗师体位及操作方法：立于患者身后，一只手托住患者头部，另一只手置于患者胸部使其保持固定。1 级肌力时辅助前屈，2 级肌力时只固定胸部，嘱患者进行颈前屈。

2. 肌力 3~5 级

患者体位：仰卧位，头下垫枕使脊柱处于中立位。

治疗师体位及操作方法：立于患者头侧，一只手固定患者胸骨位置，另一只手置于患者前额并向下施加阻力，患者抗阻进行前屈。

（二）颈后伸肌群肌力训练

主动肌：斜方肌、头半棘肌、头夹肌、颈夹肌、骶棘肌、颈髂肋肌、头最长肌、颈最长肌、头棘肌、颈棘肌、颈半棘肌

1. 肌力 1~2 级

患者体位：侧卧位，头下垫枕使脊柱处于中立位。

治疗师体位及操作方法：立于患者身后，一只手托住患者头部，另一只手置于患者胸部使其保持固定。1 级肌力时辅助后伸，2 级肌力时只固定胸部，嘱患者进行颈后伸。

2. 肌力 3~5 级

患者体位：俯卧位，颈部中立位。

治疗师体位及操作方法：立于患者头侧，一只手置于肩胛骨处，另一只手置于患者头枕部向下施加阻力，患者抗阻进行后伸。

（三）躯干前屈肌群肌力训练

主动肌：腹直肌

1. 肌力 1~2 级

患者体位：仰卧位，利用绑带固定下肢，双上肢置于体侧。

治疗师体位及操作方法：面向患者而立，一只手托住患者头部，另一只手固定患者骨盆。1 级肌力时辅助头、肩抬离床面动作，2 级肌力时只帮助固定骨盆，嘱患者进行前屈。

2. 肌力 3~5 级

患者体位:仰卧位,双上肢置于体侧。

治疗师体位及操作方法:面向患者而立,一只手置于膝关节,另一只手置于踝关节固定双下肢,患者努力做双手向前平举坐起和双手抱头能坐起。

（四）躯干后伸肌群肌力训练

主动肌:胸腰部竖脊肌、胸腰筋膜、横突棘肌、腰大肌、腰方肌

1. 肌力 1~2 级

患者体位:俯卧位,利用绑带固定双下肢,双上肢置于体侧。

治疗师体位及操作方法:立于身旁,一只手固定臀部,另一只手置于胸骨,1 级肌力时辅助头、胸抬离床面动作,2 级肌力时只辅助固定臀部,嘱患者进行头、胸抬离床面。

2. 肌力 3~5 级

患者体位:俯卧位,利用绑带固定双下肢,胸部以上垂于床沿。

治疗师体位及操作方法:立于身旁,一只手固定臀部,另一只手置于患者肩胛间区施加阻力,患者抗阻抬起上身。

（五）躯干旋转肌群肌力训练

主动肌:腹外斜肌、腹内斜肌

1. 肌力 1~2 级

患者体位:端坐位,利用绑带固定骨盆。

治疗师体位及操作方法:坐于患者身后,双手置于患者双肩,1 级肌力时辅助左右旋转,2 级肌力时只提供保护作用,嘱患者进行上身向左右旋转。

2. 肌力 3~5 级

患者体位:仰卧位,利用绑带固定双下肢,双上肢置于体侧。

治疗师体位及操作方法:立于身旁,一只手固定患者双下肢,另一只手置于患者一侧肩部并向斜对侧施加阻力,抗阻进行对侧旋转。

五、髋周肌力训练

（一）屈髋肌群肌力训练

主动肌:腰大肌、髂肌

1. 肌力 1~2 级

患者体位:健侧卧位,下肢中立位。

治疗师体位及操作方法:立于身旁,一只手握住踝关节,另一只手托住膝关节。1 级肌力辅助屈髋,2 级肌力时只帮助托起训练侧下肢,嘱患者进行屈髋。

2. 肌力 3~5 级

患者体位:仰卧位,下肢中立位。

治疗师体位及操作方法:立于身旁,一只手固定骨盆,另一只手置于股骨远端并向足侧方向施加阻力,抗阻进行屈髋,如图 5-3-3 所示。

（二）髋后伸肌群肌力训练

主动肌:臀大肌、半腱肌、半膜肌、股二头肌长头

1. 肌力 1~2 级

患者体位:健侧卧位,下肢中立位。

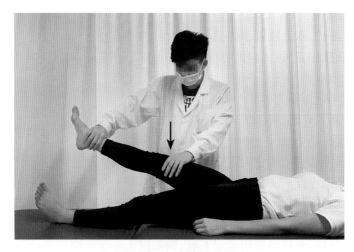

图 5-3-3　屈髋阻力训练

治疗师体位及操作方法:立于身旁,一只手固定骨盆,另一只手托住股骨远端。1 级肌力时辅助伸髋,2 级肌力时只帮助托起训练侧下肢,嘱患者进行伸髋,如图 5-3-4 所示。

2. 肌力 3~5 级

患者体位:俯卧位,下肢中立位。

治疗师体位及操作方法:立于身旁,一只手置于臀部固定骨盆,另一只手置于股骨远端并向下施加阻力,患者抗阻进行伸髋,如图 5-3-5 所示。

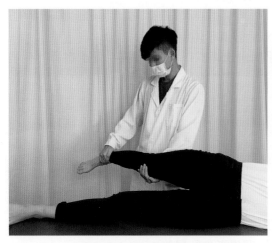

图 5-3-4　伸髋助力训练

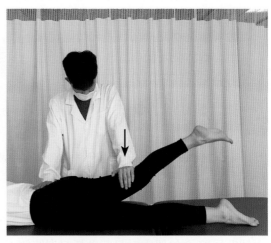

图 5-3-5　伸髋阻力训练

（三）髋外展肌群肌力训练

主动肌:臀中肌

1. 肌力 1~2 级

患者体位:仰卧位,下肢中立位。

治疗师体位及操作方法:立于患侧,一只手置于股骨远端,另一只手置于踝关节。1 级肌力时辅助髋外展,2 级肌力时只帮助托起训练侧下肢,嘱患者进行髋外展。

2. 肌力 3~5 级

患者体位:健侧卧位,下肢中立位。

治疗师体位及操作方法:立于身旁,一只手置于髂前上棘固定骨盆,另一只手置于股骨远端外侧并向内侧施加阻力,患者抗阻进行髋外展。

（四）髋内收肌群肌力训练

主动肌:大收肌、短收肌、长收肌、耻骨肌、股薄肌

1. 肌力 1~2 级

患者体位:仰卧位,患侧下肢外展约30°。

治疗师体位及操作方法:立于身旁,一只手置于膝关节,另一只手置于踝关节,1 级肌力时辅助髋内收,2~3 级肌力时只帮助托起训练侧下肢,嘱患者进行髋内收。

2. 肌力 3~5 级

患者体位:站立位,患侧下肢靠近固定架。

治疗师体位及操作方法:立于身旁,将弹力带一端固定于固定架上,另一端置于患侧下肢踝关节处,患者抗阻进行髋内收。

（五）髋内旋或外旋肌群肌力训练

主动肌:内旋:臀小肌、阔筋膜张肌;外旋:闭孔外肌、闭孔内肌、股方肌、上孖肌、下孖肌、臀大肌、梨状肌

1. 肌力 1~2 级

患者体位:仰卧位,膝关节伸直,髋关节外旋/内旋位。

治疗师体位及操作方法:立于身旁,内旋时一只手置于膝关节外侧,另一只手握住脚踝。外旋时一只手放在膝关节内侧,另一只手握住脚踝。1 级肌力时辅助内旋或外旋,2 级肌力时只帮助托起训练侧下肢,嘱患者进行髋内旋或外旋。

2. 肌力 3~5 级

患者体位:端坐位,双小腿垂于床沿。

治疗师体位及操作方法:立于身旁,增强内旋髋肌力时,一只手固定膝关节,另一只手握住外踝处并向内侧施加阻力;当增强外旋髋肌力时,一只手固定膝关节,另一只手握住内踝处并向外侧施加阻力。

六、膝部及小腿肌群肌力训练

（一）屈膝肌群肌力训练

主动肌:股二头肌、半腱肌、半膜肌

1. 肌力 1~2 级

患者体位:健侧卧位,利用悬吊支撑患侧下肢,健侧下肢置于治疗床。

治疗师体位及操作方法:立于身旁,一只手固定股骨远端,另一只手握住小腿远端。1 级肌力时辅助屈膝,2~3 级肌力时只帮助托起患侧小腿,嘱患者进行屈膝。

2. 肌力 3~5 级

患者体位:俯卧位,下肢伸直置于治疗床。

治疗师体位及操作方法:立于身旁,一只手固定骨盆,另一只手置于小腿远端并向下施加阻力,患者抗阻进行屈膝。

（二）伸膝肌群肌力训练

主动肌:股四头肌

1. 肌力 1~2 级

患者体位:健侧卧位,利用悬吊支撑患侧下肢,健侧下肢置于治疗床。

治疗师体位及操作方法:立于身旁,一只手固定股骨远端,另一只手握住小腿远端。1级肌力时辅助伸膝,2~3级肌力时只帮助托起训练侧小腿,嘱患者进行伸膝。

2. 肌力 3~5 级

患者体位:端坐位,小腿垂于床沿。

治疗师体位及操作方法:立于身旁,一只手固定股骨,另一只手握住小腿远端并向后施加阻力,患者抗阻进行伸膝。

七、踝足肌力训练

（一）踝背伸肌群肌力训练

主动肌:胫骨前肌

1. 肌力 1~2 级

患者体位:健侧卧位,利用悬吊支撑患侧下肢,健侧下肢置于治疗床。

治疗师体位及操作方法:立于身旁,一只手固定小腿远端,另一只手握住足背。1级肌力时辅助踝背伸,2~3级肌力时只固定小腿远端,嘱患者进行踝背伸。

2. 肌力 3~5 级

患者体位:端坐位,下肢垂于床沿。

治疗师体位及操作方法:坐于身旁,一只手置于小腿远端,另一只手置于足背侧并向足底方向施加阻力,患者抗阻进行踝背伸。

（二）踝跖屈肌群肌力训练

主动肌:腓肠肌、比目鱼肌

1. 肌力 1~2 级

患者体位:健侧卧位,利用悬吊支撑患侧下肢,健侧下肢置于治疗床。

治疗师体位及操作方法:立于身旁,一只手握住小腿远端,另一只手握住足背,1级肌力时辅助踝跖屈,2~3级肌力时只固定小腿远端,嘱患者进行踝跖屈。

2. 肌力 3~5 级

患者体位:站立位。

治疗师体位及操作方法:立于身旁,嘱患者单足站立,足跟抬起。

（三）踝内翻或外翻肌群肌力训练

主动肌:内翻:胫骨前肌、胫骨后肌;外翻:腓骨长肌、腓骨短肌

1. 肌力 1~2 级

患者体位:仰卧位,踝关节中立位。

治疗师体位及操作方法:立于身旁,一只手固定踝关节。内翻训练时一只手握住足外侧缘,外翻训练时一只手握住足内侧缘,1级肌力时辅助内翻或外翻,2~3级肌力时只固定小腿远端,嘱患者进行内翻或外翻。

2. 肌力 3~5 级

患者体位:端坐位,小腿垂于床沿。

治疗师体位及操作方法:对面而坐,一只手握住小腿远端,当增强内翻肌群肌力时,另一只手握住足的内侧缘并向下施加阻力;当增加外翻肌群肌力时,另一只手握住足的外侧缘向

下施加阻力,患者抗阻力进行踝内翻或外翻。

(林彩娜)

参 考 文 献

[1] 燕铁斌.物理治疗学[M].2版.北京:人民卫生出版社,2013.

[2] 王正珍.ACSM运动测试与运动处方指南[M].北京:人民卫生出版社,2010.

[3] Kisner C,Allen L. Therapeutic Exercise foundation and techniques[M]. 6th ed. Philadelphia:F. A. Davis,2012.

[4] Hislop H,Montgomery J. Daniels and Worthingham's Muscle Testing:Techniques of Manual Examination [M]. 8th ed. Philadelphia:W. B. Saunders Company,2007.

[5] Rhea MR,Alvar BA,Burlett LN,et al. A meta-analysis to determine the dose response for strength development [J]. Med Sci Sports Exerc,2003,35(3):456-464.

[6] American College of Sports Medicine position stand. Progression models in resistance training for healthy adults [J]. Med Sci Sports Exerc,2009,41(3):687-708.

[7] 王贝.抗阻训练方案研究进展-科学研究优化训练方案[J].北京体育大学学报,2013,36(8):45-54.

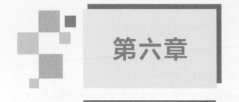

第六章

牵 引 技 术

第一节 概 述

一、定义与分类

牵引是利用力学原理,通过手法或器械对脊柱或四肢关节施加牵拉力,以达分离关节面、牵伸周围软组织、调整骨间的角度或列线等目的的一种物理治疗方法。牵引可用于骨折和脱位的整复与固定,而在康复治疗中多用于缓解组织压迫,改善关节症状及功能。通常可将牵引分为脊柱牵引和四肢关节牵引,其中脊柱牵引又可分为颈椎牵引和腰椎(骨盆)牵引。

从不同角度对牵引技术进行分类:①牵引力来源。分为器械牵引和徒手牵引,其中器械牵引又可分为重力牵引、机械牵引和动力牵引。②牵引模式。分为间歇牵引和持续牵引。③牵引体位。分为坐位牵引、卧位牵引和直立位牵引。④牵引重量。分为轻度牵引、中度牵引和重度牵引等。

二、牵引的生理效应及其影响因素

(一)脊柱牵引的生理效应

1. **椎旁软组织** 对脊柱周边紧张的肌肉和软组织施加持续、稳定、温和的牵拉,有助于解除肌肉痉挛、减少软组织粘连、改善局部血液循环,促进局部水肿的吸收和炎症的消退。牵拉还可刺激脊柱关节和肌肉的神经感受器,通过闸门机制抑制疼痛的传递,缓解疼痛。

2. **椎间关节** 除分离和舒缓椎间关节之外,脊柱牵引还可改善小关节功能紊乱,如小关节轻微错位、关节滑膜嵌顿等。通过对椎骨旁软组织的持续牵拉,改善椎间关节僵硬,增加关节活动,调整或恢复脊柱的生理曲度。

3. **椎间盘** 相邻椎体分离产生负压,后纵韧带紧张能回推椎间盘,二者结合可缓解椎间盘组织外突的趋势,促使突出的髓核不同程度地回纳。脊椎牵引还可增大椎间隙和椎间孔,减轻周围组织的压迫,消除炎症反应,缓解症状。

(二)四肢关节牵引的生理效应

1. **关节旁软组织** 对关节囊及韧带等施加持续、稳定、舒缓的牵拉力,促使胶原成分发生弹性或塑性形变,延展挛缩结构,松解局部粘连。牵引可解除肌肉痉挛,改善肌肉粘连。

2. 关节结构与功能 关节牵引可增大关节间隙,减少关节内负荷,促进关节液循环和炎症吸收,缓解局部症状,促进关节复位和关节畸形矫正。对结缔组织的牵拉,可增加关节活动范围,改善关节功能。

（三）牵引疗效的影响因素

1. 参数 牵引参数是影响牵引疗效最关键的因素,包括角度、重量、模式和时间。角度是指脊柱、四肢关节的位置以及方向,角度可影响牵引力作用部位,合适的作用部位可提高效率,减少不良反应。牵引重量直接影响组织形变程度及关节受力程度,而实际牵引力受到身体重量、摩擦力以及牵引装置不同的影响。合适的重量可减少不良反应,产生足够的牵引力,确保疗效。时间过短会降低疗效,过长会增加不良反应的风险。

2. 体位 体位直接影响患者的舒适度以及牵引力的传递,合适的牵引体位可获得最佳疗效,体位不适难以解除肌肉痉挛。另外,不同体位下的牵引力度需适时调整,如斜位和仰卧位时需要酌情降低牵引力。

3. 个体差异 不同病因的牵引疗效各不同。患者对治疗的接受程度以及自身心理状况都可影响疗效。注意:各种因素在不同牵引技术中的影响作用有所差异,实际临床操作时,为获得最佳疗效,需综合、全面地进行考虑。

第二节 颈椎牵引技术

一、常用方法

（一）器械牵引

1. 设备 枕颌牵引带、电动或机械动力装置以及合适的床/椅,如图 6-2-1 所示。

2. 体位 通常取端坐位,寰枢椎半脱位或颈椎骨折的患者可采用仰卧位。仰卧位利于颈部肌肉放松,端坐位贴近日常功能,应根据患者实际情况进行选择。

3. 角度 通常椎动脉型颈椎病、较轻的脊髓型颈椎病及上颈段问题可采用中立位牵引;下颈段问题多采用前屈位牵引,角度可随颈椎节段的下移而增大,最大不超过 30°。临床需根据病变部位及患者颈椎曲度,选择症状改善的最佳角度。

4. 重量 应根据目标和患者耐受程度选择牵引重量。首次牵引可从 7%体重开始,每 2~3 天增加 1kg,当症状改善后,维持该重量直至症状消失。健康成人颈椎牵引的最大重量一般不超过 20kg,年老体弱、骨质疏松者应适当减少。端坐位牵引时,需考虑头部重量的影响及肌肉紧张度的增加,可适当增加重量。

5. 时间 通常为每次 15~30min,每日 1~2 次,10~12 次为 1 个疗程,根据患者情况,持续 2~3 个疗程。需根据患者舒适度和症状变化情况,选择持续牵引或间歇牵引。注意牵

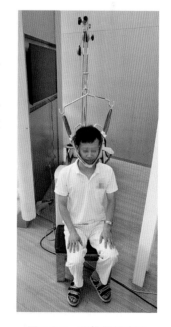

图 6-2-1 颈椎器械牵引

引重量增加时,应适当减少牵引时间;选择间歇牵引时,应适当增加牵引时间。

（二）徒手牵引

1. 设备　治疗床及枕颌牵引带。

2. 体位　颈椎手法牵引通常采用仰卧位。

3. 角度　相关原则与器械牵引一致。

4. 重量　徒手牵引治疗时应从中、小重量开始,后根据患者症状变化即时调整:①如症状加重,则适量减少重量,如持续加重,则立刻停止;②如症状无明显变化,则适当增加重量;③如症状改善,则维持重量,如症状完全消失,可适当减少重量。

5. 时间　颈椎徒手牵引多采用间歇式,每次 15~20min,每日 1~2 次,10~12 次为 1 个疗程。此外,对疼痛明显、激惹性高者,徒手牵引可作为试探性治疗,在正式治疗前确认患者是否适合接受牵引。

二、临床应用

1. 适应证　①神经根型、颈型及椎动脉型颈椎病;②脊柱侧凸、后凸畸形;③颈椎滑脱或骨折;④筋膜炎引起的颈肩痛及儿童自发性寰枢关节半脱位早期等。

2. 禁忌证　①严重的脊髓型颈椎病(脊髓明显受压);②颈椎骨结构病理性破坏,如颈椎肿瘤、结核等;③严重的脊髓、血管受压或病变;④颈部软组织急性损伤;⑤严重骨质疏松;⑥严重的心肺功能障碍;⑦严重的精神障碍。

3. 牵引的应用　美国物理治疗协会(American Physical Therapy Association,APTA)最新的颈痛临床循证指南建议根据伴随症状的不同将颈痛分为 4 类:①颈部疼痛伴活动受限;②颈部疼痛伴运动协调障碍;③颈部疼痛伴头痛;④颈部疼痛伴放射样症状。其中,对伴有活动受限的慢性颈痛,可采用间歇式机械或徒手牵引,结合关节松动手法以及综合性运动训练方案进行综合治疗;而对伴有放射样症状的慢性颈痛,可采用间歇式机械牵引,结合关节松动手法以及牵伸、力量训练方案进行综合治疗。

此外,徒手牵引可作为检查手段,对神经根受压造成的周围放射样症状进行诊断性评估;并可作为牵引治疗实施之前的试探手段,判断患者是否适合接受牵引治疗。颈部疼痛病因复杂,症状表现多变,为获得最佳疗效,治疗者常根据患者情况,将牵引与其他治疗搭配,综合运用多种手段进行治疗。

三、常规操作步骤

1. 完善评估　明确重点症状,排除禁忌证。

2. 完善宣教　包括:①为什么选择牵引治疗;②可能获得的疗效;③可能发生的不良反应,获取知情同意。

3. 体位摆放　佩戴枕颌牵引带,固定带自然舒适地贴合头部;引导患者转移至预定体位,可适时对头颈部给予支撑和保护;通过枕头及牵引带的调节,将颈椎置于合适的角度(以舒适和无痛为度);微调体位,可使用枕头对身体提供支撑,以确保充分放松,如图 6-2-2 所示。

4. 调节装置　将枕颌牵引带连接至动力装置,注意预防面部及颞下颌关节受压;确认牵引绳预留长度及方向;调节过程中需避免颈部过度活动;拉紧枕颌牵引带,确保各部位紧密贴合;启动装置施加少量牵引力,触诊确认调节牵引角度,以定位椎间分离主要节段;如目

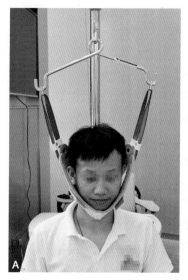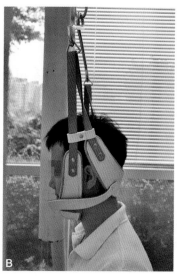

图 6-2-2 枕颌牵引带固定
A. 正面；B. 侧面

标节段椎间分离运动不明显,可适当提高牵引重量。

5. 实施牵引 各项参数确认后,将时间归零,正式开始牵引治疗;牵引过程中,可根据患者症状变化情况对牵引重量进行微调,以获得最佳疗效。

6. 后续工作 对主要症状进行再评估,确认疗效;告知患者留意症状延迟变化,要求其下次治疗时对工作人员进行汇报;记录各项治疗参数,以及体位、症状变化等信息。

四、注意事项

（一）患者注意事项

1. 牵引开始前 ①着宽松衣物,便于牵引带的固定和牵引力的传导;②取下耳机、助听器、眼镜等饰品。

2. 牵引治疗中 ①尽可能全身放松,双上肢自然下垂于身体两侧,脊柱略前屈;②如果出现不良反应,应及时呼叫工作人员。

3. 牵引治疗后 在缓慢解除牵引力、取下牵引带后,应静坐片刻,再站起离开。

（二）工作人员注意事项

1. 枕颌牵引带的调整 ①枕部带应以枕骨粗隆为中心,恰好包住枕骨,颌部带应包住下颌;②调整枕颌牵引带松紧度,防止压迫颈动脉或卡住喉部;③调节两侧悬吊带长度,确保双侧等长、受力均匀。

2. 治疗过程中的注意事项 ①根据病情变化及时调整体位、角度、重量和时间参数;②如重量递增数次后,症状完全没有改善,应停止牵引,尝试其他方法治疗;③不能耐受牵引治疗或对牵引技术严重恐惧者,在确认无法改变患者耐受和认知的情况下,应改用其他治疗方法。

3. 治疗项目的搭配 ①牵引前或牵引过程中可对颈部进行热疗、电疗等物理因子治疗,以进一步缓解局部肌肉的痉挛和紧张;②牵引后可根据实际情况搭配其他物理因子治疗或运动训练,以巩固、提高疗效。

五、不良反应及预防

（一）常见不良反应

1. 头晕、心慌、出冷汗　此类症状多由血管或自主神经受激惹引起，应立即停止牵引，休息观察，直至症状改善；如症状无明显改善甚至持续加重，应及时转介救治。

2. 四肢麻木、无力　此类症状为脊髓受压的表现，应立刻停止牵引、保护颈部、平卧观察，直至症状改善。

3. 症状加重　可能是牵引处方不合适，如重量过大、时间过长、角度过大等，应停止牵引、调整处方并密切观察症状变化。

（二）不良反应的预防

1. 明确适应证与禁忌证　应完善治疗前评估，排除禁忌证。

2. 正确选择治疗处方　综合考虑患者的年龄、性别、体型、身体健康状况以及个体症状表现等因素，选择最合适的治疗处方。

3. 针对性的预防措施　①对肌肉疼痛或痉挛严重者，应避免间歇牵引，可采用小剂量持续牵引以预防症状加重；②牵引前采用热敷或其他治疗方式充分放松颈部肌肉，可减少不良反应；③有义齿的患者，可将纱布卷置于上、下大牙之间，预防义齿松脱；④使用改良型的牵引带减少颞下颌关节疼痛；⑤对于合并腰椎病变的患者，减少牵引重量以避免产生腰椎疼痛。

4. 科学合理的宣教　全面、科学的治疗前教育，可以提高患者对治疗的理解，缓解对治疗的恐惧，从而减少不良反应。

第三节　腰椎牵引技术

一、常用方法

（一）器械牵引

1. 设备　牵引床（机械或电动）、牵引架以及配套的绑带。

2. 体位　仰卧或俯卧位。

3. 角度　根据症状部位和临床表现进行选择，双下肢伸直利于上腰段牵引，屈髋屈膝90°可充分地分离下腰段椎体。仰卧屈髋时，腰椎曲度展平，对小关节功能紊乱和腰椎退变疗效较好；俯卧位便于维持腰前凸曲度，对腰椎间盘突出症的疗效更佳；对于年长、病重及虚弱的患者，需考虑长时间俯卧对呼吸和血压的影响；对于腰椎伸展严重受限的患者，需考虑其对仰卧位的耐受程度，如图6-3-1所示。

4. 重量　与颈椎牵引相同，持续性牵引多用于解除肌肉痉挛和缓解疼痛，通常采用小重量（10~20kg）。此外，对年老体弱、骨质疏松者，应适当减少牵引重量。

5. 牵引时间　腰椎间歇牵引通常为每次20~40min，其间每牵引5~10min，间歇1~5min，每周治疗5~6次，10~12次为1个疗程。牵引重量增加时，应适当减少牵引时间；采取小重量持续牵引时，可适当增加牵引时间。

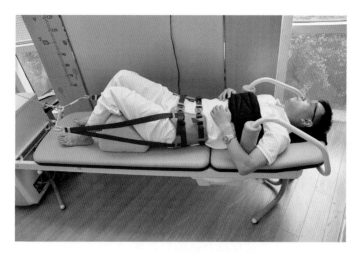

图 6-3-1 腰椎器械牵引

（二）徒手牵引

1. 设备 治疗床、固定带。

2. 体位 可根据操作手法选择仰卧、侧卧或俯卧位。

3. 牵引角度 同器械牵引。

4. 牵引重量 需根据情况及反馈调整力度，通常以牵拉感明显，能够耐受为度。

5. 牵引时间 根据患者情况调整手法方案，可采取小力度持续牵引，或中等力度间歇牵引。一次牵引时间通常为 5~10min，每次治疗中可实施牵引数次。

6. 牵引手法 在侧卧位于目标节段棘突表面直接施力，结合体位摆放与屈曲动作，尝试分离脊柱后部间隙，此法动作轻柔，激惹性较低，可用于处理重度疼痛，或孕期腰痛等特殊问题。此外，在临床实践中，可在牵引的同时实施腰椎松动或躯干肌群牵伸手法，从而提高疗效。

二、临床应用

1. 适应证 ①腰椎间盘突出症；②腰椎关节功能紊乱；③腰椎退变引起的慢性腰痛；④早期强直性脊柱炎；⑤无合并症的腰椎压缩性骨折及无手术指征的特发性脊柱侧凸。

2. 禁忌证 ①腰椎骨结构病理性破坏，如腰椎肿瘤、结核等；②脊髓或马尾神经受压症状明显的椎管狭窄；③腰部软组织的急性损伤；④椎弓断裂；⑤严重骨质疏松；⑥严重的心肺功能障碍；⑦严重的精神障碍；⑧怀孕、女性月经期等。

3. 腰椎牵引的应用 通常不建议将牵引作为治疗腰痛的唯一手段。临床循证指南建议：①对伴有周围放射样症状的神经根受压，或交叉直腿抬高试验阳性的患者，采用俯卧位间歇式腰椎牵引，更易获得较好的治疗效果；②对无放射症状或处于慢性期的腰痛，不要单独使用腰椎牵引。

三、常规操作步骤

腰椎牵引的操作步骤与颈椎牵引大体一致，包括评估、宣教、体位摆放、动力装置调节、实施牵引以及后续工作等部分。其主要差别在于，腰椎牵引带施力部位分别位于胸廓和骨盆，需注意呼吸以及随身物品对治疗的影响。

四、注意事项

（一）患者注意事项

1. 牵引开始前　①着宽松衣物,便于牵引带的固定和牵引力的传导;②取下手机、钱包、腰带、钥匙等影响治疗的物品。

2. 牵引治疗中　①牵引治疗过程中应尽可能使腰部及全身放松,双上肢自然置于身体两侧;②牵引中不要屏气、不要用力对抗牵引力;③如果出现不良反应,应及时报告。

3. 牵引治疗后　①在解除牵引力后,应缓慢取下牵引带,以免腹压突然变化造成不适;②应仰卧休息数分钟后,再缓慢翻身坐起。

（二）工作人员注意事项

1. 牵引带的调整　①骨盆牵引带应充分固定、扎紧,注意检查牵引带下方是否有遗漏的手机、钥匙等小物件;②胸廓带需保持合适的紧张度,保持正常呼吸,不应卡住腋窝,以免引起皮肤破损或神经损伤;③调节两侧连接带长度,确保双侧等长、受力均匀。

2. 治疗过程中的注意事项　①应随时关注患者情况及症状变化,及时调整体位、角度、重量和时间参数;②如重量递增数次后症状完全没有改善,应停止牵引,尝试其他方法治疗;③对不能耐受牵引治疗或对牵引技术严重恐惧者,在确认无法改变患者耐受和认知的情况下,可改用其他治疗方法;④确保牵引床各分段在治疗前后均处于锁定状态,仅在牵引过程中开启。

3. 治疗项目的搭配　①牵引前可对腰部进行热疗、电疗等物理因子治疗,以进一步缓解局部肌肉的痉挛和紧张;②牵引后应根据患者情况,安排针对性的运动训练,提高腰肌力量,加强腰椎稳定,以巩固、提高疗效;③牵引后使用腰围可对部分患者起到保护作用,利于病情好转,但不宜超过 20 天,否则易引起腰部肌群失用性萎缩。

五、不良反应及预防

1. 常规操作　与颈椎牵引相同,治疗前需明确适应证与禁忌证,选择合适的处方,并进行宣教,以应对和预防不良反应的发生。

2. 针对性的预防措施　治疗中应根据患者症状部位及特点,调整屈髋角度,寻求缓解症状的最佳方案,预防症状加重。

第四节　关节功能牵引

一、基本方法

（一）牵引装置

1. 机械式关节活动器　包括可调式关节支具、根据关节定制的持续牵引器等,通过将关节固定于终末位置,对关节周围挛缩的组织进行持续牵伸,以减少挛缩,改善关节功能。

2. 持续被动活动　CPM 除了活动关节之外,也可用于牵引,通过计算机芯片控制,可预设各种牵引参数和不同工作模式,将牵引过程智能化。

3. 肌肉力量训练设备　各种肌力训练设备包括等速测力计、机械配重式肌力训练器等,当肢体处于放松状态时,亦可用作关节功能牵引。

4. 简易牵引装置　当缺乏特制牵引设备时,可利用治疗床、悬吊网架、滑轮、沙包等装置进行搭配设计,自制满足临床需要的牵引装置。

（二）牵引方法

1. 基本方法　关节功能牵引通常采用静态进展性牵伸(static progressive stretch,SPS)的方法进行,不同的牵引装置的使用方式各有不同,但其基本方法是根据受累关节选用特定装置,对挛缩关节的近端肢体进行固定,并在其远端肢体上向特定方向施加合适大小的牵引力。

2. 牵引体位　根据挛缩关节的不同,可采用仰卧、俯卧位、坐位等不同体位。牵引过程中需保持体位稳定、舒适、持久,充分放松局部软组织。

3. 牵引重量　理论上牵引力越大,组织的塑形变形量就越大,但牵引力过大可产生明显疼痛,诱发反射性肌紧张,影响牵引效果。应根据挛缩关节、肌肉痉挛、软组织挛缩等具体情况选择合适的牵引重量,以引起一定紧张感或轻度疼痛感,又不诱发反射性肌紧张为度。牵引力量应保持柔和、稳定,由小重量间歇牵引逐渐过渡到合适重量持续牵引。

4. 牵引时间　牵引时间通常为每次 10~20min,不同关节或同关节不同方向的牵引可依次进行,每天 1~2 次,可酌情增加次数。

（三）牵引步骤

1. 功能评估　完善目标关节的主、客观评估,尤其是关节活动及疼痛情况;并根据评估结果选择合适的牵引装置及牵引方法。

2. 宣教　就预期疗效(改善活动、缓解疼痛、提高功能)及可能发生的不良反应(疼痛、僵硬甚至损伤风险)进行详细说明,并取得知情同意。

3. 体位及肢位摆放　患者在预定体位保持全身放松,解除牵引装置动力,对目标肢体进行固定和支撑。

4. 调节牵引参数　使用牵引装置按计划调节角度范围、牵引重量、牵引时间等参数。

5. 实施牵引　确认装置与肢体正确连接并固定稳妥后,连接动力实施牵引;牵引过程中需根据患者反馈对角度、重量进行调整,以获得最佳疗效。

6. 再次评估　牵引结束后应对关节活动度及疼痛情况进行再次评估并做好相关记录。

二、临床应用

1. 适应证　①关节僵硬和挛缩,包括骨折、软组织损伤、关节脱位等损伤后继发的僵硬以及烧伤后瘢痕粘连造成的挛缩等;②关节疼痛,包括关节退行性变、功能紊乱、错位等问题引起的疼痛;③不适宜手术复位的四肢关节骨折。

2. 禁忌证　①骨折未愈合(非复位目的);②关节骨性强直;③关节或周围组织存在炎症、感染或血肿等情况;④牵引诱发剧烈、无法耐受的局部疼痛。

3. 临床疗效　关节功能牵引是借助各种装置对挛缩的关节实施持续牵伸,以改善或提高受限的关节活动范围。关节功能牵引具备效果好、方案灵活的特点,除了采用专用器械之外,还可利用个性化牵引装置,用于软组织损伤、骨折、烧伤等继发的关节僵硬的治疗。

三、注意事项

（一）患者注意事项

1. 牵引开始前　应着舒适、宽松的衣物，并充分暴露接受牵引的部位。
2. 牵引治疗中　应充分放松，避免与外力对抗，影响疗效。
3. 牵引治疗后　在缓慢解除牵引力后，应遵从工作人员指引进行下一步操作。

（二）工作人员注意事项

1. 牵引开始前　①注意调节牵引装置，使牵引力集中于被牵拉的目标组织之中；②可提前进行局部热疗，如热敷包、红外线等，使挛缩的软组织充分放松，提高牵引效果。
2. 牵引治疗中　①应严格控制牵引过程中的关节活动范围，不可强行将关节压至正常生理范围之外；②对骨质疏松患者应严格控制活动范围及牵引重量；③注意保护受力部位，必要时增加衬垫，预防压疮。
3. 牵引治疗后　①牵引后可适量安排主、被动活动训练，以维持活动改善效果；②密切留意治疗部位反应，根据情况及时调整处方，预防过度牵引造成的拉伤、骨化性肌炎等问题。
4. 慎用牵引的情况　对脊髓损伤患者指屈肌腱挛缩，有站立能力的偏瘫患者股四头肌挛缩，关节功能牵引应慎用或避免使用，以免打破代偿平衡，造成功能减退。

四、扩展阅读

（一）牵引技术与关节松动技术

关节面的分离，与关节面靠近、滑动、轴向旋转等运动同属于关节附属运动，但将关节分离运动手法独立称为"牵引"，却将其他各种关节附属运动手法归于"关节松动"。尽管各式牵引设备十分普及，看似脱离了手法诊疗自成一派，但其本质仍是利用关节附属运动对各种关节功能障碍进行治疗，应归属于关节松动技术的范畴。

笔者在此建议对牵引技术有兴趣的读者，阅读 Maitland 以及 Kaltenborn 的著作，这两位大师的手法体系各有千秋，但不约而同地将牵引技术作为松动手法中的重要一环。

[1] Kaltenbom, F. Manual Mobilization of the Joints, Volume Ⅰ: The Extremities. Oslo: Norlis Bokhandel, 2002.
[2] Kaltenbom, F. Manual Mobilization of the Joints, Volume Ⅱ: The Spine. Oslo: Norlis Bokhandel, 2003.
[3] Maitland GD. Maitland's Vertebral Manipulation. Philadelphia: Elsevier, 2005.

（二）腰椎快速牵引

腰椎快速牵引是近年来国内腰部疾患研究者较为关注的一种技术，又称为多方位牵引、三维多功能牵引等。该技术源自推拿正骨手法，借鉴中医"骨错缝、筋出槽"的理论，采用特制的三维牵引设备纠正脊椎间三维方向的力学失衡，从而达到治疗腰部疾患的效果。

张吉林于 1993 年首次报道了此项技术，当时称之为"三维力牵引"；其后 10 余年，大量研究者围绕该技术展开探索，其中岳寿伟及其团队成果显著，在国内各种期刊发表了多篇文献；目前尚未见国外文献报道。

笔者认为，该技术脱胎于推拿正骨，其技术内涵及操作方法更偏向于整骨复位手法，尽管被冠以"牵引"之名，但与传统意义上的牵引技术相去甚远，因此未在正文部分描述。有兴趣的读者可阅读相关文献或中西医整骨手法相关著作，以作进一步了解。

［1］ 张吉林,张经震,于明光,等.三维力牵引治疗腰椎间盘突出症.颈腰痛杂志,1993,14
（2）:88-89.
［2］ 岳寿伟.腰椎快速牵引.中国康复医学杂志,2005,20(5):374-375.

（赵陈宁）

参 考 文 献

［1］ 纪树荣.康复疗法学[M].北京:华夏出版社,2003.
［2］ 中华医学会.临床技术操作规范——物理医学与康复学分册[M].北京:人民军医出版社,2004.
［3］ 励建安.康复治疗技术新进展[M].北京:人民军医出版社,2015.
［4］ 鲍铁周,宋永伟,郭艳幸.优值牵引法治疗颈型颈椎病[J].中国骨伤,2005,18(5):260-262.
［5］ 王钢锐,舒旭,王黎明.牵引力对腰椎间盘突出物形态影响的术中观察[J].中国组织工程研究与临床康复,2007,11(36):7173-7175.
［6］ 万磊,李义凯,尹东.腰椎牵引力与椎间盘髓核应力之间变化关系的非线形模型[J].颈腰痛杂志,2005,26(6):407-409.
［7］ Blanpied PR,Gross AR,Elliott JM,et al. Neck Pain:Revision 2017[J]. J Orthop Sports Phys Ther,2017,47(7):A1-A83.
［8］ Delitto A,George SZ,Dillen LV,et al. Low Back Pain[J]. J Orthop Sports Phys Ther,2012,42(4):A1-A57.
［9］ Maitland GD. Vertebral Manipulation[M]. 5th ed. London:Butterworth,1986.
［10］ Fater DC,Kernozek TW. Comparison of cervical vertebral separation in the supine and seated positions using home traction units[J]. Physiother Theory Pract,2008,24(6):430-436.
［11］ Deets D,Hands KL,Hopp SS. Cervical traction. A comparison of sitting and supine positions[J]. Phys Ther,1977,57(3):255.
［12］ Liu J,Ebraheim NA,Sanford CG,et al. Quantitative changes in the cervical neural foramen resulting from axial traction:in vivo imaging study[J]. Spine J,2008,8(4):619-623.
［13］ Judovich B,Nobel GR. Traction therapy,a study of resistance forces:preliminary report on a new method of lumbar traction[J]. Am J Surg,1957,93(1):108-114.
［14］ Apfel CC,Cakmakkaya OS,Martin W,et al. Restoration of disk height through non-surgical spinal decompression is associated with decreased discogenic low back pain:a retrospective cohort study[J]. BMC Musculoskelet Disord,2010,11:155.
［15］ Gay RE,Ilharreborde B,Zhao KD,et al. Stress in lumbar intervertebral discs during distraction:a cadaveric study[J]. Spine J,2008,8(6):982-990.

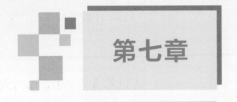

第七章

牵 伸 技 术

第一节 概 述

一、基本概念

牵伸是运用外力(人工或器械)拉伸短缩或挛缩的肌肉、韧带等软组织,增加其柔韧性,降低肌肉张力、改善血液循环和本体感觉、提高关节活动度、减轻疼痛、预防损伤。牵伸广义地分为主动牵伸和被动(辅助)牵伸。根据动作特征可分为弹性牵伸、静态牵伸和动态牵伸。弹性牵伸即利用快速、有弹性的动作来拉长肌肉,既可被动,亦可主动。静态牵伸需要将牵伸的肌肉慢慢地拉长(控制牵张反射的激发)并保持在一个舒服的范围 15~30s,当牵伸保持在某一位置一段时间后,肌肉被牵伸的感觉减弱,牵伸者可轻柔地将肢体向更大的牵伸位置移动并保持住;静态牵伸也可以是主动牵伸或被动牵伸。动态牵伸是运动前的准备活动,用缓慢、有控制的活动肢体来增加整个关节活动范围。

二、牵伸的生理效应

1. 肌肉 肌肉具有弹性、可塑性和伸展性。只有牵伸力量达到塑性形变并维持一定的时间,肌肉组织才能获得有效的延展。主动牵伸可直接调节肌纤维的长度;被动牵伸则通过激活钙通道增加细胞质内的钙离子浓度,从而增加肌纤维的长度。此外,被动牵伸还可通过成纤维细胞促进结缔组织重塑,从而减少肌肉组织的僵硬。

2. 肌梭 遍布全身骨骼肌内的肌梭可感受肌肉长度、张力及运动速度等变化,向中枢传入冲动产生相应的本体感觉。肌梭囊内有梭外肌纤维和梭内肌纤维,分别由脊髓前角的α运动神经元和γ运动神经元支配,前者引起骨骼肌收缩,后者提高肌梭内感受装置的敏感性,参与肌张力的调节。

3. Golgi 腱器官 当肌肉受到牵拉时,肌梭感受器受到刺激产生冲动传入脊髓,兴奋α运动神经元反射性地引起被牵拉肌肉的收缩,当牵拉力量进一步加大时,则可兴奋 Golgi 腱器官,抑制牵张反射,以免被牵拉的肌肉受到损伤。牵张反射的抑制反应也可能是突触前抑制肌梭感觉信号产生的。

4. 肌腱周围组织　肌腱周围组织有肌内膜、肌束膜、肌外膜和包绕肌肉的外层纤维鞘。肌腱和韧带可耐受组织间液流动所产生的剪切应力;纤维鞘与肌肉相连,是包绕肌肉的框架,也是肌肉被动拉长时最初抵抗力的来源。当肌肉被牵伸时,纤维鞘也受到牵伸,降低了肌纤维被动牵伸时的阻力。

三、治疗作用

预防肌肉挛缩,调节肌张力,防止结缔组织发生不可逆性挛缩,提高肌肉的兴奋性,预防软组织损伤,缓解疼痛,改善功能障碍等。

四、治疗原则

1. 适应证　因组织粘连、挛缩或瘢痕导致软组织失去延展性;关节活动度受限、功能受限或障碍;预防骨骼肌肉系统损伤;肌肉无力而对侧紧绷所造成的短缩;在运动之前后预防肌肉损伤及疼痛。

2. 禁忌证　严重骨质疏松和骨性关节活动受限;局部神经损伤或神经吻合术后 1 个月内;牵伸引起剧烈疼痛;各种原因导致不可逆的关节挛缩;有骨折、肌肉和韧带损伤,组织内有血肿或其他创伤性因素;局部有感染性炎症,结核和肿瘤。

3. 注意事项　明确治疗目标,防止过度牵伸引起损伤,避免对水肿的组织进行牵伸,避免弹跳式牵伸,牵伸后注意保暖。

五、临床应用

(一)治疗前评估

牵伸前须系统地检查和评估患者,了解其关节活动受限的部位、性质、原因以及功能情况。评估是否有炎症性疼痛,挛缩组织处于什么阶段,同时评估活动受限的肌力,其年龄、认知、身体状况如何,能否主动参与以及预后等。

(二)患者体位

将患者安置在舒适和放松的体位,尽量暴露治疗部位。

(三)治疗师体位

治疗师应面向患者站在牵伸侧,一侧手固定在被牵伸肌肉的一端,另一侧手置于另一端。

(四)牵伸技术参数

1. 牵伸方向　牵伸的方向应与肌肉紧张或挛缩的方向相反,可能通过改变肌肉、肌腱以及周围组织的相互作用,直接或间接影响着牵伸效果。

2. 牵伸强度　牵伸力量必须能拉长软组织,但不导致疼痛或损伤。研究证明,低强度长时间的持续牵伸效果优于高强度短时间的牵伸。

3. 牵伸时间　每次被动牵伸持续时间约 10～15s,也可 30～60s,重复 10～20 次,每次间隔休息 30s 左右,并配合轻手法按摩,以利于组织修复并缓解治疗反应。如果规范治疗 1 个星期无明显疗效,应重新评估调整治疗方法。

4. 治疗反应　一般牵伸治疗后,被牵伸关节周围软组织放松,关节活动范围改善,如果被牵伸部位有肿胀和明显的疼痛,说明牵伸强度太大,应降低牵伸强度或休息一天。

（五）合理利用关节松动技术

对于关节本身的挛缩,可先用关节松动技术恢复关节内正常的相互关系,再用肌肉牵伸技术。

第二节 徒手牵伸技术

一、上肢

（一）肩部肌肉

1. 增加肩关节前屈

患者体位:仰卧位,肩关节前屈,肘关节屈曲,前臂及手放松。

治疗师体位:立于患侧,一只手从内侧握住患者肱骨远端的后方,另一只手放在肩胛骨的腋缘以固定肩胛骨。

牵伸手法:将上肢沿矢状面向上高举过头,肱骨前屈至最大范围,以拉长肩后伸肌群,或者固定胸椎或骨盆上部以牵拉背阔肌。如图 7-2-1 所示。

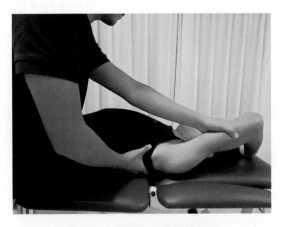

图 7-2-1 牵伸肩关节后伸肌群

2. 增加肩关节后伸

患者体位:俯卧位,上肢放在体侧,前臂及手放松。

治疗师体位:立于患侧,上方手固定肩胛骨,下方手从掌侧握肘关节。

牵伸手法:下方的手从掌侧托起肱骨远端,将肱骨移动后伸至最大范围,拉长肩前屈肌群,注意固定好肩胛骨后部并防止代偿运动。

3. 增加肩关节外展

患者体位:仰卧位,肩外展,屈肘90°。

治疗师体位:立于患侧,上方手握住前臂远端腕关节上方,下方手托住肘部。

牵伸手法:下方手将肱骨沿额状面移动,注意外展90°时外旋再上移至同侧耳部,充分牵伸肩内收肌群。

4. 增加肩关节外旋

患者体位:仰卧位,肩外展至舒适位置或90°,屈肘90°。

治疗师体位:立于患侧,内侧手握住肱骨远端,外侧手握住前臂远端。

牵伸手法:外侧手以肘关节为原点移动前臂向上,使肩关节外旋至最大范围,充分拉长肩关节内旋肌群。

5. 增加肩关节内旋

患者体位:同上。

治疗师体位:同上。

牵伸手法：外侧手以肘关节为原点移动前臂向下，使肩关节内旋至最大范围，充分拉长肩关节外旋肌群。注意：当牵拉肩内、外旋肌肉时，必须确保肘关节固定良好且无任何疼痛。

6. 增加肩关节水平外展

患者体位：仰卧位。患侧肩部位于床沿，肩关节外展大于90°。

治疗师体位：立于患侧，一只手固定肩部，另一只手握住上臂远端。

牵伸手法：使肩关节水平外展至最大范围，充分牵伸水平内收肌。

7. 增加肩胛骨的活动

患者体位：仰卧位。头转向非牵伸侧，直至颈部后外侧有牵拉感。

治疗师体位：立于头侧，一只手固定头部，另一只手放在牵伸侧颈肩交界处。

牵伸手法：一只手向上抬头部，另一只手下压肩部，可让患者深呼吸，以充分牵伸肩胛提肌，如图7-2-2所示。

（二）肘部肌肉

1. 增加肘关节伸展

患者体位：仰卧位，上肢稍外展。

治疗师体位：站立位或坐位。内侧手放在肱骨近端，外侧手握住前臂远端掌侧，固定好肱骨。

牵伸手法：外侧手牵伸肘关节至最大范围，牵伸屈肘肌群。牵伸肱二头肌时前臂旋前、牵伸肱桡肌时前臂中立位、牵伸肱肌时前臂旋后。

2. 增加肘关节屈曲

患者体位：俯卧位，肩关节最大前屈、肘关节自然屈曲，上臂尽可能贴近耳朵。

治疗师体位：站立位，上方手置于前臂远端腕背侧，下方手托肘关节。

牵伸手法：上方手屈曲肘关节至最大范围，牵伸伸肘肌群，如图7-2-3所示。

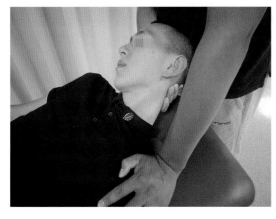

图7-2-2 牵伸肩胛提肌

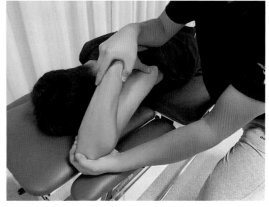

图7-2-3 牵伸伸肘肌群

3. 增加前臂旋前和旋后

患者体位：仰卧位，肩关节稍外展放于床面上屈肘90°。

治疗师体位：立于患侧，上方手握住前臂远端掌侧，下方手握住肘关节以固定肱骨。

牵伸手法：上方手握住前臂远端掌侧，旋后或旋前至最大的活动范围。注意固定肱骨防止肩关节内、外旋代偿运动,牵伸的力量使桡骨围绕尺骨旋转。

（三）腕及手部肌肉

1. 增加腕关节伸展

患者体位:仰卧位。

治疗师体位:站立位。一只手握住前臂远端固定,另一只手握住患者的手掌及手指。

牵伸手法:下压手掌及手指使腕关节背屈至最大范围,手指被保持伸展,充分牵伸屈腕肌群。如图 7-2-4 所示。

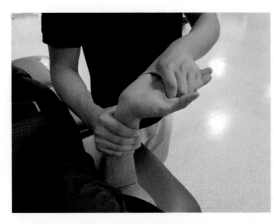

图 7-2-4　牵伸屈腕肌群

2. 增加腕关节屈曲

患者体位:仰卧位。上肢放在治疗床上,屈肘 90°,前臂旋后或中立位,手指放松。

治疗师体位:站立位。一只手握住前臂远端固定,另一只手握住手掌背面。

牵伸手法:使患者手指屈曲,再被动屈腕至最大范围。进一步牵拉可将患者肘关节伸直。

3. 增加手腕桡侧偏

患者体位:坐位。前臂支持于治疗台上。

治疗师体位:坐位。一只手握住前臂的远端,另一只手从尺侧握住患者手掌骨远端。

牵伸手法:一只手固定前臂的远端,另一只手向桡侧偏,以牵伸尺侧肌群。

4. 增加手腕尺侧偏

患者体位:同上。

治疗师体位:坐位。一只手握住前臂的远端,另一只手从桡侧握住患者手掌骨远端。

牵伸手法:一只手固定前臂的远端,另一只手向尺侧偏,以牵伸桡侧肌群。

二、下肢

（一）髋部肌肉

1. 增加屈髋

患者体位:仰卧位。下肢稍屈髋屈膝。

治疗师体位:站立位。一只手放到股骨远端膝关节处,另一只手置于足跟。

牵伸手法:须确保骨盆在牵伸时不出现旋转。治疗师协向上推压大腿靠向胸部,直到患者有明显牵伸感。

2. 牵伸腘绳肌

患者体位:仰卧位。膝关节伸展,患肢放在治疗师肩上。

治疗师体位:站立位。一只手放在牵伸侧下肢的股骨远端,另一只手置于对侧下肢股骨远端。

牵伸手法:一只手固定骨盆,髋关节中立位,牵伸髋关节至最大范围,如图 7-2-5 所示。

注意:髋外旋时,屈髋的牵伸力量作用于腘绳肌中间,髋内旋时,屈髋的牵拉力量作用于腘绳肌外侧。

3. 牵伸髂腰肌

患者体位:俯卧位。牵伸侧下肢屈膝,对侧下肢伸膝。

治疗师:站立位,一只手固定骨盆,另一只手托住股骨远端手臂控制屈膝,避免髋外展或旋转,上抬股骨以最大牵伸髂腰肌,如图 7-2-6 所示。

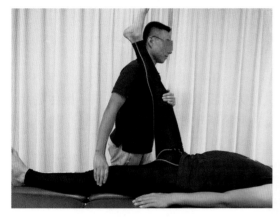

图 7-2-5 牵伸腘绳肌

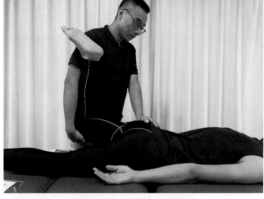

图 7-2-6 牵伸髂腰肌

4. 增加髋关节内旋、外旋

患者体位:俯卧位。牵伸侧伸髋屈膝 90°,对侧下肢伸直。

治疗师体位:站立位。一只手按压于臀部固定骨盆,另一只手握住小腿远端外踝处。

牵伸手法:一只手固定骨盆,另一只手将小腿向外转动使髋内旋至最大范围,以牵伸髋外旋肌群,如图 7-2-7 所示。将小腿向内侧旋转可牵伸内旋肌群。

5. 增加髋外展

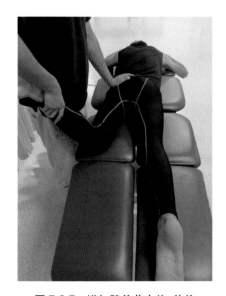

图 7-2-7 增加髋关节内旋、外旋

患者体位:仰卧位。下肢伸直。

治疗师体位:站立位。一只手放在对侧大腿内侧,另一只手从腘窝下托住牵伸侧大腿,外展髋关节至最大范围,以牵拉内收肌。

（二）膝部肌肉

1. 增加膝关节屈曲

患者体位:俯卧位。牵伸侧下肢屈膝于床边,对侧下肢伸直。

治疗师体位:站立位。一只手握住小腿远端,另一只手放在臀部固定骨盆或双手握住小腿远端内侧肘关节固定骨盆。被动屈膝至最大范围,牵伸膝部伸肌群。

2. 增加膝关节伸直

患者体位:仰卧位。

治疗师体位:站立位。一只手固定股骨远端,另一只手握住小腿远端踝关节后方。向上抬起小腿,最大限度地伸展膝关节,牵伸膝关节屈肌群。

(三)踝与足部肌肉

1. 牵伸小腿三头肌

患者体位:仰卧位。伸膝。

治疗师体位:站立位。先握住内外踝处固定小腿,另一只手握住患者足跟,前臂掌侧抵住足底,使距腓关节在中立位。背屈踝关节向远端牵拉足跟,身体带动前臂对脚掌向躯干方向加压,以牵拉腓肠肌,使踝背屈至最大。如图 7-2-8 所示。

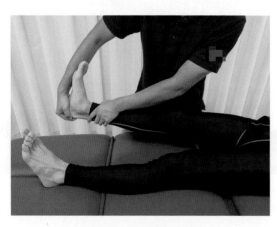

图 7-2-8　牵伸踝跖屈肌群

2. 增加踝关节跖屈

患者体位:仰卧位。

治疗师体位:站立位。一只手于踝关节后部固定小腿,另一只手握住足背。向跖屈方向牵伸至最大范围。

3. 增加踝外翻活动

患者体位:仰卧位。下肢伸直。

治疗师体位:站立位。固定胫骨远端,握住足的背面。跖屈、足外翻牵伸胫骨前肌,使足外翻到最大。

4. 增加足趾屈伸活动

患者体位:仰卧位。

治疗师体位:站立位。一只手固定趾骨近端防止关节代偿活动,另一只手从趾骨远端牵伸脚趾屈/伸到最大。

三、躯干

(一)腰部肌肉

1. 牵伸腰部屈肌群

患者体位:侧卧位。

治疗师体位:立于患者体侧,一只手在胸前轻轻向后推,牵拉腰部屈肌群,使腰椎后伸达到最大。注意动作应缓慢,保持人体平衡。

2. 牵伸腰部侧屈肌群

患者体位:仰卧位。

治疗师体位:位于患者后方或体侧。一只手固定腰骶部,另一只手在肩部轻轻向对侧推,使腰椎侧屈达到最大的活动范围。

3. 牵伸腰背部伸肌群

患者体位:侧卧位。

治疗师体位:站立位。一只手固定腰骶部,另一只手在胸背部牵拉腰椎伸肌群,使腰椎前屈达到最大。

(二)颈部肌肉

1. 牵伸颈部伸肌群

患者体位:卧位。

治疗师体位:站立位。一只手固定脊柱,另一只手置于头部,轻柔地牵伸颈部伸肌群,使颈部屈曲达到最大。

2. 牵伸对侧颈侧屈肌群

患者体位:卧位。

治疗师体位:站立位。一只手固定牵拉侧肩部。另一只手牵伸患者头部向对侧,牵伸颈屈肌使颈部侧屈运动达到最大,如图7-2-9所示。

3. 牵伸屈颈肌群

患者体位:侧卧位。

治疗师体位:站立位。一只手固定躯干,另一只手在前额部向后推,牵伸屈颈肌群,使颈部后伸到最大。

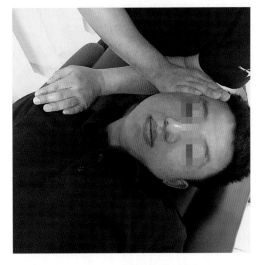

图 7-2-9 牵伸颈侧屈肌群

第三节 典 型 病 例

(一)病情概要

患者一般资料:李××,男,38 岁,公务员。

主诉:左侧肩胛骨内侧缘肌肉疼痛 5 天,影响睡眠。

既往史:体健。否认高血压、心脏病、糖尿病病史;否认手术、外伤史。

现病史:患者身体状况良好。日常运动较少,长时间坐位,左利手。1 周前背部负重后,左肩胛有轻微酸痛,逐渐转为钝痛,活动后减轻,到中医门诊行针灸治疗无缓解。5 天前疼痛逐渐加重影响睡眠(夜间服用过止痛药物)遂入院诊治。

(二)临床检查

1. 主观检查 头部向左侧倾,左肩较右肩高,左侧翼状肩。躯干向右侧倾。上交叉综合征。

特殊问题:吸烟史:1~2 包/d,饮酒不规律,无经济负担。

2. 客观检查

(1)影像学检查:B 超肝胆胰腺双肾未见异常,心脏未见异常。X 线片示颈椎无明显异常。

(2)触诊:按压左侧斜方肌上束、菱形肌、前锯肌、冈上肌、冈下肌疼痛并有条索感。

(3)关节活动范围:左肩关节活动基本正常。肩关节主动外旋20°;前屈至100°时肩胛骨内侧缘疼痛 7/10(VAS)、外展90°时肩胛骨内侧缘疼痛 4/10(VAS)。

(4)MMT:前屈、外旋及外展肌力下降伴疼痛,其余各肌群肌力基本正常。

神经系统检查:深、浅感觉正常。

(5)特殊检查:坐位左肩外旋试验:阳性,疼痛弧试验:阳性。

(三)主要问题分析

1. 疼痛问题 左肩胛内侧缘疼痛影响睡眠,外旋活动疼痛明显,影响工作和日常生活。

头颈和躯干两侧肌肉功能不平衡。左肩胛周围肌肉酸痛渐转为钝痛,肩关节活动时加重诱发肌肉紧张挛缩,上述肌肉僵硬和条索状。躯干向右侧倾(考虑髂腰肌、腰方肌及竖脊肌短缩)。双侧肩关节肌力不平衡造成患侧关节运动不稳,出现疼痛弧试验阳性。排查无内脏病因后,初步判断是肌肉功能障碍引发的疼痛为主。

2. 上交叉综合征问题　患者伏案工作一种姿势时间较长,运动较少。

（四）牵伸处理方法

1. 左侧斜方肌上束、肩胛提肌、菱形肌、胸大肌、胸小肌、胸锁乳突肌、斜角肌静态配合动态牵伸;周围神经牵伸手法;右侧髂腰肌、腰方肌及竖脊肌牵伸。

2. 姿势教育及家庭自我牵伸,家庭运动指导。

（五）思路拓展

在热身活动中,动态牵伸中的闭链牵伸以方便、安全、效果佳而被人们所推崇,而动态开链牵伸尽管其作用毋庸置疑,但有报道称可能会影响相关肌肉的离心收缩力、峰力矩及关节的本体感觉。目前肌筋膜链已被广泛关注,是否沿肌筋膜链的牵伸会有不同效果需进一步探讨。

（南海鸥）

参 考 文 献

[1] 林淑芳,徐颖,李民,等. 牵伸在运动与骨伤康复中的应用[J]. 中国康复,2017,32(1):77-80.

[2] 章稼,王晓臣. 运动治疗技术[M]. 2版. 北京:人民卫生出版社,2014.

[3] 高秀来. 系统解剖学[M]. 北京:北京大学医学出版社,2013.

[4] 贺鑫,李民,陈立典,等. 一种脊柱牵伸床的研制[J]. 中国医疗设备,2014,29(10):35-37.

[5] Mandroukas A,Vamvakoudis E,Metaxas T,et al. Acute partial passive stretching increases range of motion and muscle strength[J]. MedSci Entry for Journal of Sports Medicine and Physical Fitness,2014,54(3):289-297.

[6] Marshall PW,Cashman A,Cheema BS. A randomized controlled trial for the effect of passive stretching on measures of hamstring extensibility,passive stiffness,strength,and stretch tolerance[J]. J Sci Med Sport,2011,14(6):535-540.

[7] Yu HS,Kim JJ,Kim HW,et al. Impact of mechanical sretch on the cell behaviors of bone and surrounding tissues[J]. J Tissue Eng,2016,7:2041731415618342.

[8] Nakamura K,Kodama T,Mukaino Y. Effects of Active Individual Muscle Stretchingon Muscle Function[J]. J Phys Ther Sci,2014,26(3):341-344.

[9] Phadke A,Bedekar N,Shyam A,et al. Effect of muscle energy technique and static stretching on pain and functional disability in patients with mechanical neck pain:A randomized controlled trial[J]. Hong Kong Physiotherapy Journal,2016,35(C):5-11.

[10] Serefoglu A,Sekir U,Gür H,et al. Effects of Static and Dynamic Stretching on the Isokinetic Peak Torques and Electromyographic Activities of the Antagonist Muscles[J]. J Sports Sci Med,2017,16(1):6-13.

[11] Chen CH,Xin Y,Lee KW,et al. Acute effects of different dynamic exerciseson hamstring strain risk factors[J]. PLoS One,2018,13(2):e0191801.

[12] Wyon MA,Smith A.,Koutedakis Y. A comparison of strength and stretch interventions on active and passive ranges of movement in dancers:a randomized controlled trial[J]. J Strength Cond Res,2013,27(11):3053-3059.

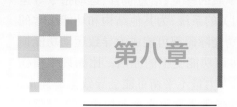

第八章

平衡与协调训练

第一节 概 述

一、基本概念

平衡（balance）指的是身体在静态或者运动过程中，机体将身体的质心（center of mass，COM）或重心（center of gravity，COG）维持在支撑面（base of support，BOS）内而不致倾倒的稳定状态。

协调（coordination）指的是机体能够有效控制肢体运动的能力，是参与运动的神经、肌肉、关节等协同运动以高效达成运动目标的运动表现，表现为产生平滑的、准确的、有控制的运动。

平衡与协调是人体运动能力的综合体现。一方面，平衡与协调能力是运动相关的肌肉、关节、韧带、神经等协同配合的结果。所有参与运动的元素如果出现功能损害，都将影响到平衡与协调的能力或水平。另一方面，平衡与协调的不良也会成为某些伤病产生的原因，比如由于运动协调异常而导致的关节或肌肉的损伤。

二、平衡训练概述

（一）平衡功能障碍的分类

根据不同的目的，平衡功能障碍分类的方法很多。一般可以将平衡功能分为：静态平衡、动态平衡和反应性平衡。静态平衡主要是指身体不动时，维持身体于某种姿势的能力，如坐、站立平衡。动态平衡主要指运动中保持稳定的能力，如坐起、坐下、床椅转移、步行平衡等。反应性平衡主要指在平衡受到外力干扰时，自身通过快速反应维持平衡的能力。

（二）平衡功能障碍的原因

平衡功能障碍的原因很多。所有参与到平衡运动中的元素的功能受损都会影响到平衡功能，例如：①视觉；②前庭感觉；③本体感觉效率；④触觉的输入及敏感性，尤其是远端肢体的感觉，如手部及足部；⑤中枢神经系统的功能；⑥视觉及空间的感知能力；⑦主动肌及拮抗肌的协调动作；⑧肌力及肌耐力；⑨关节的活动性与稳定性；⑩软组织的柔韧性等。这些因素可以归纳为四个方面:结构性功能、运动功能、运动控制系统功能和支持系统功能。结构性功能主要指骨骼、关节、半月板、筋膜、韧带等结构所承载的功能。运动功能主要指肌肉的收缩与放松功能。运动控制系统功能主要指神经系统承载的感觉、信息整合、运动指令等运动控制功能。而支持系统功能主要指心血管、代谢等相关的系统,为其他结构和功能正常的运动提供基本的支持。上述四个方面中任何一方面的功能障碍都可能成为导致运动功能损伤(movement impairment)的原因,也可能成为平衡与协调功能受损的原因。比如韧带损伤后常常出现本体感觉异常和平衡及协调功能的异常;肌肉力量不平衡可能会导致体姿异常、平衡及协调功能异常;运动控制系统,如神经、前庭等的异常是导致平衡与协调功能异常的重要因素;代谢方面的障碍会使得肌肉功能不能持续保持良好运动能力而影响平衡与协调能力。

（三）平衡训练的原则

平衡训练需要遵循以功能评估和诊断为基础,以循证为导向,安全第一的原则。

1. 明确病因　对平衡受限的原因及机制的检查和判断是有效训练的基础。对能够明确原因的,针对性地进行相关干预是有效提升平衡能力的基础和保障。例如:对本体感觉存在问题的患者可以尝试让患者进行闭眼下的平衡训练,并逐渐通过不稳定支撑面、振动刺激等来提升本体感觉和平衡能力;对前庭功能异常的患者,一方面需要通过药物等治疗来改善前庭的病症;另一方面,训练时可通过干扰前庭觉来增加平衡训练时的难度,或者通过视觉等的补偿作用来提升平衡能力。对原因不明的平衡功能受损的案例,治疗前需要判断是否存在诊治和训练的风险,然后可尝试进行平衡训练以观察其效果。

2. 循序渐进　当患者的病因明确后,治疗师可以遵循循序渐进的原则,为患者选择适合的训练项目和训练强度。训练的方法是在操作过程中需要让患者能感受到一定的挑战,既能够完成但是又存在相当的难度。难度的调节一方面在运动设计的内容上,另一方面在训练的强度上。比如站立平衡在开始时可以从稳定的支撑面开始进行训练,逐渐过渡到不稳定支撑面进行训练;开始从静态进行稳定性训练,逐渐过渡到动态平衡的训练。而训练的强度可以从训练时间、训练是否增加额外的负荷来进行调节。

（四）平衡训练的临床应用

平衡训练在临床上的运用广泛:包括神经系统疾病的患者、老年患者、骨关节损伤后患者等。

1. 适应证　平衡训练适用于所有具有平衡功能障碍而没有训练禁忌的患者。适应的人群包括:

（1）由于中枢性瘫痪(如脑损伤或病变、脊髓损伤或病变)或其他神经疾患(如周围神经损伤或病变)所致感觉、运动受损或前庭器官病变引起的平衡功能障碍者。

（2）由于骨折、手术或其他骨骼肌肉组织损伤而导致的平衡功能障碍的患者等。

（3）由于退行性改变出现的神经肌肉功能减退而出现的平衡功能障碍者。

2. 禁忌证

（1）生命体征不平稳,严重认知功能损伤不能理解训练目的和技能者。

（2）骨折、关节脱位或其他组织损伤未愈且影响相关的平衡训练者。

（3）严重疼痛或肌力、肌张力异常而不能维持特定姿势或进行基本的运动控制者。

3. 注意事项

（1）对患者平衡功能受限的原因进行全面、准确的分析和判断,以拟定准确的训练

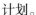

计划。

（2）训练前做好教育工作，让患者能够充分认识平衡训练的目的、意义和方法，取得患者的配合。

（3）加强安全措施。训练环境中应去除障碍物和提供附加稳定的措施。在训练过程中注意保护，避免跌倒。

三、协调训练概述

（一）协调功能障碍的分类

协调功能障碍的分类方法很多，通常可以分为：①小脑性协调功能障碍：因为小脑的病损或功能障碍导致的协调功能障碍。小脑作为重要的运动调节中枢，负责维持身体的平衡、调节肌张力和随意运动。当小脑出现病损时肢体常因对速度、距离、力量不能准确估计而产生辨距不良、动作不稳、稳定性差等表现。②大脑性协调功能障碍：大脑作为感觉和运动中枢对多种信息进行整合并发出运动指令，大脑相关部位的损伤也会导致运动协调功能障碍。此外，大脑还与其他协调控制的结构，如小脑等有着重要的神经联系。额桥束和颞枕桥束参与形成皮质-脑桥-小脑通路，将大脑额、颞、枕叶与小脑等结构联系起来，其病变可导致协调功能的障碍。大脑性功能障碍常表现出肌张力障碍、随意运动减少或不自主运动增多等。③感觉性协调功能障碍：脊髓后索的病变会导致深感觉障碍，从而引起感觉性共济失调。主要表现出因为对肢体位置、运动速度的辨别不良而形成的协调功能障碍，常表现为站立不稳、步行中迈步不知远近，落地不知深浅等。④外周性协调功能障碍：由于外周的肌肉、关节及代谢等病损而导致协调功能障碍。肌肉、关节等是运动的基本元素，当肌肉出现失用、损伤后无力等情况时，运动的协调性也将受到影响。

（二）协调功能障碍的原因

导致协调功能障碍的原因较多。如前所述，可由于小脑、大脑、感觉系统等的功能损伤而导致协调功能障碍。

（三）协调训练的原则

协调训练的基本原则首先依然遵循以评估和功能诊断为基础的原则，通过评估明确协调功能障碍的原因和机制，实施个体化的训练计划。在实施协调训练过程中还需要遵循以下原则：

1. 循序渐进原则 协调训练由简单到复杂。可先进行单个动作、单个肌群的协调控制训练，再进行多动作、多个肌群的协调控制训练；先进行单侧动作的协调训练，再进行双侧动作的协调训练。

2. 难度适当原则 协调训练的难度应该让患者在训练中面临挑战但是在其能力范围内能够完成。

3. 适当重复原则 学习控制和协调能力需要通过重复的方式进行训练才能提高。通过反复学习，最终大脑将动作存储，使患者能够在日常运动中可以自然、高效地完成运动。

4. 综合性训练 协调训练不是孤立进行的。协调训练的最终目的是让患者能够应付工作和生活中所需要的协调运动的能力。因此，需要将训练融合到多关节、多任务及复杂环境中去。

（四）协调训练的临床应用

协调训练在临床上广泛运用于神经系统疾病的患者。

1. 适应证　协调训练适用于所有具有协调功能障碍而没有训练禁忌的患者。适应的人群包括：

（1）由于中枢性瘫痪（如脑损伤或病变、脊髓损伤或病变）或其他神经疾患（如周围神经损伤或病变）所致感觉、运动功能受损引起的协调功能障碍者。

（2）由于缺乏必要的运动而导致的协调功能障碍患者等。

（3）由于退行性改变导致神经肌肉功能减退而出现协调功能障碍者。

2. 禁忌证

（1）生命体征不平稳，严重认知功能损伤不能理解训练目的和技能者。

（2）骨折、关节脱位或其他组织损伤未愈且影响训练者。

（3）严重疼痛或肌力、肌张力异常而不能维持特定姿势或进行基本的运动控制者。

3. 注意事项

（1）对患者协调功能受限的原因进行全面、准确的分析和判断，以拟定准确的训练计划。

（2）训练前做好教育工作，让患者能够充分认识协调训练的目的、意义和方法，取得患者的配合。

（3）加强安全措施。在训练过程中注意保护，避免跌倒。

第二节　平衡训练方法

一、坐位平衡训练

坐位平衡训练主要针对患者具有一定的躯体运动控制能力，但是不能保持坐位平衡的患者。

坐位 1 级平衡训练：指不受外力和不进行身体运动的模式下，保持独立坐位姿势的训练方式。开始时需要治疗师或家属在身旁保护或给予一定的外力辅助来进行训练，训练目标是要求患者能够逐步过渡到无保护独立坐位（图 8-2-1）。

坐位 2 级平衡训练：一般在患者能够完成坐位 1 级平衡的基础上进行。治疗师指导患者在平衡范围内完成身体重心各个方向的转移，如：躯干屈曲、伸展、左右倾斜及旋转运动等，并保持平衡（图 8-2-2）。

坐位 3 级平衡训练：一般在患者具有较好的坐位 2 级平衡的基础上进行。通常让患者在坐位下对抗外力干扰保持平衡。开始时可以是让患者在坐位下，治疗师给予患者不同方向的外力干扰来提升训练强度，让患者在外力干扰下保

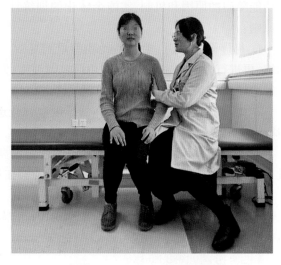

图 8-2-1　坐位 1 级平衡训练

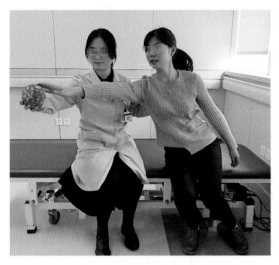

图 8-2-2　坐位 2 级平衡训练

持平衡。之后可以进一步增加难度,比如进行抛接球的训练,让患者在不同的姿势(抛接球时需要各个方向变换重心)下进行对抗外力(接球)干扰的平衡训练。

二、跪位平衡训练

跪位平衡训练主要针对具有一定运动控制能力的患者,一般已经具备一定坐位平衡的能力时可以考虑进行跪位平衡训练。同时需要明确的是,跪位平衡并不是坐位平衡向站位平衡过渡的一个必需的训练过程,但是可以作为全面提升平衡功能的一个重要方式。

跪位 1 级平衡训练:指不受外力和不进行身体运动的模式下,保持独立跪位姿势的训练方式。开始时可以给予患者提供外力支持来进行静态的跪位平衡训练,治疗师需要给予安全保护和指导。训练目标是要求患者能够逐步过渡到无保护独立跪位。

跪位 2 级平衡训练:患者能够完成跪位 1 级平衡的基础上可以进行跪位 2 级平衡训练。治疗师指导患者在平衡范围内完成身体重心各个方向的转移,如:躯干屈曲、伸展、左右倾斜及旋转运动等,并保持平衡。在此基础上,患者还可以进行抗阻下的主动平衡训练。比如让患者用弹力带进行屈曲、伸展等运动并保持平衡。

跪位 3 级平衡训练:一般在患者具有较好的跪位 2 级平衡的基础上进行。通常让患者在跪位下对抗外力干扰并保持平衡。开始时可以让患者在跪位下,治疗师给予患者不同方向的外力干扰来提升训练强度。之后可以进一步增加难度,比如与患者进行抛接球的训练,让患者在不同的姿势体位下(抛接球时需要各个方向变换重心)对抗外力(接球)干扰并保持跪位平衡。

三、立位平衡训练

通常在坐位平衡能够达到 2 级时可以尝试立位平衡训练。部分患者虽然坐位平衡功能不佳,但仍可进行立位平衡训练。

立位 1 级平衡训练:对尚不能独立站立保持平衡的患者进行立位 1 级平衡训练。训练前,患者应该具备较好的躯干控制能力及下肢关节的控制能力。训练时可让患者两足间距与肩同宽以提高稳定性,让患者在帮助或保护下进行站立平衡的控制训练。训练一段时间,患者能够独立站立后可逐步缩小两足间距,以减少支撑面积,增加难度。

立位 2 级平衡训练:当患者具有较好的独立站立平衡的保持能力后,可让患者进行立位 2 级平衡训练。训练时可让患者在站立情况下进行前屈、后伸、左右重心转移及旋转等自主运动,在运动中让患者保持平衡。训练过程中可以通过增加自主运动的范围,或者在运动中增加阻力的方式来提升训练难度和强度(图 8-2-3)。

立位 3 级平衡训练:当患者能够较好完成立位 2 级平衡训练后可以开始立位 3 级平衡训练。训练的主要方式是在站立位给予患者不同方向和强度的外力以干扰患者平衡,借此

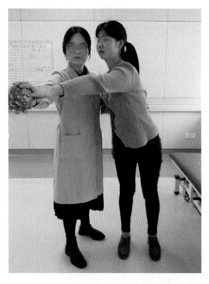

图 8-2-3　立位 2 级平衡训练

来训练患者对抗外力干扰维持平衡的能力。

四、平衡策略的训练

平衡策略指的是人体在维持平衡的过程中,当重心在向偏离支撑面的方向移动时,人体为了将重心维持住而进行的运动应对策略。通常包括:踝关节策略、髋关节策略、跨步策略等。

踝关节策略的训练:通过足踝运动来维持平衡的策略称为踝关节策略,踝关节策略是机体维持平衡的一种重要且有效的策略。当人体在站立过程中,重心会在足底支撑面范围内持续的移动。此时,人体通过足踝的背屈、跖屈、内翻、外翻等运动,可有效地将移动的人体重心保持在支撑面范围内而实现平衡的维持。

髋关节策略的训练:当平衡受到较大干扰,踝关节策略难以维持平衡时,人体常常通过髋部的运动来进行调节。通常通过髋的屈曲、后伸、侧屈等动作,与重心偏移的方向相反以对抗其移动,同时配合足踝的运动及其他关节的运动来维持平衡。训练时,首先需要对髋部的运动进行训练。然后让患者在站立位进行模拟髋关节平衡策略的运动,包括屈髋、伸髋等运动的训练。当患者可以完成后,可以在训练中给予外力干扰,诱发患者通过髋关节模式来维持平衡。

跨步策略的训练:跨步策略是人在维持平衡过程中,当重心已经移动到支撑面以外,人体已经不能控制的情况下,通过向相应方向跨步而将支撑面移动到重心下方,重新获得平衡的策略。跨步策略的训练一方面强调向各个方向跨步的能力,另一方面训练在外力作用下向相应方向跨步的反应速度。训练时,可以让患者学习向不同方向进行跨步训练,然后再不断提升跨步速度(图 8-2-4)。之后可以在不同外力作用下,让患者学会能够通过跨步方式来获得平衡。

五、利用设备的平衡训练

现在可用的平衡训练设备主要包括小型的平衡训练设备如平衡球、平衡垫等,以及一些针对性更强的平衡训练设备,如平衡仪、振动平台等。平衡仪可以通过视觉反馈进行平衡训练(图 8-2-5)。还有一

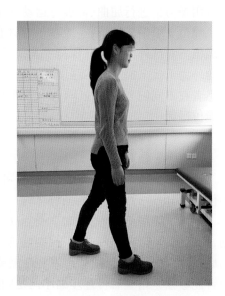

图 8-2-4　跨步训练

些更为高级的平衡设备(如 balance master)可以提供视觉干扰和支撑面的干扰来进行平衡训练(图 8-2-6)。而振动平台则可通过振动刺激等促进平衡功能的提升。此外,水疗也是进行平衡训练的可选方式。在水中训练,可以通过利用浮力、水流刺激等对患者的平衡能力进行训练。

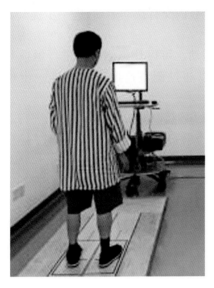

图 8-2-5　视觉反馈下站立位平衡训练

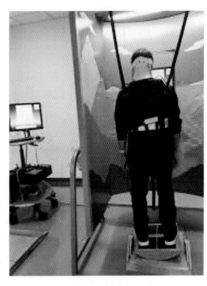

图 8-2-6　利用不稳定支撑面进行站立位平衡训练

第三节　协调训练方法

一、单块肌肉的训练

运动不会是单一肌肉/单一肌群的运动,而是多组肌群共同运动的结果。但是每一块肌肉或肌群的收缩和放松功能是协调运动的基础。当某一肌肉存在功能不足影响协调运动时,有必要针对相应的肌肉进行训练。通常,针对单一肌肉/肌群的训练主要是增强其收缩和放松的能力、向心收缩和离心收缩的能力,是协调训练的重要基础。训练时可以让患者根据指令进行收缩和放松训练,或进行向心与离心收缩的训练。训练时还需要根据情况进行速度的调整,一般从慢到快进行。例如在评估中发现患者前臂旋后控制不良时,可以重复让患者进行该肢体的旋后运动,并根据训练进展不断提升其抗阻强度及运动速度。

二、多块肌肉的协调动作训练

多肌肉多关节的训练是协调训练的核心和重点。

协调训练的方法主要基于功能评估的结果,对存在的肌力、耐力、肌张力、感觉等问题进行有效的干预是提升运动协调能力的基础。躯干的稳定性与协调性是肢体运动控制的基础,因此在对肢体进行协调训练时需要关注躯干的运动能力。

多肌肉多关节的训练方法很多。例如对上肢协调控制不良的患者可以进行双侧上肢交替运动。训练时可以对以下运动进行训练:

1. 双上肢交替进行屈伸运动　这是模拟步行时摆动上肢的动作。当患者存在步行时上肢摆动协调性不足时可以选用。开始时可以在坐位或者站立位进行训练,让患者进行一侧上肢的前屈和后伸的交替运动。之后根据情况可以过渡到双侧上肢的交替屈伸运动方式。训练时可以通过不同速度、不同节律的调节来进一步控制训练难度。当患者在坐位或站位可以较好完成时,可以让患者在步行中进行双上肢的交替摆动运动,进一步提升其协调控制能力。

2. 双上肢交替摸对侧肩运动　这是一个复合运动。可以让患侧重复进行触摸对侧肩的运动,以提升其上肢的协调控制能力。后期可以通过调整速度来实现进一步难度的提升。

3. 双手拍掌运动　这也是训练上肢协调性的常用训练动作。让患者尝试进行双手鼓掌的运动。在双手拍掌运动中,要求患者先慢后快,力求每次拍掌运动都能达到一定的运动质量。后期还可以通过闭眼情况下进行拍掌运动的协调训练。

4. 指鼻练习　左、右侧交替以示指指鼻,或一侧以示指指鼻,反复练习一定时间,再换另一侧练习。根据进步情况还可进行闭眼下的交替指鼻运动。

5. 对指练习　双手相应的手指互相触碰,由拇指到小指交替进行;或左手的拇指分别与其余四个手指进行对指,练习一定时间,再换右手,或双手同时练习。以上练习同样要逐渐加快速度。

对下肢存在运动协调障碍的患者,可参考以下动作进行训练:

1. 交替屈髋屈膝的训练　早期可以让患者在卧位自行车上进行屈髋屈膝的训练。通过设备可以减少对力量和耐力的要求,而且设备可以让患者更好地完成屈髋屈膝的运动,以便在神经系统形成运动印记。之后可以尝试让患者仰卧于床上,进行左右侧交替屈髋屈膝至90°的交替协调训练,并逐渐加快速度。

2. 交替踏步训练　开始可以选坐位下进行训练。坐位时一侧或左右侧交替踏步训练,即将下肢提起再快速踏地的动作。根据训练的进展逐渐加快踏步的速度。以后可以在站立位微微屈曲髋膝关节的姿势下进行交替踏步训练。

3. 踢球训练　开始时可以让患者在坐位下进行踢球训练。要求患者能够准确踢到球并踢向要求的方向和距离。之后还可在站位下及运动过程中进行踢球训练(图8-3-1)。通过对准确度、方向、速度及距离等参数的要求来调节训练的难度。

躯干协调训练可以尝试以下训练方法:

1. 坐位屈伸训练　当患者具有基本的坐位平衡能力时,可以让患者在坐位下进行屈伸方向的运动训练。让患者能够以一定的频率和速度进行训练。

2. 坐位旋转训练　当患者具有基本的坐位平衡能力时,可以让患者在坐位下进行旋转方向的运动训练。让患者能够以一定的频率和速度进行训练。

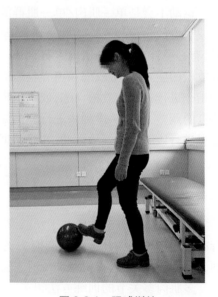

图 8-3-1　踢球训练

3. 坐位对角线训练　当患者具有基本的坐位平衡能力时,可以让患者在坐位下进行对角线方向的运动训练。训练时,让患者用一侧手去触对侧的膝关节或下肢,再向同侧外上进行运动,完成一个对角线的运动。可以单次运动或双侧交替运动。让患者能够以一定的频率和速度进行训练以提升难度。

三、综合性协调训练

强调对上肢、躯干及下肢的综合协调控制能力的训练。一般可以采用一些常用的活动项目来进行训练。比如投篮训练、投掷飞镖训练、跳绳运动、篮球运球训练、体感游戏训练等。

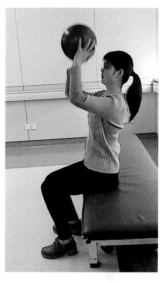

图 8-3-2　坐位下抛接球训练

1. 投篮训练　是临床常用的综合协调能力的训练项目。早期的训练可以在坐位下进行(图 8-3-2)。后期在站位下或走动状态下进行,可以综合提高上肢、躯干、下肢及手眼的协调能力。要求患者能够从不同角度和运动状态(站立和移动)下进行投篮。通过从投篮距离、投篮速度、投篮准确度及移动的方向和速度等方面对训练难度进行调节。最终让患者能够正常地进行投篮运动。

2. 跳绳运动　也是常用的综合协调能力的训练项目。跳跃运动本身就是一个需要躯干和肢体良好协调运动才能实现的运动方式。在开始时,可只让患者进行单纯的原地跳跃锻炼。患者可能只能连续完成 1 次或者几次的跳绳,随着不断的训练,跳的个数及速度可以不断加快,其协调控制能力也可获得较好的提升。

四、注意事项

在协调训练中需要注意遵守协调训练的基本原则。比如对影响协调运动的原因和机制要有充分认识。此外,协调训练要循序渐进。难度过大的训练科目会让患者的运动模式异常,反而会产生肌肉过度紧张、协调性降低的情况,并可能进一步造成新的功能和结构的损伤。此外,训练过程中还需要注意以下问题:

1. 训练前,要求患者学会放松,减少紧张或恐惧心理。如有肌肉痉挛,要设法缓解。

2. 给患者提供一个稳定、安全的训练方式,避免因害怕、紧张而诱发神经肌肉的控制能力降低。

3. 操作时切忌过分用力,以免引起兴奋的扩散,因为兴奋扩散往往会加重不协调。

4. 严格掌握运动量,过度疲劳不但影响训练的继续,而且使运动不协调加重。

(杨　霖)

参 考 文 献

[1] 黄晓琳,人体运动学[M]. 2 版.北京:人民卫生出版社,2013.

[2] Carolyn Kisner C,Lynn Allen Colby LA. Therapeutic Exercise:Foundations and Techniques[M]. 6th ed. Philadelphia:F. A. Davis Company,2012.

[3] DeLisa. 物理医学与康复医学理论与实践[M]. 5 版.北京:人民卫生出版社,2013.

[4] Barker R,Francesca C,Neal MJ. Neuroanatomy and neuroscience at a glance[M]. Chichester,West Sussex:John Wiley & Sons,2012.

[5] Redfern M,Chambers S,Jennings A,et al. Sensory and motoric influences on attention dynamics during standing balance recovery in young and older adults[J]. Experimental Brain Research,2017,235(8):2523-2531.

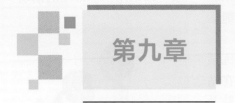

第九章

有氧运动训练

第一节 概 述

一、基本概念

有氧运动（aerobics/aerobic exercise）是指运动时以有氧代谢系统供应为主的持续性运动，在氧气充足的情况下，运动所需的能量主要通过氧化体内的脂肪或糖等物质来供应，是可以有效促进心肺功能、提高肌肉的能量利用、增加肌肉工作耐力的运动。它的特点如下：

1. 中、低等强度和较长时间　中等强度可以让机体得到充足氧气供应，人体能量供应以有氧代谢为主。有氧运动相对需要的是耐力，也可以称为耐力运动，运动过程中可以慢慢呼吸，因此能够持续较长时间，运动时间多于15min，最好30~60min或时间更长。

2. 运动时全身大多数肌肉都参与进来　包括上下肢、躯干等主要肌群同时参与的动力性活动及周期性活动。

3. 有氧运动的形式　典型的有氧运动有快走、慢跑、骑自行车、上下台阶等；属于周期性有氧运动的还有爬山、游泳、跳广场舞、滑冰、滑旱冰和滑雪等；非竞赛性球类项目如篮球、足球、羽毛球、乒乓球和网球等也是良好的有氧运动；属于老年健身用的地掷球、门球、柔力球等；传统体育运动项目里的气功、太极拳（剑）、木兰拳（扇）、五禽戏和八段锦等。

二、有氧运动能力的评测

人体在做有氧运动时，通过呼吸系统和循环系统，把氧气在单位时间内从外界摄入到体内，经过血液循环运输到活动的肌肉并被肌肉摄取和利用的能力。

有氧运动能力的评测可以用最大摄氧量（maximal oxygen intake）和无氧阈（anaerobic threshold）两项指标来评定。

（一）最大摄氧量

1. 定义　最大摄氧量（maximal oxygen intake, VO_{2max}）是机体竭尽全力运动或运动试验出现症状限制(呼吸急迫、心绞痛、血压或心电图异常)时每分钟输送到活动肌肉,被其摄取和利用的最大氧量,客观反映人体极限运动时的心肺功能和肌肉代谢水平。

2. 表示方法　最大摄氧量的表示方法有绝对值和相对值两种。绝对值是机体在单位时间内所能吸入的最大氧量,通常以 L/min 为单位;相对值是按每千克体重计算最大摄氧量值,以 ml/(kg·min) 为单位。我国正常成年男子约为 3.0~3.5L/min,相对值为 50~55ml/(kg·min);女子较男子略低,其绝对值为 2.0~2.5L/min,相对值为 40~45ml/(kg·min)。在达到 VO_{2max} 后,再增加运动强度,氧消耗就不再增加或稍增加。

3. 评测方法　VO_{2max} 的测评法分直接测评法和间接测评法。

(1) 直接测评法:受试者戴上呼吸面罩,使呼出气体与气体分析仪相连,通过电脑计算并显现出每分钟心率、通气量和摄氧量,然后在运动平板上或功率自行车上做强度递增运动,当强度达到一定程度,受试者出现 4 种情况中的 3 种时:如心率达到 180 次/min;呼吸商(二氧化碳排出量和摄氧量之比)超过 1;摄氧量不再升高或下降;或受试者已发挥最大力量并无力继续保持下去,此时测得的摄氧量可作为最大摄氧量。直接测评法由于受到实验设备和严格的医学监测所限,所以使用有限。

(2) 间接测评法:是根据心率与耗氧量、运动功率呈线性关系,使用推算公式间接推算 VO_{2max} 的方法。这些方法也不十分精准,但相对简便易行,可大体测得受试者的 VO_{2max},能反映个体 VO_{2max} 的变化趋向。主要的有 Astrand-Ryhming 法、Fox 法、YMCA 功率自行车次极量测试、Bruce 次极量跑台程序测试、PMC170 测试法、1 英里(1.6km)步行测试、12 分钟跑测试、台阶测试等方法。

4. 影响因素　主要由氧的运输系统(中央机制)和肌组织利用氧的能力(外周机制)来决定。

氧气经过肺的通气和换气进入人体,与血液里红细胞中的血红蛋白结合,由心脏泵血把氧气运输到身体各处,肌肉组织从血液中摄取和利用氧来满足机体的活动。心脏泵血能力是氧运输系统的主要制约因素,心肌收缩有力,则心脏每搏量增加,心输出量增强,氧气供应充足;肌肉中的慢肌纤维越多则纤维中的线粒体数目多和体积增大,且氧化酶活性高,肌红蛋白数量也增加,因此利用氧能力就越强。无论机体的运氧、摄氧和用氧哪个环节出现问题都有可能会影响 VO_{2max} 的水平。

(二)无氧阈

无氧阈(anaerobic threshold)是机体内的代谢方式由有氧代谢为主向无氧代谢过渡的临界点或转折点,也是人体最大限度维持有氧运动能力的体现。

(1) 乳酸无氧阈:在渐增负荷运动(跑台或功率自行车)试验中,糖酵解过程时因氧供应不充分而不能完全燃烧,使血中乳酸的堆积出现急剧增加的那一点确定为乳酸无氧阈(LAT),用血乳酸浓度 mmol/L 来表示。

(2) 通气无氧阈:通过气体代谢分析仪测试运动中呼出气体参数的变化来测定,当运动由有氧运动向无氧运动转变时,摄氧量和肺通气量出现非线性增加,测定此时的 VO_{2max} 即为通气无氧阈(VAT)。

VO_{2max} 主要反映心肺功能,而无氧阈通常反映骨骼肌的代谢水平。乳酸无氧阈值越高,说明有氧运动中最大摄氧量的利用百分比越大。人体 VO_{2max} 增加到一定程度时不再升高,而乳酸无氧阈是通过有氧训练可以提高 VO_{2max} 利用百分比从而提升人体的有氧运动能力。心肺功能和骨骼肌的代谢能力是决定有氧运动能力高低的主要影响因素,通过有氧运动锻炼和耐力训练可以有效提高有氧运动的能力,有氧运动能力是比呼吸、体温、脉搏和血压四大临床生命体征更能预测人类健康和寿命的第五大生命体征。

三、人体能量供给与使用

人体的各种生命活动和运动需要的能量来源于物质代谢,人体通过食物来摄取营养和能量供给,如主要营养物质包括糖类、脂肪、蛋白质、水、无机盐和维生素等,其中糖类、脂肪、蛋白质这三种营养物质在分解代谢过程中为人类提供主要的能量。

糖类是人体主要的能量来源,约占能量供应的70%,糖在体内的分解代谢可分为无氧下的酵解和有氧氧化;脂肪的代谢在氧供应充足并长时间运动时可分解释放出大量能量供人体使用,人身体脂肪的储量远大于糖的储量;蛋白质是人体细胞构成的主要成分,如果在食物当中糖类供应不足或者糖和脂肪被大量分解消耗时仍不能满足人体能量的需要,机体才会分解蛋白质产生氨基酸,以有氧氧化的方式供能。

人体各种生理活动和运动所需要的能量基本上都是由腺苷三磷酸(ATP)提供的,人体ATP来源于糖、脂肪、蛋白质的氧化分解,通过能量系统经过一连串的生化反应产生的,为人体新陈代谢提供能量。人体主要有三大能量系统:

1. 腺苷三磷酸系统(ATP-PC)　腺苷三磷酸和磷酸肌酸系统存在于肌肉细胞内;无需氧的存在就可以提供能量;肌肉休息时可补充ATP-PC;系统的最大能量容量小(只有0.7mol);系统产生的最大爆发力大(3.7mol/min);为短暂快速爆发力活动提供能量;是强力运动的前30s的主要能量来源。

2. 无氧糖酵解系统　无需氧的存在,以血中葡萄糖为来源;最大能量容量中等(1.2mol);最大爆发力也中等(1.6mol/min);为中等强度短时间活动提供能量;是运动中第30~90s的主要能量来源;可产生乳酸。

3. 有氧系统　需要氧气存在,以糖原、脂肪和蛋白质作为能量来源;最大能量容量大(90mol);最大爆发力小(1.0mol/min);在运动开始2min后提供能量,其作用和其他能量系统相比占主导地位。

三大能量系统在运动过程中根据运动的性质和特点按照不同比例提供能量,如在高强度短时间内运动主要由ATP-PC系统供能,糖酵解和有氧系统也能少量供应;在低强度长时间的运动中以有氧系统供应为主,但ATP-PC和糖酵解系统也参与能量供应。人体运动中的能量供应主要来源于ATP分解,而ATP的补充主要是通过有氧氧化过程来完成,所以有氧系统在三个能量系统中具有十分重要的作用。

能量消耗(energy expenditure):人体活动或运动需要消耗能量,能量的计算可用人体消耗的氧气量来测量,所用单位为千卡(kcal)和代谢当量(MET),千卡是表示食物能量价值的单位,就是使1kg的水升高1℃所需的热量,5kcal约等于消耗1L的氧,即$5kcal = 1litreO_2$;一个MET相当于单位时间内单位体重的耗氧量,即每分钟每千克体重消耗的氧约3.5ml[$1MET = 3.5ml/(kg \cdot min)$]。1MET的活动强度,相当于健康成年人坐位下的安静代谢水平,一般认为2~7MET的运动强度适合有氧运动训练。世界卫生组织(WHO)已正式公布了日常生活活动及各项体育运动对应的MET值(表9-1-1),可对照选择合适的项目进行活动和运动训练。

表 9-1-1　常用日常生活、娱乐及工作活动的 MET

活动	MET	活动	MET
生活活动		扫地	4.5
修面	1.0	擦窗	3.4
自己进食	1.4	拖地	7.7
床上用便盆	4.0	职业活动	
坐厕	3.6	秘书(坐)	1.6
穿衣	2.0	机器组装	3.4
站立	1.0	砖瓦工	3.4
洗手	2.0	挖坑	7.8
淋浴	3.5	织毛衣	1.5~2.0
坐床	1.2	写作(坐)	2.0
坐床边	2.0	焊接工	3.4
坐椅子	1.2	轻的木工活	4.5
步行 1.6km/h	1.5~2.0	油漆	4.5
步行 2.4km/h	2.0~2.5	开车	2.8
散步 4.0km/h	3.0	缝纫(坐)	1.6
步行 5.0km/h	3.4	娱乐活动	
步行 6.5km/h	5.6	打牌	1.5~2.0
步行 8.0km/h	6.7	手风琴	2.3
下楼	5.2	小提琴	2.6
上楼	9.0	交谊舞(慢)	2.9
骑车(慢速)	3.5	交谊舞(快)	5.5
骑车(快速)	5.7	有氧舞蹈	6.0
慢跑 9.7km/h	10.2	跳绳	12.0
自我料理		网球	6.0
坐位自己吃饭	1.5	乒乓球	4.5
上下床	1.65	桌球	2.3
穿脱衣	2.5~3.5	弹钢琴	2.5
站立热水淋浴	3.5	长笛	2.0
挂衣	2.4	击鼓	3.8
园艺工作	5.6	排球(非竞赛)	2.9
劈木	6.7	羽毛球	5.5
备饭	3.0	游泳(慢)	4.5
铺床	3.9	游泳(快)	7.0

四、有氧训练的运动反应

（一）心血管系统对有氧运动训练的反应

1. 交感神经系统反应　交感神经系统（SNS）反应是指骨骼肌受刺激牵扯到交感神经使普遍性的包括非工作中肌肉周围血管的收缩和心肌收缩增加，心率增加和收缩压升高，所以心输出量明显增加，反应程度与训练时参与的肌肉和训练强度有关。

2. 心脏反应　窦房结去极化频率增加，心率也增加；迷走神经刺激减弱同时交感神经刺激增加；心肌纤维收缩力量增加。

3. 周边反应　由于普遍性周围血管收缩反应，使非工作中的肌肉及肝、肾、肺等内脏血液分流向工作中的肌肉，工作中的肌肉血管床扩张，外周血管阻力明显下降，这也与代谢产物如镁离子、钙离子、腺苷二磷酸（ADP）和二氧化碳分压产生有关。

（二）呼吸系统对有氧运动训练的反应

1. 肺泡和毛细血管之间气体交换增加　静脉中的氧饱和度下降，二氧化碳分压和氢离子量增加，体温上升，肾上腺素增加，以及肌肉和关节感受器受刺激增加等多种因素刺激呼吸系统。

2. 每分通气量随呼吸频率和潮气量的增加而增加。

3. 在强度较大的运动中，毛细血管和肺泡膜之间的气体交换增加 10～20 倍，提供额外所需氧气，排出多余二氧化碳。

（三）肌肉对有氧运动训练的反应

1. 运动时肌肉的血管平滑肌张力减弱，血管舒张，血流增加，提供额外氧气。

2. 肌肉的摄氧能力增加　由于活动中的肌肉氧耗增加，使局部组织的氧分压降低，二氧化碳浓度增加和乳酸堆积，组织温度增加，促进氧从血红素中分离。

经过一段时间的有氧运动训练后，可增强人体的心肺功能和局部的肌肉耐力，使心肺功能水平和机体的适应力加强，提高长时间工作的能力和抗疲劳的能力。

五、体能测试

体能是指人体的基本活动能力和运动能力，也是先天遗传和后天获得的对外界的适应能力。包括身体形态、身体功能和运动素质三部分，身体形态和功能是体能的物质基础，运动素质是体能的外在表现。健康体能是人类能够适应工作、学习和日常生活的身体能力，相关测试指标有心肺耐力、身体成分、肌肉的力量和耐力、柔韧性。与竞技运动相关的体能指标还包括有灵活性、协调性、平衡性、速度、爆发力等。

健康体能测试指标之一：心肺耐力（CRF）测试，即人体长时间有氧工作或运动的能力测试，又称有氧耐力。心肺耐力作为一个客观生理指标，与人群全因死亡率及心血管疾病死亡率高度相关，是健康体能最重要的组成成分之一。

VO_{2max} 是心肺耐力的标准测量指标，主要取决于最大心输出量和动静脉氧分压差。因为最大心输出量的个体差异，每个人的 VO_{2max} 和体能水平是不同的，通常可在实验室中通过逐级递增运动直接测得。对于体质弱或有心血管疾病的患者直接测定有一定危险性，可通过一定负荷的运动，利用该负荷下的心率，使用推算公式进行测定。VO_{2max} 反映了个体的有氧能力，也是建立运动处方和运动方案的依据。

症状限制性运动试验（symptom limited exercise testing）：以特定的心率、血压和症状为终止指标的试验方法,以运动诱发呼吸或循环不良的症状和体征、心电图异常及心血管运动反应异常作为运动终点,适用对象为病情稳定的心脏病患者和正常人。

对于体弱和慢性病患者的心肺耐力测试的流程一般是接受体格检查,询问相关病史,确定适应证和禁忌证,签署知情同意书,运动前进行心电图和血压监测,对相关疾病的患者准备相应的药物和心肺复苏设备,解释有关测试内容,避免精神紧张,实验前禁食 2h 以上等,需要在专门的医疗机构和专业人员指导下来完成。

第二节　有氧运动训练的应用

一、住院患者的有氧运动

关于有心血管疾病患者的有氧运动,相关研究证明有氧运动可降低冠心病全因死亡率 18%~20%,使心血管死亡率下降 26%。

住院患者在早期 1~3 天时可以先从日常生活自我照顾开始,逐渐到体位的改变,可以坐起,减少体能下降,在 3~5 天时进行站立或者心电监测下行走,并观测心率、血压和呼吸频率。住院期间还需根据患者的病史、临床症状,以及主观疲劳感分级(RPE)、心率来考虑患者的运动情况。

美国运动医学学会(American College of Sports Medicine,ACSM)推荐的住院患者的运动处方:步行时的强度是用心肌梗死患者坐或站立时的静息心率加 20 次/min,心脏手术后患者用静息心率加 30 次/min,最高心率不超过 120 次/min,相应的主观疲劳感≤13;在开始能耐受的范围内间歇步行,持续 3~5min,并逐渐增加每次步行的持续时间,休息时间短于每次运动的持续时间,尝试以 2:1 的运动/休息时间比来进行。在运动时间达到持续 10~15min 时,可根据推荐的心率和主观疲劳感限制范围逐渐增加运动强度。

患者在出院前病情稳定时可通过低水平的运动试验或者出院 2~4 周后通过症状限制性运动试验来评定其有氧运动能力,进一步制定运动处方。

低水平运动试验(low level exercise testing):以特定的心率、血压和症状为终止指标的试验方法。通常标准为:运动中最高心率小于 130~140 次/min,比安静时增加小于 20 次/min;最高血压小于 21.3kPa(160mmHg),比安静时增加不超过 2.7~5.3kPa(20~40mmHg);运动诱发出现心绞痛和呼吸困难。低水平运动试验的适宜对象是心肌梗死后、稳定性心力衰竭患者,也可用于病情较重患者出院前评定。常用的低水平运动试验有改良 Bruce 和 Naughton 方案,是通过改变平板的速度及坡度调整运动平板试验的运动量,运动时需要连续的心电监护,间断记录心电图和测量血压,保证其安全性。

二、门诊患者的有氧运动

患者出院以后可尽早进行门诊的心脏康复计划,制订一个安全、有效、规律的运动和日常体力活动计划,目的是为了促进患者心脏功能恢复,减少心脏工作消耗,增加患者日常生活独立性,重新开始工作和娱乐。

1. 可选择的运动方式　有节奏的大肌肉群的有氧运动,如上肢或下肢的主被动训练器、功率自行车、运动跑台、四肢联动训练器、椭圆机等。

2. 运动强度 根据运动试验找出最大心率(运动试验中出现症状时的心率),可以先从 40%~60%最大心率,主观疲劳感<11 开始,逐渐增加强度至靶心率。

3. 运动时间 从准备和整理活动或者低强度的有氧运动开始,运动时间一般 20~ 60min,可以先从 5~10min/次开始,每次增加 1~5min 的有氧运动时间,或者每周在前一周运动时间的基础上增加 10%~20%。

4. 运动频率 每周 2~3 次的运动。

三、适应证与禁忌证

(一)适应证

1. 不同年龄层次的健康人群的健身运动。

2. 各类亚健康人群的健身运动。

3. 可以进行有氧运动的疾病。包括心血管疾病中的陈旧性心肌梗死、稳定型心脏病、隐性冠心病、轻度-中度原发性高血压、轻症慢性充血性心力衰竭;代谢性疾病中的糖尿病、单纯性肥胖症;慢性呼吸系统疾病中的慢性阻塞性肺疾病和慢性支气管炎、肺气肿、哮喘(非发作期)、胸腔手术后恢复期;脑卒中后遗症和其他慢性病。

(二)禁忌证

1. 各种疾病的发作期和进展期。

2. 心血管功能不稳定阶段。

3. 严重的骨质疏松,活动时有骨折的危险。

4. 主观不合作或不能理解运动,精神疾病发作期或严重神经症。

5. 感知认知功能严重障碍。

6. 肢体功能障碍而不能完成预定运动强度和运动量。

四、运动处方的设置

运动处方(exercise prescription):使用处方形式拟定的运动训练方案,包括运动方式、运动强度、运动时间、运动频率和注意事项。

有氧运动(心肺耐力)的运动处方

1. 运动频率 美国运动医学学会(ACSM)运动测试与运动处方指南(第 9 版)推荐给大多数成年人的运动频率是:每周至少 5 天中等强度的有氧运动或 3 天较大强度的有氧运动或 3~5 天中等和较大强度相结合的有氧运动,对促进和保持健康体能有益。美国心脏协会指出,每周 3~4 次、每次 30min,以最大心率 50%~75%锻炼的有氧运动对心肺功能改善最有利,初练者以最大心率的 50%为宜,几周后,强度可逐渐增加到最大心率的 75%。

2. 运动强度 单位时间内的运动量,根据每个人的情况制定个体化的运动强度,有氧运动应为中小运动强度适宜。常用的有氧运动强度表示方法有以下几种:

(1)最大摄氧量百分比:最大摄氧量百分比($\% VO_{2max}$)是国际公认的通用指标。中等运动强度指标为 $60\% \sim 85\% VO_{2max}$,推荐以 $50\% \sim 85\% VO_{2max}$。强度为有氧耐力训练强度,$40\% \sim 50\% VO_{2max}$ 属小强度运动,小强度运动更适合心脏病患者及老年人。

(2)心率:心率与摄氧量之间存在线性关系,以心率控制运动强度简便实用,最大心率(HR_{max})也是测量运动强度的最好指标。最大心率=220-年龄,这个公式使用简单,但是与实际测量的数值相比,还不够准确。表 9-2-1 列出了一些普遍使用的推测的 HR_{max} 公式。

表 9-2-1　普遍使用的推测的 HR_{max} 公式

作者	公式	适用人群
Fox	$HR_{max}=220-$年龄	少部分男性和女性
Astrand	$HR_{max}=216.6-0.84\times$年龄	4~34 岁男性和女性
Tanaka	$HR_{max}=208-0.7\times$年龄	健康的男性和女性
Gelish	$HR_{max}=207-0.7\times$年龄	所有年龄段和体适能水平的成年男女
Gulati	$HR_{max}=206-0.88\times$年龄	运动负荷试验中无症状的中年女性

在运动处方中常以靶心率(target heart rate,THR)或目标心率(运动过程中安全有效的应当达到的心率)来控制运动强度。计算靶心率常用以下方法：

$$靶心率=最大心率(HR_{max})\times(60\%~90\%)$$

美国运动医学学会(ACSM)建议：运动处方的运动强度应相当于最大心率(HR_{max})的60%~90%。对于参加锻炼前身体素质水平很低的人,则相应地降低标准。

对于有冠心病的患者最大心率应该是出现症状时的心率,可通过心血管医生进行运动负荷来测定。

(3)主观疲劳感分级量表：主观疲劳感分级(rating of perceived exertion,RPE)量表是根据患者运动时的主观感觉确定运动强度的方法,实际日常运动训练中患者很难进行心率和代谢当量的自我监测,所以自我感觉是比较适用的简易判别指标,比较适合家庭和社区康复锻炼。RPE 量表中有点吃力(11)和吃力(15)级分别相当于 60%~90% HR_{max} 范围的运动,所以 RPE 量表中 11~15 级为推荐的运动强度。(RPE 量表见表 9-2-2)

表 9-2-2　RPE 量表

分级	6	7	8	9	10	11	12	13	14	15	16	17	18	19	20
RPE		非常轻松		很轻松		有点吃力		稍吃力		吃力		很吃力		非常吃力	

3. 运动时间　通常在 60%~70% 最大心率强度下,运动 20~30min 是最理想的,低于此强度进行 45min 以上的训练或者用高强度 10~15min 的训练也可达到同样效果,对于体力差或体弱的患者,每天 3 次,一次 5min 的低强度训练也有一定的效果。

4. 运动方式　有大肌肉群参加的较长时间的活动或运动是改善心肺功能、提高有氧运动能力的有效方式。比如快走、慢跑、各种舞蹈、骑自行车或功率自行车(室内)、游泳、登山、各种球类活动等,可根据个人兴趣爱好和身体素质及环境选择不同的锻炼项目。

5. 运动注意事项　注意安全,尤其是有心肺疾病危险因素的患者最好是咨询医生或在其指导监督下进行锻炼;要循序渐进、量力而行,要从小负荷量开始,逐渐增加运动强度;运动前要有适当的准备,准备活动可以提高体温,使肌肉的收缩效率增加,还能增加身体柔韧性,防止运动损伤;运动后要有放松活动,防止血液堆积到肢体,使血液向心脏和大脑回流,防止疲劳出现和心肌缺血、心律失常等一些心血管系统的并发症。

(张景真)

参 考 文 献

［1］戴红.人体运动学［M］.北京：人民卫生出版社,2008.
［2］燕铁斌.物理治疗学［M］.北京：人民卫生出版社,2008.
［3］苟波."体能"概念辨析［J］.体育科研,2008,29(2):47-52.
［4］王正珍.运动测试与运动处方指南［M］.9版.北京：北京体育大学出版社,2015.

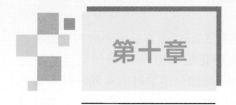

第十章

心脏功能训练

第一节　运动对心血管系统的影响

运动时能量消耗都会高于静息状态,同时呼吸和循环系统增加做功,为参与运动的肌肉提供更多氧气和代谢物质,以满足所需能量。本节将介绍健康人群循环系统对不同强度、持续时间的运动和等长收缩运动的反应。运动以最大耗氧量(maximal oxygen consumption, VO_{2max})百分比和运动时间为分类标准。循环系统的反应主要有心输出量(每搏输出量和心率)、血压、循环系统外周阻力和血容量等改变。

一、短时间低强度运动到中等强度运动的有氧运动

短时间($5 \sim 10min$)低强度运动($30\% \sim 49\% VO_{2max}$)到中等强度运动($50\% \sim 74\% VO_{2max}$)的有氧运动要点:

短期低/中强度运动时,运动时心脏输出量在前2min逐渐增加,直至达到最大值。心输出量增加主要由每搏输出量和心率增加来实现,两个变量在运动后2min达到平衡,并维持到运动结束。运动时心搏出量增加来自于静脉回流增加,反过来又会增加左心室舒张末期容积(负荷),增加的负荷按Frank-Starling定律(回心血量增加,舒张末期心室容积越大,拉伸舒张期心肌纤维,使收缩期心肌收缩力增加)又会拉伸心肌而使心肌更强力收缩,心肌收缩增加会激活交感神经系统影响心率。因此在短期低/中强度运动时,心搏出量增加主要表现为左心室舒张末期的增加和左心室收缩末期容积减少。运动开始时心率立即增加是由于副交感神经的作用;随着运动继续,心率进一步增加是由于心肌收缩进一步刺激交感神经系统。

收缩压增加与心率增加类似,在运动初期稳定增加直至达最大稳定状态,收缩压增加是由心输出量增加引起的。但是由于外周阻力的降低,抵消了血压升高对心输出量的作用。运动时舒张压基本保持不变甚至略为下降,这是由于周围血管舒张增加,有利于血液流向运动时做功的肌肉,运动时收缩压增加和舒张压不变导致平均动脉压跟随收缩压升高。

活动总外周阻力由于血管的舒张而降低。活动时肌肉血管的舒张主要受局部化学因素

(乳酸盐离子、钾离子等)影响,这种影响也反映了代谢的活跃程度,外周阻力下降可由公式计算:外周总阻力=平均动脉压/心输出量。总外周阻力下降有两个重要意义:第一,血管舒张导致阻力下降,可以增加做功肌肉的血流,增加做功肌肉的氧和营养物质等活性物质。第二,阻力下降使平均动脉压显著增加。

运动过程中血容量是下降的,最大变化发生在运动前 5min。血容量下降的程度取决于运动强度、环境因素及个体的水合状态。心输出量由静息的 5.8L/min 增加到运动时的 9.4L/min,骨骼肌血供由静息的 1 200ml(心输出量 21%)增加至运动时的 4 500ml(心输出量的 47%),皮肤血流由静息的 500ml 增加至运动时的 1 500ml,以满足体温调节,脑血流量绝对值保持 750ml 不变,心脏分配给大脑百分比下降,肾脏和其他内脏血流量适度减少。

二、长时间中等强度运动到次极量强度运动的有氧运动

长时间(超过 30min)中等强度运动($50\% \sim 74\% VO_{2max}$)到次极量强度运动($60\% \sim 85\% VO_{2max}$)的有氧运动要点:

低至中等强度运动,心输出量在运动开始的 1min 内迅速增加并达到最高,并在整个运动过程中保持相对恒定的水平,高强度运动时心输出量绝对值会比低/中强度运动时高,心输出量增加主要是每搏输出量和心率的增加。每搏输出量在运动初期是增加的,然后会在最高点后下移。每搏输出量增加至最大并保持时的运动强度约在 $40\% \sim 50\% VO_{2max}$ 即运动 1min 后达到,当运动强度大于 $50\% VO_{2max}$ 时,每搏输出量改变不再与强度相关联。高强度运动 30min 内,每搏输出量保持相对恒定。但是,如果运动超过 30min,每搏输出量会逐渐下降,但仍高于静息值。每搏输出量下降由于体温调节,血液流向皮肤血管以试图增加散热,血容量下降,这样有效减少了静脉回心血量,从而减少每搏输出量。心率从运动初始开始逐渐增加,心率在运动开始 $1 \sim 2min$ 内急剧增加,增加幅度与运动强度呈正相关。运动至每搏输出量下降时,心率逐渐上升,增加的心率与每搏输出量的减少成正比,以维持运动中的心输出量。

长时间中/高强度运动时,收缩压在运动初始增加,到达稳定状态,再下降。收缩压在运动开始 $1 \sim 2min$ 迅速升高,增加幅度取决于运动强度。到达稳定状态或下降是因为持续的血管舒张以减少外周阻力。因为血管舒张,舒张压在运动过程中基本维持不变,由于增加的收缩压和保持不变的舒张压,平均动脉压在运动过程中保持适度增加。

三、运动强度达最大值的有氧运动

运动强度达最大值,VO_{2max} 从 30% 增加到 100% 的有氧运动要点:

最大强度运动训练是指运动时运动负荷逐渐增加直到个人不能维持为止的运动,个体在每个运动强度(阶段)维持 $1 \sim 3min$ 以达到稳定状态。

心输出量呈直线上升直至稳定状态。最初的心输出量增加是由于每搏输出量和心率增加导致的,当工作负荷大于 $40\% \sim 50\% VO_{2max}$ 后,心输出量增加仅通过增加心率来实现。正常个体,每搏输出量在运动强度达 $40\% \sim 50\% VO_{2max}$ 前直线上升,未经训练的个体,每搏输出量在最大运动时略有下降。在以最大强度运动时,心率直线上升,直到最大心率,理论上心率可达 300 次/min,但是很少超过 210 次/min,过快的心率时心室充盈时间不足,因此,最大心率时每搏输出量和心输出量会减少。

最大强度运动时,收缩压随着强度增加呈直线上升状态,在能耐受的个体收缩压常达到

200mmHg,心输出量增加引起收缩压升高。为确保运动参与者的安全,收缩压和心率在运动过程中应被常规监测。当两者中任意一个变量不随着运动强度增加而上升的时候,可能会导致心血管功能不全,应停止运动测试。舒张压在运动过程中保持相对较低的变化。在高强度运动时,出现收缩压过度升高(超过260mmHg)或舒张压过度升高(超过115mmHg)的情况时也应考虑停止运动。总外周阻力和血容积与其他运动反应类似。

四、上肢和下肢运动

心血管系统对上下肢运动反应有明显差异,分别进行耗氧量相同的上下肢运动进行次极量运动时,心输出量变化类似,但是增加心输出量的机制不同。上肢运动时心率更高而每搏输出量稍低。当分别进行上下肢运动达到相同的氧耗量时,上肢运动时的收缩压、舒张压、平均动脉压、总外周阻力和心率收缩压乘积显著高于下肢运动。上肢运动较下肢运动有更高心率的原因可能是上肢运动较下肢运动缺少下肢静脉回流到心脏,而使上肢运动时每搏输出量增加量更少。而上肢运动时血压较高可能的原因是在测量血压时我们通常使用上肢测量血压,而运动时上肢会抓住手柄,导致这种血压反应。

通过上肢运动达最大强度时测试得出的 VO_{2max} 值会比通过下肢运动得出的值低30%,上肢运动时的最大心率常为下肢运动的90%~95%,上肢运动时的最大每搏输出量常较下肢运动时低30%~40%,最大强度运动两者收缩压和心率收缩压乘积相似,但上肢运动时舒张压常高10%~15%。

因此,由于上下肢运动对心血管系统的影响不同,不能把下肢运动测试作为上肢运动训练处方的依据。同时,心血管疾病患者提供上肢运动处方时,需更密切地监测和观察。

五、肌肉等长收缩对心血管系统的影响

肌肉等长收缩在日常生活中比较常见,如提起或携带重物,其他运动或娱乐活动也常涉及肌肉等长收缩,如一些球拍活动。肌肉等长收缩也会对心血管系统产生影响,最主要的因素是肌肉收缩的强度。

等长收缩时心率增加导致心输出量增加,增加幅度取决于运动强度。每搏输出量在低强度等长收缩时保持相对恒定,在高强度等长收缩运动时下降。高强度等长收缩会减少心脏前负荷,增加后负荷;前负荷减少是由于胸膜腔压力升高,回心血量减少,后负荷增加是由于血压升高。心率在等长收缩时升高,升高的幅度和速度取决于等长收缩强度,强度越大,心率响应程度越大。

等长收缩时收缩压和舒张压都升高,同时平均动脉压也升高。任何肌肉工作时,都会需要更多的能量代谢。但是,等长收缩时肌肉紧张导致血管被挤压,阻碍了血液流向肌肉,也会导致一些代谢产物在局部聚集,其中一些代谢产物(氢离子、腺苷二磷酸等)会刺激神经系统,引起加压反射,导致平均动脉压升高,升高幅度明显大于有氧运动时的升高幅度。

等长收缩时总外周阻力是下降的,同时因收缩压和心率增加明显,心肌耗氧量也会增加。

六、有氧运动和等长收缩对心血管系统影响的比较

有氧运动时心率大幅上升,心率升高有助于增加心输出量,使收缩压适度上升,舒张压保持相对稳定,静脉回心血量增加导致每搏输出量增加,也有助于增加心输出量。而等长收

缩时心率适度上升而血压急剧上升,使平均动脉压升高,这意味着心脏需做更多的功来克服后负荷,等长收缩会直接影响心脏做功的大小。

第二节　常见导致心脏功能减退的因素

心脏由三部分构成:供应心脏血供的血管、产生/传导电生理和收缩的心肌、4个空腔和瓣膜。任何一部分出现结构或功能异常都会影响心功能。影响心脏血供常见的原因是冠状动脉粥样硬化;产生电生理异常包括冲动形成异常和传导异常两大类;常见心肌病分为扩张型心肌病、限制型心肌病和肥厚型心肌病;其他还有瓣膜病和先天性心血管疾病。

冠状动脉粥样硬化,引起冠状动脉狭窄或闭塞,从而使心肌缺血缺氧或坏死,称为冠状动脉粥样硬化性心脏病(冠心病)或缺血性心脏病。当冠状动脉供血不能满足心肌代谢需要时,可引起心肌缺血,急剧、暂时的缺血缺氧会引起心绞痛,持续严重的心肌缺血可引起心肌坏死即心肌梗死。心肌能量代谢需要大量氧气供应,心肌细胞摄取血液的氧含量比其他组织高5~6倍,心肌在血液中的氧摄取量接近最大值,氧供的增加主要是依靠冠状动脉扩张引起冠状动脉供血量增加,剧烈运动时的冠状动脉血流量比静息时高6~7倍。常以心率×收缩压预估心肌耗氧量,影响心肌氧供主要是冠状动脉血流量和血液含氧量/携氧量。冠状动脉狭窄主要是影响血管阻力导致冠状动脉供血减少,同时,在心脏舒张期时完成冠状动脉灌注,舒张压下降和心率升高时舒张期缩短也会影响冠状动脉灌注,严重贫血也会影响冠状动脉灌注。若缺血的心肌参与冲动的形成和传导电信号,则有可能产生心律失常,同时,缺血或梗死的心肌电生理也会改变,可通过心电图表现出来如ST段移位。缺血性心脏病是心脏康复所针对疾病中比例最大的一部分,缺血性疾病经过药物治疗、血管重建等治疗后,血流动力学稳定和症状缓解,即可参与心脏康复。

第三节　心脏功能评定

一、心脏相关实验室检查

心脏的主要作用是起泵的作用,完整的泵的过程包括冲动的产生、传导、心肌协调收缩,瓣膜防止血液反流。可以通过实验室检查判断各个过程是否存在异常。

1. 普通胸片　可为诊断心肌衰竭的重要信息,普通胸片主要是通过后前位,以观察心脏是否存在扩大或异形。

2. 心电图　主要是记录心脏的电生理活动,首先,可以判断心脏节律是否异常,间歇性心律失常可通过24h/48h连续监测来判定。其次,一些心脏疾病可引起特异性的异常的心电图波形,如心肌梗死表现出ST段位移。心电图也存在一些不足,当客观存在一些心脏疾病时,若疾病症状未发作时,心电图可能无异常表现。运动试验同时检测心电图也是诊断缺血性心脏病的方法。

3. 放射性核素检查　是指在循环系统内注入特殊的在一些影像条件下可显示的放射性核素,可对整体的心肌功能做出精确测量,主要可测量摄血分数和心肌灌注。

4. 超声心动图检查　是一种非侵入性检查,可显示心脏结构,也可对心腔内的血流模式和压力梯度进行评估,因此已经成为心脏检查的常用方法。心脏超声可评估心脏活动、测量心腔大小、预估心功能。心脏结构异常主要是房/室缺损,瓣膜不完整。结合血流模式和压力梯度检查,可检查出是否存在血流异常(如瓣膜反流),测量射血分数,估计心功能。

5. 冠状动脉造影检查　导管以四肢动脉为入路,多为桡动脉穿刺进入动脉循环至冠状动脉开口,选择性插入冠状动脉分支,通过放射性材料显示血管轮廓,以确定是否存在狭窄或闭塞。冠状动脉造影检查可量化冠状动脉狭窄程度。

6. 磁共振成像　可以取得心肌血流定性和定量的参数以检测心肌梗死和评估心肌功能,测量射血分数以检查心功能,显示解剖结构可用于先天性心脏病的检查。

7. 其他　近年来,冠状动脉 CT 检查因作为非侵入性检查,可良好反映缺血性心脏病等优点,也越来越多被使用。

二、运动心肺功能测试

运动测试是评估患者功能和制定运动处方的基础,认真评估患者运动测试的风险和收益非常重要。运动测试中负荷的增加,使心脏做更多功才能满足代谢需求,以此客观反映心脏功能,同时也为科学的运动处方提供依据。

排除运动测试禁忌证后,运动测试时检测心电图应作为缺血性心脏病的首选检查手段。表 10-3-1 是美国运动医学学会运动测试与运动处方指南(ACSM 第 9 版)列出的运动测试绝对和相对禁忌证。

表 10-3-1　运动测试的禁忌证

绝对禁忌证
• 近期安静心电图显示有严重心肌缺血、近期心肌梗死(2 天内)或其他急性心脏事件
• 不稳定型心绞痛
• 可引起症状或血流动力学改变的未控制的心律失常
• 严重的有症状的主动脉狭窄
• 未控制的有症状的心力衰竭
• 急性肺栓塞或肺梗死
• 急性心肌炎或心包炎
• 怀疑或已知动脉瘤破裂
• 急性全身感染,伴发热、全身疼痛或淋巴结肿大
相对禁忌证(若运动的益处大于风险,可暂不作为相对禁忌证。在某些情况下,这些受试者在医务监督下运动,或采用较低强度运动,尤其是安静时无症状者)
• 冠状动脉左干支狭窄
• 中度狭窄性心瓣膜病
• 电解质紊乱(如:低钾血症、低镁血症)
• 心动过速或心动过缓
• 肥厚型心肌病或其他形式的流出道狭窄
• 运动中加重的神经肌肉、肌肉骨骼疾病和风湿性疾病
• 重度房室传导阻滞
• 室壁瘤
• 未控制的代谢性疾病(如:糖尿病、甲状腺功能亢进或黏液性水肿)
• 慢性感染性疾病(如:艾滋病)
• 精神或躯体障碍导致的运动能力显著低下

制定一个适当且有效的锻炼心肺耐力的运动处方取决于精确检查出 VO_{2max}，临床上可使用极量运动测试测得 VO_{2max}。建议不能完成最大运动测试的患者，可进行症状限制/生理限制或次极量运动测试。

（一）极量运动测试

极量运动测试常用逐渐增加负荷，总测试时间为 8~12min，极量运动测试时需要监测受试者的心电图。常用的极量运动测试有心脏运动平板试验和心肺运动试验。

VO_{2max} 直接测量受试者的气体代谢，需要专业的设备和操作者，耗时且成本高。然而，VO_{2max} 可以通过受试者运动到疲劳顶点时，使用一些预测方程式来计算，或从次极量运动测试预估得出。对于大部分临床医师而言，虽然心肺运动试验能准确得出受试者运动能力，但是仍然需要专业的设备和心电监护使心肺运动试验未被普遍使用，次极量运动测试最为常用。

（二）次极量运动测试

当运动负荷增加时，心率和 VO_{2max} 增加呈直线关系，因此可以通过次极量运动测试来估计 VO_{2max}，当运动负荷或 VO_{2max} 增加时，心率以线性关系增加。因此，可通过运动试验时的心率和最大心率 $[206-(0.67×年龄)]$，来预估 VO_{2max}。

1. 功率自行车运动测试　普通功率自行车测试为 6min，根据性别和状态决定：

无运动训练女性：300~450kg/min（50~75W）

运动训练女性：450~600kg/min（75~120W）

无运动训练男性：300~600kg/min（50~120W）

运动训练男性：600~900kg/min（120~150W）

受试者以 50r/min 的速度运动，在第 5min 和第 6min 测量心率，两次测量的心率变化范围应该在 5 次/min 之内，所测得的心率应该在 130~170 次/min。如果心率小于 130 次/min，则阻力应增加 50~120W，再继续测试 6min。计算第 5min 和第 6min 测量得出心率的平均值，并以患者年龄作为矫正因子（表 10-3-2）估计 VO_{2max}，具体见图 10-3-1。

表 10-3-2　年龄修正因子

年龄	修正因子	年龄	修正因子
15	1.12	50	0.75
25	1.00	55	0.71
35	0.87	60	0.68
40	0.83	65	0.65
45	0.78		

例如，一名无运动训练的 50 岁男性以 50W（300kg/min）的阻力进行功率自行车运动测试，第 5min、6min 测得心率分别为 134 次/min、138 次/min，因此图 10-3-1 左侧平均心率为 154 次/min，右侧运动阻力为 300kg/min。两侧连线后使得 VO_{2max} 估计为 2.0L/min，然后乘以年龄矫正因子，此受试者的 VO_{2max} 实际估计值为 1.5L/min。

2. 运动平板　次极量运动平板试验常用于低风险的运动测试，要求受试者先以 3.2~7.2km/h 的速度、无坡度、较舒适地步行，进行 2~4min 热身运动，心率升高到年龄预计最

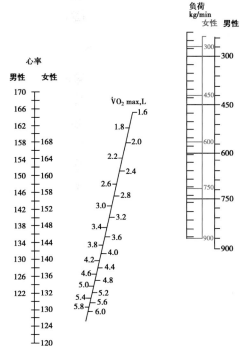

图 10-3-1 功率自行车测试时心率计算 VO_{2max}

大心率（220-年龄）的 50%～75%，然后以上面自选的速度在 5% 坡度下运动 4min，运动末期测量心率，之后计算 VO_{2max}，计算公式如下：

$$VO_{2max}[ml/(kg\cdot min)] = 15.1 + (21.8\times速度[mph])\times(0.327\times心率[次/min]) - (0.263\times速度\times年龄) + (0.005\,04\times心率\times年龄) + (5.98\times性别)$$

性别女性为 0，男性为 1。

3. 踏步试验 是被大量运用的一种次极量运动测试，方案较多，常用的方案是要求受试者反复上下 40cm 左右高的台阶，4 个步骤如下：

步骤一：受试者一只脚踏上台阶

步骤二：受试者另外一只脚踏上台阶

步骤三：第一只脚回到地面

步骤四：第二只脚回到地面

节拍器有助于维持规定的踏步速度，女性以 22 步/min（88 次/min）的速度踏步 3min，男性以 24 步/min（96 次/min）踏步 3min，运动结束后，恢复 3min，记录 15s 心跳次数，恢复期间要求受试者维持站立，将记录下的心率乘以 4 得出一个心率值，该心率称为恢复心率，然后用以下公式估计 VO_{2max}：

女性：$VO_{2max}[ml/(kg\cdot min)] = 65.81 - [0.184\,7-恢复心率(次/min)]$

男性：$VO_{2max}[ml/(kg\cdot min)] = 111.33 - [0.42\times恢复心率(次/min)]$

4. 场地运动测试 当设备场地有限时，可进行场地运动测试，常用的有库伯 12min 运动测试，1 英里（1.6km）步行测试和 6min 步行试验。

库伯 12min 运动测试，要求受试者在 12min 内尽可能完成最远的距离，步行也可接受，最好为跑步，记录 12min 完成的距离，然后用以下公式估计 VO_{2max}：

$$VO_{2max}[ml/(kg\cdot min)] = 35.97\times完成的运动距离$$

1 英里（1.6km）步行测试，要求受试者尽可能快走 1 英里（1.6km），不能跑步，记录行走最后 2min 的平均心率，或在完成测试后立即测量 15s 心率，然后用以下公式估计 VO_{2max}：

$$VO_{2max}[ml/(kg\cdot min)] = 6.965\,2 + [0.009\,1\times体重(lb)] - [0.025\,7\times年龄] + [0.595\,5\times性别（女性为 0，男性为 1）] - [0.224\,0\times时间(min)] - [0.011\,5\times心率-最后 1min 心率]（注：1lb = 0.45kg）$$

5. 6min 步行试验 是非常常用的次极量运动测试，要求受试者在 6min 内尽可能走更远的距离，运动区域建议使用 30m 长，在测试过程中允许受试者休息，但计时不会停止。测量指标有每分钟的心率，运动前后血压和血氧饱和度，50～70 岁健康的受试者可以用 6min

步行试验结果预算 VO_{2max}，$VO_{2max}[ml/(kg \cdot min)] = 20.05 + 0.019$（最大运动距离）$- 0.278$（脂肪含量）。

（三）监测

所有运动测试期间应密切监测受试者,应在运动测试的每个阶段/负荷前检查生命体征,生命体征一般在运动测试结束后4~8min恢复到静息时的状态,此外,通常用自我运动疲劳评估量表来评价受试者疲劳程度,如改良 Borg 评分量表（表 10-3-3）。此外,在运动测试过程中应观察受试者运动不耐受的体征和症状,停止运动测试指征见表 10-3-4。

表 10-3-3　改良 Borg 评分量表

评分	疲劳程度	评分	疲劳程度
6		14	
7	非常非常轻微	15	疲劳
8		16	
9	很轻微	17	非常疲劳
10		18	
11	轻微	19	非常非常疲劳
12		20	
13	有点疲劳		

表 10-3-4　停止运动测试指征

绝对指征

- 随着运动负荷的增加收缩压下降≥10mmHg,或收缩压下降到低于同一姿势下的测试前收缩压值并伴有其他缺血证据存在
- 中等程度的心绞痛（标准定义为3）
- 神经系统症状增加（如共济失调、头晕眼花、或接近晕厥）
- 灌注不良症（黄萎病或苍白）
- 监测心电图或收缩压有技术困难
- 受试者要求停止
- 持续的室性心动过速
- 在没有诊断性 Q 波存在的导联（除了 V_1 或 aVR）中 ST 段抬高（$+1.0$mm）

相对指征

- 随着运动负荷的增加,收缩压下降≥10mmHg,或收缩压下降低于同一姿势下的测试前收缩压值
- ST 段或 QRS 改变,如 ST 段过度压低（超过极限 2mm 或 ST 下斜）或明显心电轴偏移
- 排除持续性室性心动过速的心律失常,包括多病灶室性期前收缩（PVCs）,三个一组的 PVCs,室上性心动过速,心脏传导阻滞或心动过缓
- 疲劳、呼吸困难、哮喘、腿抽筋或跛行
- 不能与室性心动过速区别开的束支传导阻滞或室内传导阻滞
- 胸痛加重
- 高血压反应（收缩压>250mmHg 或/和舒张压>115mmHg）

运动测试有几个重要功能,极量运动测试可以筛选缺血性心脏疾病,可准确直接测量 VO_{2max}。次极量运动测试虽然在测量 VO_{2max} 准确性方面不如极量运动测试,但可在运动治疗前确定患者功能基线,验证运动训练是否有效,同时为制定运动处方提供依据。

第四节　心脏功能训练的基本方法

WHO 对心脏康复的定义是为了保证患者达到尽可能最好的体力、精神和社会状况所需要进行的各种活动的总和,目的是使患者通过自己的努力能够在社会生活中尽可能恢复正常,即最大限度恢复生活、工作和社会活动。心脏康复的主要内容有运动训练、健康教育和心理支持,包括患者功能基线评估、营养咨询、风险管理(血脂、血糖和吸烟等)、心理社会职业咨询、身体活动咨询和运动训练。最开始心脏康复主要针对缺血性心脏病恢复后的患者,现已扩大到经过药物或手术治疗,恢复或改善了心脏泵的能力,使心脏功能可满足运动负荷增加带来的能量代谢需求,如瓣膜置换术后、先天性心脏病术后和心脏移植术后。心脏康复的主要目的有:提高活动能力,提高心肺耐力,缓解症状,降低心脏病发病率,改善心理状态,增加回归正常生活工作的适应能力。

心脏康复的益处有活动耐力的改善、中心循环的改善、外周的改善、最大摄氧量增加、调节危险因素。

心脏康复的适应证有:稳定的心肌梗死,稳定型心绞痛,冠状动脉搭桥术、冠状动脉球囊扩张和冠状动脉支架置入术后血流动力学稳定后,心律失常置入起搏器后,稳定的心肌衰竭,心脏移植后,心脏瓣膜术后,外周血管疾病,其他血流动力学稳定、能从心脏康复受益的患者。

心脏康复的禁忌证有:不稳定型心绞痛,静息时收缩压 > 180mmHg 或/和舒张压 > 110mmHg,自立或体位改变后血压下降 > 20mmHg 且有症状患者,未控制的心律失常,未控制的心动过速(心率 > 120 次/min),未控制的心率衰竭,未经治疗的Ⅲ度房室传导阻滞,未控制的心包炎或心肌炎,会引起血流动力学不稳的动脉瘤,全身疾病或感染(如恶病质或败血症),严重限制运动功能的神经骨骼肌肉系统疾病,其他代谢异常,如急性甲状腺炎、电解质紊乱等。

美国心脏病学会关于心肺康复危险分层见表 10-4-1。

表 10-4-1　心脏康复危险分层

低风险
● 无复杂的室性心律失常
● 在运动测试时(包括热身和恢复期)未出现心绞痛或其他症状(如呼吸困难、心肌缺血症状)
● 运动测试期间血流动力学正常(随着负荷改变,心率和收缩压适当升高和降低)
● 日常活动量大于 7MET
● 无运动测试的患者静息射血分数 ≥ 50%
● 没有并发症或经血管重建的心肌梗死
● 无充血性心力衰竭
● 经治疗后无缺血症状或体征

续表

中等风险
• 有心绞痛或其他症状(如呼吸困难、头晕,或运动强度≥7MET 时会出现症状)
• 静息或运动测试时出现轻度到中度缺血改变(ST 段压低<2mm)
• 日常活动量小于 5MET
• 无运动测试的患者静息射血分数为 40% ~ 49%

高风险
• 复杂的室性心律失常
• 运动测试期间出现心绞痛或其他症状(如呼吸困难、头晕,或运动量在 4MET 以下出现症状)
• 静息或运动测试期间出现缺血改变(ST 段压低>2mm)
• 运动测试期间出现异常血流动力学(运动负荷增加时,心率或收缩压不能正常升高或不升高,恢复期严重低血压)
• 无运动测试的患者静息射血分数<40%,心脏骤停或猝死史,静息时严重的心律失常,复杂的心肌梗死,充血性心力衰竭,经治疗后仍存在缺血症状或体征

一、训练分期

个体化的心脏康复常分为 4 期。

1. 1 期:住院期　住院康复计划包括早期评估、疾病相关危险因素评估、运动测试、教育和动员、出院后运动计划。住院期康复的目标有:鉴别体力活动可能影响存在心血管疾病的患者;减少卧床的不良影响;患者在康复训练时提供监测,评估患者心功能是否能安全从事日常生活活动;制订康复计划,帮助患者从住院康复过渡到门诊康复,以进行长期心脏康复。

住院期间分为心脏重症监护病房患者和普通病房患者,先根据心脏康复的适应证和禁忌证进行风险因素排除,再进行危险分层。心脏重症监护病房的患者仅限于完成一些自我照顾的活动如洗漱、姿势体位改变、床边小便、上下肢关节活动度维持,过渡到下床行走。普通病房患者,可增加更多的床下活动,ACSM 指南建议住院期间心脏康复运动处方为:①住院前 3 天频率:2 ~ 4 次/d;②强度:先测定坐位或站立位静息心率,心肌梗死患者在静息心率基础上增加 20 次/min,心脏手术患者在静息心率基础上增加 30 次/min,最高心率不大于 120 次/min,自我疲劳评价分值不大于 13;③时间:第一次在能耐受的情况下间歇步行,持续 3 ~ 5min,逐渐增加步行时间,休息根据患者情况自行决定,休息时间应比每次步行持续的时间短,并尝试以 2∶1 的步行/休息时间比进行运动;运动方式为步行;④进度:当步行时间可持续 10 ~ 15min 时,推荐运动强度在自我疲劳评估分值内或心率范围内,后逐渐增加到患者能够耐受的强度。在运动过程中应密切监测心率、血压和患者症状和体征,运动停止指征见本节第三部分。综合康复计划还包括患者和家属的教育,避免诱发因素,注意营养、戒烟、行为改变、运动等。

2. 2 期:出院后恢复期(2 ~ 6 周)　患者在出院后,根据出院时的运动处方继续运动训练,同时密切观察住院期间患者对一些治疗措施的反应(有无并发症),本阶段的主要目的是延续住院期康复计划,同时密切观察患者对包括心脏康复等治疗方法的反应。

3. 3 期:监测下的门诊治疗期(6 ~ 12 周)　门诊心脏康复的目标有:帮助患者制定和督促执行安全、规律、有效的心脏康复方案;门诊管理和监测以及时发现患者情况变化;使患者能从事心功能能够维持的工作、娱乐活动。本阶段可在医院门诊或社区医疗机构完成,制订安全有效的心脏康复计划,使患者从低水平的恢复性活动过渡到运动训练。

4. 4期:社区长期维持期(1年~终身)　当患者能连续完成中等/高强度运动训练,同时被监测的各项指标(心率、血压等)和体征/症状都处于稳定状态,便可转介至社区维持心脏康复训练,也可制定家庭运动处方。本阶段的重点在于教育患者长期坚持心脏康复。

现在已较少强调固定的时间表,除了住院期间心脏康复,大多按本节第三部分完成运动处方进阶。

二、力量、抗阻和等长运动训练

抗阻训练是心脏康复不可缺少的部分,有氧训练结合抗阻训练治疗效果更好。抗阻训练的目的是提高骨骼肌力量和耐力,降低日常活动中肌肉活动时的心脏负荷,增加日常生活活动能力,增强患者康复自信心,保持独立的能力,减缓年龄和疾病相关的肌肉容积和肌肉力量下降。所以患者在心脏康复时都应参加抗阻训练,但这种训练方式不适用于充血性心力衰竭、未控制的心律失常、严重的瓣膜病、出现未控制的高血压和不稳定症状的患者。可以在腕部加重物或手持重物,也可借助一些以前完成的抗阻训练,举起或放下重物时应缓慢,保持规律的呼吸方式,避免憋气(用力的时候呼气),避免紧张,避免因支撑、紧抓引起的血压过度反应,主观疲劳感觉控制在11~14分,出现心血管症状或体征时终止运动,如呼吸困难、心绞痛等,初始负荷可以重复10~15次的重量,运动量通过增加阻力、增加重复次数或减少间歇时间来改变,患者能轻松运动12~15次时,可增加5%负荷,开始抗阻训练时应监测血压,训练频率每周2~3天,同一组肌群训练间隔至少48周。

抗阻训练的禁忌证有:锻炼中出现血流动力学异常,运动试验时出现缺陷症状或体征,左室功能下降,有未控制的高血压或心律失常,活动能力小于6MET。

三、运动方案

个体化运动处方包括 FITT-VP,即频率(frequency)、强度(intensity)、时间(time)、方式(type)及总量(volume)和进度(progression)、运动方式。如果可能,运动方案都应以客观的运动测试为依据,物理治疗师根据患者的运动偏好和个人目的制定运动方案,运动康复方案应起到改善身体健康、改善心肺耐力的作用。出现下列情况时应中止训练:舒张压≥110mmHg,运动中负荷增加时出现收缩压下降>10mmHg,严重的心律失常,Ⅱ度或Ⅲ度传导阻滞,运动中出现不耐受运动的体征或症状,如心绞痛、呼吸困难和心电图出现缺陷改变。

1. 运动频率　是指在固定时间内完成运动训练的次数。以前大多运动处方都建议每周完成3~5次有氧训练,最新指南建议在心脏康复3期的患者,每周应训练5次。对于运动处方中总量(强度、时间、频率)较低的患者,可每天运动2次,以达到每次可连续运动20~60min,每周5次。

运动处方应考虑强度、时间和频率,以使运动总量达到最低标准,同时需注意高运动总量带来骨骼肌肉过度训练造成损伤的风险。

2. 运动强度　是指患者在运动过程中运动的负荷或费力程度,通常根据最大心率、储备心率、VO_{2max},或运动疲劳指数来确定,强度计算方法见表10-4-2。由于心率与心脏做功大小存在相关性,且心率在运动中易于监测,因此首选用心率来计算运动强度,对于未服用与心率相关药物的患者或健康个体而言,运动处方中运动强度确定大多采用最大心率的百分比,而最大心率首选由分级运动试验得来,也可由年龄[206.9-(0.67×年龄)]估计。期望强度多在35%~85%,具体强度由治疗师选择。制定运动处方时,通常会给予目标心率范围,即在一定期望强度范围如50%~60%时分别得出一个值,然后要求患者在运动训练时心率维持在给予的范围内。

表 10-4-2　运动强度计算方法

储备心率:靶心率=(最大/峰值心率-静息心率)×期望强度%+静息心率
耗氧量储备:靶耗氧量=(最大/峰值耗氧量-静息耗氧量)×期望强度%+静息耗氧量
靶心率:靶心率=最大/峰值心率×期望强度%
靶耗氧量:靶耗氧量=最大/峰值耗氧量×期望强度%
代谢当量:靶代谢当量=[最大/峰值耗氧量÷3.5/(kg·min)]×期望强度%

自我运动疲劳评估常用于不能监测心率或使用了影响心率药物的患者,其他有监测心率的患者也应常规使用。

选择适当的强度对运动治疗效果非常重要,在提供运动强度时,常会给出一个运动范围(如最大心率的60%~70%),而不是告诉患者把心率保持在最大心率的65%。改善健康可以在运动强度较低情况下实现,强度较高的运动处方作用多为健身。

3. 运动持续时间或总时间　运动处方中运动时间的长短为运动持续时间,最佳有氧运动持续时间每次20~60min,对不能连续运动20min的患者,可制定间隙性运动处方。可分为几组5~10min的运动,直到患者能连续完成20~30min的运动。

运动时间还包括有氧运动前的热身运动阶段(5~15min)和恢复运动阶段(5~12min)2个阶段。在热身运动阶段时,缓慢增加心率、呼吸频率和软组织灌注。热身运动可增加关节活动度,降低运动损伤的风险。在合理的恢复运动阶段时逐渐降低运动强度,在减低强度下运动一段时间,在恢复运动后也应进行至少10min柔和的伸展运动。

4. 运动方式或类型　运动方式是指以哪种运动方法完成运动训练。实现有氧能力的最大改善通常采用大肌肉群有节奏的运动,如步行、跑步、骑自行车、划船和游泳等。虽然很多运动方式可提高心肺耐力,但是运动初期建议采用强度恒定的运动方式如骑自行车和运动平板,然后过渡到不同强度的运动方式。

制定个性化运动处方时,应考虑不同运动模式生物力学因素。比如肥胖患者采用不负重(如自行车、游泳等)运动风险比承重运动(步行、跑步等)低,同时还应根据患者的兴趣爱好、客观环境选择运动方式。

5. 运动总量　指南推荐运动总量每周至少500~1 000MET,此时缺血性心肌病发生率和死亡率更低。对于心脏康复患者,没有最佳推荐量,应根据FIT3个要素共同考虑。

6. 进度　心脏运动康复一般分为3个阶段,包括初期、改进阶段和维持阶段。

(1) 初期:心脏康复初始阶段旨在是个体能缓慢适应训练计划,一般持续1~6周,运动处方的参数如下:运动强度为恢复心率或 VO_{2max} 的30%~60%(自我疲劳评价分值11~12);每次运动持续时间或总时间15~30min,频率为每周3~5次。有氧能力低下的患者,也可在更低的运动水平开始(如恢复心率的30%,每次15min,每周3次),有运动经验或有氧能力较高的患者也可在更高运动水平开始。

(2) 改进阶段:改进阶段一般指患者能独立完成每周5~6次运动训练,每次30~40min的运动处方,并且完成这种运动处方超过2周,同时不伴有骨骼肌过度使用或运动疲劳症状。改进阶段的心肺耐力改善速度会比初期更快。这个阶段一般持续 4~8 个月,运动强度会提高(50%~85%恢复心率或 VO_{2max}),每周 5~6 次,每次连续运动 20~30min。

运动持续时间应每周增加 20%直到能连续完成 20~30min 的中/高强度运动。频率逐渐增加至目标频率。强度可以在每 6 次运动后增加不超过恢复心率的 5%。在这个阶段,每周一次高强度运动或更长运动时间对有氧能力提高有帮助。

(3)维持阶段:运动训练在维持阶段对有氧能力的改善是最小的,主要是鼓励患者进行多元化运动方式,培养运动习惯并维持终身。如果不坚持运动训练,有氧能力在 4~12 周会下降 50%,因此,维持阶段应提供多元化运动方式,并减少潜在的损伤。同时在维持阶段应继续运动测试,以确认训练目标是否达到,并修正运动处方、培养运动习惯,达到保持和改善心肺耐力的目的。

(苏建华)

参 考 文 献

[1] Poliner LR,Dehmer GJ,Lewis SE,et al. Left ventricular performance innormal subjects:A comparison of the responses to exercise in the upright supine positions[J]. Circulation,1980,62:528-534.

[2] 葛均波,徐永健. 内科学[M]. 8 版. 北京:人民卫生出版社,2013.

[3] 王正珍. ACSM 运动测试与运动处方指南[M]. 9 版. 北京:北京体育大学出版社,2014.

[4] Coats A,McGee H,Stokes H,et al. BACR Guidelines for cardiacrehabilitation[M]. Oxford:Blackwell Science Ltd,1995.

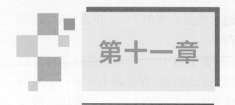

第十一章

呼 吸 训 练

第一节 概　　述

呼吸系统主要的功能是通气和换气,本节将介绍通气经过的呼吸道,换气的肺泡和肺泡囊,肺的血液循环,参与呼吸运动的呼吸肌,以及呼吸的调节。

一、呼吸系统解剖和功能

呼吸道分为上呼吸道和下呼吸道。上呼吸道由鼻、咽、喉组成。鼻在呼吸系统中的主要作用是净化和加温、加湿功能,声门关闭是咳嗽反射的重要环节,声门关闭是否良好直接影响咳嗽效力。下呼吸道由气管、支气管、支气管树和肺泡组成。支气管分为左、右支气管,右支气管与气管中轴延长线夹角比左主支气管小,异物进入右支气管机会较多。左、右支气管经肺门进入肺组织后反复分支,分别为叶、段、亚段、细支气管、终末细支气管、呼吸性细支气管、肺泡管、肺泡等,从气管开始总共分为23级。终末支气管以上不参与气体交换,为传气道,呼吸性细支气管以下参与气体交换,为呼吸部。

肺有两套供血系统,一套为体循环中的支气管循环,包括支气管动脉、毛细血管和静脉,主要作用是为肺、气道和胸膜等提供营养;另一套为肺循环,包括肺动脉及其分支、毛细血管和肺静脉组成,主要作用是接受静脉回心血,在肺内进行气体交换。

呼吸肌分为吸气肌和呼气肌。吸气肌主要是膈肌,还有肋间外肌、胸锁乳突肌和斜角肌等;呼气肌主要是肋间内肌,还有腹直肌、腹内斜肌和腹外斜肌等。

呼吸调节通过中枢神经系统、神经反射和化学刺激三种途径完成。

二、肺通气的动力和阻力

肺通气由吸气肌提供动力,同时需克服阻力才能实现通气。

1. 肺通气的动力　吸气肌收缩是产生吸气运动的原动力,主要有膈肌和肋间外肌,平静呼吸时,呼气是由于肺弹性回缩完成,因此呼气肌不起作用,当用力呼气时,呼气肌才参与呼吸运动。

平静呼吸时呼气是依靠肺本身的回缩力恢复到吸气开始前位置,同时牵引胸廓缩小,产生呼气,用力呼气时,呼气肌收缩,使胸廓进一步缩小。

2. 呼吸系统的阻力　肺通气时,需要克服阻力才会产生通气。肺通气的阻力分为弹性阻力和非弹性阻力两类。弹性阻力包括肺弹性阻力和胸廓弹性阻力,非弹性阻力包括惯性阻力和组织的黏性阻力。平静呼吸时,弹性阻力是主要阻力,约占总阻力的2/3;非弹性阻力约占1/3,以气道的黏性阻力为主。

三、肺容积和肺容量

随着呼吸的进行,肺内容积发生改变,可将肺容积划分为若干部分,肺容积的动态变化产生通气。肺容积和肺容量是评价肺通气功能的基础。

1. 肺容积　是指肺内气体的容积,在安静状态下,一次呼吸中出现呼吸气量的变化,不受时间限制,基础肺容积包括潮气量、补吸气量、补呼气量和残气量,基础肺容积互不重叠,全部相加后为肺总量。

2. 肺容量　是由两项或两项以上基础肺容积组成。肺容量包括深吸气量、肺活量、功能残气量和肺总量。

四、气体在肺内的交换

肺的主要功能为气体交换,氧浓度较高的外界气体,吸气活动时,经呼吸道到达肺泡,肺泡气的氧弥散入血和血液中二氧化碳弥散入肺泡,并随呼气运动排出体外。正常的气体交换,要求吸入气体与肺循环血液均匀分布在每个肺泡,静息状态下,成人每分通气量约为4L,肺循环血量约为5L,通气血流比(V/Q)为0.8,并以此作为评价肺气体交换效率的指标。

第二节　呼吸系统检查和功能评估

一、主观检查

主观检查主要有呼吸困难评估,呼吸困难常见评估量表见表11-2-1、表11-2-2、表10-3-3。

表 11-2-1　美国胸科协会呼吸困难量表

等级	分级	描述
0	没有	剧烈活动引起
1	轻微	快速步行或爬小山引起严重呼吸困难
2	中等	由于呼吸困难导致步行速度较同龄人更慢或在水平路面上按自己节奏行走时需停下来休息
3	严重	步行9.14m后出现呼吸困难或休息几分钟后仍存在呼吸困难
4	非常严重	呼吸困难严重而不能外出或脱衣即可引起呼吸困难

表 11-2-2 改良的英国医学研究委员会呼吸困难量表评分

分级	呼吸困难严重程度
0 级	我仅在费力运动时出现呼吸困难
1 级	我平地快步行走或步行爬小坡时出现气短
2 级	我由于气短,平地行走时比同龄人慢或需要停下来休息
3 级	我在平地行走 100m 左右或数分钟后需要停下来喘气
4 级	我因严重呼吸困难以致不能离开家,穿脱衣服时出现呼吸困难

二、客观检查

1. 静态肺功能测试 呼吸系统最基本的功能为摄取氧气和排出二氧化碳,也可分为通气功能和换气功能。最常见的肺功能检查为静态肺功能测试,可鉴别患者通气功能障碍类型(阻塞性、限制性和混合性),同时可检测弥散功能以鉴别换气功能是否异常。

本章第一节提到可以用肺容积和肺容量反映肺通气功能,但是肺容积和肺容量未考虑通气是否有时间限制,特别是当患者小气道发生阻塞初期时,通气功能已经出现异常,但是在测试肺容积和肺容量时,受试者可以通过延长呼吸时间,使肺容积和肺容量值不出现异常,因此肺容积和肺容量不能完全反映通气功能。临床通气功能测定时,通常加入时间变量,除了前面提到的肺容积和肺容量外,增加流速-容量曲线,以更好更完整地反映通气功能。流速-容量曲线可直接取得第一秒用力呼气量(forced expiratory volume in first second,FEV_1)和用力肺活量(forced vital capacity,FVC)。当患者在 15s 内做最大潮气量、最快呼吸频率时的通气量再乘以 4,得出最大通气量(maximal ventilator volume,MVV),结合肺活量(VC)、RV、TLC 可判断出通气功能障碍的类型,是否正常或为阻塞性通气功能障碍、限制性通气功能障碍或混合性通气功能障碍。VC 用于判断限制性通气功能障碍程度,小于 80% 为轻度,小于 40% 为重度,40%~80% 为中度。对于阻塞性肺疾病,最新指南建议不单纯通过肺功能指标判断疾病危重程度。

2. 口腔压 吸气或呼吸过程中,相应肌肉收缩,引起压力变化,从而使气体由高压强区域流向低压强区域,呼吸肌的功能可由测量某一时间点口腔气体的压强来反映。在残气量或功能残气量时,阻断气道,用最大力量、最快速度吸气所产生的口腔气压为最大吸气口腔压(maximum inspiratory pressure,MIP),可反映吸气肌收缩的综合能力。当 MIP 为正常预计值的 30% 时,易出现呼吸衰竭;当 MIP ≥1.96kPa(20mmH$_2$O)时,可作为患者脱离机械通气的参考指标。在肺总量时,阻断气道,用最大力量、最快速度呼气所能产生的口腔气压为最大呼气口腔压(maximum expiratory pressure,MEP),MEP 可反映呼气肌收缩能力。

3. 实验室检查 血液检查如血常规检查、血气分析等也常用于呼吸系统检查。当呼吸系统感染时,如出现细菌感染时,中性粒细胞增加,一些特别的血液实验室检查,对病毒、支原体和细菌感染诊断有一定价值。血气分析是评估患者酸碱平衡、肺泡通气量及氧合状态的评估方法,可反映动脉血内的氧分压、二氧化碳分压、pH 等指标,对确定低氧血症、高碳酸血症、酸碱平衡失调和判断呼吸衰竭及确定呼吸衰竭类型有重要价值。

4. 脉搏血氧检测 脉搏血氧检测是通过波长较长的光通过非侵入的方式确定氧基血

红素饱和度（SpO_2），从而确定动脉氧基血红素饱和度（SaO_2）。脉搏血氧监测可无创直观的观察机体氧合状况，因而临床上使用非常广泛，但是当 $SaO_2 < 70\%$ 时，其准确性较低，同时一些原因（如严重低血氧、低心排出量、血管收缩和低体温等）引起脉搏血容量下降因素也会影响其正确反映氧合。当血红蛋白含量很低时，休息时血氧饱和度可能高于 90%，一旦开始运动，血氧饱和度就会迅速下降，因此，应在运动测试或运动训练前、中、后分别测定血氧饱和度。

5. 影像学检查　胸部影像学用于肺部多使用 X 线成像和计算机断层扫描（computer tomography，CT），磁共振成像用于检查肺部较少，多用于检测胸部骨骼系统。X 线片可通过正侧位直观反映肺部形状，可显示的情况有：胸膜腔积气、积液，胸廓形状，胸部骨骼，肺部新生物，肺部感染，膈肌位置及形状等。CT 除可反映 X 线片的情况外，可精确定位病变位置，清楚显示纵隔解剖结构，确定 X 线片不能清晰显示的肺内肿物或空洞性质，还可借助肺部血管造影反映是否有肺栓塞。超声检查常用于判断胸腔积液量以及定位。

同时，听诊对治疗师判断呼吸音和分泌物位置非常重要，视诊可观察患者胸廓形状、呼吸肌使用情况、呼吸模式和呼吸频率等，发绀和杵状指提示有低氧。

6. 运动测试　呼吸系统最主要的功能为通气功能，而氧气通过呼吸系统最后到达组织进行氧合，运动测试通过运动负荷的增加来提供氧耗，间接判断心肺系统对氧的转运能力，为制定安全、适量、有效的运动处方提供依据，并通过运动测试判断运动处方是否有效。针对呼吸系统，常见的运动测试有 6 分钟步行试验和心肺运动试验。

（1）6 分钟步行试验：6 分钟步行试验重度慢性阻塞性肺疾病（COPD）和肺移植患者与峰值耗氧量相关性较好，可较好反映心肺功能，对于肺部疾病患者，6 分钟步行试验时 $SpO_2 < 90\%$ 时，建议患者在康复治疗时使用氧疗。试验内容具体见第十章第二节。

（2）心肺运动试验：为极量运动测试。心肺运动试验多采用功率自行车运动，运动包括静息、热身、负荷运动和恢复阶段，在整个测试过程中，将连接传感器的面罩置于面部，覆盖口部和鼻，传感器可检查吸入氧气和呼出的二氧化碳，同时还监测呼吸频率、潮气量、需氧饱和度，血压和心电图按需监测。

呼吸系统对运动的反应，随着运动负荷增加时，呼吸系统需为运动系统提供更多的氧以满足氧耗，反映呼吸系统供氧能力的指数为每分通气量，是呼吸频率与潮气量的乘积，每分通气量可由静息的 5~8L/min 增加至最大运动的 70~120L/min。运动开始时，每分通气量也开始增加，呼吸频率和潮气量都增加，但通气量增加主要以潮气量增加为主，随着运动负荷的增加，运动后期通气量增加以呼吸频率增加为主。静息时健康人群 V/Q 比值为 0.8 左右，运动时氧气在肺部扩散速率增加，细支气管扩张，通气肺泡增多，肺泡毛细血管前括约肌扩张，开放的肺毛细血管最多，呼吸膜表面积增大，右心室泵血量增加使肺血量增多，V/Q 比值仍维持在 0.8 左右，但当极量运动时，V/Q 比可达 5 以下，证明在极量运动时，肺储备能力大于循环系统。

运动负荷增加，呼吸系统提供了更多的氧，氧在外周组织以硫酸原供能系统、糖无氧酵解供能系统和有氧供能系统 3 种功能方式为运动系统提供能量，硫酸原供能系统在体内含量很少，仅能维持 6~8s。极量运动测试时，首先以硫酸原供能系统主要供能，很快转换为有氧供能系统为主要供能，随着运动负荷的增加，有氧供能系统不能满足能量消耗时，糖无氧酵解供能系统开始提供能量，直到循环系统代偿功能达到最大，运动停止。

最大耗氧量(VO_{2max})的定义是随着运动负荷的增加,每分钟氧耗增加不超过150ml或2ml/(kg·min)时的氧耗量。但是大多数人不能在最大负荷时再保持1min,因此受试者在出现下肢痛、胸痛、气短、呼吸困难或缺乏动力而被迫停止运动时的氧耗量称为峰值耗氧量(VO_{2peak})。当运动负荷超过一定阈值时,糖无氧酵解供能系统开始提供能量,这时的氧耗量被称为无氧阈(anaerobic threshold,AT),AT常为VO_{2max}的40%~60%。VO_{2max}可能因患者测试的状态、不同时间场合有差异,而AT较VO_{2max}有更好的重复性。

心肺运动试验可直接测量VO_{2max},为极量运动测试,适合身体情况较好的患者,而病情较重、体弱患者通常可用6分钟步行试验判断患者心肺功能。但对需做肺切除手术的患者,术后并发症发生率与6分钟步行试验相关性较差,对高风险肺切除患者,心肺运动试验是判断肺切除风险最好的标准。

第三节　呼 吸 治 疗

呼吸系统的常见疾病有感染性疾病、新生物(如肺癌)、呼吸道疾患(哮喘、COPD)、肺间质疾病等,常见症状有咳嗽、咳痰、咯血、呼吸困难和胸痛等。呼吸治疗都是针对临床中出现的问题。如针对咳嗽、咳痰,主要有气道廓清技术;针对呼吸系统疾病引起的呼吸困难,有吸气肌训练、呼吸训练;还有针对整体氧合情况的体位改变、活动和运动等。

一、气道廓清技术

呼吸系统另一重要功能是防御功能,呼吸系统在正常情况下每天会生成分泌物约为30ml,当分泌物生成正常和纤毛系统功能正常时,呼吸系统分泌物随着吞咽运动排出呼吸系统外,当分泌物生成或/和纤毛系统发生异常时,分泌物滞留于呼吸系统内,会影响通气功能,进而影响氧供。针对气道分泌物增多或分泌物排出困难患者,可借助气道廓清技术,协助把气道分泌物排出体外,使氧更好地转运到组织,这对呼吸困难和机械通气患者非常重要;有效的气道廓清技术可使咳嗽更有效率,避免无效的咳嗽引起额外的能量消耗。常见的气道廓清技术原理有松动气管壁上的分泌物、借助重力使分泌物由小气道向大气道移动、增加呼气流速气流或其他,一些气道廓清技术常不止含一种原理。

对于气道廓清技术治疗的证据或有效性并无统一的评估标准,最直接的评估方法是量化分泌物,如形状和体积,但在临床实际中存在收取和集合困难,因而多采用一些间接的评估方法,如动脉血气、影像学检查等。

除体位引流外其他需在胸部表面操作的气道廓清技术禁忌证有:皮下气肿,治疗部位皮肤破损和皮肤感染,近期安装心脏起搏器,近期肋骨骨折,胸部疼痛,重度骨质疏松,凝血功能障碍,未控制的气道高反应性,大咯血,未控制的低氧血症,肺挫伤,脊柱力学不稳等。

气道廓清技术的适应证主要和呼吸系统分泌物有关,包括分泌物分泌增加,常见感染性疾病,还有一些呼吸系统分泌物增加的特征性疾病,如囊性纤维化、支气管扩张;纤毛功能障碍多见于COPD,麻醉等药物影响;咳嗽功能异常如呼吸肌无力,机械通气等。

1. 松动气管壁上的分泌物的气道廓清技术,常见有叩拍、振动和摇动、高频胸壁振荡、肺内叩击通气。

（1）叩拍（clapping）：治疗者手呈杯状，在需要治疗的部位，无论吸气还是呼气阶段，通过腕部有节奏的屈伸运动，多双手一起操作，特殊部位接触面积较小时可单手，婴幼儿可用两到三个手指进行。治疗师徒手叩拍频率在100~480次/min，建议使用患者和治疗师都感到舒适的节律。叩拍时不应直接接触皮肤，应隔一层衣物，但过多的衣物或毛巾不是必需，不能直接叩拍骨突处，叩拍绝不能使患者感觉不适。叩拍与氧饱和度下降有关，因而对出现氧饱和度下降的患者，在叩拍过程中可进行胸扩张运动、间歇呼吸控制或额外高浓度氧供（氧疗或机械通气时）。叩拍需在治疗部位施加直接压力，因而胸部疼痛、胸部创伤、气道高反应、治疗部位皮肤破损、严重骨质疏松、大咯血、凝血功能障碍等不适合叩拍治疗。叩拍常结合体位引流、主动呼吸循环技术等其他气道廓清技术结合使用以增加效果。

（2）振动（vibratory）和摇动（shaking）：是两种比较类似的气道廓清技术，振动时治疗师将手置于治疗部位，在患者呼气过程中，借助体重，沿呼气时胸廓移动的方向，持续施加压力同时上肢持续收缩以振动胸壁，直到呼吸结束。振动是治疗者上肢温和高频地用力，而摇动更有力，两者还有不同在于振动为精细运动，摇动为粗糙运动。摇动在呼气末缓慢（约2次/s）有节律地弹动按压胸壁，又被称为肋骨弹跳，振动时治疗者双手重叠置于治疗部位，徒手振动频率约为12~20Hz，摇动的频率约为2Hz。振动和摇动的治疗原理除了松动气管壁上的分泌物，还可增加呼气流速，更有利于分泌物由小气道流向大气道，振动常用力至患者完成补呼气量，会促进随后更深的吸气。有机械设备可以完成振动治疗，但其治疗效果和徒手治疗无明显差异。振动和摇动时应在皮肤上放置衣物，避免直接接触皮肤。因振动和摇动也会直接在胸部施加压力，其注意事项和禁忌证与叩拍类似。振动和摇动也常和体位引流结合使用。

（3）高频胸壁振荡（high-frequency chest wall oscillation，HFCWO）：气体脉冲发生器通常以5~20Hz的频率，通过紧贴患者胸壁的充气背心，压迫胸壁，引起气道内气流瞬时增加。治疗原理既有通过振荡气流促进气管壁上分泌物的松动，也有压迫时产生气流，使分泌物由小气道向大气道移动。治疗时频率由低到高，产生高流速的频率大于13Hz，产生大呼吸容量的频率低于10Hz，每个频率治疗时间约为10min，也可根据患者耐受情况、分泌物的情况以及病情而变化。高频胸壁振荡可与雾化治疗同时进行，以抵消气流加速后引起的呼吸道干燥。

（4）肺内叩击通气（intrapulmonary percussive ventilation，TPV）：类似无创通气，在吸气过程中，产生高频脉冲气流，呼气过程中维持呼气正压。脉冲气流可产生不同的剪切应力，松动气管壁上的分泌物，呼气正压稳定气道，使分泌物更好地由小气道流向大气道。对需要通气支持的患者，以高压力和低频率开始，随后增加压力，至胸部触诊可以感觉到振动；有自助呼吸的患者，以低压力和高频率开始，至胸部触诊可以感觉到振动。治疗过程中可结合雾化和湿化，减少分泌物黏稠度，以更好排出呼吸系统外。每次治疗时间约为20min。

最近出现一种通过声波振动以清除分泌物的设备，工作频率在20~65Hz，通过调整与呼吸道的共振频率，在局部产生靶向作用，而不是影响整个肺部。

2. 借助重力使分泌物由小气道流向大气道的气道廓清技术为体位引流，先通过听诊、影像学等手段,确定分泌物所处肺段,再让患者处于特定的体位,使被引流的肺段处于肺门上方,使治疗部位的分泌物在自身重力作用下,由小气道流向大气道,以更好地排出呼吸系统。

所有体位的体位引流禁忌证有:颅内压大于 20mmHg,头颈部受伤稳定前,脊柱力学不稳,血流动力学不稳定,咯血,脓胸,活动性肺结核,支气管胸膜瘘,大量胸腔积液,肺栓塞,意识不清,肋骨骨折,胸部近期手术。头低脚高位体位引流禁忌证:避免颅内压升高的患者,不可控的高血压,食管术后,活动性咯血,不可控的气道吸气风险。新生儿和头高脚低位体位引流的禁忌证:未经处理的张力性气胸,近期气管食管瘘修补术后,近期眼部或颅内手术,脑出血,急性心力衰竭或肺源性心脏病。

体位引流可借助特定床具,也可由枕头等改造。体位引流前可使用雾化吸入支气管扩张剂或黏液溶解剂以促进排痰。

如只使用体位引流,每个体位应维持 5~10min,若患者能耐受,可适当延长时间,若结合其他气道廓清技术一起使用,则可缩短每个体位的时间。病重的患者应在体位引流期间密切监测生命体征。鼓励患者在每个体位引流进行深呼吸和咳嗽,整个治疗结束后,让患者在坐位时咳嗽,因为坐位更利于腹肌收缩。如果患者在体位引流技术后未立即排出分泌物,应在 1h 内间歇咳嗽,因为体位引流的治疗效应可持续 1h。体位引流时常结合其他气道廓清技术,常用的有叩拍、振动等。具体体位见图 11-3-1~图 11-3-11。

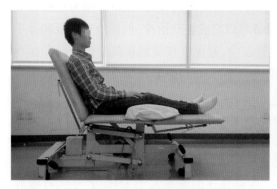

图 11-3-1　上叶尖段

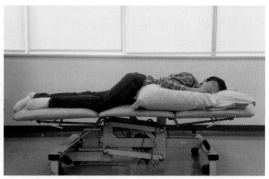

图 11-3-2　右上叶后段

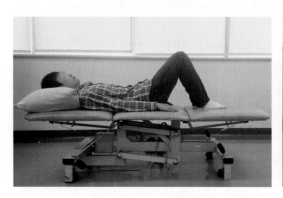

图 11-3-3　上叶前段

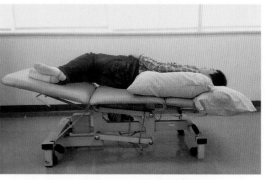

图 11-3-4　舌段

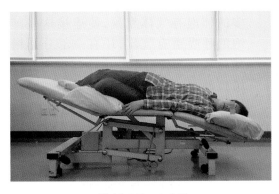

图 11-3-5 右中叶

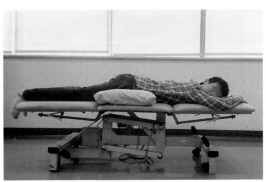

图 11-3-6 下叶背段

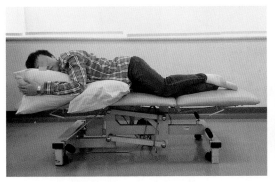

图 11-3-7 左上叶后段

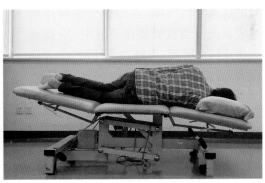

图 11-3-8 右下叶的内基底段和左下叶外基底段

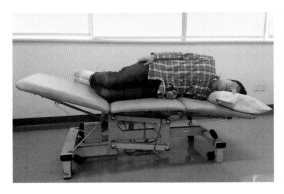

图 11-3-9 右下肺外基底段

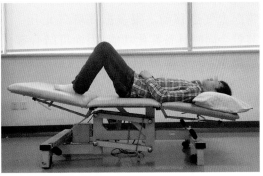

图 11-3-10 前基底段

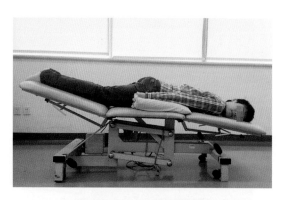

图 11-3-11　下叶后基底段

3. 呼吸系统分泌物由小气道移动到大气道,除了纤毛系统的单向移动外,分泌物还会随着呼气气流向外移动,因而一部分气道廓清技术是使更多的肺泡有气体充盈,使连接这些肺泡的呼吸道有气流,还有一部分是增加呼气流速使分泌物由小气道向大气道流动,另外一部分是模拟咳嗽时高速的呼气气流。

（1）徒手过度通气,主要是针对机械通气患者,使用简易呼吸球囊,帮助患者缓慢深吸气使肺膨胀,到吸气末,短暂停留,再快速释放球囊以产生高速的气流。本技术主要是使肺充分扩张,并模拟咳嗽的 3 个阶段,深吸气、闭气和用力呼气。见图 11-3-12。

（2）辅助咳嗽装置,类似机械通气,吸气时提供正压,使肺达到最大限度的扩张,吸气末时,气道压力突然转为负压,模拟出咳嗽时的高速呼气气流,从而把分泌物排出呼吸系统。当机械提供正压时,应提示患者进行深吸气,当转为负压时,患者可配合进行咳嗽动作。

（3）振荡呼气正压,该技术结合了肺内叩击通气、可变呼气正压和加速呼气流速。该装置多呈管状,在管内有一些装置,在呼气的时候产生振动和正压,振动会产生类似肺内叩击通气效应,松动气管壁上的分泌物,呼气时正压可以使气道在呼气过程中保持开放,同时气流经过旁系通气系统,促进分泌物向大气道移动。很多振荡呼气正压

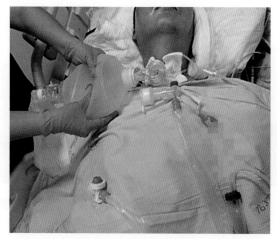

图 11-3-12　徒手过度通气

装置会同时具备雾化功能,因而可结合雾化湿化一起。振荡呼气正压分为低压和高压呼气正压,在美国只有低压呼气正压被批准使用。低压呼气正压,呼气阻力为 10～20cmH$_2$O,低压呼气正压比高压更常用,高压呼气正压压力多为 50～100cmH$_2$O。患者先吸气到最大容积,然后对着仪器呼气,呼气时有的设备会要求到一定压力。振荡呼气正压已被证实对术后肺不张高风险患者有益。多建议在 5～10 次后呵气或咳嗽,暂歇后继续,持续 15～20min,每种设备使用有较大差异。

（4）自主引流,通过患者不同的呼吸方式达到排出分泌物的目的。自主引流分为 3 个阶段,改变呼气气流,用膈式呼吸移动分泌物,3 个阶段分别为松动、聚集和排出。松动阶段先正常呼气然后闭气,通过侧支使肺泡有同样的充盈,然后深吸气到最大,使外周分泌物被肺泡挤压向气道移动。聚集阶段是潮气量由补吸气量变为补呼气量范围,由外周清除分泌物,即在呼气时有足够的气体流速,又不会使气道塌陷的呼气,时间较长的呼气使分泌物被移动得更远。排出阶段是深吸气,然后哈气。自主引流各阶段肺量见图 11-3-13。

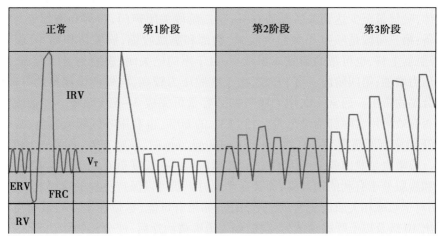

图 11-3-13 自主引流各阶段肺量

V_T:潮气量;ERV:补呼气量;RV:储备量;FRC:功能残气量;IRV:补吸气量;IRV+V_T+ERV:肺活量

4. 其他气道廓清技术,常用的有主动呼吸循环技术(active cycle of breathing techniques,ACBT)和运动。

(1) ACBT:可有效改善肺功能和排出分泌物,包括三个阶段:呼吸控制(breathing control,BC)、胸廓扩张(thoracic expansion exercises,TEE)用力呼气技术(forced expiration technique,FET)。

呼吸控制,患者按自己的呼吸频率和幅度进行潮式呼吸,鼓励患者放松,特别是上胸部和肩部,尽可能利用膈肌呼吸模式。

胸廓扩张,指患者进行深吸气,吸气末通常闭气,然后被动呼气。吸气末闭气可使气流经过旁系通气系统,使分泌物由小气道向大气道移动,同时相邻肺泡扩张,也可移动分泌物。一般建议 3 次胸廓扩张后进行呼吸控制,因为深吸气可引起过度通气和患者疲劳,使用力呼气次数减少,呼吸困难患者可减少胸廓扩张次数。也可将治疗师手置于需治疗部位的胸壁上,通过本体感觉刺激促进胸廓扩张。胸廓扩张时,也可结合叩拍或振动等其他气道廓清技术。

用力呼气技术,是进行 1~2 次用力呼气(呵气,huff)组成,一般为胸廓扩张-呼吸控制-呼气,呼气使低肺容积位的外周分泌物移出,但分泌物到更大、近段的上呼吸道时,深吸气后呼气或咳嗽可排出分泌物。呼气使分泌物更好的移动到上呼吸道,可减少无效的咳嗽。

(2) 运动:可促进气道廓清。运动可增加肺部疾病患者的黏膜纤毛清除分泌物的能力,有氧运动可增加肺容积,从而打开封闭的支气管,也可增加侧支通气、分泌物移动,运动时会增加呼气气流,有助于分泌物由小气道向大气道移动,有的患者运动还可诱发咳嗽。但是对于有大量分泌物的患者,单纯的运动产生的气道廓清效应可能不够,建议联合其他气道廓清技术一起使用,运动作为一种补充。对于低氧患者,在运动过程中应密切监测氧饱和度,必要时提供额外的氧气,气道高反应患者,应在运动前提前使用支气管扩张剂。

5. 咳嗽,完整的气道廓清技术,在使用一些方法使分泌物由小气道移动到大气道,还需通过咳嗽排出体外,咳嗽功能障碍和机械通气患者需通过辅助咳嗽和吸痰等方法排出分泌物。

(1) 正确有效的咳嗽:分为 4 个阶段,分别为深吸气、紧闭声门、提供胸内压和腹内压、声门打开和排出气体。咳嗽需要高速的气流把分泌物带出体外,因而需在第一阶段需吸入足够的气体,吸气量至少达到肺活量的 60%;第二阶段关闭声门,腹部和胸部等与咳嗽相关肌肉的准备;第三阶段是咳嗽相关肌肉收缩,胸部和膈肌收缩,胸腔体积缩小,腹部肌肉收缩,使腹腔脏器上移,也可帮助胸腔体积减小,由于声门已关闭,腹腔为封闭容器,因此胸内压和腹部压力增加;第四阶段,声门开放,由于胸腔压力较高,向外产生高速的气流,同时把大气道的分泌物带出。通常一次用力吸气的肺容量可完成 3~6 次咳嗽。评估咳嗽相关肌肉功能是否有效可用实际肺活量是否达到 FEV_1 的 60%,也有用呼气峰流速(peak expiratory flow rate,PEF)来判断咳嗽是否有效,当 PEF>160ml/min 时,咳嗽有效,且可作为机械通气拔管的条件。咳嗽也是肌肉收缩产生的,适合咳嗽肌肉的初长度更有利于产生有效的咳嗽,坐位时膈肌和腹肌处于有利的初长度,而且在坐位时膈肌可以保持更好的穹窿状,也更有利于咳嗽,因而对于咳嗽相关肌肉正常的患者来说,如果有可能,尽量在坐位咳嗽会更有效。咳嗽只能排出 10 级及以上呼吸道的分泌物,经气道廓清治疗后,使分泌物移动到大气道,这样可使咳嗽更有效,以避免无效的咳嗽。

(2)辅助咳嗽技术:对于体弱或咳嗽相关肌肉障碍时,不能产生高速的气流,可使用辅助咳嗽技术,有助于使分泌物更好地排出。徒手按压胸部或上腹部,可增加呼气流速。肋膈辅助,大多在坐位和仰卧位,患者呼气结束后,治疗师将手置于肚脐方向(图 11-3-14),吸气时,促进膈肌和肋间肌较强收缩,以促进最大化吸气,然后要求患者闭气,再要求患者主动咳嗽,同时在肚脐处向下用手施加压力。腹部推力辅助,治疗师将掌根置于患者肚脐水平(图 11-3-15,避免直接放置在较低肋骨上),首先提示患者深吸气并保持,然后指示患者咳嗽,同时治疗师掌根在横膈膜下迅速向上向里推。前胸按压辅助,治疗师一只手置于胸大肌部按压上胸部,另一只手平行放置于胸下部(图 11-3-16 避免剑突和腹部)或腹部推力辅助位置(图 11-3-17),首先促进患者深吸气,然后保持,再指示患者咳嗽,咳嗽的同时,上胸部手向下、向后用力,下胸部或腹部手向上、向后用力。反向旋转辅助,对于神经系统引起的呼吸肌功能障碍患者,反向辅助技术是最有效、使用最广泛的技术,治疗师将手置于肩部和骨盆(图 11-3-18),轻轻按压以辅助患者吸气和呼气 3~5 次,以促进更好地通气,然后要求患者深吸气,吸气末保持,指示患者用力咳嗽,同时患者躯干前屈,治疗师迅速有力用手按压患者的胸部。还有患者自我辅助技术,主要是通过上肢上抬、躯干后伸促进吸气,吸气末保持,然后在咳嗽的同时,上肢快速下移或躯干快速前屈,增加呼气流速。

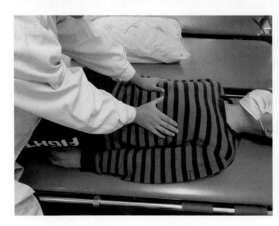

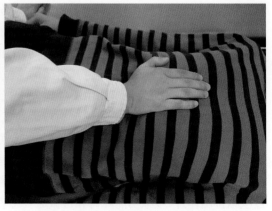

图 11-3-14　肋膈辅助　　　　　　　　　　　　图 11-3-15　腹部推力辅助

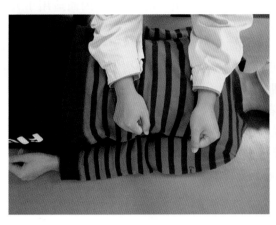

图 11-3-16　前胸按压辅助

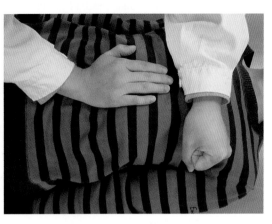

图 11-3-17　前胸按压辅助

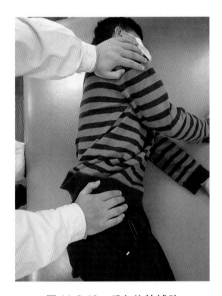

图 11-3-18　反向旋转辅助

一般建议气道廓清技术在患者发生进食后 1h 进行,特别是涉及体位改变和辅助咳嗽的患者。气道廓清技术的选择主要根据患者的表情,有的技术要求患者有较高的肺容积,有的需要患者的主动配合,有的技术需要治疗师的参与。同时并没有哪一种气道廓清技术效果优于其他技术,如果可以,经常几种气道廓清技术联合使用。在使用气道廓清技术的同时,也应联合雾化和湿化治疗,雾化治疗可使用支气管扩张剂以使小气道更好地开放,化痰药物可减低分泌物黏度,湿化治疗可减低分泌物浓稠度,从而有助于分泌物的排出。

二、吸气肌训练和呼吸训练

呼吸系统功能主要是通气功能,当呼吸模式异常或潮气量下降时,治疗师可以采用更有效的呼吸模式解决问题,若吸气肌功能异常时,也可针对吸气肌治疗。

1. 吸气肌训练　许多慢性呼吸疾病患者,比如慢性阻塞性肺疾病患者,有的会存在吸气肌力量和耐力的减弱,吸气肌功能障碍可能导致患者出现呼吸困难,专门针对吸气肌的训练可能会减轻呼吸困难,同时,经研究发现全身运动训练并不能改善呼吸肌肌力和耐力。吸气肌训练建议采用力量训练使用 80%~90% 最大吸气压,力量-耐力训练建议使用 60~80 最大吸气压,耐力训练建议采用 60% 最大吸气压。训练频率建议每天 1~2 次,每天总时间为 20~30min,每周训练 3~5 次,持续超过 4 周,为维持已取得的疗效建议继续每周 1~2 次训练。

2. 呼吸训练　主要针对患者的呼吸模式和呼吸频率。健康人群呼吸肌做功的氧耗约为总耗氧量的 5% 和肺活量的 10%,在安静状态下,呼吸是毫不费力的。当患者因呼吸困难或肺活量下降时使用辅助呼吸肌时,呼吸的氧耗明显增加,此时合理的、相对氧耗较少的呼吸模式更适合患者。膈肌呼吸因其在耗能最小的同时会产生更多的潮气量,因而适用于大多数非膈肌功能障碍患者,训练膈肌呼吸的体位应为仰卧位,嘱患者肩部和上胸部放松,如果患者是膈肌呼吸,但较弱时,可让患者手置于肚脐部感受,然后指示患者腹部动作范围适当更大一点,此时可在患者肚脐处稍微挤压以提供本体感觉刺激,而患者不存在或感受不到膈肌呼吸时,可感受治疗师或其他人正常的膈肌呼吸。缩唇呼吸,常出现在阻塞性肺疾病患者,这种呼吸模式有助于减少阻塞性肺疾病患者呼吸困难。缩唇呼吸延长了呼气时间,从而减少呼气末肺容积,使呼吸周期延长,降低呼吸频率。局部肺扩张,在气道廓清技术提到,气道分泌物,除纤毛的单向移动帮助排出外,有分泌物部位有气体流过并充盈该部位肺泡也可有利于排出分泌物,在治疗部位,患者吸气时,施加较小的阻力,促进本体感受,使需治疗部位有更多的气体流过,以达到治疗的目的。

三、体位改变、活动和运动

1. **体位改变**　指利用摆放身体位置来优化氧的转运,主要是利用重力对呼吸和循环系统功能产生的效应达到效果,主要针对卧床、机械通气患者。氧的供需主要是氧传输和氧耗量,健康人群,静息时氧传输约是氧耗量的 4 倍,由于储备强大,氧耗量一般不依赖于氧传输,当氧传输严重下降时,氧耗量会依赖与氧传输,直到氧传输达到阈值,在这个阈值下,表现出患者对无氧代谢依赖增加,每分通气量增加。当对卧床或机械通气患者进行体位改变时,在一些体位如坐位、直立位等体位,在重力等作用下,增加氧耗,机体自身调节氧转运系统,以增加氧运输来满足增加的氧耗,达到刺激氧转运系统的目的。体位改变可增加其他交换能力和心肺效能,同时避免压疮、尿路感染等卧床带来的并发症。

2. **活动**　是指针对急性或严重做功能力缺陷患者低强度的运动。活动时需氧量和氧耗量都增加,同时每分通气量也升高,活动还会改善低通气和低灌注的肺叶膨胀和复原,以改善 V/Q 比,潮气量增加即是活动时出现深吸气,会诱发更高速的呼吸气流,活动也有助于分泌物的活动。建议活动都在直立位下进行,以此恢复身体的生理性结构,如膈肌更容易移动,有利于产生有效的咳嗽。

3. **运动**　机体代谢需求大幅超过静息状态,结构化和可重复的身体活动形式,此时呼吸频率和心率会明显加快。运动对于肺疾病的适应证有:慢性阻塞性肺疾病、支气管炎、肺气肿、哮喘、肺囊性纤维化、支气管扩张、肺纤维化和肺癌。运动测试多用 6 分钟步行试验和心肺运动试验,运动测试前建议气道高反应者使用支气管扩张剂,以监测出最大心肺耐力,当运动中 SpO_2 低于 80%,应终止运动测试。

慢性阻塞性肺疾病患者运动处方,频率建议每周 3~5 次;60%~80% 的 VO_{2max} 高强度运动或 30%~40% 的 VO_{2max} 低强度运动或呼吸困难指数达到改良 Borg 评分量表 4~6 分;方式为大肌群的有氧运动,如步行、慢跑、骑自行车、运动平板或游泳;进度建议每月评估一次以增加运动强度,时间建议 4~6 周,并维持终身。

(苏建华)

参 考 文 献

[1] 朱大年,王庭槐. 生理学[M]. 8 版. 北京:人民卫生出版社,2013.

[2] 葛均波,徐永健. 内科学[M]. 8 版. 北京:人民卫生出版社,2013.

［3］ 朱蕾,刘又宁,钮善福.临床呼吸生理学［M］.北京:人民卫生出版社,2008.

［4］ 万学红,卢雪峰.内科学［M］.8 版.北京:人民卫生出版社,2013.

［5］ Global Initiative for Chronic Obstructive Lung Disease. Global strategy forthe diagnosis,management,and pre-vention of chronic obstructive pulmonarydisease 2017 report ［EB/OL］. 2016-11-16 ［2016-12-09］. http:∥www. goldcopd. org.

［6］ 黄思贤,谭新洪.心肺运动试验的临床应用［M］.北京:人民卫生出版社,2007.

［7］ 郭琪,曹鹏宇,喻鹏铭.心血管系统与呼吸系统物理治疗:证据到实践［M］.5 版.北京:北京科学技术出版社,2017.

［8］ 王正珍.ACSM 运动测试与运动处方指南［M］.9 版.北京:北京体育大学出版社,2014.

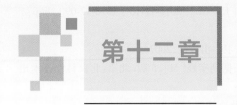

第十二章

医 疗 体 操

第一节 概　述

医疗体操是运动治疗的重要组成部分。国际上在通常的物理治疗工作中,医疗体操占有较大比重。随着康复医学基础理论研究的深入,运动治疗获得了极大的丰富和发展,形成了针对各种运动功能障碍性疾病独具特色的治疗体系。医疗体操对治疗疾病、促进疾病康复、加速患病后身体功能的恢复、延缓衰老、改善心理和生理状况都有积极作用。

医疗体操是根据伤病的情况,为达到预防、治疗及康复的目的而专门编排的体操运动及功能练习。医疗体操对运动器官损伤、手术后、瘫痪患者等的运动器官功能恢复具有良好的作用,也可作用于某些脏器疾患如冠心病等的康复治疗。

第二节　医疗体操常用训练方法

根据锻炼目的的不同,医疗体操可分为姿势矫正体操、肌肉放松体操、体能恢复体操、协调运动体操、平衡运动体操、呼吸运动体操等。其中协调运动体操、平衡运动体操、呼吸运动体操在本书其他章节都有介绍,本节主要介绍姿势矫正体操、肌肉放松体操、体能恢复体操。

一、姿势矫正体操

(一)姿势的定义

姿势是指在特定时间点,身体的各个组织器官,如骨骼、肌肉、内脏、神经系统互相关联所构成的全身位置关系,其中尤以脊柱最为重要。一般来说,姿势主要指站立姿势、坐位姿势和卧位姿势。为了保持正确的姿势或使不良姿势及病态姿势恢复所进行的一系列的体操训练,称为姿势矫正体操。

良好姿势是人体正常最省力的姿势,不管构成姿势的肌肉或骨骼等处于休息状态还是工作状态,这些组织结构应该保持平衡,以保持身体的支撑结构,避免身体出现损伤或进行性畸形。同时,人体处于良好姿势时,可以使运动更加高效,能够最大限度避免损伤。而不良姿势时,人体各部位的关系不良,以致使支撑结构容易疲劳,使身体结构处于低效平衡状态。

纠正不良姿势及病态姿势前,需要进行姿势分析,以静态站立姿势为例,评估标准见表 12-2-1。

表 12-2-1 正常人静态站立姿势标准结构表

观察面	部位	观察标准
正面观	头部	中垂线穿过脸的中间,由前额、鼻子到下颌髁 头应该朝向正前方,无旋转和侧屈
	肩部	中垂线穿过胸骨柄、胸骨和剑突 双肩基本等高 双侧锁骨等高
	腰椎	中垂线穿过肚脐 脐在正中间
	骨盆	中垂线将骨盆分成两半,并穿过耻骨联合 双侧髂前上棘等高 双侧髂前上棘与中垂线等距
	大腿	中垂线与双侧大腿等距 股骨应该笔直,无内旋或外旋 双侧大腿肌肉体积等大
	膝关节	中垂线在膝关节股骨内侧髁之间 双侧膝关节等高 双侧髌骨朝向前方且位置在同一高度
	小腿	中垂线与双小腿等距 胫骨应该笔直,且双侧小腿肌肉体积等大
	足踝	中垂线在双侧内踝中间 双侧内踝等高 双脚应该由中线向外旋
侧面观	头部	中垂线穿过耳垂 头应在胸椎上方,下颌无前伸或后缩
	颈椎	中垂线穿过大部分颈椎的椎体 颈椎应该呈现正常的生理弯曲,不要过大或过平 颈胸交界处无关节畸形,如驼背
	肩部	中垂线穿过肩关节,特别是穿过肩峰 肩关节无内旋或外旋
	胸椎	中垂线穿过躯干中间 胸椎应该呈现生理弯曲,曲线不应过大或变平 胸应该自然正直挺起,而不是刻意抬高(如军姿站立)或是下凹
	腰椎	中垂线穿过腰椎椎体 腰椎应呈现正常的生理弯曲,不应过大或变平
	骨盆和大腿	中垂线穿过股骨大转子 骨盆应该处在中立位,髂前上棘和耻骨联合的连线与地面垂直 髂前上棘和髂后上棘应在同一水平面上,骨盆无前倾或后倾 臀肌和大腿肌肉体积双侧等大
	膝关节和小腿	中垂线穿过膝关节中央偏前方 站立时膝关节无屈膝或过伸
	足踝	中垂线穿过外踝稍前方 脚踝有正常的背屈现象

续表

观察面	部位	观察标准
后面观	头部	中垂线穿过颅骨正中线 头面向前方时应该没有旋转或侧屈
	颈椎	中垂线穿过所有颈椎的中线 颈部应该竖直无侧凸
	肩部	中垂线与双侧肩胛骨内侧缘等距 双肩基本在同一高度,但是惯用手的肩膀可能比非惯用手略低
	上肢	双侧手臂应该自然下垂,双侧手臂与身体等距 手掌朝向身体 双侧手肘等高 双侧手腕等高
	胸椎和肩胛骨	中垂线穿过所有胸椎中线 双侧肩胛骨与脊椎等距,内缘离脊椎的距离大约4~5cm 肩胛骨平贴肋骨无前倾 双侧肩胛下角等高,无上抬、下降及旋转 双侧肋角左右对称
	腰椎	中垂线穿过所有腰椎的中线 腰椎应该笔直,无侧凸
	骨盆和大腿	中垂线穿过骨盆中线 双侧髂后上棘水平与脊椎中线等距 双侧股骨大转子等高 双侧臀横纹水平等高
	膝关节和小腿	中垂线穿过双膝之间 双腿应该笔直并与中垂线等距,无膝内、外翻 双侧腓肠肌体积大小相等
	足踝	中垂线在内踝之间 双侧外踝、内踝等高 跟腱、跟骨垂直于地面 脚尖应稍旋外

（二）常见不良姿势矫正

人体姿势会受到各种因素影响,如解剖结构、各种疾病损伤、生活习惯、年龄因素、性别因素、工作环境、口腔咬合系统、心理因素等。人体的不良姿势类型众多,每个部位都可能会受各种因素的影响而导致姿势异常。发生姿势异常后,肌肉及骨骼组织最容易受影响。下面以上下交叉综合征为例分析不良姿势及纠正方案。

1. 上下交叉综合征的矫正　上下交叉综合征是一组典型的不良姿势,主要是由于身体两侧部分肌肉缩短,另外一部分肌肉力量下降,导致肌肉力量不平衡而引起肌肉骨骼系统变形、姿势异常的表现。主要症状表现为局部疼痛、运动功能障碍或运动效率差,最常见于长期伏案工作者,往往由于长期习惯性体位而导致不良姿势的恶性循环。

（1）上交叉综合征姿势及矫正

1）姿势:上交叉综合征主要影响颈椎及肩胛带区域,导致该区域肌肉力量不平衡,出现异常姿势的表现。其异常姿势表现为头部前伸、上颈椎段屈曲,肩关节呈前伸、内旋,甚至出现翼状肩胛姿势,胸椎后凸增加。这种异常姿势下,通常胸大肌、胸小肌、斜方肌上部纤维、肩胛提肌、胸锁乳突肌、前斜角肌、背阔肌、三角肌前部等会变得紧张或短缩,头最长肌、前锯肌、菱形肌、斜方肌中下部纤维等变得无力或拉长抑制(图 12-2-1)。

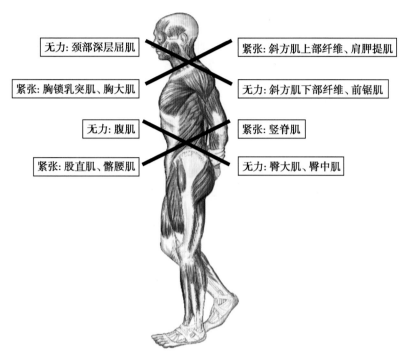

图 12-2-1　上下交叉综合征

2)矫正方案:上交叉综合征在控制好症状的基础上,可针对颈椎周围肌肉的变化(拉长弱化或者缩短紧张)设定矫正方案,包括:①牵伸缩短紧张的肌肉,如胸大肌、胸小肌、斜方肌上部纤维、肩胛提肌、胸锁乳突肌、前斜角肌、背阔肌、三角肌前部等;②增强拉长弱化的肌肉力量,如头最长肌、前锯肌、菱形肌、斜方肌中下部纤维等;③姿势纠正训练,可在镜前进行,纠正内容包括:头部前伸、上颈椎段屈曲,肩关节呈前伸、内旋,甚至出现翼状肩胛姿势,胸椎后凸增加等异常姿势;④在功能活动中纠正异常姿势,如步行训练、踏车训练等。

(2)下交叉综合征姿势及矫正

1)姿势:下交叉综合征主要影响腰椎及骨盆区域,导致该区域的肌肉力量不平衡,出现异常姿势的表现。其异常姿势表现为骨盆过度前倾,腰椎前凸增加等。通常股直肌、髂腰肌、竖脊肌、腰方肌等会变得紧张或短缩,腹直肌、腹内斜肌、腹外斜肌、臀大肌、臀中肌、腘绳肌等变得无力或拉长抑制(图 12-2-1)。

2)矫正方案:下交叉综合征在控制症状的基础上,可针对腰椎周围肌肉的变化(拉长弱化或者缩短紧张)设定矫正方案,包括:①牵伸缩短紧张的肌肉,如股直肌、髂腰肌、竖脊肌、腰方肌等;②增强拉长弱化的肌肉力量,如腹直肌、腹内斜肌、腹外斜肌、臀大肌、臀中肌、腘绳肌等;③姿势纠正训练,可在镜前进行,纠正内容包括:骨盆过度前倾,腰椎前凸增加等异常姿势;④在功能活动中纠正异常姿势,如步行训练等。

2. 脊柱侧凸的矫正体操　脊柱侧凸是脊柱和躯干的三维扭转异常,通常包括冠状面、矢状面和水平面上的曲度改变。脊柱冠状面 X 线片上的 Cobb 角≥10°作为脊柱侧凸诊断金标准。脊柱侧凸主要有"C"形,如侧凸向右或向左;"S"形见图 12-2-2,如胸椎向右,腰椎向左或相反等。

脊柱侧凸的矫正体操是治疗脊柱侧凸的重要方法之一,主要作用为减少或维持脊柱畸形,纠正异常姿势;增加柔韧性(牵伸脊柱凹侧和挛缩的软组织),矫正肌力不平衡;增强核心肌群力量,躯干稳定性及平衡功能;纠正异常步态;改善呼吸运动等。在进行脊柱侧凸矫正体操时,通常会对侧凸凹侧短缩的肌肉进行牵伸或放松处理,对侧凸凸侧拉长的肌肉进行强化处理(图 12-2-2)。同时,还需要进行姿势纠正控制下的功能性活动,如站立、步行等。脊柱侧凸的矫正体操还需要强调呼吸训练,因为脊柱侧凸,尤其是胸椎侧凸会导致与胸椎相连的肋骨出现畸形改变,侧凸凹侧的胸廓空间缩小,吸气时压力变大,患者会更多地使用另外一侧胸廓进行呼吸,以至于造成异常呼吸模式,形成恶性循环。

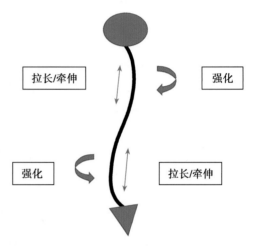

图 12-2-2　脊柱侧凸脊柱姿势改变及纠正简图
图中,胸椎凸向右侧,向右侧旋转;腰椎凸向左侧,向左侧旋转

脊柱侧凸的矫正体操主要分为常规体操训练及特定性医疗体操。①常规体操训练内容主要包括牵伸和力量训练,常见的方法有瑜伽、普拉提、平衡球等;②特定性医疗体操(physiotherapeutic specific exercises,PSE)主要是为了区别于常规体操训练来说的。目前国际上的特定性医疗体操主要有七大疗法,即里昂疗法(Lyon approach)、施罗斯疗法(Schroth method)、脊柱侧凸科学锻炼疗法(scientific exercise approach to scoliosis,SEAS)、巴塞罗那脊柱侧凸物理治疗学校疗法(Barcelona scoliosis physical therapy school approach,BSPTS)、DoboMed 疗法、侧移疗法(side shift approach)、脊柱侧凸功能性个体化疗法(functional individual therapy of scoliosis approach,FITS)。这些疗法一般需要首先反复向患者及家长宣教,帮助其认识自身的脊柱外观,避免加重侧凸的不良姿势,而后在其认知的基础上进行三维的整体姿势自我矫正训练和稳定正确姿势的肌肉训练、平衡训练等,涉及胸段的脊柱侧凸可配合特异的呼吸疗法,最终还需要将姿势矫正融入到日常生活中的各个方面。这些疗法通常会根据脊柱侧凸分型设定出相应的训练方法,一般都包括下面内容:

(1) **姿势训练**:脊柱侧凸是脊柱和躯干的三维扭转异常。姿势训练的目的是为了缓解及减少侧凸所引起的姿势异常。通常此类训练会在镜前对照练习,强调姿势训练的整体性。训练时需要注意以下原则:①中轴延伸:将骨盆置于正中位置,并保持稳定。在此位置下,自主控制脊柱向纵向延伸拉长。②矢状面不对称矫正:主要为单侧不对称的肌肉控制训练,通常可先于坐位时进行,逐渐升级至站立位,主要目的为调整矢状面的脊柱位置。③冠状面不对称矫正:调整冠状面上的脊柱位置,并加强主动姿势的训练。④旋转式呼吸训练:在调整好整体姿势的基础上,纠正患者的不对称呼吸模式。⑤矫正姿势下的肌肉主动收缩训练:可从简单的单一动作开始,逐渐增加难度,使患者能在日常生活活动中维持脊柱相对正常的姿势。

(2) **侧凸矫正训练**:有意识地加强锻炼凸侧肌肉,减轻凹侧肌肉所产生的拮抗肌收缩反

应。训练时可让患者取仰卧位,对胸段侧凸的患者让患者凸侧负重,在身体的一侧作上举活动。腰段侧凸则让患者凸侧的下肢在踝部增加负荷,做直腿抬高运动。卧位下运动可以消除脊柱的纵向重力负荷,放松脊柱各关节,增加脊柱活动度。逐渐增强凸侧椎旁肌,从而使两侧椎旁肌达到新的平衡。同时,强调躯干核心肌群的训练。

对于脊柱侧凸度数大于 20°的患者,矫正体操应与矫形支具结合以提高疗效。但在佩戴矫形器或进行其他治疗期间都不能中断体操训练(如在佩戴矫形器期间,每天有 1h 可卸下,此时即可重点进行矫正体操)。

(3)强调改善呼吸运动:胸椎侧凸达 50°以上且合并椎体旋转时,常会产生呼吸困难。呼吸练习应贯穿在所有运动练习中。可按下列步骤指导患者进行胸腹式呼吸:①患者仰卧,屈髋屈膝。②指导患者有意识地限制胸廓活动。③患者吸气时腹部应隆起,可用视觉或用手去检查,而且在腹部加上一沙袋可加强这种腹部隆起。④患者呼气时腹部尽量回缩。⑤逐渐把胸腹式呼吸相结合,缓慢的腹式吸气后(腹部隆起),胸廓完全扩张。随着呼气过程,腹部回缩,胸廓回复。⑥进行慢吸气和慢呼气锻炼,呼气时间为吸气的 2 倍。⑦胸腹式呼吸锻炼先在仰卧位进行,然后在坐位,最后在立位下进行。

二、肌肉放松体操

(一)定义

肌肉放松体操,也称肌肉放松训练,是一种通过肌肉放松,以达到对机体的主动控制和改变紧张状态的放松疗法。有节律、柔和而不用力的肌肉放松运动,可以消除疲劳、恢复体力。在康复治疗中,肌肉放松训练的目的包括缓解疼痛和放松肌肉。另外,肌肉放松训练也常被用于自主神经失调症、神经官能症的治疗。

(二)肌肉放松的作用

1. 缓解痉挛,减轻疼痛　肌肉放松只能发生在受意识支配的骨骼肌,骨骼肌放松,同时由自主神经支配下的平滑肌也间接地产生松弛效应。因为,胃肠道等内脏器官出现功能紊乱时,可引起肌肉反射性紧张,激化疼痛出现。利用肌肉放松训练可阻断恶性循环,缓解疼痛,调整全身状态,改善睡眠,促进病情良好发展。

2. 提高运动能力　肌肉放松训练能增大肌肉收缩的力量,主要在于有利于增加肌肉收缩的初长度和收缩时的肌纤维数量。在生理条件范围内,肌肉收缩前的初长度越长,收缩时的力量越大;肌肉放松有利于肌肉协调功能的改善,动用更多的肌纤维参加工作,增加肌力。其次,肌肉放松能使关节周围的韧带、肌肉的伸展性得到提高,减轻韧带活动的黏滞性和关节活动的阻力,从而提高关节活动的灵活性和柔韧性。再者,肌肉放松训练能减小对血管的压力,使血液循环旺盛,有利于骨骼肌细胞吸收一定量的氧,以及肌肉在两次收缩之间即对抗肌在放松的瞬间加快 ATP 合成,提高运动的速度耐力。

3. 放松肌肉,协调用力　运动技能的形成过程中,若肌肉放松能力差,不该收缩的肌肉收缩,该放松的肌肉却紧张,那该肌肉会始终处于紧张状态,运动也随之变得僵硬、不协调,多余动作频出,使泛化过程的时间变长,分化能力变差,运动技能形成变慢。肌肉放松能力强,则肌肉能迅速收缩,减少因拮抗肌群紧张产生的阻力。因此,肌肉放松训练有利于全身协调运动,加速运动技能的形成,提高完成技术动作的质量。

(三)促进肌肉放松的方法

肌肉放松训练的方式多种多样,比如:心理治疗,常采用暗示、意志和想象力调节身心达到放松,使身体有意识地处于平静状态;也可以通过静力牵张进行放松和肌肉交替收缩、放松。这里主要介绍以运动为主的牵拉放松训练和渐进性松弛法。

1. 牵拉放松训练　是在每次练习间歇和运动训练后进行整理放松活动。静力牵张练习可有效地提高肌肉的放松能力。具体牵伸的方法可参考本书第七章牵伸技术。

2. 渐进性松弛法　通过反复练习骨骼肌的收缩和松弛,提高肌肉的感觉,使肌肉进入更深的松弛状态之中的放松方法。这种方法是从一个肌群向另一个肌群,有意识地反复练习肌肉的紧张和松弛,使全身逐渐地进入松弛状态。要求排除自我暗示,要求患者有很强的耐性和坚持长期训练,在此基础上领会和掌握完全的肌肉松弛。

(1)准备阶段:肌肉放松训练时,选择在既安静又不受他人干扰的房间,保持心情轻松。患者摘除眼镜、手表、腰带、领带等容易妨碍身体充分放松的物品。在一般情况下,放松训练程序要求患者先自行紧张身体的某一部位,如用力握紧手掌10s,使之有紧张感,然后放松约5~10s,这样经过紧张和放松多次交互练习,患者在需要时,便能随心所欲地充分放松自己的身体。通过这种方式来提高肌肉紧张的感受阈。

准备姿势时,患者取仰卧位,熟练后也可以坐在有靠背和扶手的椅子上。在仰卧位时,双下肢稍分开,双上肢掌心向下内旋位伸直,并与身体稍分离,手足不要交叉。

(2)训练阶段:通常施行渐进性松弛训练的身体部位是手、手臂、脸部、颈部、躯干以及腿部等肌肉。以下以腕关节的放松为例,说明具体操作程序。

1)患者在准备姿势下,闭眼安静休息3~4min。

2)将腕关节保持在背伸位数分钟。前臂背侧肘关节会感受到一种模糊的、部位不明确的紧张感觉,这种感觉称为紧张感。注意这种感觉不要混同于背伸时,腕关节屈侧被动性牵引时的牵拉感。如果不能体会肌肉的紧张感,就无法做到以后的松弛。为了体会这一点,可以让患者反复进行腕关节的屈伸,仔细体会。

3)如果体会到紧张感,一旦停止背伸,手掌就会自然下落,紧张感就会随着肌肉的松弛而消失。因此,肌肉松弛不是故意的、积极发动的,而是自然产生的。

4)再次尽量背伸腕关节,然后反复松弛。仔细体会紧张和放松时两种状态的不同感觉。

5)如此反复进行,每天练习1~2次,每次可以持续30min。

患者掌握放松技巧后,逐渐可以将训练扩展到整个上肢、下肢、胸腹部、腰背部和头颈部,分别进行不同部位肌肉的交替紧张和放松。康复训练最好是达到全身肌肉松弛的程度,完全松弛的肌肉在被动运动时没有任何阻力。

三、体能恢复体操

(一)定义

体能恢复体操,也称体能恢复训练,是一种适用于在四肢、躯干、内脏有轻度损害或者接近健康的患者在疾病及外伤恢复过程中或已经基本恢复,为缓解心身紧张状态,锻炼不经常使用的身体部位,或为恢复全身体力而进行的训练。它认为:如果全身状态不恢复,局部就得不到很好的恢复。进行体能恢复体操应掌握针对性和个体化原则,根据患者的疾病恢复情况、损害程度、体力情况选择合适的运动,运动量可以通过时间和运动次数来调节。

(二)体能恢复体操的作用

人体的各个部分在结构上形成一个有机的整体,生理上相互协调、相互作用,病理上相互影响、相互制约。疾病主要以局部的病理变化为主,发病则以整体内、外动态力学平衡失调为主,这种相互影响决定着整个疾病过程的发展,甚至影响到疾病的预后和转归。机体就需要进行运动维持正常的功能,当组织损伤后,会出现损伤局部的活动受限,同时出现因停止运动或训练后身体素质的全面下降。如果全身状态不恢复,局部就得不到很好的恢复。

体能恢复体操并不是针对肌力低下或关节活动受限的损害,而是以提高全身运动系统、循环系统和呼吸系统功能,从而达到提高全身体力为目的的一种训练。患者可通过训练,有效地提高全身运动系统、循环系统、呼吸系统等功能,从而提高全身体力。患者通过训练,可以有效地提高全身肌肉、关节、心肺的活动能力,改善局部和整体的状况,提高自身的健康水平。

（三）体能恢复体操的方法

1. 卧位体操　卧位体操是最基本的体操,但并不是只用于卧床患者,具有步行功能的患者也可从卧位体操开始。

（1）运动1:动作顺序为①仰卧位,双手放在身体两侧作为基本姿势;②双下肢屈曲,双上肢充分向上伸展抓住床栏;③双手握拳屈肘,两上肢并贴在季肋部;④让上下肢回到基本姿势;⑤数"1"时大吸气,数"2"时憋气,数"3"时缓慢吐气(图12-2-3)。活动时应注意"1"~"3"的号令反复3次进行深呼吸。以下训练深呼吸的要领同此。

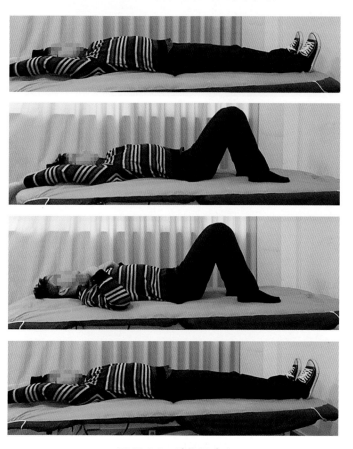

图 12-2-3　卧位运动 1

（2）运动 2：动作顺序为①从运动 1 的基本姿势开始；②左上肢保持原样不变，右上肢屈曲贴在季肋部；③上半身充分向右屈；④上半身还原；⑤右上肢复原；⑥上下肢均复原（运动 1 的基本姿势），以上动作交替反复 3 次；⑦深呼吸的方法同运动 1（图 12-2-4）。

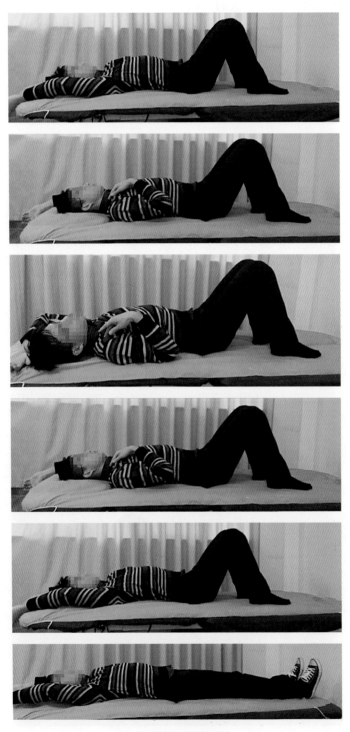

图 12-2-4　卧位运动 2

（3）运动3：动作顺序为①双下肢伸展位，向上屈曲双上肢到最末端；②上半身向右旋转；③回到仰卧位；④双上肢复原，返回基本姿势；⑤深呼吸（图12-2-5）。

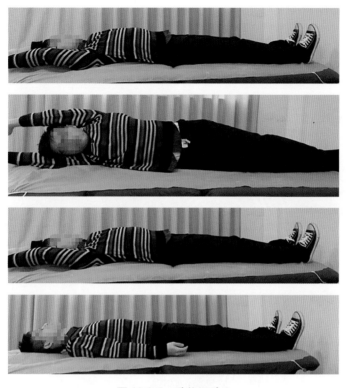

图12-2-5　卧位运动3

（4）运动4：动作顺序为①从运动1的基本姿势开始；②让臀部高高抬起悬空；③轻轻放下抬高的臀部（①②③动作根据体力单独进行或连续进行5～10次）；④深呼吸；⑤随着体力的恢复，轻度屈曲膝关节，可增加负荷进行。如一侧下肢有石膏固定，则单侧肢体进行。为进一步加大负荷，可用膝交替的方法，仅一侧下肢进行（图12-2-6）。

（5）运动5：动作顺序为①抬起右下肢，双手在腘窝部交叉相握；②踝关节背屈、跖屈、外翻、内翻各3次；③上下肢均复原，左足重复以上动作（图12-2-7）。

（6）运动6：动作顺序为①双下肢同时抬高；②抬起后数5个数；③然后双下肢缓慢放平；④深呼吸（图12-2-7）。

2. 坐位体操　原则上是在熟练掌握卧位体操后再开始坐位体操训练。在无靠背的矮凳上或坐在床上均可以，但要坐直。

（1）运动1：动作顺序为①坐位，双手放在膝上；②双手交叉放在枕部；③口令"1"时上身前倾；④口令"2"时复原（以上动作反复6次）；⑤口令"3"时上半身挺伸；⑥口令"4"时复原；⑦双手放下，挺胸做深呼吸，口令"1"时吸气，口令"2"时呼气（图12-2-8）。活动时应注意：①、⑥动作反复进行6次后再进行⑦，以下呼吸要领相同。

（2）运动2：动作顺序为①双手叉腰；②口令"1"时右臂上举，身体左侧屈；③口令"2"时复原；④口令"3"时左臂上举，身体右侧屈；⑤口令"4"时复原（以上动作反复6次）；⑥深呼吸（图12-2-9）。

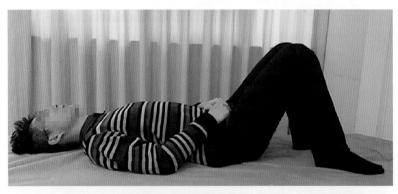

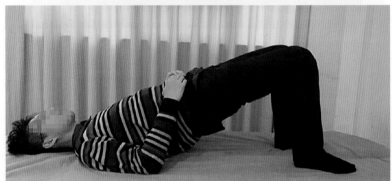

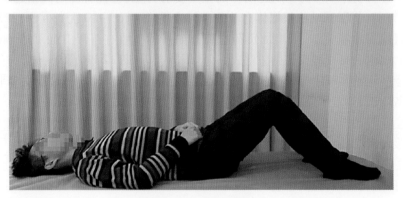

图 12-2-6　卧位运动 4

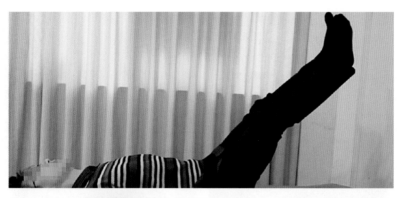
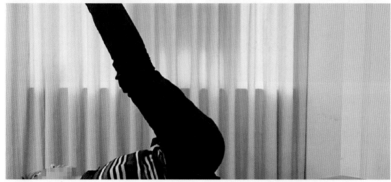
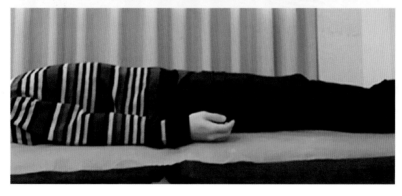

图 12-2-7　卧位运动 5

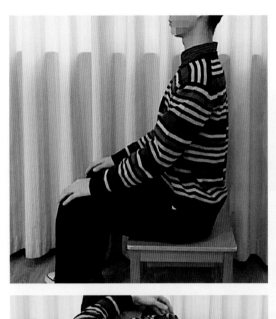
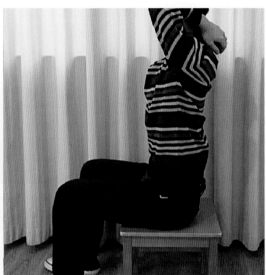
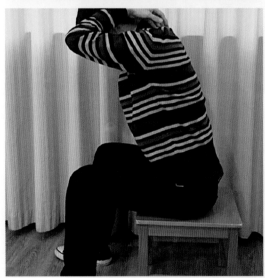
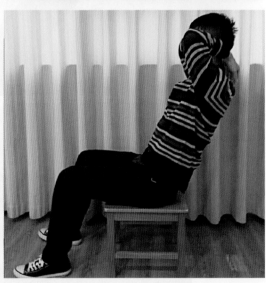

图 12-2-8 坐位运动 1

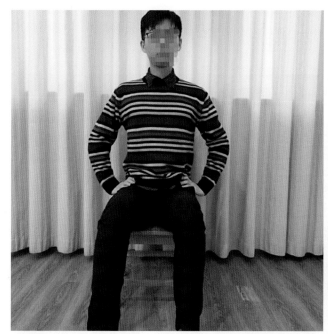
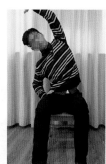
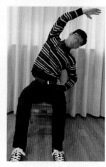

图 12-2-9　坐位运动 2

（3）运动 3：动作顺序为①双手交叉放在枕部；②口令"1"时上半身转向右侧；③口令"2"时复原；④口令"3"时上半身转向左侧；⑤口令"4"时复原（以上动作反复 6 次）；⑥深呼吸（图 12-2-10）。

（4）运动 4：动作顺序为①口令"1"时右足跟和左足尖同时抬起，口令"2"时左足跟和右足尖同时抬起；②口令"1"时两足尖合拢，口令"2"时两足尖分开；③交替屈趾钩住毛巾（以上动作反复 6 次）；④深呼吸。

（5）运动 5：动作顺序为①按"1""2"的口令交替进行踏步动作；②口令"1"时右腿抬起向前一步落地，口令"2"时复原（接着进行左下肢，交替进行反复 6 次）；③口令"1"时抬起左足侧跨一步落地，口令"2"时复原；④抬起右足侧跨一步再落地复原（以上动作反复 6 次）；⑤深呼吸。

（6）运动 6：动作顺序为①口令"1"时抬起右膝；②口令"2"时伸膝；③口令"3"时屈膝并右足落地（以上动作反复 6 次，接着进行左下肢伸屈膝活动）；④深呼吸。

3. 立位体操　熟练掌握坐位体操后，再进行立位体操训练。

（1）运动 1：动作顺序为①基本姿势为双足略微分开，自视前方，挺胸收腹直腰；②口令"1"时足跟不离地，身体前倾；③口令"2"时复原；④口令"3"时身体右倾；⑤口令"4"时身体复原；⑥口令"5"时身体左倾；⑦口令"6"时复原（图 12-2-11）。

（2）运动 2：动作顺序为①两足左右分开；②腰椎屈曲；③返回原位；④口令"1、2、3"时逐渐增大屈曲程度；⑤返回原位；⑥双上肢举高，上身向后挺；⑦复原，深呼吸，反复 8 次；⑧口令"1、2、3"时上身后挺，逐渐加大后挺程度；⑨复原；⑩深呼吸（图 12-2-12）。

（3）运动 3：动作顺序为①右手叉腰，左手上举；②躯干尽量向右侧屈；③复原；④口令"1、2、3"时躯干向右侧屈，逐渐加大侧屈程度；⑤复原（重复 8 次后进行左侧屈）；⑥深呼吸（图 12 2 13）。

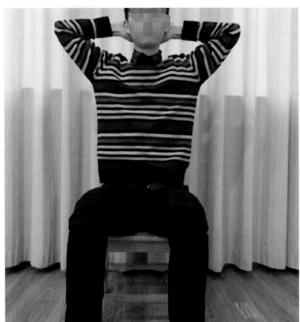
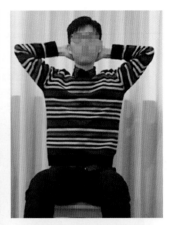
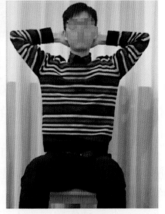
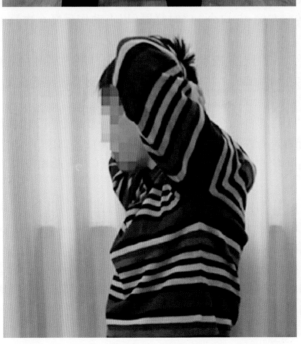
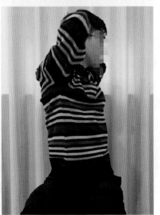

图 12-2-10　坐位运动 3

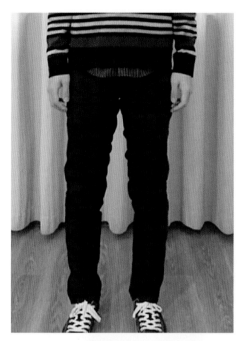
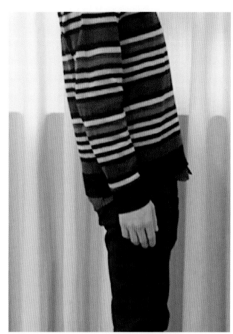
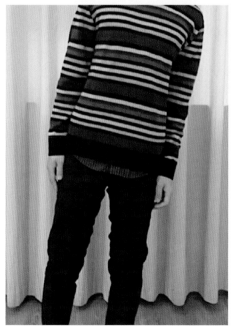
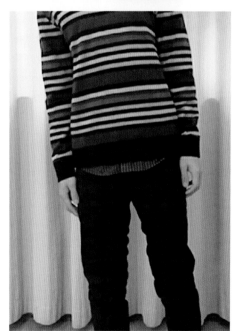

图 12-2-11 立位运动 1

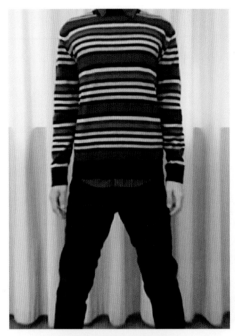
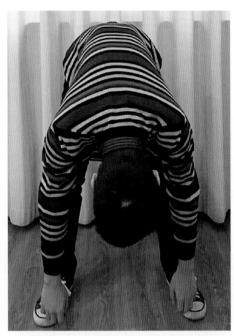
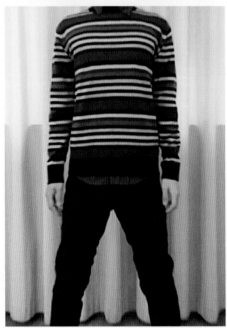
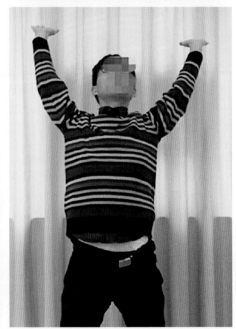

图 12-2-12 立位运动 2

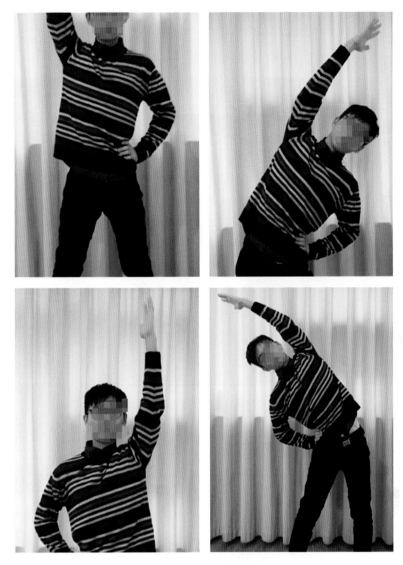

图 12-2-13　立位运动 3

（4）运动 4：动作顺序为①双上肢向两侧平伸；②躯干转向右侧；③复原；④躯干转向左侧；⑤复原；⑥口令"1、2、3"时逐渐加大右侧旋转程度；⑦复原；⑧口令"1、2、3"时逐渐加大左侧旋转程度；⑨复原；⑩重复 8 次，深呼吸（图 12-2-14）。

（5）运动 5：动作顺序为①双手叉腰；②抬起足跟；③尽量屈膝下蹲；④伸膝直立；⑤足跟落地，重复 8 次；⑥深呼吸（图 12-2-15）。

（6）运动 6：动作顺序为①抬起足跟；②用足尖前行 5 步；③足尖站立；④足跟落地；⑤抬起足尖；⑥用足跟向后退 5 步；⑦足跟站立；⑧足尖落地（重复 8 次）；⑨深呼吸。

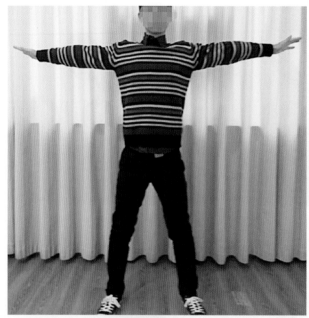
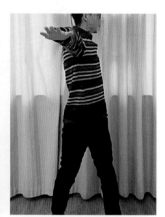
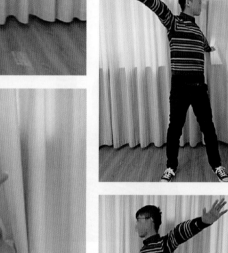
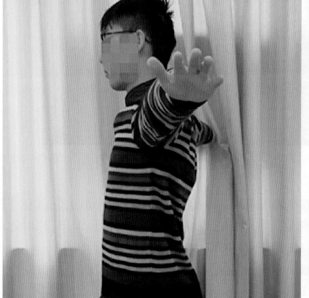
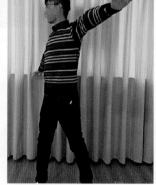

图 12-2-14　立位运动 4

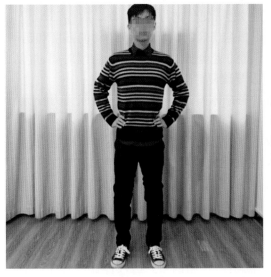
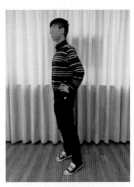
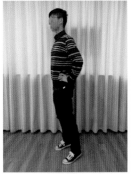
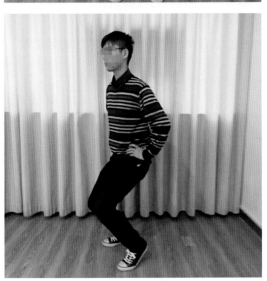
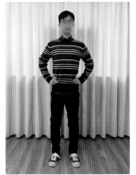

图 12-2-15 立位运动 5

第三节 临床应用

医疗体操在临床上应用较广泛,很多疾病的康复治疗中都有涉及。在临床运用过程中,也有其特点及应用原则。

一、医疗体操与其他康复手段的比较

医疗体操与其他康复手段相比具有以下特点:

1. 选择性强 由于医疗体操是按照伤病情况编排的体操动作及功能练习,故可针对不同病情进行编排,有针对性地选择运动内容,使其可以作用到全身,也可以作用在某一关节

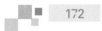

或肌群等身体局部。选择不同的准备姿势、活动部位、运动方向、运动幅度、运动速度、动作要求及肌肉收缩程度等,可收到不同的效果,便于进行个别训练。

2. 运动量易控制　医疗体操可以根据伤病的情况,调节运动的强度和运动量以适应不同功能水平的患者需要。通过选择不同的运动强度、动作幅度、持续时间、重复次数等,准确地控制医疗体操的运动负荷,使患者及早康复。

3. 适应性广　按不同方法编排的医疗体操,可分别达到发展肌肉力量、耐力、关节活动度、速度、协调、平衡等身体素质,适应康复训练的目的。

4. 动作多样化　医疗体操不仅可以根据病情进行编排,还可以根据患者的兴趣爱好进行编排。通过不同的医疗体操,采用多元化的练习,可以达到相同的康复锻炼目的。

5. 提高患者的情绪　医疗体操有助于改善患者的情绪,取得更好的训练效果。

二、医疗体操的编排

1. 医疗体操的基本要素和程序安排　医疗体操的基本要素包括:预备姿势、运动范围、运动速度、重复次数、用力程度、动作准确性、情绪因素。医疗体操的程序(组成)分为准备、基本和结束 3 个部分。

(1) 准备部分:主要目的为集中注意力,使练操者逐渐适应增加的运动量。常用方法有调整呼吸、四肢和躯干的简单活动。

(2) 基本部分:主要部分,是体操的精华所在,要体现治疗的特点和重点,活动量稍大。方法为各种徒手、器械操。

(3) 结束部分:使患者逐步从动态恢复到平静状态。常用方法为放松、呼吸、步态等。

2. 编操的原则

(1) 循序渐进,使练操者对运动负荷逐步产生适应,预防不良反应。采用综合措施调整运动量,运动量一般由小逐渐加大,再逐渐恢复到小运动量。每套体操通常 6~8 节为宜,每节的重复次数视患者体力程度而定。一般完成一套体操 10~20min 为小运动量;25~30min 为中运动量;>35min 为大运动量;时间最长不应超过 1h。在治疗中根据练操者的整体情况,应及时调整运动量,可通过调整其运动的姿势,如卧位训练或坐位训练还是站立位训练,改变运动量的大小;可通过对动作的幅度、重复次数、行进速度、休息次数等调整运动量的强度;还可通过对动作完成的要求及器械的使用,改变动作的复杂性和用力程度等调整运动量的大小。

(2) 重点突出,兼顾全身活动,重点操占全部的 1/2~2/3。

(3) 活动量不应过分集中于某一部分,一般从远端到近端;重点操与全身操要交替进行,局部与全身相结合、各组肌群交替运动。

(4) 每套操包括准备、基本、结束三部分,每个疗程包括准备阶段,基本阶段,巩固阶段。

(5) 制订个性化体操,便于执行及长期坚持,除依据练操者病情,尚需考虑其年龄、性别、运动爱好及兴趣等。

(6) 个别训练与集体训练相结合,并注意调整患者的情绪。

三、注意事项

1. 锻炼前应向患者解释医疗体操的目的及治疗效果,并为患者示范编排好的医疗体操,确定患者了解每个动作的细节。防止因为动作不正确造成不必要的损伤。

2. 在开展医疗体操时,要做好安全监控。可以通过监测心率变化等判断运动量的大小,还可根据锻炼后身体的反应判断。如果进行某一项锻炼后,病情缓解、功能改善、体重增加、精神振作,则说明采用的项目和运动量是合适的。如在锻炼后有发热、失眠、体重逐渐下降、产生明显的疲劳感觉、病情无改变或加重,则说明所采用的项目或运动量不合适,应暂时停止体操锻炼,适当做出调整。

3. 医疗体操必须长期坚持才能取得良好效果。

4. 要注意结合其他治疗手段。医疗体操优点较多,疗效显著,是恢复身体素质、提高躯体功能、预防疾病的有效措施。在采用医疗体操运动的同时,还视情况配合其他治疗方式,如药物、物理因子、手法治疗等综合治疗,可达到更好的疗效。

5. 注意日常生活、工作方面的配合。在开展医疗体操活动的同时,应注意日常生活和工作的配合,如劳逸结合、生活起居作息有规律等;并注意对站、坐、卧、行中的不良姿势及习惯的纠正。

(谢凌锋)

参 考 文 献

[1] Negrini S, Aulisa AG, Aulisa L, et al. 2011 SOSORT guidelines: Orthopaedic and Rehabilitation treatment of idiopathic scoliosis during growth[J]. Scoliosis, 2012, 7(1):3.

[2] Morris CE, Bonnefin D, Darville C. The Torsional Upper Crossed Syndrome: A multi-planar update to Janda's model, with a case series introduction of the mid-pectoral fascial lesion as an associated etiological factor[J]. J Bodyw Mov Ther, 2015, 19(4):681-689.

[3] 纪树荣. 运动疗法技术学[M]. 北京:华夏出版社, 2011.

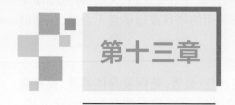

第十三章

步行与移动能力训练

一、基本概念

步行是一种交替移动双脚并安全转移人体的活动,是一种躯干、上肢、骨盆、下肢关节及肌群的周期性规律运动。而移动是指当步行能力减弱甚至丧失时,利用助行器等辅助器具或者轮椅等替代工具进行转移的方式。

康复是对患者功能的改善、代偿或者替代。当患者出现步行障碍时,我们优先考虑的是改善;无法改善时,需寻求代偿或者替代。以下内容将会详细介绍康复治疗中常见的步行与移动训练方法、助行器以及轮椅的选择和使用。

二、训练原则

步行与移动能力训练遵循以下几个原则:

1. 循序渐进　训练过程中应循序渐进,不可操之过急,避免难度太低无法达到训练效果,或难度太高造成患者继发损伤且致使患者丧失信心。

2. 个体化　应根据不同病情制定个性化治疗方案。

3. 安全性　适度控制疲劳度,选择日常生活活动中安全的、可控的、可及的活动项目。

4. 系统化　步行与移动功能障碍训练需要结合社区环境的需求,根据不同路面或生活的需要进行全面系统的训练。

三、注意事项

1. 注意保持正确的姿势,防止出现异常代偿的模式。

2. 注意训练方式及训练环境的安全性。

3. 患者的着装及所配的辅具等要符合训练的需求,防止继发损伤。

4. 适时观察患者情况,避免过度疲劳。疲劳会增加患者跌倒的风险。

第二节　卧位与坐位功能训练

一、体位摆放

对于不能自主移动或者意识不清的患者，保持正确的体位显得非常重要。正确的体位摆放可以起到预防挛缩畸形、避免压力性损伤、缓解过高的肌张力、改善呼吸循环功能等作用。

（一）仰卧位

枕头高度合适，避免头颈前屈。在患侧肩胛骨下垫一薄枕，避免患侧肩胛骨后缩，上肢保持肘关节伸直，避免腕关节处于掌屈位，手指伸直。上肢置于枕头上。

在患侧臀部下方垫一枕头，防止髋关节屈曲、外旋。髋关节过度外旋时，可在大腿、小腿各放置枕头以维持中立位。患侧下肢肿胀时，可抬高下肢使其高于心脏水平。

（二）侧卧位

1. 患侧在上的侧卧位　头颈置于枕头上，避免前后扭转，在背后放置枕头，避免躯干垂直于床面，使身体放松。健侧肢体可自由摆放，患侧上肢及肩胛带前伸，肩前屈约90°，肘伸直，腕、指关节伸展，在下方放置枕头支撑患肢。患侧屈髋屈膝，放在枕头上，避免踝关节悬空，防止足跖屈内翻。

2. 患侧在下的侧卧位　头颈置于枕头上，躯干略后仰，躯干背后放置枕头，避免使躯干垂直于床面，使身体放松。患侧肩关节前屈，屈曲角度<90°，肩胛带前伸，胸廓与床面接触，肘关节伸直，前臂旋后，背屈腕关节，手指伸直。患侧下肢伸展，膝关节微屈。健侧上肢可自由摆放，健侧下肢垫枕头，防止压迫患肢。

（三）俯卧位

由侧卧位翻身为俯卧位，例如从左侧（健侧）卧位转为俯卧位，患者靠床一侧左上肢上举进行翻身，可在腹部/胸部用枕头支撑患者，患者上肢上举稍外展。

注意事项：以上4种体位为临时性体位，要经常变换，在变换体位前要观察受压部位的皮肤是否存在潮红、损伤等情况，若有损伤应调整体位尽量避免压迫损伤部位。

（四）正确的坐姿

坐位时保持躯干伸展，下肢屈曲。避免半卧位、躯干屈曲或身体下滑等。

二、翻身

（一）偏瘫患者的翻身训练

1. 从仰卧位到健侧卧位　①患者仰卧，令患者用健足从患侧腘窝插入，顺着患侧小腿伸展，将患足置于健足上方。②双手Bobath握手上举，向左右两侧摆动，摆动幅度逐渐加大，利用惯性向健侧翻身。

2. 从仰卧位到患侧卧位（图13-2-1）　①患者仰卧位，双手Bobath握手上举，健侧下肢屈曲。②上肢及躯干向患侧旋转同时健侧下肢用力蹬床面，引导躯干侧卧。患者能力不足时，可给予帮助，避免过度用力。③此种翻身方法简单、省力，可指导患者及家属用此方法进行日常翻身，避免长期处于同一体位。

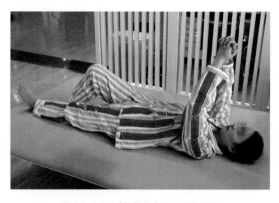

图 13-2-1　偏瘫患者向患侧翻身

（二）脊髓损伤患者的翻身训练

脊髓损伤患者的体位转移能力取决于脊髓损伤的平面与损伤程度。

1. C_4 及 C_4 以上节段的完全性脊髓损伤　这种患者躯干、四肢完全瘫痪，生活完全不能自理，需完全依靠他人帮助翻身转移。

2. C_6 完全性脊髓损伤　此类患者只具有微弱的伸肘和腕背屈的能力。翻身时需要利用上肢甩动的惯性，利用头颈、肩胛的旋转力带动躯干、骨盆以及下肢完成翻身。①向左侧翻身为：头、颈屈曲，双上肢伸展上举摆动。向右侧摆动时，使左上肢越过身体右侧。②然后屈曲头颈，双上肢快速从右侧甩向左侧，此时左肩尽可能往后撤。③利用上肢摆动的惯性使躯干和下肢变为俯卧位姿势。用右前臂首先支撑，其后过渡到两侧前臂均衡负重。返回仰卧位时按相反顺序完成。

3. 颈段以下损伤患者的翻身训练　①方法一：与 C_6 损伤患者的翻身训练相同；②方法二：利用肘部和手支撑向一侧翻身。

三、坐卧转换

（一）由卧位到床边坐位

1. 独立从健侧坐起（图 13-2-2）　①健侧卧位。②利用健侧下肢将患侧下肢移到床缘下。③用健侧前臂支撑自己的体重，头颈和躯干向上方侧屈。④改用健手支撑，慢慢坐起，完成床边坐起并维持平衡。

2. 独立从患侧坐起（图 13-2-3）　①患侧卧位，利用健侧下肢移动患侧并将双腿置于床缘下。②健侧上肢横过胸前置于床面上支撑，为身体提供支撑点，头、颈和躯干向上方侧屈。③坐直，调整姿势。

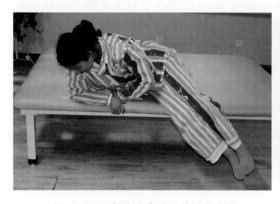

图 13-2-2　偏瘫患者独立从健侧坐起

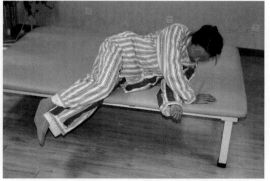

图 13-2-3　偏瘫患者独立从患侧坐起

3. 辅助坐起　①患者侧卧位，并保持屈髋屈膝，治疗师站在床边。②一侧上肢环绕患者膝部，另一侧上肢放在患者颈部，手放在其颈后方。③治疗师利用自身躯干后撤将患者下

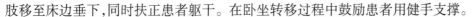

肢移至床边垂下,同时扶正患者躯干。在卧坐转移过程中鼓励患者用健手支撑。

（二）由床边坐位到卧位

1. 独立从患侧平卧 ①患者坐于床边,将患侧上肢放在大腿上,健手置于患侧躯干后方。②患者保持躯干前倾,利用健腿将患腿上抬到床上。③健侧上肢肘支撑,逐渐将身体放低。④将肘支撑改为手支撑,最后完成平卧。

2. 独立从健侧躺下 ①床边坐位,将患侧上肢置于大腿上。②躯干向健侧倾斜,健侧肘部支撑于床上,逐渐将身体放低,最后躺在床上。③同时利用健侧下肢将患侧下肢上抬到床上。

3. 辅助躺下 ①将患手放在大腿上,健侧下肢置于患侧下肢下方。②治疗师站在其患侧,一侧上肢环抱患者双侧膝部,另一侧手臂扶于患者颈后,缓慢引导患者躯干侧倾和后倾;③同时帮助其将双腿抬到床上,调整好卧位姿势。

四、坐位平衡

坐位平衡训练主要包括长坐位平衡训练和端坐位平衡训练。偏瘫患者多从端坐位开始训练,截瘫患者一般先从长坐位开始进行训练。

在进行坐位平衡训练之前,某些患者因长期卧床,突然从卧位坐起时,很容易发生体位性低血压（3min 内,收缩压下降≥20mmHg,或者舒张压下降≥30mmHg）,出现头晕、恶心、面色苍白、出冷汗等症状,为了预防这种情况发生,需要在平衡训练前先进行坐起适应性训练。在监测患者血压的情况下,逐渐缓慢摇高患者的床头,并在某些角度适当停留以观测患者反应。

平衡训练前保持身体的良好对位对线关系,为患者能自主调整姿势提供基本条件。平衡训练的原则是逐步提高训练难度,从维持静态姿势稳定训练逐渐向动态活动中的身体平衡维持过渡。

（一）长坐位平衡训练

1. 静态平衡训练 患者长坐位,首先通过一系列辅助手段帮助患者保持静态平衡,如增加靠垫、双手掌支撑等,其后再逐渐减少或撤去辅助。当患者能够保持静态平衡后,再进行下一阶段动态平衡训练。

2. 自动态平衡训练 患者长坐位,指导患者进行重心转移训练,如各个方向触碰物体训练、抛接球训练等。

3. 他动态平衡训练 患者长坐位,治疗师或者家属对其进行外力干扰,可从不同角度轻轻推挤患者躯干等。推挤的力度和角度根据患者的完成程度由易到难。

（二）端坐位平衡训练

患者在端坐位下,遵从静态平衡训练到自动态平衡训练到他动态平衡训练顺序,依次完成,可参考长坐位平衡训练内容。

第三节 轮椅使用与移乘

一、轮椅选配基本知识

轮椅（wheel chair）是最常用的辅助器具之一,轮椅可以帮助人们最大可能独立地移动并做他们想要做的事情,增加轮椅使用者的独立性以及自尊和自信,让使用者很好地融入社区生活。选择一辆合适的轮椅对患者很重要。轮椅一般由轮椅架、车轮、制动装置、座垫、靠背、脚托及腿托、扶手等部分组成(图 13-3-1)。

1. 轴距　轮椅前后轮之间的距离。长轴距的轮椅更稳定,不易向前翻倒,适用于长时间在室外活动而且室外路面不平的患者。短轴距的轮椅多在地面平坦或者使用空间有限的地方。

2. 轮子　轮子越大,越容易越过不平的平面。轮子分为充气和实心两种,充气适合室外,其具有良好的避震作用,在凹凸不平的户外较为舒适。实心胎在平软的路面更易推动,适合室内使用。

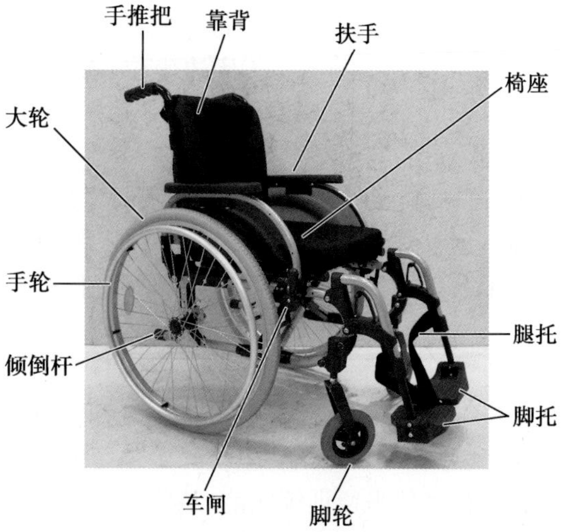

3. 靠背　关系到轮椅的安全性和舒适程度。根据患者的躯干控制能力和活动能力,选择不同靠背的轮椅。

图 13-3-1　轮椅基本组成

(1) 低靠背:高度一般为坐面到使用者肩胛骨下方 2~3cm 的距离,等同于坐面到腋窝的距离(手臂向前平伸)减去 10cm。低靠背适用于下肢功能障碍者、行动不便的老年人或者有一定躯干控制能力的截瘫患者。

(2) 高靠背:高度为坐面到肩部或者后枕部的实际距离。适用于躯干控制能力差或者身体虚弱的患者。针对头颈控制差的患者,应配备头托;对躯干控制较差者,应加系安全带。包括:躯干控制能力较差的高位截瘫、意识障碍或者年老体弱者等。

4. 扶手　合适的扶手要求使用者坐在轮椅上时,上臂垂直,前臂水平放置于扶手上,测量椅面到前臂下缘的高度再加 2.5cm,即为扶手高度。合适的扶手高度有利于上肢保持舒适位置和正确的姿势,并维持平衡。过高的扶手,易造成上臂疲劳;过低的扶手,则可能需要身体前倾来维持平衡,不利于呼吸,也容易造成疲劳。

5. 坐垫　合适的坐垫具有良好的体位支撑以及减压作用。

(1) 泡沫塑料坐垫:质轻价廉,但透气性差,容易损坏,不方便清洗。

(2) 凝胶/充气坐垫:可以较好地分散压力,但会让患者感觉到不稳定。

(3) 坐垫减压安全有效的评估方式:患者坐于坐垫上,检查者将手插入并放置在使用者坐骨结节下,掌心向上,指尖可以上下摆动≥5mm 为宜。

6. 脚踏板　脚踏板离地 5cm 以上,踏板过高会使重量落在坐骨结节上。

7. 座位宽度　坐下时两臀间或两股间距离再加 5cm,即坐下以后两边各有 2.5cm 的空隙。

8. 座位长度　坐位时后臀部至小腿腓肠肌之间的水平距离减去 6.5cm。

9. 多种不同功能的电动轮椅　根据患者情况适配,如双手不能自如控制轮椅者、需要长距离社区活动者、借助轮椅上下楼梯或站立者等有特殊需求的患者,均可考虑不同功能的电动轮椅。

二、借助轮椅的转移和移乘训练

（一）轮椅的转移

上下轮椅可以称为"转移"。能轻松安全地上下轮椅,将有助于轮椅使用者的日常活动。

在进行轮椅转移训练之前需先评定患者能否独立完成,不能进行独立转移时,需进行辅助转移。坐位下独立进行转移的患者,需能用双臂将整个身体向上撑起;对于站立下转移的患者,要能够用双下肢支撑自身。

1. 独立转移　偏瘫患者从轮椅到床的转移(图 13-3-2):①轮椅靠在床边(患者健侧靠近床边),呈 30°~45°角,制动轮椅,移开靠床一侧踏板。②健手(靠床一侧)支撑于床上,屈膝大于 90°,患足位于健足稍后方。③躯干前倾并轻度向健侧倾斜,以健侧下肢为轴心,以健手为主导将身体撑起并移到床上。如果患者不能很好地将身体抬高或者移动足够距离则需要使用滑板辅助转移。从床到轮椅的转移时,健侧靠近轮椅,健手支撑在远侧扶手上,其余相反顺序完成即可。

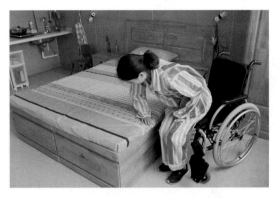

图 13-3-2　偏瘫患者轮椅到床独立转移

截瘫患者从床到轮椅的侧方转移(图 13-3-3):①轮椅靠在床边呈 30°~45°角,制动轮椅,移开靠床一侧踏板。②靠床一侧手支撑于床上,轮椅侧手撑在轮椅外侧扶手上,双脚平放于地面。③前倾躯干,双手将身体撑起并移到轮椅上。如果患者不能很好地将身体抬高或者移得够远,患者需要使用滑板辅助转移。轮椅到床的转移时按照相反顺序完成即可。

根据截瘫患者的不同情况也可选择垂直转移,此方法在轮椅到床上转移时(图 13-3-4),需将患者双腿先放于床上。床到轮椅的转移反向完成即可。

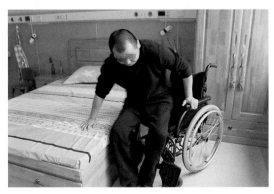

图 13-3-3　截瘫患者床到轮椅独立侧方转移

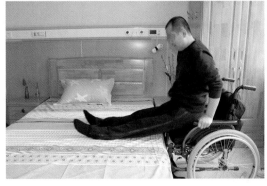

图 13-3-4　截瘫患者轮椅到床独立垂直转移

2. 辅助转移　偏瘫患者从轮椅到床的转移(图 13-3-5):①轮椅靠在床边(床边靠近患者健侧),呈 30°~45°角,制动轮椅,移开靠床一侧踏板。②协助患者在轮椅上向前移动并将双脚放在地上,转移者利用自己双膝从患者患侧膝盖前外侧(不是从正前方)抵住患者膝盖。

③操作者降低自身中心,双手从患者肩胛骨外侧环抱固定患者并带动其身体向上向前运动。④向床边位置转动患者,并引导其坐于床上。

截瘫患者从轮椅到床的侧方转移(图 13-3-6):①轮椅靠在床边,呈 30°~45°角,制动轮椅,移开靠床一侧踏板。②协助患者在轮椅上向前移动并把双脚放在地上。③协助者双手固定住患者双髋外侧,双膝从侧前方固定并支撑起患者双膝盖(不是从前面顶住膝盖)。④患者双手环抱协助人员颈部。⑤协助者带动患者身体重心向前上方移动,同时向床边位置转动患者,并引导其坐于床上。床到轮椅的转移相反顺序完成即可。

根据患者情况可选择后方辅助转移或前方辅助转移(图 13-3-7)。

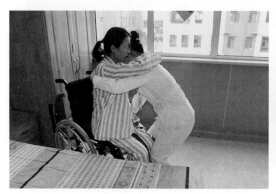 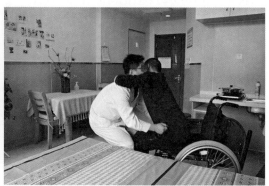

图 13-3-5　偏瘫患者轮椅到床辅助转移　　　　图 13-3-6　截瘫患者轮椅到床辅助侧方转移

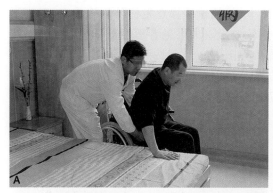 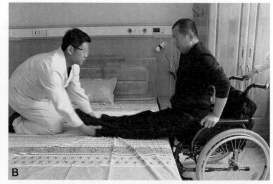

图 13-3-7　截瘫患者轮椅到床辅助转移
A. 后方辅助;B. 前方辅助

3. 从轮椅到地面的转移(图 13-3-8)　①制动轮椅,将双脚放置脚踏前方。②双上肢撑双侧扶手支撑身体向前移动至轮椅坐位前沿。③撑坐位两侧支撑身体缓慢移至脚踏上(此时轮椅会前倾,可不予理会)。④双手撑脚踏板将身体移至地面(此时轮椅会后倾放平)。

4. 从地面到轮椅的转移　和从轮椅到地面的转移顺序相反(过程中会出现轮椅前倾后又回到水平位置,为正常现象)。

(二)轮椅的移乘

使用轮椅进行 A 位置到 B 位置的移动为移乘。移乘训练可以帮助患者在生活和工作场所进行移动,进行社交活动。

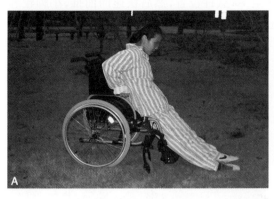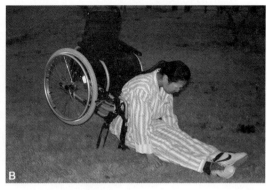

图 13-3-8　截瘫患者从轮椅到地面的转移

1. 向前驱动轮椅　将手轮圈视为一个时钟面,正上方为 12 点位置,正下方为 6 点钟位置,用双手同时驱动双侧手轮圈,从 10 点钟位置向 2 点钟位置推动。

2. 转向　与转向方向相同侧的手握在手轮圈的前面,另一只手握在对侧手轮圈后面,前面的手向后拉的同时,后面的手向前推。

3. 上下斜坡　上斜坡时身体前倾,可防止轮椅后翻(图 13-3-9)。下斜坡时,身体后倾,防止身体向前扑倒。进行上下斜坡练习时,要保证安全。在坡上停下来时,要进行刹车。

4. 辅助上台阶　倒着上,倾斜轮椅将重心转移到后轮,后轮抵住第一级台阶,辅助人员向后上拉轮椅,利用后轮的滚动上台阶。患者可同时向后拉手轮圈进行帮助。可由另一位辅助者从轮椅前面抓住轮椅架进行帮助。

5. 辅助下台阶　正面下,倾斜轮椅将重心转移到后轮,帮助者让后轮缓慢滚下,每次一级,患者可通过控制手轮圈来帮助。另一位辅助者可从前面稳定轮椅架进行帮助(图 13-3-10)。

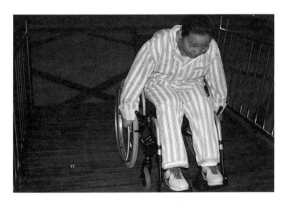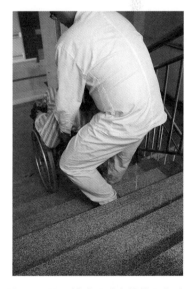

图 13-3-9　上斜披　　　　　　　　　图 13-3-10　辅助下乘坐轮椅下台阶

6. 抬前轮技巧　双手握持手轮圈向后转动至 10 点钟位置,然后快速向前推,小脚轮翘起。进行此项练习时,应有人站在轮椅后面,进行保护。该项技术常用于过减速带、小台阶、下坡等障碍路面(图 13-3-11)。

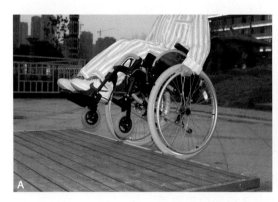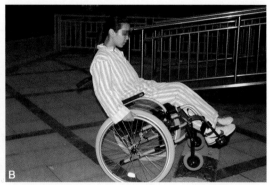

图 13-3-11　抬前轮过障碍

三、轮椅上操作训练

(一)减压技术

无法完成体位变换的患者有发生压疮的风险,患者应学会如何坐在轮椅上进行减压,以预防臀部皮肤压力性损伤。减压方法主要有以下两种:

1. 向前弯腰(适合大部分轮椅患者)(图 13-3-12)　身体尽量前倾,尽可能抬起臀部,当患者平衡和力量较弱时,可需要一个人帮助患者向前弯腰。

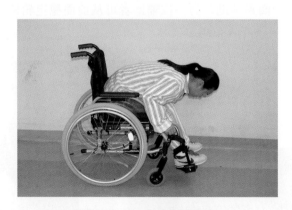

图 13-3-12　向前弯腰减压

2. 向一侧倾斜(适用于力量和平衡较差的患者)(图 13-3-13)　将身体向一侧倾斜,尽可能抬起一侧臀部,患者可用手臂钩住轮椅把手作为支撑。若仍有难度,可在他人帮助下完成。

(二)轮椅翻倒时的自我保护

1. 躯干控制差的患者(左手撑地示范)　轮椅向后倒时,头向转向左侧,右手握住左侧扶手,左手向轮椅的左后方地面推挤完成支撑动作,要求动作在短时间内完成。

2. 躯干控制良好的患者　轮椅后倒时,右手抓住轮椅的左扶手,头屈曲,躯干向前屈曲靠近大腿,轮椅的握把着地,后背与头部未接触地面。

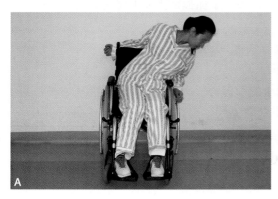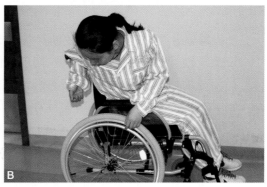

图 13-3-13　向一侧倾斜减压

第四节　拐杖和助行器的使用

一、拐杖和助行器的选配

个人移动辅助器具包括拐杖和助行器。

(一)拐杖

按照拐杖的结构和功能分为手杖、腋杖、肘杖和前臂支撑杖四类。

1. 手杖　单手扶持行走的助行器,当患者下肢功能障碍较轻时可选择,特点为重量轻,上下楼梯方便,健侧使用。可分为以下两类:单足手杖:只有一个支撑点;多足手杖:有多个支撑点,稳定性优于单足手杖,但是不适于在室外崎岖路面行走。

(1)手杖高度选择:站立位测量时,手杖的长度(把手位置)为大转子高度。仰卧位测量时,患者双手屈肘 20°~30° 放于身体两侧,测量尺骨茎突到足跟外侧 15cm 处的距离,再加上鞋底厚度(一般为 2.5cm)。

(2)适用范围:一般用于偏瘫、老年人、下肢骨关节疾病等。

2. 腋杖　较为常见的一种拐杖,高度可调节。

(1)高度测量:身长减去 40cm 为腋杖的长度,也可用足跟到腋窝下 5cm 距离来代表腋杖合适高度。腋杖把手处于大转子的高度位置。仰卧位测量方式同手杖测量。

(2)适用范围:一般用于单侧或双侧下肢无力、不能承重的患者。

3. 肘杖　支撑架上部的肘托位于肘部的后下方,相比于使用腋杖上下楼梯更方便,而且不会对腋窝产生压迫。

(1)高度选择:总长度为地面到前臂肌腹最饱满处的距离,即站立时肘横纹下约 5cm 位置距地面高度。把手位置测量方式同手杖。

(2)适用范围:同腋杖。上下楼梯较腋杖方便。

4. 前臂支撑杖　一种由前臂支撑台和特殊手柄制成的拐杖。

(1)高度选择:站立时,双手自然下垂,目视正前方,患者体重均匀分布于两足,尺骨鹰嘴到地面距离即为前臂支撑杖高度。仰卧位测量时,足底到尺骨鹰嘴的距离加上鞋底厚度(一般为 2.5cm)即为所需高度。

（2）适用范围：因主要由前臂支撑，对肘关节挛缩、手抓握能力差的患者较为适用。

（二）助行器

助行器分为无轮助行器和有轮助行器。支撑面大，稳定性优于手杖。

1. 无轮助行器   稳定性好、轻便、高度可任意调节。

2. 有轮助行器   此种助行器带有脚轮，轮子的摩擦力较小，易于推行移动。

3. 儿童助行器   根据使用时助行器放置的位置不同，分为前置式和后置式两种。

4. 助行器高度选择   测量方法同手杖测量。

5. 适用范围   一般适用于疾病早期需下床站立和步行训练的患者，也用在双下肢无力、老年人群等。不用于上下楼梯训练。

二、各种拐杖的使用

（一）手杖的使用

包括两点步行、三点步行和上下楼梯。

1. 两点步行   患足和手杖同时迈（伸）出，再迈健侧足。患足和手杖作为一点，健足作为一点，交替支撑体重。两点步行速度快，实用性高。

2. 三点步行   先伸出手杖，再迈出患足，最后迈出健足的方式。这种方式在迈出健足时有患足和手杖支撑，稳定性较两点步行高，常用于下肢运动障碍患者，大部分偏瘫患者的步行采用此种方式。

3. 上下楼梯   遵循健足先上、患足先下的原则（图 13-4-1）。上楼梯时，健足先迈出，接着患足与手杖同时向上移动。下楼梯时，患足与手杖同时先下，接着健足下移。有楼梯扶手时，能借助楼梯扶手，稳定性会更好。建议健手抓住楼梯扶手，手杖放在患侧，根据环境情况做相应调整。

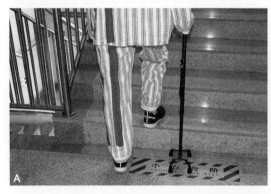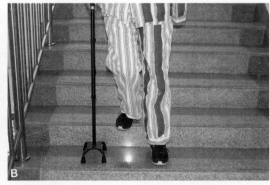

图 13-4-1   持拐上下楼梯
A. 持拐上楼梯；B. 持拐下楼梯

（二）腋/肘杖的使用

包括摆至步、摆过步、两点步态、三点步态和四点步态（图 13-4-2）。

1. 摆至步   患者使用双拐步行，先出双侧手杖，患者身体重心前移，利用上肢力量使双足离地向前摆动至杖脚附近着地。这种方法步幅小，用于需双侧下肢共同前移的患者，多在早期步行训练使用。

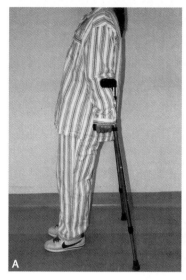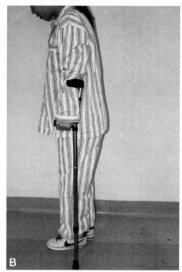

图 13-4-2 持拐步行

A. 摆过步；B. 摆至步

2. 摆过步 挂双拐步行中最快的移动方式,一般用在路面宽阔、行人较少的场合,对患者能力要求比摆至步高。与摆至步不同的是,双足落点在拐杖着地点连线的前方位置。

3. 两点步态 步行时,一侧拐杖伸出同时迈出对侧足,然后另一侧拐杖和对侧足再迈出作为另一点。此种方法步行速度较快,适用于一侧下肢疼痛需减少负重的情形。

4. 三点步态 双拐伸出同时迈出患侧下肢,双拐先着地,然后患足着地,最后迈出健侧下肢。这样方法稳定性好,可以快速移动,适用于一侧下肢正常,另一侧下肢不能承重的患者。

5. 四点步态 步行时先出一侧拐,然后出对侧足,再出另一侧拐,最后出同侧足。即右拐-左足-左拐-右足。此种方法稳定性好,适用于双下肢运动障碍者。

三、普通助行器的使用

(一)无轮助行器

使用时,首先双手分别握住两侧扶手,提起助行器前移并放置在前方约 20~30cm(一般为前臂从屈曲到伸直的距离)处,先迈出患侧下肢,再迈出健侧下肢,如此反复前进。

(二)有轮助行器

与无轮助行器类似,但以前推为主,行走时,助行器始终不离开地面。

四、人-机交互系统:外骨骼机器人

随着科学技术的发展,外骨骼机器人已经逐步应用于康复医学领域,下肢运动神经系统损伤的患者可以借助外骨骼机器人进行站立与行走。通过穿戴外骨骼机器人,不但可以帮助患者有效地进行功能性训练,还可以通过自身输出肌电信号控制患者肢体,最终达到加快中枢神经功能恢复、提高患者生活质量的目的,帮助患者早日重返社会。

康复工作者临床上使用外骨骼机器人来进行下肢运动分析和恢复性训练日益增多,同时此方面的研究也越来越多。人-机一体化交互接口是指人与机械系统之间的信息交互方式,机器人是典型的人-机交互系统。瑞士的苏黎世联邦理工学院、Hocoma AG 公司和德国神经康复训练中心已开发出外骨骼系统 Locomat 和 Hapticwalker,采用外骨骼机器人与平板训练相结合的模式来进行患者的下肢步行功能训练,改变了传统的卒中或者截瘫患者人工训练模式,能有效降低康复治疗师的工作强度,并保证康复训练的质量,提高训练效率。Locomat 外骨骼机器人系统中还增加人工智能系统,不仅帮助患者进行标准步态康复训练,还可以根据不同患者对标准步态完成情况进行实时修正,实现人机之间的协调训练,为患者更加精准的个性化康复训练提供保证。我国哈尔滨工程大学开发的外骨骼康复机器人,其通过检测患者的体表肌电信号来识别患者意图并帮助患者完成功能锻炼,利用脑卒中患者健侧肌电信号来驱动康复机器人辅助患侧肢体进行运动。随着外骨骼机器人技术、机电工程、微能源技术、微驱动技术、材料技术和控制技术等学科的发展,外骨骼康复机器人研究关键技术必将实现突破,未来科学家将发明更加轻便、更加实用的外骨骼机器人,帮助患者最大限度地恢复步行功能,早日回归社会和工作岗位。

第五节　步态矫正

一、步态基本概念

(一)自然步态

1. 定义　人在自然情况下移动身体,交互迈出脚步的姿态称为自然步态。步态能够通过后期强化定型,定型可以使步行变得容易且自动化。但定型后再改变非常困难,所以在步态训练时,一旦发现错误动作,要及时纠正,防止形成错误模式。

2. 基本要素　合理的步行周期、步长、步长时间、步宽、步幅、步速等时间、距离参数;身体的平衡稳定;节能等。

3. 生物力学因素　良好的身体对线;髋膝踝合理的协调运动等。

(二)步行周期

步行周期是指在行走时,一侧足跟着地,至该足跟再次着地时所用的时间,称为一个步行周期。包括支撑相和摆动相(见图 2-3-8)。

1. 支撑相　为下肢接触地面和承受重力的时间,指从足跟着地到足趾离地的过程,占整个步行周期的 60%。大部分时间为单足支撑,双足支撑的时程在整个支撑相中只占一小部分。双足支撑时间越长,步行速度越慢。患者可能会为了增加行走的稳定性,而延长双足支撑时间。

2. 摆动相　指足趾离开地面迈步到该足再次着地之间的时间,占整个步行周期的 40%。

(三)时间、距离参数

包括步长、步长时间、步宽、步幅、步频、步速、足偏角等,参见第二章第三节。

二、常见病理性步态分析及应对

1. 剪刀步态　为痉挛性脑性瘫痪的典型步态。多由于髋关节内收肌群张力增高所致。迈步时下肢向前向内迈出,两侧膝关节内侧常摩擦碰撞,着地时表现为足尖着地,呈剪刀步态或交叉步。

应对:①缓解内收肌群张力,可使用手法牵伸、抗痉挛姿势摆放、药物治疗、肉毒毒素注射等;②加强拮抗肌如臀中肌肌力;③促进内收肌和臀中肌的协同运动;④步行训练时可以增加步宽。

2. 偏瘫步态　偏瘫步态指单侧肢体瘫痪所形成的步态。其典型的特征为迈步时患侧膝关节屈曲角度较正常减小、踝关节跖屈、内翻。通过迈步时患侧肩关节下降,骨盆抬高以及髋关节外展、外旋的代偿方式,将患侧下肢向外侧画一个半圆,向前迈出,故又称为划圈步态。

应对:①降低股四头肌、腘绳肌、小腿三头肌、内收肌等肌张力;②躯干核心肌群训练;③膝关节屈伸控制性训练;④患侧侧方步行训练。

3. 足下垂步态　足下垂步态指摆动相踝背屈不足的步态表现,常伴有踝关节内翻或外翻,可导致廓清障碍。代偿机制包括:在摆动相增加患侧屈髋屈膝,下肢向外划圈迈步,躯干向健侧倾斜。病因可能为胫前肌无力或活动时相异常等。单纯足下垂步态常见于脊髓灰质炎、脊髓损伤及外周神经损伤患者。

应对:①缓解跖屈肌群肌张力;②踝背屈肌群的肌力训练;③严重足下垂时可佩戴踝足矫形器;④物理因子治疗:功能性电刺激(FES)治疗等。

4. 膝过伸　膝过伸多见于支撑相早期,是一种代偿模式。可见于一侧膝关节无力引起膝关节过伸代偿;小腿三头肌张力增高或挛缩导致膝过伸;用膝过伸代偿塌陷步态;支撑相股四头肌痉挛;身体前屈时重心落在膝关节前方,导致膝过伸来保持平衡。

应对:①降低股四头肌、踝跖屈肌过高肌张力的训练;②无力侧股四头肌肌力训练;③膝关节控制训练;④臀大肌肌力训练。

5. 臀大肌步态　臀大肌无力表现为:足跟着地时,躯干后仰,腰椎前突,改变重力线,使中心落在髋关节后方,维持髋关节被动伸展,形成仰胸挺腰凸腹的臀大肌步态。

应对:①臀大肌肌力训练;②身体靠墙伸髋踏步训练;③倒退步行训练。

6. 臀中肌步态　一侧臀中肌无力,不能维持髋关节的侧方稳定,典型特征为患侧下肢支撑时躯干向患侧倾斜,以避免健侧骨盆下降过多,从而维持平衡。双侧臀中肌受损的患者,行走时躯干左右交替摇摆,形如鸭子,故又称为鸭步。

应对:①臀中肌肌力训练;②侧方上下楼梯(下楼梯时健侧先下,上楼梯时患侧先上)训练;③骨盆控制训练;④站姿调整训练;⑤侧方迈步训练。

(张志杰)

参 考 文 献

[1] Sabut SK,Lenka PK,Kumar R,et al. Effect of functional electrical stimulation on the effort and walking speed, surface electromyography activity, and metabolic responses in stroke subjects. J Electromyogr Kinesiol,2010,20

（6）:1170-1177.

［2］ Kyoungehul K,Masayoshi T. Flexible Joint Actuator for Patient's Rehabilitation Device. 16th IEEE International Conference on Robot and Human Interactive Communication［D］. Korea:Jeju,2007:1179-1184.

［3］ 赵彦峻,徐诚,张景柱,等. 人体下肢外骨骼关键技术分析与研究［J］. 机械设计,2008,25（10）:1-4.

［4］ 杜巨豹,宋为群,王茂斌. 减重步行训练在卒中后偏瘫康复中的应用［J］. 中国脑血管病杂志,2006,3（8）:361-364.

［5］ 励建安,孟殿怀. 步态分析的临床应用［J］. 中华物理医学与康复杂志,2006,28（7）:500-503.

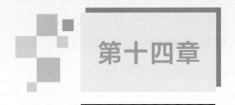

第十四章

Bobath 技术

第一节 概 述

一、历史发展

Bobath 技术,是由英国物理治疗师 Berta Bobath 和她的丈夫神经内科医师 Karel Bobath 共同创立的,是用于中枢神经系统损伤导致的运动、姿势控制障碍患者(患儿)做逐案评价与治疗的一套问题解决方法和康复治疗理念。历经数十年发展,现在主要以国际 Bobath 指导者协会(International Bobath Instructors Training Association,IBITA)为中心在全世界进行普及推广。迄今为止,国际 Bobath 指导者协会拥有 25 个国家或地区约 270 名指导者及候补指导者。

Bobath 技术,在 1995 年的 IBITA 会议中,定义为"由中枢神经系统损伤导致的姿势性肌紧张(postural tone)、运动(movement)以及功能(functioning)障碍患者的评价与治疗的问题解决方法(problem-solving approach)。治疗的目标,是通过促通来改善姿势控制与选择性运动,以此最大限度引出功能恢复"。另外,在对脑性瘫痪为主的中枢神经疾患的患儿使用 Bobath 技术进行治疗时,一般多用"神经发育学疗法"(neurodevelopment therapy,NDT)的称呼。

二、基本原则

现代 Bobath 发展的方向主要致力于以下几方面。

(一)临床推理与症例分析的导入

Bobath 技术是与脑科学、神经生理学、系统理论、运动学习理论等科学应用于临床中共同发展的。这种发展依赖于在临床实践中通过个案的学习、推理与讨论不断深化。因此需要治疗师在临床中具备深刻洞察力与推理能力。

(二)概念与用语的变化

伴随着临床的发展,Bobath 技术很多概念和用语也在不断更新。例如:姿势性肌紧张(postural tone),指抗重力肌群维持身体垂直的能力。姿势控制(postural control)包含前馈和反馈的综合能力,而不单指平衡反应这种反馈成分较强的词汇。

（三）感觉的选择性输入与复合性输入

除了来源于肌梭、高尔基腱器官及前庭等本体感觉之外,近年来研究报道对于手足部的皮肤及对口腔黏膜的摩擦、压迫刺激可提高平衡及运动的协调性。因此,对于这类来源于浅感觉感受器但与促通本体感觉紧密相关的信息及过程,称为"本体感觉系统"(proprioceptive system)。是上肢手及下肢精细运动中有效的感觉信息。

（四）系统理论与运动学习理论的应用

学习 Bobath 技术应注意将运动控制中的系统理论与运动学习理论的结合应用。神经肌肉可塑性尤其是脑的可塑性是运动学习的背景。有效使用学习理论的前提是抗重力姿势的稳定。在此基础上,胸廓及头颈部朝向目标物的姿势定向能力才更易获得。

（五）功能性运动分析的使用

为帮助脑卒中后遗症患者完成功能性课题,治疗者须熟知"功能性运动分析",即通过正常人之间对于坐立位平衡、步行、坐站转移、上肢手够取等的体验过程,分析了解运动控制的构成要素。

（六）重视整体治疗

脑卒中后遗症患者每个人都具有不同特点,也密切影响预后。Bobath 技术的评价与治疗,不仅限于功能性的评价与治疗,而是对患者进行整体评价,对患者各种问题进行复合性多角度的介入。这也符合世界卫生组织(WHO)提出的 ICF 分类的理念。

第二节　治疗原理

一、姿势控制与运动控制中的前馈与反馈

如图 14-2-1 所示,Massion(1994)表明了姿势控制与运动控制的关系。在完成一个动作之前,图右侧的姿势网络中保存的身体图式会先行激活。然后由前馈进行姿势调整(postural set),为之后的运动准备好必需的姿势背景。内外扰乱较小时,可如图 14-2-1 右侧所示,通过头颈部或躯干及四肢的局部分节性位移(displacement)的反馈调整来保持平衡。在内外扰乱较大时,由本体感觉、前庭觉、肾脏等内脏而来的重量觉(graviception)、皮肤感觉及视觉等多重感觉的输入信息通过反馈进行姿势的重新调整。由此更新身体图式、运动感觉、垂直轴及参照框(reference frame)并记忆于脑。

Schepens 等(2004)通过猫够取食物的实验对前馈机制进行了研究,对猫的左前肢抬起之前躯干四肢是如何进行姿势调整的过程进行了分析。结果表明,在左前肢的够取运动发生之前,躯干与头颈部的抗重力肌群先行收缩。即在右脑的皮质脊髓束发出运动指令,引起左前肢够取运动之前的 100ms,右脑同侧下行的皮质脑桥网状脊髓束使同侧的吻侧或尾侧桥核启动,产生维持同侧(右侧)躯干抗重力伸展的肌肉收缩。即在运动开始前先进行调整重心位置及姿势性肌张力的准备工作。这种功能称为预备性先行性姿势调整功能(preparatory anticipatory postural adjustments,pAPA)。在此基础上,通过顶盖脊髓束,头颈部的抗重力活动也会启动作为 pAPA 继续活动。

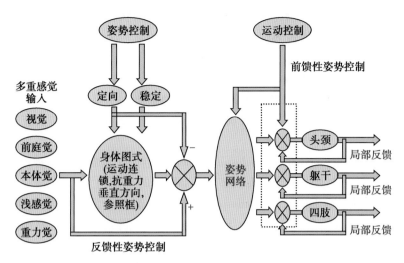

图 14-2-1　姿势控制与运动控制

左前肢的够取运动,是由右脑的皮质延髓网状脊髓束与红核脊髓束诱导开始的(在人类的够取运动中,红核脊髓束细胞数较少,皮质脊髓侧束和延髓网状脊髓束发挥主要作用)。够取运动开始后,根据具体情况皮质延髓网状脊髓束随时预先调整重心位置及姿势性肌张力,这种功能称为伴随性先行性姿势调整功能(accompanying anticipatory postural adjustments,aAPA)。

二、运动传导通路

雷登大学学者库伯把姿势、运动相关的下行性运动控制系统分为“腹内侧系或内侧系”和“背外侧系或外侧系”。腹内侧系主要与脊髓前索或前侧索的下行性神经系统相关。背外侧系主要与脊髓背侧索下行的神经系统相关。人从环境中收集感觉信息适应外界,进行姿势与运动控制时,主要是通过“腹内侧系“与“背外侧系“进行协同控制。

(一)腹内侧系

腹内侧系主要是参与稳定性相关的神经系统。主要负责躯干,肩胛带与骨盆周围肌群的活动以使身体保持在抗重力位的姿势稳定,与姿势定向的作用。主要通路如下(表 14-2-1):

表 14-2-1　腹内侧系主要通路

①脑桥网状脊髓束(pontoreticulospinal tract)	⑥间质核脊髓束(interstitiospinal tract)
②延髓网状脊髓束(bulboreticulospinal tract)	⑦蓝斑核脊髓束(coeruleospinal tract)
③内侧前庭脊髓束(medial vestibulospinal tract)	⑧前皮质脊髓束(anterior corticospinal tract)
④外侧前庭脊髓束(lateral vestibulospinal tract)	⑨缝线核脊髓束(raphespinal tract)
⑤顶盖脊髓束(tectospinal tract)	

1. 脑桥网状脊髓束(pontoreticulospinal tract)　脑桥网状脊髓束,是皮质网状脊髓束(corticoreticularspinal tract)的一部分。皮质网状脊髓束,是中枢神经系统最大的通路,包括下行性纤维和上行性纤维。前者的主要作用,是姿势性肌张力、躯干的抗重力运动与伴随着上肢及眼球运动的胸廓分节性运动,步行时躯干肌群的基本调整。脑桥网状脊髓束的主要

作用是核心控制的调整。高草木（2009）报道，皮质脑桥网状脊髓束从尾侧桥网状体核至脑桥网状体下行时，同侧投射约占 80%，双侧投射约占 20%。这意味着一侧大脑运动区损伤后，双侧躯干都会受到影响。

2. 延髓网状脊髓束（bulboreticulospinal tract）　从延髓的网状体开始双侧下行，非交叉性纤维较多。因靠近背外侧，所以被划分为第 3 运动系统。主要作用是从四肢的近端作用至远端，与脊髓水平的中枢模式发生器（central pattern generator，CPG）和上肢的够取运动相关。支配部分手内肌。

3. 内侧前庭脊髓束（medial vestibulospinal tract）　起始于延髓的前庭神经内侧核和前庭神经下核，双侧下行。主要作用是与头颈部和上部胸廓的平衡相关。

4. 外侧前庭脊髓束（lateral vestibulospinal tract）　起始于延髓的前庭神经核（Diterus 核）同侧下行，分布于脊髓全长。促通上下肢的伸肌，抑制屈肌收缩。主要作用是与同侧上下肢的平衡相关。进而在步行和立位下的重心转移中激活同侧伸肌。

5. 顶盖脊髓束（tectospinal tract）　从中脑的上丘开始立即交叉，沿脑干内侧部、脊髓前索下行。也有同侧性下行纤维。主要作用是在视觉性追视运动中负责协调颈部的运动与眼球运动。

6. 间质核脊髓束（interstitiospinal tract）　起始于中脑被盖内的间质核，沿着内侧纵束同侧下行。主要作用是眼球运动的中枢（pre oculomotor center）之一，与垂直方向的快速眼球运动和与之相关的颈部控制关系密切。

7. 蓝斑核脊髓束（coeruleospinal tract）　从脑桥的蓝斑核、蓝斑下核开始下行。途中，因从各核团发出的纤维汇集成束下行投射，因此也被称为"蓝斑核群脊髓纤维"（coeruleospinal fibers），支配脊髓前节。双侧性投射在脊髓水平交叉。划分于第 3 运动系统。主要作用是兴奋四肢伸肌群的牵张反射，增强姿势性肌紧张。

8. 前皮质脊髓前束（anterior corticospinal tract）　从中央前回开始通过内囊，在锥体不交叉，在脊髓前索下行，与运动神经元相联系。一部分在脊髓水平终止于对侧。主要作用是与近端肌肉及腰腹部肌肉的调整相关，与躯干及骨盆的随意、半随意及自动化运动相关。

（二）背外侧系

背外侧系的神经系统主要作用包括四肢的近端与远端的肌群协调活动下的够取运动，以及手指的精细运动等。也和步行的开始与停止相关。因此，背外侧系主要负责四肢运动的调整与手足的精细运动，是与上下肢运动相关的系统。背外侧系的运动传导通路主要包括（表 14-2-2）：

表 14-2-2　背外侧系主要通路

①皮质脊髓侧束（lateral corticospinal tract）	②红核脊髓束（rubrospinal tract）

1. 皮质脊髓侧束　从中央前回通过内囊，在锥体交叉后沿脊髓侧索下行，与运动神经元相联系。主要作用是与上肢的够取运动、手指握物前手的构型及精细运动相关。也与足趾的随意运动相关。主要负责从手指的感觉信息输入时，进行周围抑制时的感觉识别。

2. 红核脊髓束　从中脑的红核下行立即交叉，在脑干的腹外侧系及脊髓侧索下行。主要负责上肢手的选择性运动的部分调整。

3. 相关词汇

（1）核心与核心控制：核心是指腰部、骨盆和髋关节的集合体，是重心所在之处，也是所有运动开始的地方,是肩胛带上肢活动、步行、头颈部活动的重要基础。Bobath 技术指导者 Graham 将核心控制定义为:针对破坏稳定性的力量,为了进行高效运动而预测性或反应性进行的多关节力学连锁(multi-joint kinetic chain)中的一个要素,即全身性多关节连锁进行姿势控制的核心部分。狭义的核心控制是指躯干深部的多裂肌、腹横肌、腹斜肌这三个要素构成的协同活动,这些肌群皮质神经支配少但脑桥网状脊髓束的支配高度发达。作为维持姿势的肌群,如果脑桥网状脊髓束不产生神经活动则这些肌群就不能持续收缩,躯干弯曲且无力,难以完成抗重力伸展方向的姿势运动。

(2) 身体图式:图式(schema)是指人脑中已有的知识经验网络,具有抽象记忆概念的作用。表象(representation)与图示为同一概念作用,Brunner 论述了三种表象,即来自运动的行为表象、来自视觉的影像表象和来自言语的象征表象,由多种感觉信息组织起来形成抽象意义。三种表象中,来自运动的行为表象即是身体图式(body schema)。身体图式根据来自肌梭的不断变化的感觉输入起到提供姿势基本框架的作用,知觉身体位置以及身体各部位的关联,是所有活动的基础。为了控制姿势,身体图式将输入的感觉与自己的运动予以比较解释,形成校正(修正)肌肉活动的指标,并处于学习状态,可以实时更新为更正确的预测。身体图式是无意识中内隐学习形成的,它可以确定某一瞬间身体部位的空间位置及身体各部分间的相互位置关系,故一旦混乱后难以维持协调运动和平衡。

在脑卒中患者的治疗中,为改善姿势运动控制,有必要重新学习更正常的身体图式。身体图式的特点是在学习后可以回忆与再现、可以想起。治疗师通过运动诱导患者,让他们用身体切实感受更正常的姿势运动,因此,治疗过程中导入本体感觉非常重要。

(3) 关键点和关键部位控制:关键点(key point,KP)和关键部位(key areas,KA)是指治疗师在上手操作调整姿势张力的同时可以促进正常姿势反应及运动的患者的身体部位。通过关键点或部位的操作,进行感觉输入,调整肌纤维的走行和力线,使治疗师更容易诱导患者完成功能性动作,姿势更稳定,从而更好地促进患者的运动学习。关键点又分为中心关键点或部位(central key point,CKP)、近端关键点(proximal key point,PKP)和远端关键点(distal key point,DKP)。CKP 是指躯干中心部即第 7~9 胸椎部分,这里是椎间关节最容易出现旋转活动的部位,不仅可以诱发抗重力伸展活动,也易于通过旋转诱发姿势定位。PKP 是指头颈部、肩胛带、上臂、骨盆、大腿部这些身体的近端部位,其作用是提高近端部位的动态稳定性,对于改善步行中躯干和下肢的抗重力伸展活动、上肢的灵活协调运动及吞咽时的口腔活动等有重要的控制作用。DKP 是指手、前臂、足部、小腿等身体远端部位的操作点,在手掌、手指、足跟和足趾等部位存在丰富的感觉感受器,通过对这些部位进行操作,不仅可以调整肢体的对位对线,还可以从末梢进行本体觉和浅感觉的输入,是手指、足部、口唇和舌精细运动的诱导部位。

(4) 支撑面(base of support,BOS):人与环境之间相互作用形成的在功能上支撑身体的面。与本体感觉、知觉和识别有关。从支撑面可以感受到地面、坐面等环境发出的信息,以及由此产生的预测功能的信息,进行知觉和识别,形成适应姿势控制的支撑面。

(5) 参照点(reference point):作为参考的点,表示身体与环境相联系予以功能支援的部位。关键点与支撑面也可以说是姿势的参照点。通过参照点,第一,可以与以往的经验和知觉相对照,便于进行运动;第二,以支撑面作为参照点,可以作为运动的出发点;第三,与辅助姿势控制和平衡有关,易于适应环境;第四,是为了自我控制,有了参照点便于体会动作的全过程和姿势的变化。

（6）选择性运动（selective movement）：选择性运动是基于稳定基础上的恰当的感觉输入和肌肉活动，一个关节或者体节分离了的、被神经系统选择了的运动。

（7）手的接触性指向性反应（contactual hand-orienting reaction，CHOR）：CHOR 是指上肢伸展、手指展开、手掌和手指在功能性活动的起始面上伴有摩擦的接触，也是上肢手治疗开始的姿势。其作用如下：形成正中位指向，以取得平衡为目的的轻度接触，上肢的支持和负重；同一上肢的肩、肘、腕关节运动所需的姿势的稳定性，越过对侧上肢正中线，更新身体图式。

第三节　评价与临床推理

一、Bobath 临床实践模型

图 14-3-1 为 Bobath 临床实践模型（a model of Bobath clinical practice，2014），此模型目的是明确 Bobath 技术的临床实践的特征，用图示来说明 Bobath 技术的特征及其关联，以临床数据为基础提供研究设计，也是临床推理的重要组成部分。

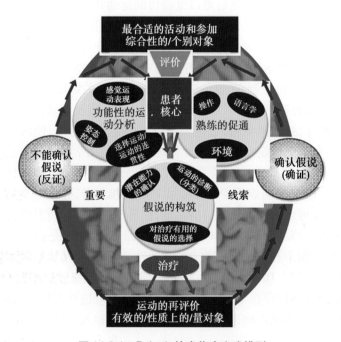

图 14-3-1　Bobath 技术临床实践模型

基于 ICF 分类，以患者为中心，现代的 Bobath 技术的康复治疗在参与、活动和病损三个水平上最大限度地帮助患者恢复。为了活动和参与达到最好状态，需要了解患者的健康状态、个人因素、环境等，找出有意义的功能性目标进行临床干预。通过对功能性运动进行观察、分析，获取与姿势控制、选择性运动、运动顺序（过程）以及实施课题相关的重要线索，针对临床症状建立一个或多个假设并进行验证。在治疗中，从恢复的角度利用神经肌肉可塑性，确认患者功能恢复的可能性（确认患者潜在能力）和神经学方面的功能障碍造成的限制，将代偿和低效运动形式最小化。评定运动干预的效率、质和量，是验证治疗假设的重要思考过程,并能提高治疗师的专业实践经验和知识。

二、临床推理和个案学习

临床推理(clinical reasoning)的定义是通过患者的主诉及症状(表现)对病情进行推理,做出初步判断,并选择适宜的检查法评估,最终确定对于患者最适宜的治疗介入,这一系列的思考过程。这个过程,一方面需要治疗者的敏感性,另一方面需要基于临床经验及知识的辨证性思考与鉴别诊断能力,并在评价性治疗中循环反复验证自己的最新推理。Bobath 技术引入临床推理的目的是:①培养找出患者的主要问题并予以验证及修正的思考能力;②提高评定的能力,验证治疗思路的准确性。每一次的临床治疗,均是通过对患者的姿势、运动模式和任务执行能力的观察、分析,触诊感知患者对于治疗师的治疗干预的反应,找出患者活动受限的原因和运动障碍背后的问题,发掘患者存在的潜能。治疗师根据知识和经验建立假设选择最合适的检查和治疗的连续思考过程。Bobath 技术源于临床实践,为了充分引出每一位患者的可塑性,需要个案学习和讨论。因此,以 Bobath 技术为基础的临床实践,并非一系列的标准化技术或套路,而是具有个性化的对临床推理辩证的活用过程。

三、评价量表

见本章第五节"典型病例"部分。

第四节　常用技术

一、立位评价

【目的】 评价立位的姿势控制与运动控制。

立位是人体在较窄的基底面上要求姿势控制能力较高的体位。良好对称的双足立位是步行和使用上肢的基础。

【方法】

1. 环境设置　嘱患者或模特取裸足自然立位,如可以男性应尽量裸露上半身。必要情况下可请助手在旁辅助站立或保护以防跌倒。患者身后应放置床或椅子,以提供一个稳定的参照面。

2. 力线观察

(1) 正面:可以先从正面观察整体状态。从胸骨切迹-胸骨柄-肚脐向下引垂线,看正中线是否处于身体冠状面正中。重心是否对称分布,观察躯干、骨盆以及下肢的状态。

(2) 后面:从两侧肩胛下角分别向下引垂线,观察力线是否能够通过坐骨结节,腘窝正中,最后通过跟腱落至足跟正中。如果肩胛骨位置异常,也可以从足跟向上引垂线。通过力线观察比较左右侧躯体状态与对称性。

(3) 侧面:从耳垂向下引垂线,看力线是否能通过肩峰-大转子-膝关节中间-外踝。通过力线的观察我们可以检查头颈部、躯干、骨盆以及膝关节的状态。

3. 触诊　除了视诊观察外,通过实际触诊评价姿势控制与运动控制的状态也非常重要。

(1) 足部:治疗者从前面用双手(或毛巾)分别从足部外侧缘、足部内侧缘、足前部感知足底压力分布状态。体会负重是双侧均等分布,还是更偏向于哪一侧,是偏向于足底外侧,还是足前部等。也可以轻轻抬起足趾,体会抵抗感或沉重感的轻重有无,以辅助判断下肢负重的状态以及地反力的作用方向。(图 14-4-1)

(2) 膝关节:治疗者将手放在髌骨上缘股四头肌远端,诱导一侧膝关节前移。感觉髌骨前移时该侧肢体、对侧肢体以及躯干的反应。如果膝关节前移困难,提示原因有可能包括:对侧或同侧的先行性姿势调整功能(APA)形成不充分、过度代偿或肌肉的离心收缩不充分、心理因素等。如果膝关节屈曲时崩溃,提示原因有可能包括躯干或下肢的弱化以及感觉障碍等。(图 14-4-2)

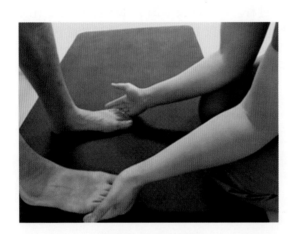

图 14-4-1　足部评价

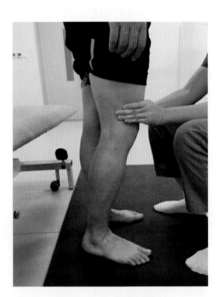

图 14-4-2　膝部评价

(3) 骨盆-髋关节:内容详见"二、立位促通"。

(4) 上肢手:通过评价上肢手的反应与运动,不仅可以评估肢体本身的状态与运动功能,更可以反映躯干甚至全身的状态。评价一般先从非麻痹侧开始。

1) 手指:治疗师站在评价肢体侧,一只手帮助患者拇指伸展外展,另一只手诱导四指屈伸,感觉手指伸展的随意性是否充分。

2) 前臂:固定旋前肌群的近端附着点,另一只手握持患者拇示指之间,通过拇指的外展外旋诱导前臂旋后旋前,在此过程中感觉是否存在旋前圆肌等前臂肌群的短缩。

3) 肘:一只手稳定肱三头肌的远端附着点,另一只手从手指屈曲、腕关节掌屈开始启动肘关节屈曲,直至手指到达肩部。感受肘关节屈曲时肱二头肌与肱三头肌等主动肌与拮抗肌的相互关系,以及肌肉的短缩情况。

4) 肩胛带:一只手放在肩部抑制耸肩等代偿运动,另一只手在肱三头肌远端(肘关节屈曲,手指放在肩部,诱导肩关节屈曲至 90°(图 14-4-3)。在屈曲过程中,注意体会对侧及近端躯干的 APA 是否准备充分,主动肌与拮抗肌的相互关系,上肢与躯干的关系,以及上臂上举时是否能沿直线运动而不偏离轨道等。在上臂上举至 90°位后,在稳定肩胛骨的基础上,做肩关节的 360°环绕运动,体会肩周肌群在各向运动时有无抵抗感或沉重感。在稳定躯干的基础上,诱导肩胛骨的前伸和后缩,评价其可动性。

5）上肢滞空反应：然后诱导上臂继续上举至 180°，肘关节伸展，手指伸展，能够在空中滞空，在上举过程中感受有无抵抗感和沉重感及其来源。在上肢放下的过程中也要认真感受肌群在顺应重力方向下降的过程中离心性控制是否良好。（图 14-4-4）

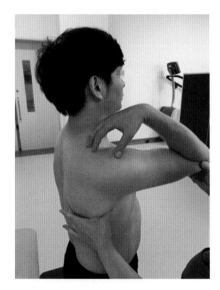 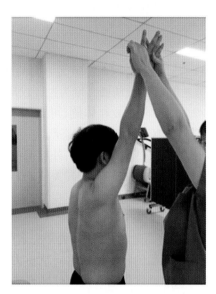

图 14-4-3　肩胛带评价　　　　　　　　图 14-4-4　上肢滞空反应评价

【注意事项】

1. 立位观察是通过观察、触诊、运动等各种评价手段综合评估判断患者在立位下的状态，而非单纯检查关节活动度或肌力的方法。所以在诱导运动时应注意评估肢体本身及其他部位的反应，以及 APA 是否充分。而不应做成被动运动或过多使用口头指令。

2. 上述手法并非标准套路，具体手法及评价应根据每位患者的情况随时调整。

3. 患者长时间保持立位时较易疲劳，评估应在保证安全的基础上尽快完成。

二、立位促通

【目的】评价于立位促通下姿势控制的相关肌肉活动与神经系统。

【方法】在开始手法治疗前，应先评价患者或模特是否处于双足均等立位（bipedal standing）以及是否存在抗重力伸展性的 APA，或存在哪些问题。在确认和调整好之后，治疗师根据具体情况，双手放在双侧臀中肌部或使重心后移至足跟上方，在腹肌群收缩的基础上诱导骨盆的后倾。在此过程中，髋关节的运动应是髋骨相对于股骨伸展，而非屈曲。随着骨盆的后倾，股四头肌、小腿三头肌的离心性伸长，膝关节向前方移动。在此过程中，在躯干保持抗重力伸展的基础上，通过骨盆的选择性运动与腘绳肌、股四头肌、小腿三头肌等双关节肌近端与远端的收缩，使重心逐渐降低，最后至坐位（图 14-4-5）。

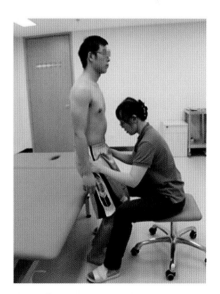

图 14-4-5　立位至坐位间的促通（终止站立）

【注意事项】终止站立作为立位促通的方法之一,在治疗的同时也是评价的过程。其促通困难的原因可能包括非对称性立位、核心肌群与下肢肌群的弱化、异常力线、关节活动度受限以及某些神经系统或肢体代偿性活动过多等,因此在施行手法过程中需要及时评价问题点,并针对问题点及时调整手法的部位或顺序,不能拘泥于标准单一套路。

三、功能性坐位

【目的】促通骨盆向抗重力方向的前倾,以及以此为基础的躯干的分节性抗重力伸展。

【方法】床面或椅面高度为患者双足能够平放,充分接触地面。臀部基底面的长度约为大腿的 1/2。双手自然放在体侧,可利用毛巾使手掌面与接触面形成手的接触性指向性反应(CHOR)。如躯干后倾屈曲状态严重,也可使双手平放于前面的桌(床)面,形成 CHOR,辅助促通躯干伸展。如果髋关节外展,外旋偏位明显,可利用绑带或毛巾,将腘绳肌外侧与阔筋膜张肌的力线调整回正中位置,使髋关节处于中间位置,以利于骨盆和躯干在矢状面上的伸展。

【操作要点】

1. 矢状面上的运动

(1) 骨盆的运动:治疗师处于患者的正后方,对多裂肌在骶髂关节的附着部进行牵伸刺激。通过多裂肌的收缩使骨盆向抗重力方向前倾,使腹肌群收缩后,诱导骨盆后倾,再利用多裂肌的收缩继续促通骨盆向伸展方向前倾。从骶髂关节开始逐渐促通多裂肌的分节性收缩,使脊柱逐节伸展以形成躯干的抗重力伸展(图 14-4-6)。

(2) 躯干部运动:治疗师双手放在胸廓两侧,配合呼吸模式,诱导躯干的质量中心(center of mass,COM)向垂直伸展方向提升(de-weight)(图 14-4-7),并在 COM 保持提升的基础上,引导躯干水平向后移动(back in space)(图 14-4-8),在此过程中,躯干肌群应保持离心性伸长。此时,位置上髋关节处于屈曲位,但从运动学角度是向髋关节伸展方向运动。在躯干肌群形成功能性长度后,可在促通背阔肌收缩的基础上,使胸椎椎体逐节伸展,形成上部躯干的进一步伸展(图 14-4-9)。

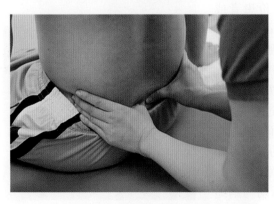

图 14-4-6　对多裂肌在骶髂关节的附着部进行刺激

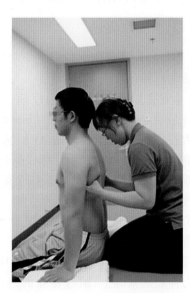

图 14-4-7　上部躯干向垂直伸展方向提升

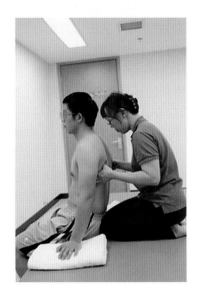 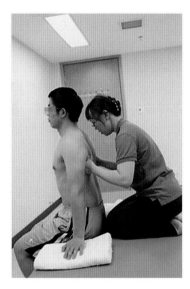

图 14-4-8　上部躯干水平向后移动　　　　　图 14-4-9　上部躯干伸展

促通顺序先从骨盆或上、中、下部躯干的其中一部分开始,应根据个体差异客观评价后决定。治疗时注意如果躯干存在非对称性,手法也要注意进行相应调整。

2. 冠状面上的侧方运动(lateral tilt)　骨盆的侧方运动是建立在良好的骨盆直立伸展面上的。只有骨盆在矢状面上充分抗重力伸展,才能激活躯干肌肉以出现侧方运动。可以先通过一侧多裂肌的刺激诱导重心向一侧坐骨结节方向移动,在此过程中对侧躯干肌群向心收缩,运动侧躯干肌群向抗重力伸展方向离心收缩,以出现在坐骨结节上的躯干伸展而非整体的侧方倾倒。反之同理。

【拓展阅读】

1. 坐位特点　正常的直立坐位姿势的特点,包括躯干的伸展、核心稳定、与伴随着伸展的头颈部的力线,以及为了维持平衡的腹肌群的收缩。髋关节在生物力学上是屈曲位,但是是以伴随着伸展/外展/外旋的神经肌肉协调性活动为基础的屈曲位。大腿背面与躯干互为参照面,髋关节的回旋要素随着姿势的变化而变化。

坐位姿势的稳定性与躯干肌群的活化密切相关。O'Sullivan(2006)通过研究发现,直立坐位姿势,特别是"腰椎骨盆"部的直立与骨盆前倾的组合,能够形成自然的腰椎前弯与胸椎部屈曲,促通多裂肌浅层的活化及胸椎部竖脊肌群的放松。稳定躯干的深部肌群活化会改善前屈姿势。Caneiro(2010)通过实验发现,前屈坐位姿势,会诱发胸椎部屈曲及头颈部的过度前方位移性屈曲,并且会进一步加重颈部及胸部肌群的强力收缩。这一结果也支持了"头颈部姿势活动的改善,其作用源于骨盆腰椎部与胸腰椎部"。这一观点在 Griffin(2014)的论文中也有所阐述,他认为"治疗麻痹侧肩胛带时,首先需要分析考虑躯干的力线"。伴随着胸椎部伸展与腰椎部伸展的最适宜的骨盆前倾力线,是头颈部与四肢运动的生物力学基础。因此,在坐位下促通躯干肌群的活动时,上肢的练习非常重要。胸椎部的分节性运动与姿势,与肩胛带的运动及位置密切相关,正常的肩胛带—胸廓—胸椎间的运动,能够产生最恰当的肩关节复合体的运动机制。(Crosbie 2008)

在上肢的运动中,肩胛骨的控制,是肩盂关节正常机制发挥的重要因素(Ludewig、Reynolds,2009)。而且,肩关节复合体,是由数个关节协同作用产生的大型运动连锁(kinetic chain)的一部分。肩胛胸廓关节的稳定性,依赖于周围肌群协调性活动。肩胛骨周围肌群,为了能产生最适宜的肩盂关节的运动,必须使肱骨能够有一个动态的稳定。肩胛骨周围肌群如果出现功能障碍和弱化,肩胛骨正常的定位和运动机制就会产生变化。并且,胸廓运动的受限也会引起上肢运动的功能受限,反过来影响肩胛骨的运动与稳定。例如,上肢上举时,胸椎部就成为运动连锁的关键。在进行进一步的治疗介入时(从立位到坐位的运动,或是上肢活动的促通等),患者当时的坐位姿势是最适宜用于提高躯干活动还是抑制躯干活动,需要认真去考虑分析。

2. 有利点　坐位姿势的调整,可以根据治疗师想促通的神经肌肉的活动进行无限变化。例如:伸展腰背肌下的坐位、斜坐位、躯干旋转的坐位、高低坐位、不同材质基底面的坐位等。坐位姿势可以有以下有利点:

(1) 可以进行骨盆的活化促通,而骨盆又与基底面和躯干密切相关。

(2) 可以促通腹肌群活动与髋关节的稳定性,并进一步促通分节性的腰椎伸展,由此改善姿势控制并促通上肢的自由运动。

(3) 可以促通胸椎部的分节性伸展,而这是肩胛带调整的重要基础。

(4) 可以活化肩胛带的选择性运动与肩胛带调整。

(5) 可以促通头部的稳定性与正中位定向。

(6) 能够促通注视的稳定性。

(7) 从坐位到卧位,从坐位到立位,可以转换多种运动模式。

(8) 坐位的姿势如能维持,可以促通上肢和手的运动。

(9) 作为改善立位与移乘的稳定性的准备,可以在坐位下(靠背)对足部的低可动性及髋关节与内收肌的短缩进行介入治疗。

3. 不利点　因为坐位的基底面较宽,低紧张的患者可能容易陷入屈曲的姿势。尤其是材质较软的基底面(如病床等),更容易强化髋关节、骨盆、下部躯干的屈曲、内收、内旋。使这些肌肉进一步短缩。因此,治疗时,应注意基底面的面积、材质、高矮等环境的设置。

四、肩胛带调整

【目的】 通过肩胛带调整(scapular setting),改善上肢、肩胛带与上部胸廓的相互关系并促进抗重力伸展。

【方法】 患者取端坐位(如有必要也可使非麻痹侧上肢伸展置于治疗台上,头颈部靠于枕头上,使非麻痹侧充分放松。躯干处于伸展位。治疗师位于患者麻痹侧,一只手将胸大肌尽量收在手中并进行塑形(图 14-4-10),另一只手握持肩胛骨,通过胸大肌纤维的延展改善肱骨头内旋、屈曲的状态,并促进肩胛骨向正常位置的下降、内收(图 14-4-11)。在骨盆与躯干直立的基础上,治疗师双手应一边感觉胸大肌与肩胛骨周围肌群的相互位置关系,一边进行调整,并在肩胛骨运动的同时,感觉周围各肌群的状态。最终才能够将肩胛带调整至较正常位置。

五、功能性卧位

【目的】 以步行的改善为前提,在坐位与卧位的姿势转换间及卧位下,对构成要素进行促通。

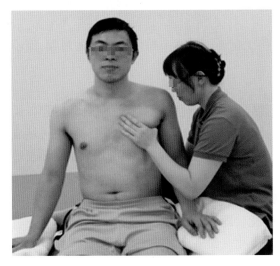

图 14-4-10 胸大肌塑形

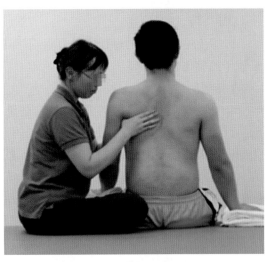

图 14-4-11 肩胛骨下降、内收

【方法】调整患者的仰卧位姿势,使之处在良好的力线状态上。使双侧上肢完成滞空。如麻痹侧肩关节半脱位、疼痛或不能保持滞空,也可使患者将麻痹侧上肢抱在胸前,或请助手辅助保持上肢的控制,但应尽量保持肩胛骨的充分前伸。

在腹肌收缩的基础上,诱导患者头部抬离床面,腹肌保持继续收缩,随着一侧上肢(肩胛骨)前伸,躯干旋转,骨盆前倾;在此基础上另一侧上肢(肩胛骨)前伸,诱发对侧躯干的旋转与骨盆的继续前倾。随着骨盆的前倾,躯干向抗重力伸展方向分节性伸展,直至坐起至长坐位。(图 14-4-12)

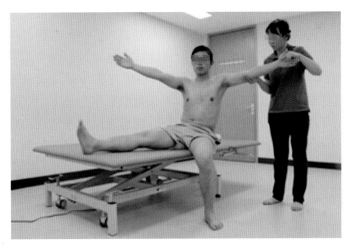

图 14-4-12 端坐位至长坐位间的转移

注意:

1. 启动应在诱发腹肌收缩的基础上,否则容易出现头颈部或躯干的过伸代偿。

2. 运动全程应强调腹肌的持续收缩,不应用手拉拽患者坐起。否则容易诱发屈髋屈膝肌群或上肢屈肌群的代偿性收缩。

3. 一侧上肢(肩胛骨)前伸时,另一侧上肢应稳定,否则在双侧上肢的交互旋转中容易使 COM 下降、腹肌松弛。

4. 从卧位至坐位的过程应是骨盆-下部躯干-上部躯干的逐节抗重力伸展的过程,而不是躯干的整体前倾后倾。

【拓展阅读】

1. 仰卧位特点　卧位的姿势特点,是患者如果能够保持髋关节、腰椎、颈部、肩胛带周围肌群的离心性长度,就能使躯体向伸展的方向维持姿势。如果骨盆呈前倾位,则很可能成为屈髋肌群持续性紧张的原因。卧位的姿势下一般基底面较宽,重心较低,如果基底面较适宜,可以缓解肌紧张,姿势性肌张力容易下降。如果患者的屈髋肌群与伸展腰椎的肌群能够同时具备离心性长度,因此能够形成良好的基底面,成为同时满足休息与运动的体位。

(1) 有利点:卧位的姿势可以衍生出多种变化。即,在足部滞空(placing)时,随着下肢的屈曲角度变化,足部与髋关节的距离可以随时变化。如果足部处于较为接近髋关节的滞空体位下,从生物学力线的角度上更容易通过骨盆的倾斜使重心向足部移动。且膝关节越向足部(末端)方向移动,髋关节的伸展运动也越容易促通。

如果足部处在远离髋关节的体位下,生物学力线角度上骨盆与髋关节的姿势促通难度会增加。为了提高躯干伸展的离心收缩,上部躯干会以枕部为支撑,以此来促通腹肌群的收缩。腹肌与背肌间的神经肌肉的相互作用,是骨盆选择性运动(腰椎与髋关节的关系)、活动性与稳定性的必要条件。卧位这一体位,可以对短缩的不活化的肌群进行比较细致的松动。

临床上从坐位到卧位、从卧位到坐位的过程中,需要阶段性的协调性运动以及屈曲、伸展、外展、内收、旋转要素的相互作用,在这一过程中有利于进行身体各部位间的稳定性与可动性的促通。

(2) 不利点:一般情况下,卧位下的姿势性张力较低。因此,完成抗重力性活动的难度较大。从卧位到坐位的独立坐起动作比较复杂,包括旋转、内收、外展、伸展、屈曲等运动成分,姿势控制也需要这些运动成分能够阶段性地自如转换。

急性期的中枢神经损伤患者,经常有忽略肢体位置关系(positional adaptations)而活动或被活动的情况。这样会助长代偿策略。因此,对于重度肌张力低下、弛缓的患者来说,卧位可以作为最初的治疗体位。但是随着恢复的进程,应该及时选择适合治疗发展的体位。另外,有时因基底面不舒适、不稳定而导致姿势变化或重心移动困难时,卧位也有可能导致肌张力增加。

2. 侧卧位特点　侧卧位的特点,是负重侧更倾向于伸展,而其对侧更倾向于强化屈曲。基底面与身体的负重面之间稳定性要求更高。

(1) 有利点:从侧卧位的姿势中容易衍生出躯干、四肢内的回旋要素的变化,便于促通上肢带、下肢的滞空。脑卒中患者通过采取患侧卧位负重,可以进行感觉输入,并且促通身体的中心与近端部位之间的姿势活动。如果采取健侧卧位,可以改善患侧上、下肢在空间中的运动性及稳定性。

(2) 不利点:侧卧位姿势与仰卧位相比,重心稍高,基底面狭长,非常不稳定。因此从治疗角度来说是一个较难控制的体位。如果基底面不合适,例如负重侧的离心性伸展的能力低下,肩胛带会极为不稳定。肩胛骨的稳定位置,是以躯干肌群与肋间肌群的活动为基础的。这些肌肉如果处于被动牵伸或是不活化的状态,肩胛骨会滑向躯干上方,对于上肢的选择性滞空来说是个不合适的力线。为了提高侧卧位的稳定性,可以用毛巾卷、枕头在躯干前方、后方及大腿部进行姿势设定。

3. 治疗体位(姿势)的选择需要治疗师根据患者的具体情况具体判断。在选择判断的时候,有以下几点重要事项:

(1) 伴随着适当的神经活动的姿势变化的难易程度如何?

(2) 从一个姿势到另一个姿势进行逐步转换时的难易程度如何?

(3) 需要何种程度的努力?

4. 从初始姿势到下一个姿势转换时的姿势控制的改善是有效的还是无效的?

日常生活中我们是不断地从一个姿势转换到另一个姿势的。并且在完成一项运动时很少只局限于一种姿势。即运动控制的促通非常重要,不能只停留在静态的治疗中。这也是针对"功能"治疗的意义。

六、滞空反应

滞空反应(placing)既是检查姿势张力时的测试,也是一种对促通操作的反应。指治疗师在活动患者身体的某一部位时,观察、感知患者能否轻柔地、对抗重力跟随治疗师的诱导进行活动(通过躯体感觉、本体觉进行运动),并随时停止在空中的某一位置。获得这种反应会使患者更好地感知身体,更主动地参与活动。(图 14-4-13)

七、后方迈步

【目的】 通过对比目鱼肌等下肢后方肌群的离心性长度的促通,改善步行支撑期,为摆动期做准备。

【方法】 患者立位,双上肢平放在前面的治疗台上(或助手的双肩上),形成CHOR。通过刺激股四头肌和小腿三头肌,提高麻痹侧伸展活动后,诱导足趾的伸展、足部的外翻和背屈,向后迈出一步。

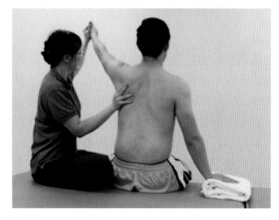

图 14-4-13 滞空反应的促通

从麻痹侧的后方迈步位开始,在骨盆躯干稳定的状态下,通过感觉输入使比目鱼肌收缩,踝关节跖屈足跟上抬,诱导膝关节的前移。跖趾关节负重(图 14-4-14)。

在跖趾关节负重的状态下,一侧手对内侧纵足弓、足底筋膜施以轻压和振动手法,使足底筋膜放松,足弓变长。

一侧手拇示指在第一、二跖趾关节之间,强化基底面(等同于支撑末期到摆动初期时重心轨迹的重点),另一侧手握持足跟,配合足弓一边伸长一边诱导足跟落地。

如果强调下肢后方肌肉整体延展性,也可一只手稳定腘绳肌近端,另一只手诱导足跟下降,促通下肢后群肌肉的离心性延长(图 14-4-15)。

在此过程中如果骨盆有塌陷倾向,治疗师可利用头部与肩膀在患者的大腿(坐骨结节下)后面给予稳定支撑。

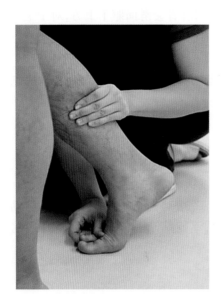

图 14-4-14　后方迈步

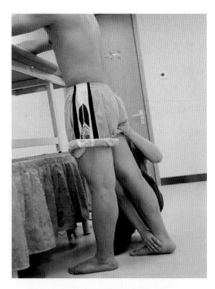

图 14-4-15　下肢后群肌肉延长

第五节　临床应用

一、基本原则

脑卒中后遗症患者的康复期望中,最首要的一项是步行的恢复,而步行的恢复也在康复训练的进程中发挥极为重要的作用。但是,据报道,脑卒中后遗症患者实现独立步行的比例仅 63%,约 37% 的患者存在步行困难或是需要辅助。

脑卒中后遗症患者,因姿势性肌紧张等异常症状,很容易出现僵化的运动模式。因此患者如果在步行中,一直处于拐杖加僵化的偏瘫步态的模式中,只会助长代偿模式。

直立双足步行是移动运动的一种,也是人类为了目标性活动而进化出的一种能力。在考虑步行时必须同时考虑到上肢手的功能。

Lovejoy(2004)认为需要重视以下内容。

(1) 单侧支撑期中为维持骨盆稳定进行的外展控制。支撑下肢足的小趾外展肌与髋关节外展肌的活动性均很重要。

(2) 腰椎前弯的调整与重心的位置变化。重心位置升高、支撑面变窄是取得平衡的重要机制。

(3) 足跟着地时负责躯干伸展控制作用的臀大肌收缩很重要。

(4) 推进力(progression):身体能向意图方向活动的基本模式。

(5) 支撑期对抗重力,支持身体的动态稳定,以及持续维持的能力。

(6) 通过步行能够满足个体的目标,适应环境。如:躲避障碍物,根据需要改变速度或方向的适应能力。

基于以上因素,脑卒中后遗症患者步行的治疗,应首先理解分析正常步行运动的构成要素,理解其步行系统的背景,在此基础上创造治疗的方法。

二、正常步行的构成要素

1. 支撑初期　为了使质量中心向前上方推进,从足跟部向上传递的地面反作用力促使髋关节伸肌群收缩,进而促使躯干抗重力伸展的这一过程非常重要。脑卒中后遗症患者,因足跟部的感、知觉障碍,使地面反作用力的感觉信息上传入脊髓变得困难,或腹内侧系的弱化使髋关节伸肌群不易收缩,髋关节或躯干容易屈曲。继而支撑中期以及负重反应期伸膝肌群和踝背屈肌群的控制困难,即离心收缩困难,因过度支撑导致膝过伸、踝关节跖屈内翻等异常运动。

2. 支撑期　以骨盆稳定为目的的髋关节侧方控制。Lovejoy 等学者所重视的观点是,在单侧支撑期特别是支撑中期为了骨盆的稳定而进行的髋关节的控制。支撑中期,在足部外侧小趾展肌的激活的基础上髋关节外展肌的收缩非常重要。这个功能的再获得,对于脑卒中患者来说比较困难。并且,步行的基底面非常狭窄,要求更高程度的姿势控制能力。

3. 支撑末期　足部和小腿的感觉输入。从支撑中期到支撑末期,源于足部和小腿三头肌的感觉信息非常重要。从足底及肌肉、肌腱处的本体感受器而来的感觉信息上行传导,成为有效促通躯干/下肢伸展运动的重要因素。

4. 摆动期的代偿运动　在摆动期踝关节背屈肌群的作用非常重要。但是由于脑卒中后遗症患者背外侧系统的弱化,麻痹侧踝关节背屈非常困难。很容易出现下肢的过度上提、画圈步态等代偿倾向。为了改善这些代偿运动,有必要对躯干以及非麻痹侧下肢的运动模式加以分析。多数脑卒中后遗症患者容易出现躯干屈曲、侧屈,非麻痹侧下肢过度蹬地等代偿运动,因此,为了不让这种代偿运动定型化,对于非麻痹侧的治疗是十分必要的。另外,对于足部来说必要时可以考虑辅具的暂时性使用。

5. 双脚支撑期的左右协调　双脚支撑期时,若右下肢在支撑初期至承重反应期,则左下肢处于支撑末期至摆动前期。对侧同理。左、右侧的双支撑相分别占步行周期的10%(合计20%)。双脚支撑期时,躯干与下肢在前、后、左、右的协调使重心移动和步行周期的循环成为可能。因此,脑卒中后遗症患者的步行治疗中,左、右的双脚支撑期治疗侧重比例很大。

三、典型病例

(一)病情概要

患者,男性,60 岁,主因"左侧肢体活动障碍 2 个月余"入院。2017 年 4 月 22 日凌晨无明显诱因突发左侧肢体无力,言语不清、头痛,急送至 A 医院,行头颅 CT 检查提示右侧基底节区出血(约 30ml),予对症保守治疗后次日上午复查头颅 CT 提示出血量较前增加,于当日上午行微创颅内血肿钻孔引流术,手术后病情平稳,遗留左侧肢体活动障碍,为进一步康复转至我院。

查体:发育正常,体型中等,神志清楚,言语流利,定向力、计算力、记忆力减低,情感反应正常。视力、视野正常,Brunnstrom 分期:左上肢Ⅰ期,左手Ⅰ期,左下肢Ⅲ期,肌张力躯干骨盆带肌群弛缓。

（二）评价

见表 14-5-1。

表 14-5-1　Bobath 临床实践表（2016 年版）

个人因素	健康状态	环境因素
年龄、利手、每天的活动、体育运动、爱好、职业、表现型、身体图式等 60 岁男性。右利手。园林工作人员，步行活动量较大。喜爱爬山	诊断、发病日期、MRI、CT、X 线片、既往史、并发症、发病过程 2017 年 4 月 19 日发病。脑出血（右侧基底节区 30ml）。6 月 6 日开始康复训练	例:妨碍家庭/工作单位/交流活动，MSW（社会工作者）的信息 家为楼房 3 层,无电梯

1. 患者及家属的要求、希望　独立步行,生活自理

2. 患者的治疗目标　（为了明确能达到的目标、是否需要促通?）主要目标及相关的次要目标能否和患者共同确认? 课题(例:穿脱衣、步行问题中的一个也可)

（1）主要目标:麻痹侧抗重力伸展的促通

（2）次要目标:非麻痹侧过度代偿的解除

课题分析(分析哪些课题):		促通(用什么样的方法促通):	
①坐位 a. 轮椅坐位； b. 端坐位 ②立位 ③坐位-立位 ④立位-坐位		A. 端坐位下双侧屈髋肌群的松动 B. 端坐位下肩胛带周围力线的调整 C. 半仰卧坐位下骨盆,躯干的抗重力伸展与选择性运动 D. 立位下麻痹侧躯干与伸髋肌群的促通 E. 立位下非麻痹侧躯干伸展的促通 F. 步行中麻痹侧肌群的负重	
	重要线索(记录在动作中观察到的特异的模式、力线、肌肉短缩、知觉、认识低下等要素)		重要线索 (记录在操作手法中见到的要素)
感觉运动经验 (动作的评定)	积极要素/消极要素 P:躯干可以离开轮椅靠背坐起 P:可以在部分辅助下站起 N:坐起时非麻痹侧上肢过度代偿 N:站起时重心偏向非麻痹侧,上肢强烈支撑或抓握 N:立位下骨盆的前后倾运动缺乏,非麻痹侧下肢过度支撑导致膝关节选择性屈伸困难,而麻痹侧下肢抗重力伸展不充分,膝关节过伸展或崩塌	手法	P:通过 A、B 的促通更容易获得骨盆与躯干的伸展 P:通过 D、E 使重心更易向麻痹侧移动,非麻痹侧过度支撑减轻 N:进行骨盆的选择性运动促通时,触诊屈髋肌群的过紧张 N:麻痹侧肩胛带短缩固定 N:非麻痹侧肢体的过度支撑 N:麻痹侧腹肌群、髋周肌群的弱化松弛

续表

姿势控制 （坐位及立位姿势的评定）	N: a. 轮椅坐位时，背部靠在轮椅上，麻痹侧躯干塌陷，骨盆后倾，髋关节外旋；非麻痹侧上肢撑在轮椅扶手上，肩胛带过度上举，头颈部右侧屈代偿固定（①a） b. 倾向同 a，失去靠背支持时，可见非麻痹侧过度支撑代偿，麻痹侧躯干塌陷更为明显（①b） N:立位下重心过度偏向非麻痹侧，麻痹侧未充分负重；麻痹侧躯干塌陷、骨盆后撤、膝关节屈曲位	语言的	P: N:口头指示容易使患者非麻痹侧过度代偿
选择性运动和过程（功能性）（高效性力线的评定）	N:立位下骨盆与膝关节的选择性运动困难，躯干与双侧下肢的分离性差 N:立位下诱导肩胛带上举，上方回旋及外展时，非麻痹侧抵抗感强烈，麻痹侧沉重感较强	环境（治疗相关）	N:周围没有保护时非麻痹侧重心过度偏移，过度支撑 P:患者前方设置治疗台或助手辅助双上肢上举时有助于躯干的伸展
运动诊断（例：姿势和运动能力的诊断。感觉/知觉/身体图式等、与活动和参加限制之间的关联。治疗的焦点等，总结现在的症状进行记录）	选择假设（根据目标/运动诊断/潜能选择假设、制订治疗计划）（例：核心控制下降和课题；支撑期）	潜在能力（例：神经肌肉可塑性、假设相关的系统、脊髓小脑路系、代偿策略及定型的运动减少等方面观察动作、手法触诊中）	
麻痹侧躯干与双下肢近端肌群的低紧张与非麻痹侧的过度代偿互为因果，形成姿势控制与运动控制中的非对称性	为促进脑桥网状脊髓束兴奋，对腹部、骨盆等下部躯干肌群进行感觉输入，促进抗重力伸展 立位下通过足跟的负重激活前庭脊髓束，改善麻痹侧下肢的伸展，使坐位及立位下的姿势控制更具对称性。并以此减轻非麻痹侧的代偿	随着网状脊髓束和脊髓小脑束的兴奋，躯干及麻痹侧下肢抗重力伸展增强，能够减轻非麻痹侧的过度代偿，使姿势控制和运动控制更具对称性	

治疗

选择什么姿势、与课题的构成成分的关系。为了恢复身体图式，什么手法对前馈的姿势控制和运动控制影响最大。是否进行环境调整

具体见后

续表

评定:运动的效率/质/量
主要问题、包括性、实施的质的评定及为了证实变化进行的定量的评定。通过治疗干预改善的姿势控制和课题完成情况、选择性运动及其过程。没能很好地达到目标的原因是什么
麻痹侧下部躯干、骨盆及髋周肌群的弱化及非麻痹侧的过度代偿导致了姿势控制以及运动控制中的非对称性,影响感觉输入对于皮质网状脊髓束及前庭脊髓束的激活。首先在促通骨盆的选择性运动时,对于股直肌的短缩先进行了解除,在骨盆伸展的基础上,进行了从半仰卧位至坐位之间的核心的促通与躯干的抗重力伸展练习。由于麻痹侧肩胛骨的后缩、下沉影响躯干的伸展,因此在坐位下对肩胛带的力线及肩胛骨的前伸进行调整促通。通过躯干及核心肌群的促通,激活皮质网状脊髓束。在立位下对于麻痹侧臀中肌、臀大肌、腘绳肌近端的弱化进行了促通,并利用非麻痹侧上肢的伸展促通躯干的伸展,使患者能够达到双足立位。在此基础上,在步行中进一步增加麻痹侧下肢的负重

（三）治疗思路

1. 骨盆的抗重力伸展　通过多裂肌的促通激活骨盆的抗重力伸展。通过骶髂关节部多裂肌的收缩促通骨盆抗重力伸展时,感觉到麻痹侧股直肌的过度紧张,导致骨盆的选择性前后倾困难。因此先进行了股直肌的松动。一名治疗师在患者身后,在腹肌保持收缩的基础上,诱导躯干伸展至后倾位并用枕头支持。前方的治疗师双手握持大腿部(股内外侧肌),通过股骨向髋臼方向的关节挤压以及分离、股直肌的向心收缩、离心收缩以及外展外旋方向的松动,解除股直肌的紧张。

在解除股直肌的紧张代偿后,能够较易诱导出骨盆的前后倾运动。在此基础上通过多裂肌的收缩促通骨盆的抗重力伸展。但因躯干重心以及肌张力的非对称性分布,促通手法的先后也需有具体调整。

2. 躯干的抗重力伸展

（1）肩胛带的促通:通过多裂肌的促通,使骨盆能够保持在抗重力伸展的位置上。在此基础上,进一步促通躯干的抗重力伸展。但在促通的过程中,发现麻痹侧肩胛带塌陷、内旋、屈曲固定,阻碍了躯干的伸展。因此需要先调整肩胛带的力线。在躯干伸展的基础上,使非麻痹侧上肢伸展放松,重心偏向非麻痹侧。治疗师位于麻痹侧,一只手对胸大肌纤维进行塑形,另一只手控制肩胛骨,随着胸大肌的离心性延展,使肩胛骨的后倾、内收、下沉变得更容易。并进一步促通菱形肌、中斜方肌等肌群的收缩。在调整肩胛骨周围肌群的相互关系的过程中缓解肩胛提肌、上斜方肌的过度紧张。使肩胛骨能够逐渐向内收、下降方向回归,胸廓伸展,躯干伸展。

（2）躯干的抗重力伸展加核心肌群的促通:患者取半仰卧坐位,双足着地,双上肢伸展。在腹肌收缩的基础上,骨盆-躯干分节性抗重力伸展至端坐位。此时注意避免麻痹侧屈髋肌群、非麻痹侧上肢的过度代偿。从坐位诱导患者躯干抗重力伸展的同时,促进腹肌群离心收缩至半仰卧坐位。

在此过程中由于麻痹侧肩胛带处于下沉、同侧躯干短缩的异常位置,在从半仰卧坐位至坐位的过程中,阻碍麻痹侧躯干的伸展与前倾。因此,需要对肩胛带力线进行调整和并促通前锯肌。最终通过麻痹侧上肢的充分前伸,诱导躯干的伸展和前倾。

1）立位的促通:患者取立位,可利用治疗台、椅子或助手使躯干伸展,上肢处于伸展位,手部与支撑面形成 CHOR。治疗师根据患者情况,可以辅助躯干伸展、核心肌群收缩、髋关节伸展,诱导麻痹侧下肢负重,如果麻痹侧下肢具备一定负重能力,也可以进行单腿支撑、前后迈步或骨盆的选择性运动的促通。

　　2）步行：在现阶段，步行的练习并非以提高步行能力为主要目的。而是能够在连续的运动中促通下肢的负重、躯干的抗重力伸展。一名治疗师在非麻痹侧，通过辅助上肢的伸展诱导躯干的伸展和重心的移动，另一名治疗师辅助麻痹侧上肢的伸展和腘绳肌近端的收缩，诱导麻痹侧下肢支撑期的充分负重。

（刘　畅）

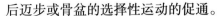

［1］　Gresham GE, Phillips TF, Wolf PA, et al. Epidemiologic profile of long-term stroke disability the Framingam study［J］. Arch Phys Med Rehabil, 1979, 60：487-491.

［2］　Jorgensen HS, Nakayama H, Raaschou HO, et al. Recovery of walking function in stroke patients［J］. Arch Phys Med Rehabil, 1995, 76：27-32.

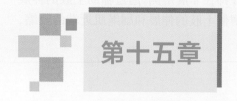

第十五章

Brunnstrom 技术

第一节 概　　述

一、基础知识

在 20 世纪 50 年代,瑞典物理治疗师 Signe Brunnstrom 经过大量的临床观察、数据收集、统计分析并结合大量文献资料,总结出后来世界上广为应用的 Brunnstrom 脑损伤后恢复六阶段理论,该理论已被国际认可,可以作为脑损伤后的运动障碍评估、康复治疗以及康复效果评价的理论依据,并利用该理论创立了一套治疗脑损伤后运动功能障碍的方法。Brunnstrom 技术理论认为,脑损伤后由于高级中枢神经系统失去了控制正常运动模式的能力,同时失去了感知正常运动的能力,使正常运动受到抑制,失去协调精细的运动模式。重新要经历功能和能力的"倒退"现象,如同人类发育早期基本的原始反射及泛化的运动模式。完成共同运动模式并不会增强痉挛程度,而是将共同运动模式看作系统发生中正常运动的一个环节,并加以利用,而且从早期开始考虑痉挛的问题。Brunnstrom 在治疗技术方面主张利用联合反应、紧张性颈反射、非紧张性颈反射、紧张性腰反射、皮肤和本体感觉刺激等来引出共同运动模式,形成分离运动,再促进向充分分离、自主的随意运动方向恢复。

Brunnstrom 在前人研究的基础上,发现中枢性肢体瘫痪的运动功能恢复过程有一定的特点,偏瘫患者运动功能恢复可分为六个阶段,见表 15-1-1。

表 15-1-1　偏瘫患者运动功能恢复六阶段理论

阶段 I	弛缓阶段,患侧肌肉呈弛缓状态,肌张力消失
阶段 II	痉挛阶段,患肢开始出现运动,这种运动伴随着痉挛、联合反应和共同运动的特点,患者试图活动时出现不伴有关节活动的微弱肌肉收缩
阶段 III	共同运动阶段,痉挛程度加重,患者可以完成随意运动但始终伴随着共同运动的特点
阶段 IV	部分分离运动阶段,痉挛程度开始减轻,运动模式开始脱离共同运动模式的控制,出现了部分分离运动的组合
阶段 V	分离运动阶段,运动模式进一步脱离共同运动的模式,出现了难度较大的分离运动的组合
阶段 VI	协调运动阶段,痉挛消失,各关节可以完成随意运动,运动的协调性与速度接近正常

二、治疗原理

Brunnstrom 技术最基本的治疗方法是早期充分利用一切方法引出肢体的运动反应,并利用各种运动模式,如共同运动、联合反应,再从异常模式中引导、分离出正常的运动成分。最终脱离异常运动模式,逐渐向正常、功能性模式过渡。

（一）原始反射

新生儿出生后带有许多先天的反射活动,随着婴儿神经系统不断发育完善,成熟之后,绝大部分的原始反射会消失,但是当大脑受到损伤以后,这些原始反射又重新出现,即为病理性反射。

1. 伸屈反射

（1）同侧伸屈反射:是同侧肢体的单侧性反应。阳性表现为:刺激一侧上肢近端的伸肌,能引起同侧下肢的伸肌收缩;或者刺激一侧上肢近端的屈肌,引起同侧下肢的屈肌收缩。

（2）交叉伸屈反射:阳性表现为:刺激一侧肢体近端的伸肌时,出现该侧肢体伸肌和对侧肢体伸肌同时收缩;同样,刺激一侧肢体的屈肌,该侧肢体屈肌和对侧肢体屈肌同时收缩。

2. 屈曲回缩反射　即肢体远端屈肌的协同收缩。阳性表现为:刺激下肢伸趾肌可引发伸趾肌、踝背伸肌、膝关节屈曲肌、屈髋肌、髋外展肌、髋外旋肌同时出现收缩、逃避动作。上肢也有同样屈曲回缩反射。

3. 伤害性屈曲反射　阳性表现为:当肢体远端受到一伤害性刺激时,肢体随即出现收缩屈肌同时抑制伸肌现象。这种现象随着刺激强度的变化而变化。当刺激比较轻微时,只可引起局部比较局限性的反应。刺激增强到一定程度时,甚至可以引起整个肢体的强烈反应。比如,轻划足底时,足趾和踝出现轻微的跖屈,随后消失;当刺激强度增加时,不仅出现足趾和踝的强烈跖屈,同时伴有膝关节和髋关节的屈曲,甚至会有躯干前屈及旋转动作出现。

4. 紧张性颈反射　包括对称性紧张性颈反射和非对称性紧张性颈反射。颈部的关节和肌肉受到牵拉时所产生一种原始反射。头颈部在水平轴上运动时,引起对称性紧张性颈反射。头颈部在垂直轴或矢状轴上运动时,引起非对称性紧张性颈反射。阳性表现为:

（1）对称性紧张性颈反射（symmetric tonic neck reflect,STNR）:是指当头颈部后伸时,出现双侧上肢伸展,双侧下肢屈曲;反之,当头颈部前屈时,出现双侧上肢屈曲,双侧下肢伸展。换言之,当头颈部后伸时,可以抑制上肢的屈曲痉挛和下肢的伸展痉挛;同理,当头颈部前屈时,可以抑制上肢伸展痉挛和下肢屈曲痉挛。在人体正常神经和运动发育过程中,对称性紧张性颈反射和紧张性迷路反射能够帮助婴儿学习爬行,到了成人阶段,则帮助人体维持平衡功能并且帮助保持头颈部的直立位置。脑损伤致偏瘫以后,对称性紧张性颈反射会抑制患者从仰卧位向坐位的转移,这是由于当患者头颈部前屈时,导致下肢伸肌尤其是伸髋肌群张力升高,使动作无法准确有效地完成。

（2）非对称性紧张性颈反射（asymmetric tonic neck reflect,ATNR）:是指当头颈部向左右转动或向左右侧屈时,引起转向或侧屈的同侧肢体伸肌紧张,对侧肢体屈肌紧张,形似拉弓射箭姿势,故又称拉弓反射。在人体正常神经和运动发育过程中,ATNR 能够帮助婴儿学习翻身,同时在婴儿伸手够物时帮助固定视觉已完成动作。成人脑损伤致偏瘫以后,患侧上肢屈肌紧张,若此时患者头颈向健侧旋转或侧屈,则会加重患侧上肢的屈曲痉挛。相反,若患者头颈向患侧旋转或侧屈,则会使患侧伸肌紧张,虽然抑制了屈曲痉挛,但是影响了患侧上肢触摸身体中心部位的动作。因此应尽量嘱咐或帮助患者使头颈部保持在正中位置,以有效学会训练动作。

5. 紧张性迷路反射(tonic labyrinthine reflex,TLR)　也称前庭反射,是头颈部的空间相对位置变化引起的反射。阳性表现为:内耳的蜗神经感受器感受到垂直方向上的运动变化时,使上肢屈肌紧张,肩关节外展,肘部以下屈曲,双上肢能抬举至头部左右。例如在托举婴幼儿向上时,先出现两上肢的外展和握拳,而后再内收至身体近侧。下肢则表现为轻微的屈曲,当足部着地后,下肢就会完全伸直。

内耳的半规管能感受到头颈部的角加速度变化,使四肢出现相应反应,以达到自我保护的目的,故而也称保护性伸展反应。例如当身体向侧方摔倒或突然倾斜时,对侧上下肢伸展,同侧上下肢屈曲,以使身体保持直立而不摔倒。

6. 紧张性腰反射　是由于骨盆或躯干位置的变化而引起的肢体反应。阳性表现为:当腰部向身体一侧旋转时,转向侧出现上肢屈曲,下肢伸展;与转向侧相反的肢体则出现上肢伸展,下肢屈曲。比如打羽毛球时的挥拍动作即属此类。

7. 阳性支持反射　是指当刺激足底前部或使足底前部着地时,受刺激的下肢出现髋关节和膝关节的伸展及足踝的跖屈。这一反射能够帮助婴儿学会站立和行走,促进下肢负重能力的学习。

（二）联合反应

联合反应是在某种特定情况下,对健侧肢体进行抗阻力运动时,患侧肢体出现的一种反射性肌张力升高或者肢体产生不随意运动模式的表现,是一种病理性反应。其下位运动控制中枢位于脊髓,由于脑损伤的存在,大脑内的上位运动控制中枢失去了对下位运动控制中枢的抑制作用,使得下位运动中枢处于兴奋状态而表现出来的较为原始的不随意运动。常常出现在偏瘫早期,在部分患者身上甚至有可能延续至整个恢复期。

联合反应的出现与健侧运动的强度有关,随着健侧运动强度的不同,患肢可出现部分或全部联合反应。关节可动域的变化可以是部分或全部的,所形成的肌张力增高可持续到刺激解除,在这期间患肢保持在一定位置,刺激解除后肢体肌张力逐渐降低。联合反应导致的患肢运动多与健侧运动相似,但不同于健侧,而是原始的运动模式。根据两侧肢体运动是否相同又分为对称性和不对称性两种。

上肢联合反应常呈对称性,表现为健侧肢体抗阻力屈曲时,患侧肢体也出现屈曲反应;反之,当健侧肢体抗阻力伸展时,患侧肢体则会出现伸展反应。下肢的内收-外展运动是呈对称性的,即健侧肢体抗阻力内收时,患侧肢体随之出现内收。同样,当健侧肢体抗阻力外展时,患侧肢体随之出现外展(例如:Raimiste 现象:上肢肩关节水平内收的对称性联合反应和下肢内收-外展的对称性联合反应的诱发。具体表现为:患者取端坐位,健侧上肢肩关节90°屈曲位,肘关节伸展,对肩关节水平内收运动施加适当阻力,可诱发患侧胸大肌的收缩反应;患者取仰卧位,双下肢均取适当外展位,对健侧下肢内收运动施加适当阻力,诱发患侧下肢的内收运动。同理也可诱发患侧下肢的外展运动)。不同的是,下肢的屈伸运动是呈非对称性的,即当健侧肢体进行屈曲运动时,患侧肢体则会出现伸展反应;当健侧肢体进行伸展运动时,患侧肢体则会出现屈曲反应。临床上可以利用这些联合反应对早期的偏瘫患者进行功能训练。比如仰卧位下,嘱患者双手交叉,从肘关节屈曲位起始,同时将两上肢上举至接近最大关节活动范围(注意要避免达到最大关节活动范围,以防止加重关节囊松弛),然后再回到初始肢位,治疗师在两个方向上给予健侧适当的阻力,可以同时诱发患侧肢体肩关节和肘关节的屈伸运动。在下肢也可利用联合反应进行训练,仰卧位下双下肢屈髋屈膝,足平放于床面上时,对非患侧下肢膝关节内侧施加内收阻力,可以诱发患侧下肢的内收运动,从而抑制患侧下肢外展外旋的异常运动模式;利用 Souques 现象进行患侧手指的运动诱发训练,患者患侧上肢在矢状面内肩关节屈曲大于 90°或者上举超过头顶时,可诱发患手伸展。

　　另外,联合反应同样会出现在同一侧受累的肢体上。当患侧上肢进行屈曲运动时,患侧下肢也会不随意地进行屈曲运动;反之,当患侧下肢进行伸展运动时,患侧上肢也会出现不随意的伸展运动。

　　临床上常可见到偏瘫患者在打哈欠及打喷嚏时诱发患侧肢体屈曲的联合反应出现。有些患者晨起时的伸懒腰或者打哈欠时,患侧上肢和手指也可出现伸展运动。应该注意的是,联合运动与联合反应是完全不同的两个概念。联合反应是病理性的,联合运动可见于正常人,是两侧肢体完全相同的运动,通常在为了加强身体其他部位的运动精确性而用力时才出现,例如打羽毛球、乒乓球或网球时非握拍手出现的运动。

（三）共同运动

　　共同运动是脑损伤后出现的一种异常运动模式,当患者活动患侧上肢或下肢某一个关节时,不能做单关节运动,邻近的关节甚至整个肢体都出现一种不可控制的共同活动,并形成特有的活动模式,这种模式称为共同运动。例如,偏瘫患者欲用患手够取某物,并不按照正常人体肢体远端先动,肢体近端先保持稳定而后再动的运动顺序,而是先运动肢体近端部分。如此一来,患者往往需要消耗大量能量,但却不能有效完成运动,是一种低效且费力的异常运动模式。共同运动产生的病理基础与联合反应相同,即下位脊髓水平的原始反射控制系统失去了来自上位的高级神经中枢的抑制作用,从而产生特定的异常运动模型。偏瘫患者的共同运动模式分为屈肌共同运动和伸肌共同运动(表 15-1-2、表 15-1-3)。

表 15-1-2　上肢共同运动模式

	屈肌共同运动模式	伸肌共同运动模式
肩胛带	上抬、后撤	前伸
肩关节	后伸、外展、外旋	内收、内旋
肘关节	屈曲	伸展
前臂	旋后	旋前
腕关节	屈曲	伸展
手指	屈曲	屈曲

表 15-1-3　下肢共同运动模式

	屈曲共同运动模式	伸展共同运动模式
髋关节	屈曲、外展、外旋	伸展、内收、内旋
膝关节	屈曲	伸展
踝关节	背屈、内翻	跖屈、内翻
足趾	背屈	跖屈

（四）Brunnstrom 偏瘫运动功能分期

　　Brunnstrom 以脑损伤偏瘫患者的疾病发生、发展规律为基础,把患者上肢、手、下肢功能各分为 1~6 期,各期判断标准如表 15-1-4~表 15-1-6 所示。

表 15-1-4　Brunnstrom 上肢运动功能分期

阶段分期	表现
1 期	弛缓,无任何随意运动出现
2 期	出现联合反应、痉挛,并开始出现轻微随意运动
3 期	能充分完成屈肌共同运动,能进行伸肌共同运动
4 期	(1) 肘关节 90° 屈曲位,前臂能旋前、旋后,可不充分 (2) 肘关节伸展位,肩关节能前屈至 90° (3) 手能触摸至身体后正中线旁 5cm 内
5 期	(1) 肘关节伸展位,肩关节能外展至 90° (2) 肘关节伸展位,肩关节能前屈至 180° (3) 肘关节伸展,肩关节前屈 90°位,前臂能旋前、旋后
6 期	动作基本正常或者略显笨拙,提高速度时动作不够灵巧

表 15-1-5　Brunnstrom 下肢运动功能分期

阶段分期	表现
1 期	弛缓,无任何随意运动出现
2 期	出现联合反应、痉挛,并开始出现轻微随意运动
3 期	端坐位下,出现下肢各关节充分的屈曲共同运动
4 期	(1) 端坐位下,膝关节屈曲 90° 或以上时,足跟可向后滑动 (2) 端坐位下,足跟不抬离地面的情况下,踝可背屈 (3) 端坐位下,膝关节可充分伸展
5 期	(1) 站立位下,膝关节伸展情况下,足稍向前,踝可背屈 (2) 站立位下,髋关节伸展情况下,膝关节可以屈曲
6 期	(1) 站立位下,髋关节可外展,并且外展范围大于骨盆上抬的角度 (2) 站立位下,小腿能做内外旋运动,可伴有踝关节内外翻

表 15-1-6　Brunnstrom 手指功能分期

阶段分期	表现
1 期	弛缓,无任何随意运动出现
2 期	出现轻微的集团屈曲
3 期	能充分做集团屈曲运动,但不能集团伸展
4 期	(1) 所有手指可完成部分伸展动作 (2) 拇指可完成侧捏动作
5 期	(1) 所有手指可完成全范围伸展运动,能抓住球状或圆柱形物体,可完成第三指对指动作 (2) 指伸展位,可完成各手指外展动作 (3) 能完成手掌抓握动作
6 期	手指稍屈曲位可完成外展,能完成系扣或投球等,但稍欠灵活,动作基本正常

第二节　偏瘫患者常用治疗技术

Brunnstrom 技术理论认为,在偏瘫患者的康复治疗过程中,应尽可能地利用原始反射、联合反应、共同运动等特征,先引出患者的运动反应(无论这种运动正常与否),然后再逐步引出分离性的正常运动成分,最后慢慢摆脱异常的运动模式,向正常的、协调的、功能性强的运动模式发展。故其治疗方针为:①重视运动感觉;②早期患者注意床上肢体摆放位置;③利用共同运动模式;④促进分离运动;⑤最后达到随意完成各种运动。

一、早期治疗(Brunnstrom Ⅰ~Ⅲ期)

处于 Ⅰ 期的患者,表现为肌张力低下,无联合反应,无随意运动。肌张力检查为 0 级,关节活动度检查常表现出较健侧略有增加,这是因为软瘫期患者的肌肉和关节囊松弛,进行被动活动时失去软组织弹性抵抗的结果。

Ⅱ 期的患者开始出现联合反应、痉挛,共同运动逐渐明显。训练的重点是利用患者已经出现的联合反应状态和异常的运动模式,引出需要的动作或与痉挛肌相拮抗的肌肉收缩,以使患肢的运动更加协调和有效。

Ⅲ 期的患者联合反应达到高峰,痉挛,共同运动最明显。训练的重点是让患者逐渐学会控制随意运动。

Brunnstrom Ⅰ~Ⅲ 阶段的训练方法:主要利用联合反应或共同运动达到治疗目的,注意诱发和易化患者的联合反应和共同运动,并让患者逐渐学会随意控制运动。

(一)床上姿势及训练

1. 床上良肢位的摆放　偏瘫患者良肢位摆放包括仰卧位、患侧卧位和健侧卧位的良肢位摆放,具体方法可见图 15-2-1。

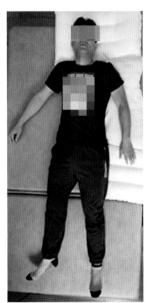
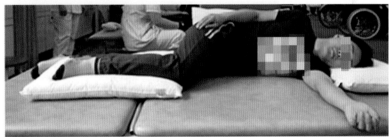
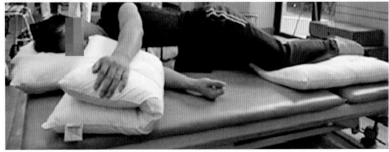

图 15-2-1　良肢位摆放(左侧为患侧,分别为仰卧位、患侧卧位、健侧卧位)

2. 被动关节活动技术　具体方法详见本书第三章。

3. 床上训练　活动内容有抗痉挛、翻身、起坐、床上桥式运动等训练。

（1）床上翻身训练：具体方法详见本书第十三章。

（2）床上移动训练：具体方法详见本书第十三章。

（3）床上桥式运动训练：患者仰卧位下，治疗师帮助患者双下肢屈髋屈膝，足平放于床面上，双上肢自然放于体侧，让患者双足用力向下踩床面，将臀部抬起并保持 10~30s，然后恢复原状，如此反复。需要注意的是，软瘫期进行桥式运动训练，可以将臀部抬得尽量高，这样有助于躯干稳定性的恢复。但当患者躯干具备了一定运动能力时，则应避免过度训练腰背肌，防止腰部肌肉过强造成骨盆过分前倾。

（4）坐起平衡训练：具体方法详见本书第八、十三章。

4. 床椅转移　具体方法详见本书第十三章。

（二）上肢训练

1. 胸大肌联合反应的引出　患者仰卧位，患者双上肢处于上举位，患手握瓶，打破上肢共同运动模式。治疗师握住健侧手腕，治疗师给予适当的阻力，通过健侧肩关节内收-屈曲的抗阻力运动，诱发患侧肢体胸大肌的联合反应，见图 15-2-2。

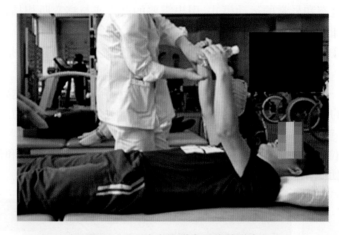

图 15-2-2　胸大肌联合反应的引出

2. 肱二头肌联合反应的引出　患者仰卧位，双上肢自然放于体侧，患手握瓶，打破上肢共同运动模式。治疗师对其健侧肘关节进行抗阻屈肘训练，以此引出患侧对称性联合反应出现，见图 15-2-3。

3. 半随意伸肘　患者仰卧位，治疗师将患者肩关节屈曲 90°，让患者用患手触摸对侧肩，触摸对侧耳，触摸头顶等，然后再伸直肘关节，如此反复进行肘关节屈伸训练，患手握瓶，打破上肢共同运动模式。患者若感到费力，治疗师要给予适当辅助，让患者能够完成动作，感觉稍有挑战。肘关节的训练也可在坐位下完成，要求患者尽量避免上抬和外展肩部（图 15-2-4）。

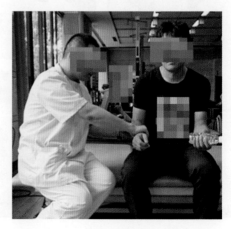

图 15-2-3　肱二头肌联合反应的引出

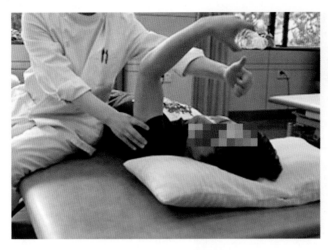

图 15-2-4　半随意伸肘

4. 挤腰运动促伸肘　当患者具备一定的伸肘动作时,为进一步促进伸肘动作可进行挤腰训练。方法是,患者端坐位,治疗师与患者相对而坐,将患者两上肢提起并前臂充分旋前后放于治疗师腰间,让患者两手腕背部用力挤压治疗师腰部。由于联合反应的存在,患侧胸大肌可见收缩,同时前臂旋前位可促进肱三头肌收缩,使肘关节进一步伸展,见图15-2-5。

5. 刺激腕伸肌的训练　患者取仰卧位,治疗师位于患者侧方,患者的手臂搭在治疗师膝关节上方,自然下垂,在已缓解上肢痉挛后,再由治疗师一只手扶前臂,另一只手沿前臂腕伸肌轻叩,以刺激腕伸肌活动性,也有助于缓解腕屈肌的痉挛。

6. 仰卧位抑制上肢屈肌痉挛的训练　患者取仰卧位,治疗师在患侧,一只手稳住肘关节部,另一只手握住患者的手,逐渐用力向伸肘方向打开肘关节,抑制屈肌痉挛,打开后,治疗师可利用腿抵住肘关节部,一只手稳定住肩关节部,另一只手打开腕关节及手指。

7. 仰卧位抑制前臂旋前圆肌痉挛的训练　患者取仰卧位,治疗师在患者患侧,在缓解肩、肘

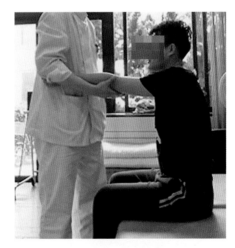

图 15-2-5　挤腰运动促伸肘

痉挛后,治疗师一只手握住上臂部,另一只手握住患者腕关节部,逐渐用力的同时,慢慢打开前臂,抑制前臂旋前圆肌痉挛。

（三）下肢训练

1. 下肢屈曲联合反应的引出　患者采取仰卧位,患手握瓶,打破上肢共同运动模式。双下肢自然伸直,治疗师对患者健侧下肢足底施加一跖屈阻力,嘱患者健侧下肢用力跖屈,从而诱发患侧下肢屈肌的联合反应。同时也可利用非对称性紧张性颈反射,让患者面向健侧,强化患侧下肢的屈肌紧张,见图15-2-6。

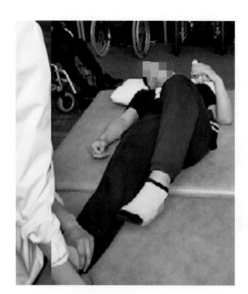

图 15-2-6 下肢屈曲联合反应的引出

2. 下肢伸展联合反应的引出 患者采取仰卧位,患手握瓶,打破上肢共同运动模式。双下肢自然伸直,治疗师对患者健侧下肢足背施加一背伸阻力,嘱患者健侧下肢用力背伸勾脚,从而诱发患侧下肢伸肌的联合反应。同时也可利用非对称性紧张性颈反射,让患者面向患侧,强化患侧下肢的伸肌紧张,见图 15-2-7。

3. 下肢外展联合反应的引出 患者采取仰卧位,双下肢自然伸直,治疗师可在患者健侧下肢膝关节外侧或踝关节外侧施加一外展阻力,嘱患者用力外展健侧下肢,从而引出患侧下肢外展联合反应,见图 15-2-8。

4. 下肢内收联合反应的引出 内收联合反应的引出与外展联合反应的引出相反,治疗师在患者患侧下肢相应部位施加一内收阻力,嘱患者用力内收健侧下肢,从而引出患侧下肢的内收联合反应,见图 15-2-9。此外,下肢的内收-外展联合反应还可在下肢屈曲体位下训练。

5. 踝关节背伸的引出 可以利用 Bechterev/Marie-Foix 反射引出踝关节的背伸动作。治疗师用力使患者足趾跖屈,通过牵伸背伸肌引出 Bechterev/Marie-Foix 反射,从而引起患足趾背伸、踝关节背伸、膝关节屈曲、髋关节屈曲等一系列反应。

6. 缓解下肢伸肌痉挛的训练 患者取仰卧位,治疗师位于患者患侧,双手置于腘窝处掂起膝关节部,持续一定时间,利用患侧下肢自重以及治疗师一定频率的刺激,使患侧下肢对刺激产生适应,提高其肌肉兴奋阈值,从而抑制过强的牵张反射。

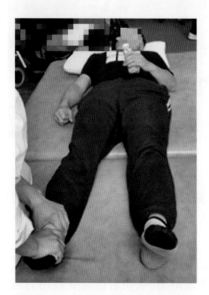

图 15-2-7 下肢伸展联合反应的引出

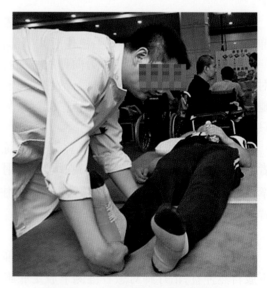

图 15-2-8 下肢外展联合反应的引出

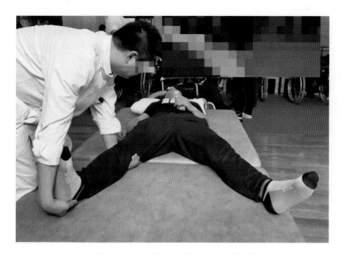

图 15-2-9　下肢内收联合反应的引出

二、恢复期治疗（Brunnstrom Ⅳ~Ⅴ阶段）

恢复期的训练是在前期基础之上进行的。关键是要让患者主动运动，治疗师要辅助患者肢体的运动模式在正常范围内，以期减少代偿动作和异常运动，为进行功能性动作打好基础。仰卧位下的训练，保证了躯干的稳定性，肢体的活动相对较容易。还需要进行坐位下训练，坐位下对患者躯干控制力要求更高。此阶段的训练重点是纠正共同运动和使运动从共同运动模式中脱离出来。

（一）上肢训练

1. 肩肘的训练

（1）患手触腰后部训练：通过转动躯干，摆动手臂，抚摸手背及后背；也可用患手在患侧取一物体，经背后传递给健手。此动作不仅在沐浴、从后裤带中取钱、穿衣等日常生活活动中起着重要作用，而且能使胸大肌的运动从共同运动模式中摆脱出来。训练时要注意是否有代偿动作，比如耸肩、躯干侧屈等。

（2）肩屈曲 90°训练：在患者前、中、后三角肌上叩打，让其前屈肩关节；被动活动上肢到前屈 90°并让患者维持住，同时在患者前、中、后三角肌上叩打。如能保持住，让患者稍降低患侧上肢后再逐渐前屈，直到接近 90°；在接近前屈 90°的位置上小幅度继续前屈和大幅度下降，然后再前屈；前臂举起后，兴奋肱三头肌帮助伸肘。训练时注意肘尽量伸直，肩尽量避免外展，循序渐进，逐渐扩大随意运动的角度。

（3）肘伸展旋转前臂训练：由于旋前是伸肌共同运动模式的成分，旋后是屈肌共同运动模式的成分，所以伸肘旋前可破坏屈肌共同运动，伸肘旋后可破坏伸肌共同运动。

（4）肩外展 90°肘伸展训练：这一动作结合伸肘、前臂旋前和肩外展的运动成分，对肢体的功能要求较高，应在共同运动模式脱离后进行。

（5）双侧抗阻划船训练：患者采取坐位，治疗师面向患者而坐，互相交叉握手，然后进行前推和后拉的类似划船样动作。注意当双手向前活动时前臂旋前，双手向后活动时前臂旋后。与此同时，治疗师对其健侧施加阻力，从而引出患侧上肢的屈伸运动，见图 15-2 10。

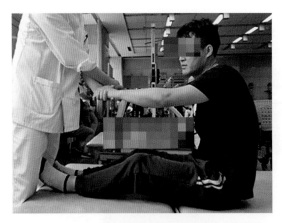

图 15-2-10 双侧抗阻划船训练

（6）肩外展90°肘伸展、掌心向上下翻转：在上述动作基础上加上前臂旋后，是此阶段最难的动作。

2. 手的训练 痉挛期患手常不能随意进行抓握和伸展，需要进行抓握和伸展的诱发训练。

（1）抓握的诱发训练：当患侧上肢近端出现屈肌共同运动时，治疗师对其屈肌给予适当的阻力，患者则会出现腕手部的反射性屈曲，即为近端牵引现象。训练时，治疗师可将患侧上肢肘关节保持在伸展位，一只手抵住肘关节限制其屈曲运动，另一只手固定住腕关节，让患者主动发力握拳，在近端牵引作用和随意运动共同诱导下，可完成手指的集团屈曲动作。

（2）集团伸展的诱发训练：拇指伸展的诱发训练时，治疗师一只手握住患手大拇指和鱼际部位，使拇指保持在外展屈曲的功能位，使患者前臂旋后的同时，让患者主动伸展拇指，另一只手则稳定住患侧肘关节，使肘关节始终维持在体侧部位。四指伸展的诱发训练时，患者患侧前臂保持旋前位，腕手自然放置，治疗师一只手扶住前臂，另一只手以手背侧面从腕关节处起始，快速刷擦刺激患者手背，并让患者有意识的伸展手指，从而诱发手指的集团伸展。

3. 与日常生活能力结合

（1）生活动作诱导训练：患者坐于桌前，前方放一水瓶或其他训练道具，让患者主动伸出患肢去够取水瓶，然后收回上肢做饮水动作，或让患者将水瓶从一个位置移动至另一位置。反复进行训练。必要时治疗师给予帮助，并提醒患者尽量避免抬高患肩，见图15-2-11。

（2）利用屈肌共同运动：患者生活中可用患手屈曲肘关节拿起外衣；可用患手提包；还可以用患手握住牙刷，健手挤牙膏等。

（3）利用伸肌共同运动：穿衣时患手拿起衣服，健手可顺利地将健侧手穿入衣袖中；打开瓶盖时，可将瓶子固定在患手和前腹壁之间，让健手打开瓶盖等。

（二）下肢训练

1. 下肢分离运动诱发训练

（1）髋关节分离运动诱发训练：患者仰卧位，治疗师将患侧下肢膝关节以

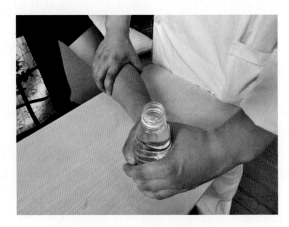

图 15-2-11 生活动作诱导训练

下部位垂于床边，一只手托住患者膝关节，另一只手握住患者足前部，让患者屈髋提膝，将足放在床面上。治疗师给予适当的辅助，要注意防止患侧髋关节的外展外旋，见图15-2-12。

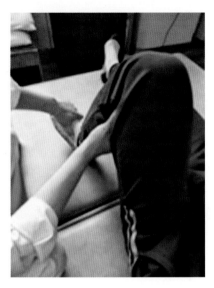

图 15-2-12　髋关节分离运动诱发训练

（2）膝关节分离运动诱发训练：患者仰卧位，治疗师将患侧下肢膝关节以下部位垂于床边，一只手握住足前部，另一只手放在膝关节下方，让患者进行伸膝训练，注意训练中不要屈髋，治疗师提醒患者膝关节向下压自己的手。若患者髋关节和膝关节具备一定的运动能力，可在髋关节屈曲 90°位下进行膝关节的屈伸训练。训练中髋关节要保持稳定，避免出现屈髋代替伸膝的现象。

（3）踝关节背伸外翻的训练：患者仰卧位，屈髋屈膝足平放于床面，治疗师一只手扶住踝关节后方，稳定下肢和足跟，另一只手放在足前部下方，辅助患者进行踝关节背伸外翻训练。

下肢分离运动的训练还可在端坐位下进行。治疗师手的位置同前，让患者保持端坐位，治疗师帮助患者分别进行髋关节和膝关节的屈伸训练以及踝关节的背伸训练。训练中避免出现身体旋转、躯干倾斜或骨盆后撤等代偿动作。

2. 转移训练　具体方法详见本书第十三章。

3. 步行训练　具体方法详见本书第十三章。

（三）头、颈、躯干的训练

此部分主要通过患者静态平衡，自动态平衡，他动态平衡的训练方法来诱发患者躯干、头颈等部位的控制性训练。具体方法可详细参照本书第八章内容。

三、基本正常（Brunnstrom Ⅵ 阶段）

本阶段主要目的为加强躯体协调性、灵活性、速度及耐力，提高手部精细动作能力，让患者按照正常的活动方式来完成各种日常生活活动，提高生活质量。

第三节　临床应用

一、适应证和禁忌证

（一）适应证

脑出血、脑梗死、脑血管畸形、脑外伤、脑炎等中枢神经系统疾病造成的运动功能障碍后遗症。

（二）禁忌证

意识障碍不能配合者，严重的骨质疏松，异位骨化，深静脉血栓，新鲜骨折或下肢骨折未愈合，严重高血压，高血压危象，或血压超过 180mmHg 者，心脏手术后急性期或训练后心律增加超过 20 次/min。

二、典型病例

（一）病情概要

患者,女,27 岁,5 个月前乘坐汽车与前车发生追尾事故,伤后意识不清,呈深昏迷状态,脑疝形成。急送北京某急诊抢救中心,行手术并对症治疗。病情稳定后行 CT 检查示右侧髋臼后缘骨折。伤后 10 天自主睁眼,20 天行康复治疗,伤后约 1 个月意识渐转清。诊断为脑外伤、双侧偏瘫。目前患者神清,简单言语。

（二）主要问题分析

1. 关节活动范围受限　左侧髋关节外展 30°、内旋 20°、左右踝关节初始-20°,背屈 0°、右侧考虑髋臼骨折,为减少体位变动及保险起见未进行测量。左肩关节屈曲 130° 及外展 90°出现疼痛,右肩关节 135° 及外展 90°出现疼痛。左侧腕关节伸展 20°时出现抵抗。其余关节活动范围正常。

2. 肌张力

（1）上肢屈肌:左Ⅱ级,右Ⅰ级上肢伸肌:左Ⅰ级,右Ⅰ+级。

（2）下肢屈肌:左Ⅰ级,右Ⅰ级下肢伸肌:左Ⅱ级,右Ⅰ+级。

3. 运动功能分级　左上肢:Ⅱ级;左下肢:Ⅲ级;右上肢:Ⅳ级;右下肢:未测(骨折)。

4. 反射　深浅反射均阳性,病理反射阳性。

5. 平衡(Fugl-Meyer 平衡量表)　总分:5 分。无支持坐位 2 分;右侧"展翅"反应 2 分;支撑站立 1 分。

6. 协调　指鼻试验:左不能完成,右动作缓慢;跟膝胫试验:左不能完成,右未测试。

7. 姿势转换　床上翻身需帮助,其余均不能完成。

（三）康复目标

1. 近期目标(1 个月)

（1）维持与扩大关节活动范围,肩关节屈曲及外展增加至 150°,髋关节外展及内旋增加至 45°,踝关节背屈 20°。

（2）独立完成床上翻身坐起。

2. 远期目标(3 个月)

（1）独立完成从坐位下借助站起及移乘动作。

（2）患者可完成更衣日常生活活动,降低其依赖程度。

（3）回归家庭。

（四）治疗计划

1. 针对左侧上肢屈肌张力高,首先进行手法放松,松解肩胛骨周围肌肉,放松上肢屈肌群。左侧下肢伸肌张力高,应用横贯性按摩手法进行放松。

2. 维持与扩大关节活动范围,尤其是肩关节与踝关节。

3. 诱发左侧肢体主动运动,向上方推手诱发伸肘,辅助下上肢空间定位。下肢则辅助下屈髋屈膝足背屈外翻练习。

4. 被动地旋转躯干,以增加躯干的柔软性。

5. 翻身动作训练。

6. 躯干骨盆控制训练,屈髋屈膝左右摆动控制。

7. 端坐位下重心前后及左右转移训练,以训练坐位平衡及下肢负重。

8. 转移动作训练。

（五）分析

患者受伤至今大约 5 个月,存在认知功能、大小便功能和双侧肢体功能障碍,左侧肢体不能自主运动,右侧肢体功能障碍,康复的远期目标为日常生活自理,回归家庭。为达到远期目标,根据患者实际情况,故将近期目标设定为能够独立完成床上翻身坐起。

影响床上翻身坐起的因素首先考虑到关节活动范围受限。关节活动受限与疼痛、肌力减弱、肌肉挛缩等因素有关。患者左侧肩关节下沉、内旋并存在半脱位现象,被动外展至 90°及被动屈曲至 135°时出现疼痛。患者右侧髋臼后缘存在骨折,伤后活动甚少,故运动时需考虑到动作对髋关节力线的影响以及长期卧床缺少应力刺激,骨质疏松、骨折愈合缓慢等。

其次为肌力。患者自伤后卧床,活动甚少,全身肌肉均存在不同程度的萎缩,故应激活相关肌肉,如腹肌、三角肌等并适当调整运动强度。卧床也可导致肌肉长度及身体力线的改变,从而影响肌力。

再次为协调。协调功能与感觉、关节活动范围、肌力、肌张力、运动控制等有关。患者左侧上肢运动功能 Brunnstrom Ⅱ 级,左侧下肢 Brunnstrom Ⅲ 级,右侧上肢 Brunnstrom Ⅳ 级,肌张力的增高以及联带运动模式会影响动作的完成,故要完成翻身动作降低肌张力与抑制异常运动模式是必需的。

最后是平衡。平衡功能与重心转移、患侧负重、感觉、运动控制等有关。患者可以维持静态平衡,但左侧平衡反应不能引出,故应增加左侧的感觉刺激,重心转移与负重,诱发平衡反应。

综合上述问题,为达到近期目标,治疗主要针对关节活动范围、肌力以及运动控制三方面。通过被动活动与手法牵张维持与扩大肩关节、踝关节活动范围,被动地旋转躯干,以维持和增加躯干的柔软性。通过辅助下半随意伸肘的运动,诱发上肢的主动运动,通过辅助下上肢空间定位,练习上肢的运动控制。利用辅助下屈髋屈膝足背屈外翻练习训练下肢的分离运动与运动控制。躯干及骨盆控制方面则通过屈髋屈膝左右摆动控制改善。将右手向左侧骨盆处引导,在右侧骨盆处施以向后下方的力,诱导骨盆旋转,逐渐减小辅助的角度,直至完成翻身动作。然后向独立坐起训练过渡。

（刘建华）

参 考 文 献

[1] Sawner K,Lavigne J. Brunnstrom's Movement Therapy in Hemiplagia:A Neurophysiological Approach[M]. 2nd ed. Philadelphia:J B Lippincott Company,1992.

[2] 缪鸿石.康复医学理论与实践[M].上海:上海科学技术出版社,2000:644-652.

[3] 张通.脑卒中的功能障碍与康复[M].北京:科学技术文献出版社,2006.

[4] 纪树荣.运动疗法技术学[M].北京:华夏出版社,2011.

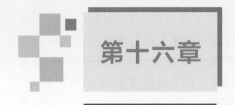

第十六章

本体感觉神经肌肉促进技术

第一节 概 述

本体感觉神经肌肉促进技术(proprioceptive neuromuscular facilitation,PNF),定义为"通过对本体感受器进行刺激从而促进神经、肌肉反应能力的方法"。创始人 Herman Kabat 先生(1913—1978)是医学博士,作为一名临床神经生理学者曾任教于美国 Minnesota 大学。20世纪40年代时,他受委托分析当时对脊髓灰质炎的治疗方法时受到启发,以神经生理学、解剖学、运动学为基础,通过与 Knott 与 Voss 两位理疗士的合作,一边对残疾患者进行治疗,一边进行基础和实验研究。从1952年开始从美国逐渐向全世界范围推广。其作为神经生理学疗法的一种,不仅应用于脑血管疾病、脊髓损伤、骨科疾病,还应用于运动员调整竞技状态等领域。

一、基本概念

PNF 主要是通过对本体感受器进行刺激从而促进神经、肌肉反应能力的方法。针对各种神经肌肉功能障碍导致的肌力低下、失调,肌肉的短缩,关节活动受限、挛缩等异常运动功能障碍,使用肌肉的牵伸及牵张、运动抗阻、关节的压缩和牵引等刺激方法尽可能高效地促通神经肌肉的正常反应。同时通过恰当的语言和视觉刺激以及一些特殊的治疗技术来引导运动模式,帮助患者最大限度改善功能。

二、治疗原理

治疗原理包括神经生理学原理和运动控制原理。

(一)神经生理学原理

1. 本体感觉与本体感受器　本体感觉是指肌、腱、关节等运动器官本身在不同状态(运动或静止)时产生的感觉。此外,在本体感觉传导通路中,还传导皮肤的精细触觉(如辨别两点距离和物体的纹理粗细等)。本体感觉可分为三个等级,一级:肌肉、肌腱、韧带及关节的位置感觉、运动感觉、负重感觉。二级:前庭的平衡感觉和小脑的运动协调感觉。三级:大脑皮质的综合运动感觉(表16-1-1)。本体感受器,主要是感受位置、运动、力的感觉的感受器(表16-1-2),包括:①关节囊的感受器(鲁菲尼终末):关节运动的方向、速度以及主被动运动的辨别。②韧带感受器(帕齐尼小体):感受细微运动及运动的加速度。③肌梭:肌梭是遍布于骨骼肌中的本体感受器,对牵伸敏感。此牵伸可能是外力对梭内肌对肌肉的张力起反应,也可能是由于梭内肌纤维的主动收缩。由此产生的传入冲动对于脊髓的牵张反射很重要,对于控制运动、维持姿势和肌张力等复杂的中枢调节机制也很重要。慢肌较快肌含有更多的肌梭。④高尔基腱器官:感受肌腱张力程度的感受器。⑤皮肤(帕齐尼小体、鲁菲尼终末)。

表 16-1-1　本体感觉

位置觉	认知身体各部分相互关系的感觉
运动觉	运动方向与速度的感觉
力的感觉	保持抗阻肢位时力的感觉

表 16-1-2　本体感受器的功能

鲁菲尼终末	检测运动方向与速度
帕齐尼小体(韧带)	检测加速度
肌梭	根据肌纤维长度的变化检测肌张力
腱梭	根据牵伸与收缩检测肌张力

对这些感受器的刺激方法,如对关节的牵引、压缩、肌肉的牵伸、运动抵抗、PNF开始体位等。但是,实际上,包含躯体感觉在内的浅感觉(皮肤的感受器)等特殊感觉如视觉、听觉都包含在刺激方法之内。

2. 总和(summation)　两个以上刺激比单独一个刺激出现较大效果的现象。总和一般发生在神经肌肉接头和突触的兴奋传递中。这里存在两种现象,即以一定的时间间隔施加同一刺激时引起的时间总和,与在不同部位刺激引起的空间总和。

(1)空间总和:分别单独刺激A和B时,只发生各自的两个力:临床上通过对手关节与肘关节的同时牵引,可以增大肌肉收缩的兴奋性。

(2)时间总和:对同一突触前纤维进行具有时间差的刺激时,阈下缘的神经兴奋的现象。或者,对同一关节进行具有时间差的刺激时,可以降低肌肉收缩的阈值。

(二)运动控制原理

人体运动控制能力的发育须经过四个阶段,即活动性、稳定性、控制性和运动技能。

第二节　治疗技术

治疗技术主要包括基本技术(表16-2-1)、促通模式和特殊技术(表16-2-2)。

表 16-2-1　PNF 基本技术与促通效果

基本技术	促通效果
PNF 运动模式	肌肉收缩能力的增大,反应时间的缩短,加速度的增大
肌肉的牵引	肌肉收缩能力的增大,柔韧性的改善
牵张反射	诱发肌肉收缩
关节的牵引	肌肉收缩能力的增大,关节活动范围的增加
关节的挤压	肌肉收缩能力的增大
最佳阻力	肌肉收缩能力的增大,柔韧性的改善
扩散与强化	肌肉收缩能力的增大
正常时序	反应时间的缩短,加速度的增加
被动运动,主动辅助	协调性的改善
手法接触(皮肤刺激)	肌肉收缩能力的增大,感觉输入
言语指令(听觉刺激)	肌肉收缩能力的增大
视觉刺激	协调性的改善

表 16-2-2　PNF 的特殊技术

特殊技术	促通效果
节律启动(rhythmic initiation)	节律性诱导运动开始,防止异常肌张力出现
节律稳定(rhythmic stabilization)	增强关节周围稳定性,改善运动失调
稳定逆转(stabilizing reversal)	增强关节某一位置下的稳定性与协调性
重复(replication)	理解运动方向,扩大关节活动范围
反复牵伸(收缩)(repeated contraction)	增强某一范围肌肉的收缩能力
等张组合(combination of isotonics)	促进肌肉的向心收缩与离心收缩(有时也包含等长收缩)
慢逆转(slow reversal)	增强肌力、改善协调性
慢逆转运动后维持(slow reversal holds)	在增强肌力、改善协调性的基础上,提高关节稳定性
维持-放松(hold relax)	通过等长收缩使肌肉放松,扩大关节活动度
收缩-放松(contract relax)	通过使旋转肌群的向心性等张收缩使肌肉放松,扩大关节活动度

一、基本技术

1. PNF 运动模式(及开始体位)　PNF 的运动模式及开始体位特点为三维空间中的螺旋对角线模式。如果观察人类的大运动模式,会发现对角线上旋转的要素较多,而只发生在单一平面上的运动极少。此外,据文献报道,PNF 开始体位在缩短肌电反应时间(pre-motor time),提高脊髓运动神经元兴奋性,提高中枢系统觉醒度,以及提高肌肉收缩加速度方面有促通效果。

2. 肌肉的牵引　肌肉在被动牵伸后,肌梭也受到牵伸,Ⅰa 纤维的兴奋性刺激传导会变得更容易。同时,不仅是被牵伸的肌肉,周围的肌肉也会有促通效果。例如对胫前肌的牵伸时,髋关节的屈曲-内收-外旋肌群也会被促通。并且如果同时牵伸髋周肌群和胫前肌,肌群兴奋性的提高有可能扩散到躯干的屈肌群。

3. 牵张反射(stretch reflex)　肌肉被牵张时肌梭被牵伸伸长,Ⅰa 纤维的兴奋性传导更易发生,更易诱发肌肉收缩。对于肌肉的牵张刺激不仅可以促通单一肌肉,对周围肌肉也有促通作用。例如:对胫前肌的牵张不仅对胫前肌本身,对于髋关节屈曲-内收-外旋模式的主动肌也有促通作用。如果同时牵张屈髋肌群和胫前肌,能够增强这些肌群的兴奋性,甚至兴奋性可以扩散到躯干的屈肌群。

为便于诱发牵张反射,利于肌梭兴奋,须充分牵伸肌肉。在肌纤维伸长的基础上,沿肌纤维的延长线上进行快速牵张,诱发牵张反射。常见的错误是猛力下压肢体而非诱发牵张反射。在给肌肉施加张力时,在开始位置较难拉长肌肉,增强肌张力。比较有效的方法为在整个模式的中间位置就对肌肉进行牵张,在保持肌紧张不变的情况下,被动地过渡到开始位置,随即给予快速牵张。常见的错误为移动到开始位置后治疗者调整捏握手的位置。这一调整动作哪怕只是一瞬间,也会使肌张力松弛。进行牵张时须使患者充分放松。对于关节不稳定,软组织拉伤的患者应谨慎使用或禁用。

4. 关节牵引　牵引可应用于运动开始前及运动中,通过对关节内及软组织的感受器进行刺激促进肌肉收缩,使关节运动更为顺滑。较适用于上肢全部模式及下肢屈曲模式。研究证实,牵引操作与肌电反应时间(pre-motor time)的关系,较非牵引时,5kg 的牵引后肌电反应时间短缩而运动时间延长。此结果显示,牵引操作可缩短肌电反应时间这一中枢处理过程,即对上位中枢有促通效应。

5. 关节的挤压　挤压是用外力对四肢及躯干的近端与远端骨骼间的距离沿着骨骼长轴方向缩短的过程。其原理与牵引同样是通过刺激感受器而增加肌肉收缩能力,从而提高关节稳定性。

健康人的下肢施加挤压后,与非挤压时的肌电图 H 波(腓肠肌)比较,较非挤压时,5kg、10kg、15kg 的压缩后 H 波振幅增大。这一结果提示下肢的挤压手法可使脊髓运动神经元的兴奋性即时性增加。这一结果,在脑血管障碍的偏瘫患者上也可观察到。日常生活中,上肢的动作如取架子上的东西时,上肢被牵引的情况较多。而下肢多处于站立姿势、步行支撑期时就要承受挤压。因此牵引可应用于上肢的所有模式和下肢的屈曲模式,而挤压则在下肢伸展模式中应用较多,例如髋关节伸展-外展-内旋模式的运动中期至末期等。步行开始前的立位和步行中的支撑期也可应用。

在关节牵引和挤压过程中,应注意保持中间关节的伸展位以利于力的传导。对于肌张力异常下降,关节稳定性较差以及感觉重度障碍的患者,应谨慎使用牵引手法。挤压时应缓慢持续,避免暴力造成关节及软组织损伤。

6. 阻力　Kabat 曾指出可应用最大阻力(mximal resistance,MR)来对较弱肌肉的发散效果达到最大化。但是现在的 PNF 如果应用最大阻力,容易对部分中枢神经系统疾患患者的肌张力造成异常亢进,因此阻力应根据患者的具体情况随时适量调整,而绝非治疗师自身的最大肌力。使用等张性阻力时应使患者能够平滑完成整个运动过程,使用等长阻力时应不破坏患者的保持肢位。非中枢神经系统疾患患者在合适必要时可考虑应用最大阻力。

给予阻力的时机应注意,如果在运动初期给予过强阻力,容易妨碍运动的平滑进行。例如在肘关节屈曲或膝关节伸展时,在 ROM 的中间 1/3 可给予最强阻力。因此,在施加阻力时应充分理解关节角度与力矩,以及运动轴及重力轴的关系。肌力增强需要神经性要素和肌肉肥大要素。PNF促通的肌力增强,在初期主要根据神经性要素,后期以肌肉肥大要素带来的效果为主。

7. 扩散与强化(Irradiation and combination of pattern)　扩散的主要原理来源于空间总和与时间总和。同侧肢体为肌的协同作用,对侧时为同名肌过度传播。想使弱化肌肉收缩时,需要对较强肌肉施加等长阻力以带来扩散效果。分为从上肢向下肢扩散、从两侧上肢向上部躯干、两侧下肢到下部躯干等组合。假如不想出现扩散现象时,需降低阻力。

为高效增加肌肉收缩效果,可不仅限于单一肌肉收缩,而是可利用使多数肌肉同时收缩的协同作用。希望增强较弱肌肉的收缩时,可对较强肌肉施加等长阻力以促通对较弱肌肉的神经冲动的扩散。例如:①对上肢屈肌施加阻力,可促通腕关节屈肌群的收缩;②对一侧肢体施加阻力,可促通对侧的肌肉收缩;③对屈髋肌群施加阻力,可促通躯干屈肌群的肌肉收缩;④对前臂的旋后施加阻力,可促通肩关节外旋肌群的收缩;⑤对髋关节的屈曲-内收-外旋施加抵抗时可促通背屈与内翻。

8. 正常时序(normal timing)　指协调顺滑的运动顺序,是促进连续协调运动的必要因素。大多数高效的协调性运动,都是按照从肢体末梢向近端的顺序发生。例如:够取桌面上的水瓶时,首先从手指、手部的运动开始,之后是肘关节、肩关节的运动。因此施行手法时也应注意肌群的收缩顺序和时机。注意不要在远端对旋转运动施加过度阻力。

9. 被动运动-主动辅助运动　PNF中运用抵抗要素较多,但是对于不完全性瘫痪患者来说,也经常使用被动-主动辅助运动。人类的主动辅助运动,速度越快反应时间缩短但是肌肉活动量低下,而速度越慢反应时间延长而肌肉活动量增大。此研究说明瘫痪初期,主动辅助运动以较慢速度施行时,可以起到肌肉活动量增大的治疗作用。

10. 手法接触　手法接触,是为了有效刺激皮肤、肌肉、肌腱及关节内的感受器的握持方法,也可以施加阻力、牵引和压缩。接触患者身体时,可以通过皮肤、肌肉感受器的刺激,而使感觉输入至皮层运动区。因此,接触手法应尽量在欲促通的肌肉上实施。并且,对于肌腹的压迫可增强肌肉收缩。正确的握持方法应是蚓状肌握法(掌指关节屈曲,指间关节伸展位)原则(图16-2-1),不要和患者的手相互对握,也须避免接触拮抗肌,否则会阻碍运动感觉的输入。治疗者为了促进相应的肌肉,对必要的部分用一只手固定,用另一只手施加阻力,根据必要改变阻力手的位置。根据需要,有时要求治疗者用前臂做大面积刺激。

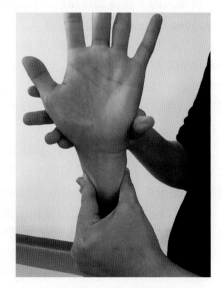

图 16-2-1　蚓状肌握法

11. 言语指令(verbal command)　言语指令应谨慎准确使用。过多不当使用言语指令,有可能影响本体感觉的输入或导致患者错误理解。因此掌握口头指令的时机和内容非常重要。若使肌肉产生较强收缩时应采用音量较强的语言指令;当存在疼痛或肌张力高等问题时,需要在考虑到特殊技术的同时,指令则常使用较柔软和平静的语调。

12. 视觉刺激(visual stimulation)　眼的转动可以影响运动和控制姿势,因此在运动过程中,应尽量使患者追视运动轨迹,以便随时进行反馈,修正运动模式。对于有眩晕症状或颈椎损伤的患者应避免头部及眼部的频繁转动。

二、运动模式

（一）操作要点

1. **体位与力线**　为提高手法的效率便于调节阻力及避免劳损,治疗者应尽量贴近患者,双足长轴与运动轨迹平行,骨盆冠状面与运动轨迹垂直。位置为运动轨迹的中间或靠近末端,以便控制全范围运动。

2. **重心转移**　施术时应尽量不移动步伐,而是靠重心的灵活转移完成全过程。如果运动范围超出控制范围,可在中途跟进一步,以便达到运动末端。

3. **三维方向促通**　如上臂、下肢等具有大关节的运动方向应在三个方向同时实施。这是本体感觉神经肌肉促进技术的特点和难点。由于目前现阶段器械对于旋转的抗阻很困难,因此只有徒手手法能对三维复合运动同时施加阻力和牵引。但是在练习过程中,将运动要素分开练习较容易掌握。例如在能对屈曲-内收合理施加阻力前提下,可以追加对内旋的抗阻。

（二）基本模式

1. 上肢模式(肘关节伸展位)

（1）屈曲-内收-外旋模式

患者体位:仰卧位。

治疗师位置及操作手法:

用手接触:近位手蚓状肌握法,远位手使患者腕关节充分背屈。

起始位:对患者上肢充分牵伸带至内旋位,手距离同侧大转子一拳左右(图16-2-2)。

中间位:治疗师通过肩外展、外旋及屈膝对患者上肢肌群进行快速牵张,配合口头指令使患者腕关节掌屈后及时转身,重心向前上方移动,牵引上肢肌群沿着屈曲-内收-外旋的轨迹运动的同时,阻力手在上肢远端或近端进行三维方向抗阻。

结束位:上肢处于屈曲-内收-外旋位。肘关节约位于面部正中线(图16-2-3)。

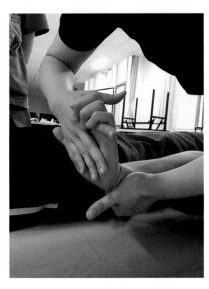

图16-2-2　屈曲-内收-外旋模式起始位

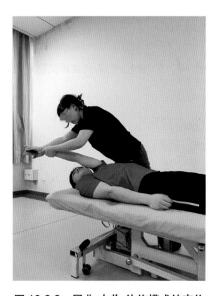

图16-2-3　屈曲-内收-外旋模式结束位

操作要点:①中间阶段治疗师重心升高,充分牵引可保证肘关节的伸展。如想促通肘关节屈曲时,重心可降低。②腕关节掌屈后治疗师应及时转身,诱导运动的顺畅进行。

注意事项:运动范围的中后阶段应嘱患者头部随手转动,以免阻碍上肢的运动轨迹。

(2) 伸展-外展-内旋模式

患者体位:仰卧位。

治疗师位置及操作手法:

用手接触:近位手蚓状肌握法,远位手使患者腕关节充分掌屈、桡偏。

起始位:治疗师对患者上肢充分牵伸带至外旋位,患者肘部约处于面部正中上方(图16-2-4)。

中间位:治疗师对患者上肢肌群进行快速牵张,配合口头指令使患者腕关节背伸后转身,牵引上肢肌群沿着伸展-外展-内旋的轨迹运动的同时,阻力手在上肢远端或近端进行三维方向抗阻。至患者肩关节屈曲90°位时治疗师应基本完成转身,重心继续向下向终末位置移动,至患者上肢达到结束位。

结束位:上肢处于伸展-外展-内旋位,手距大转子约一拳距离(图16-2-5)。

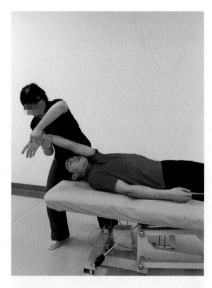

图 16-2-4   伸展-外展-内旋模式起始位

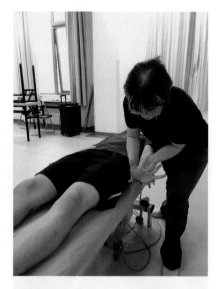

图 16-2-5   伸展-外展-内旋模式结束位

操作要点:①如果以促进肩关节伸展为主,则前臂位置为轻度旋前位。②开始时治疗师的站位最好在床头,尽量贴近患者。③运动过半后牵引会变得困难,这时应督促患者腕关节保持持续背伸。

注意事项:①等待患者腕关节充分背伸后再行牵引。②约在患者肩关节伸展至90°左右时转体完毕。

(3) 屈曲-外展-外旋模式

患者体位:仰卧位。

治疗师位置及操作手法:

用手接触:远位手使患者腕关节充分掌屈、尺偏,近位手蚓状肌握法接触前臂远端内侧。

起始位:对患者上肢充分牵伸,带至能够达到的伸展-内收-内旋位(图16-2-6)。

中间位:治疗师通过肩外展、肘部抬高使患者充分掌屈,配合口头指令诱发患者腕关节背伸后,牵引上肢肌群沿着屈曲-外展-外旋的轨迹运动,阻力手在上肢远端或近端进行三维方向抗阻。

结束位:患者上肢处于屈曲-外展-外旋位,手部距耳部约一拳距离(图16-2-7)。

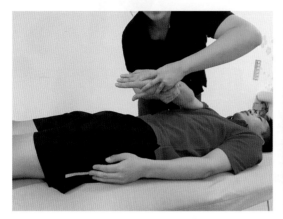 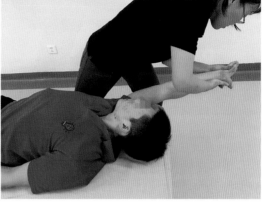

图16-2-6　屈曲-外展-外旋模式起始位　　　　图16-2-7　屈曲-外展-外旋模式结束位

操作要点:①为缩短力臂,患者应尽量靠近床边。②待腕关节充分背伸后牵引会更易实施。③过了运动范围的中间阶段后,治疗师可以跟进一步以便控制至最后。

注意事项:①蚓状肌握法时注意不要接触前臂内侧。②开始肢位与运动轨迹平行,牵引充分即可,不必勉强追求最大肢位。

（4）伸展-内收-内旋模式

患者体位:仰卧位。

治疗师位置及操作手法:

用手接触:远位手使患者腕关节充分背伸、桡偏,近位手蚓状肌握法或接触前臂远端内侧。

起始位:治疗师弓步,屈曲前方膝关节利用重心前移对患者上肢充分牵伸,带至能够达到的屈曲-外展-外旋位。患者手部距耳部约一拳距离(图16-2-8)。

中间位:治疗师通过肩外展、肘部抬高使患者充分掌屈,配合口头指令诱发患者腕关节掌屈后,牵引上肢肌群沿着伸展-内收-内旋位的轨迹运动,约在患者肩伸展至90°位时应基本完成转身180°,阻力手在上肢远端或近端进行三维方向抗阻。

结束位:患者上肢处于伸展-内收-内旋位,肘关节约位于躯干正中线(图16-2-9)。

操作要点:①治疗师尽量通过自身重心前移对患者上肢及胸大肌等肌群进行牵引。②注意避免阻力过大或方向不正确使运动方向脱离对角线轨迹。

注意事项:①运动初始阶段阻力不能过大或脱离运动轨迹,以免诱发肌张力异常增加或肩关节疼痛。②开始肢位与运动轨迹平行,牵引充分即可,不必勉强追求最大肢位。

2. 下肢模式(伴膝关节屈伸运动)

（1）屈曲-内收-外旋模式(伴膝关节屈曲)

患者体位:仰卧位。

治疗师位置及操作手法:

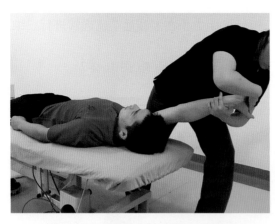
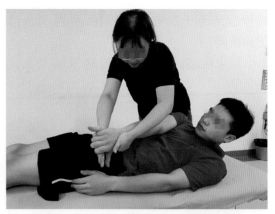

图 16-2-8　伸展-内收-内旋模式起始位　　　　图 16-2-9　伸展-内收-内旋模式结束位

用手接触：远位手在患者中足背部蚓状肌握法。近位手：①从患者大腿下方绕至大腿内侧上方，接触股内侧肌；②若患者肌力足够，也可直接放至大腿前面及内侧。

起始位：治疗师位置在平行于运动轨迹，能够全程控制重心移动的位置，面向患者对侧肩部。屈曲后方膝关节至后弓步，充分利用重心对患者下肢进行充分伸展-外展-内旋方向牵伸（尤其是内旋方向）（图 16-2-10）。

中间位：治疗师重心后下方移动，对下肢进行牵张后及时抬高肘部腕关节背伸，以免影响踝关节背屈和足趾伸展。配合口头指令诱发患者踝关节背屈后，近位手给予三维阻力诱导下肢沿着屈曲-内收-外旋的轨迹运动，同时远位手对踝关节持续牵伸和抗阻。

结束位：患者下肢处于屈曲-内收-外旋位，足部约处于对侧大腿中部（图 16-2-11）。

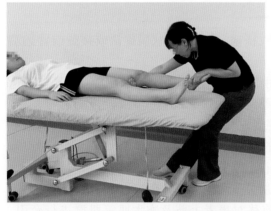
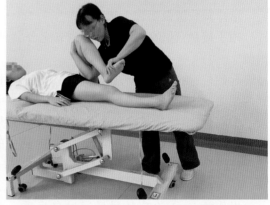

图 16-2-10　屈曲-内收-外旋模式起始位　　　　图 16-2-11　屈曲-内收-外旋模式结束位

操作要点：①开始位时要保证髋关节伸展、外展、内旋 3 个方向的同时牵引。②牵张反射之后治疗师远位手应立即腕关节掌屈，肘部上抬，以免妨碍患者踝关节背屈和足趾背伸。③运动过程中髋关节要始终保持在内收的基础上外旋的运动，而不要过度外展。④为保持膝关节屈曲过程，患者小腿不要过度抬高。⑤治疗师应充分移动自己的重心，以免因身体滞后而影响患者的运动。⑥治疗师应该充分利用自己的体重施加阻力。

注意事项：①如果针对屈髋的阻力较强，可能扩散到踝背伸，但对于偏瘫患者要注意防止诱发踝内翻。②关节屈曲在屈髋达到90°位后即可。

（2）伸展-外展-内旋模式（伴膝关节伸展）

患者体位：仰卧位。

治疗师位置及操作手法：

用手接触：治疗师远位手在患者足底跖趾关节处，拇指外侧使患者足趾伸展，近位手在大腿下方外侧后面。

起始位：治疗师前弓步，远位手的肘部抬高，使患者踝关节充分背伸（图16-2-12）。

中间位：治疗师抬高肘部利用牵张反射诱发踝关节跖屈后，腕关节外翻，重心向后向下继续通过阻力诱导下肢向伸展-外展-内旋方向运动。近位手在大腿后方持续给予三维方向阻力。

结束位：患者下肢处于伸展-外展-内旋位，足部跖屈位。治疗师重心前移通过患者足部给予下肢诸关节以压缩刺激（图16-2-13）。

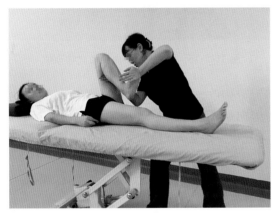

图16-2-12　伸展-外展-内旋模式开始位

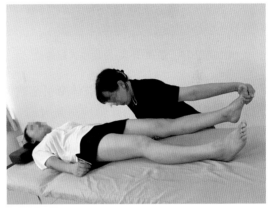

图16-2-13　伸展-外展-内旋模式结束位

操作要点：①运动中后段治疗师应尽量坐向后下方以降低重心，以诱导运动的继续进行。②近位手阻力可利用治疗师体重施加。③髋膝伸展时，如患者腿较长或力量较大时，治疗师外侧足部可及时后撤一步。④压缩刺激一定是在患者膝关节充分伸展后，缓慢持续施加。

注意事项：①牵张反射须快速但不失轻柔，而非对髋膝关节的猛力屈曲性压缩，以免造成损伤。②下肢伸展时一定注意重心尽量降低，避免患者增强腰椎前弯来代偿，导致疼痛。

（3）屈曲-外展-内旋模式（伴膝关节屈曲）

患者体位：仰卧位。

治疗师位置及操作手法：

用手接触：远位手在患者中足背部外侧蚓状肌握法，近位手在患者大腿下部前外侧（股外侧肌）肌腹部。

起始位：治疗师位置在运动范围的中段-后段，通过前弓步重心充分前移，将患者施术侧下肢尽量牵引至伸展-内收-外旋位（尤其是内收-外旋）并保持持续牵引。利用重心前移对下肢肌群进行牵张后，及时腕关节背伸，诱发患者踝关节的背伸和外翻（图16-2-14）。

中间位：远位手对踝关节一边行牵引，近位手给予大腿外侧阻力，自身后方膝关节屈曲，重心持续向下向后移动,给予髋关节屈曲的空间,并诱导下肢沿屈曲-外展-内旋方向运动。运动中后段可应用口头指令鼓励患者继续外展内旋下肢。

结束位:患者下肢处于屈曲-外展-内旋位,足跟不过度抬离治疗床平面(图 16-2-15)。

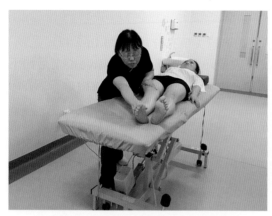 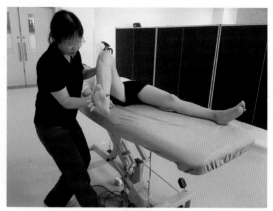

图 16-2-14　屈曲-外展-内旋模式起始位　　　图 16-2-15　屈曲-外展-内旋模式结束位

操作要点:①可先将施术肢体牵引至髋关节充分内收、外旋,踝关节充分旋后(跖屈+内翻)位。②运动开始后治疗师应尽量及时、充分坐向后下方以降低重心,诱导下肢的运动。③如果运动中后阶段治疗师重心后撤到极限仍未完成整个运动过程时(患者身高较高等),可以后撤一步继续诱导运动。

注意事项:①运动过程中屈髋不要太高,一般足底略高于床面即可。屈膝在屈髋达到90°后即可。②偏瘫患者可在屈髋的基础上重点强调外展和踝关节外翻的运动要素。

(4) 伸展-内收-外旋模式(伴膝关节伸展)

患者体位:仰卧位。

治疗师位置及操作手法:

用手接触:远位手在患者足底外侧,用拇指外侧缘使患者足趾伸展。近位手在患者大腿下部内侧后面。

起始位:治疗师后弓步,充分牵伸患者大腿后部肌群。可利用口头指令嘱患者足趾包裹治疗师拇指外侧缘以诱发足部内翻开始(图 16-2-16)。

中间位:足部内翻后继续诱导足部跖屈和下肢的伸展-内收-外旋。同时近位手给予三维阻力诱导运动模式的完成。

结束位:患者下肢处于伸展-内收-外旋位,治疗师前弓步,面部约在患者膝关节上方,待膝关节伸直后对下肢关节进行压缩(图 16-2-17)。

操作要点:①可先将施术肢体摆放在髋关节充分外展、内旋,踝关节充分旋前(背伸+外翻)位,治疗师后面的脚撤后一大步,重心下沉。②运动口令:小脚趾蹬我的手! ③等待患者踝关节旋后之后,再开始髋关节的内收、伸展和膝关节的伸展。④患者下肢较长时,治疗师可在途中跟进一步以配合患者达到终止位。

注意事项:运动过程中注意不要偏离运动轨迹。先强调末梢的运动。

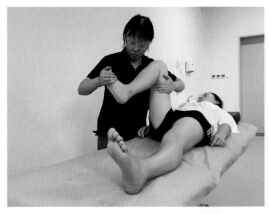

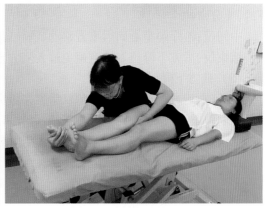

图 16-2-16 伸展-内收-外旋模式起始位 　　图 16-2-17 伸展-内收-外旋模式结束位

3. 肩胛带模式 肩胛带模式的运动方向,是以肩峰突起的运动方向为准进行描述的。上肢的运动性、上部躯干的活动性甚至整体姿势控制都与肩胛带的稳定性密切相关。因此在肩胛带基础上也常结合上肢模式组合使用。

基本体位:侧卧位。屈髋屈膝位。躯干和骨盆保持在中间位而不出现过度旋转。

注意事项:持续牵引的同时施加均匀阻力,尽量使肩胛骨完成圆弧状运动。促通肩胛骨运动时注意保持躯干稳定,并尽量促通躯干的伸展。

(1) 前方上提(图 16-2-18)

起始位:肩胛骨后方下降位。治疗师充分将肩胛骨及上提肌群向后下方牵伸。

中间位:在持续牵引的同时施加均匀阻力,使肩峰像彩虹状完成圆弧运动。

结束位:前方上提位。注意避免过大阻力导致的头颈部代偿。

(2) 后方下降(图 16-2-19)

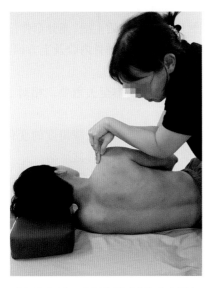

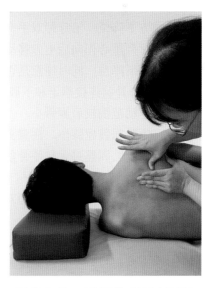

图 16-2-18 肩胛带模式(前方上提) 　　图 16-2-19 肩胛带模式(后方下降)

起始位:肩胛骨前方上提位。治疗师用掌心包住肩胛带下角,另一只手拇指接触肩胛冈下缘,充分牵伸。

中间位:治疗师重心向后下方移动,诱导肩胛骨下降、内收及下方回旋。

结束位:后方下降位。注意避免过大阻力导致的躯干及骨盆旋后。

(3) 前方下降(图 16-2-20)

起始位:后方上提位。治疗师双手夹住腋窝。

中间位:治疗师重心向后下方移动,诱导肩胛骨下降、内收及下方回旋。

结束位:前方下降位。注意避免过大阻力导致的躯干及骨盆旋后。

(4) 后方上提(图 16-2-21)

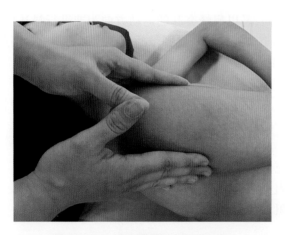
图 16-2-20　肩胛带模式(前方下降)

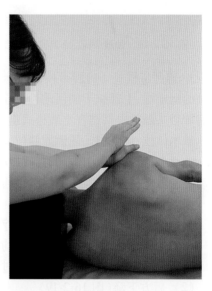
图 16-2-21　肩胛带模式(后方上提)

起始位:前方下降位。治疗师双手交叠用掌根接触肩峰突起的后上面,充分牵伸。

中间位:治疗师重心先向后上方移动,最终向下方移动,诱导肩胛骨内收及上方回旋。

结束位:后方下降位。同时注意是否能促通同侧躯干的伸展。

4. 骨盆模式　骨盆连接躯干和下肢,在姿势控制和运动控制中至关重要。相对于肩胛骨来说,骨盆的运动范围较肩胛骨小。

基本体位:侧卧屈髋屈膝位。注意头部-躯干保持在中间位。屈髋屈膝角度的变化会影响骨盆的对角线运动,屈髋过大易使骨盆后倾,屈髋角度过小不易分离骨盆运动。

(1) 前方上提(图 16-2-22)

起始位:骨盆后方下降位。治疗师双手交叠,接触髂前上棘及腹斜肌群,充分向后下方牵伸骨盆。

中间位:持续牵引诱导骨盆完成全范围圆弧样运动。

结束位:前方上提位。注意避免过大阻力导致的头颈部代偿。

操作要点:首先使骨盆完成全范围运动,而不是过分强调抗阻。

(2) 后方下降(图 16-2-23)

起始位:骨盆前方上提位。治疗师双手交叠用掌根托住坐骨结节。

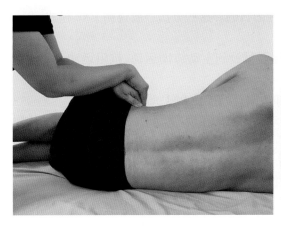

图 16-2-22 骨盆模式(前方上提)

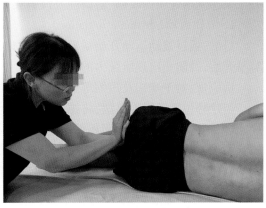

图 16-2-23 骨盆模式(后方下降)

中间位:治疗师重心及时向后下方移动,诱导骨盆充分后方下降。

结束位:骨盆后方下降位。

操作要点:躯干伸长时尽量避免腰椎前弯的加强。

(3) 前方下降(图 16-2-24)

起始位:后方上提位。治疗师双手交叠,指尖在大转子下方。如果不好触及也可以在上方腿的髌骨处。

中间位:运动方向为大转子沿着股骨长轴延伸方向。

结束位:前方下降位。

(4) 后方上提(图 16-2-25)

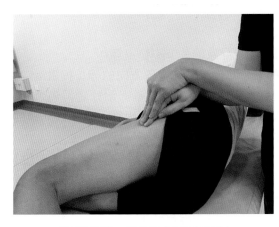

图 16-2-24 骨盆模式(前方下降)

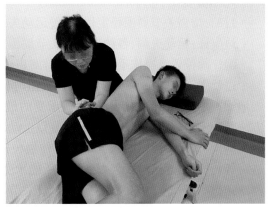

图 16-2-25 骨盆模式(后方上提)

起始位:前方下降。双下肢之间可放置枕头以防止髋关节过度内收。上方髋关节屈曲角度不宜过大。治疗师双手接触髂嵴后上方,充分牵伸骨盆至前方下降位。

中间位:诱导骨盆后方上提。注意避免出现骨盆过度旋后。

结束位:后方上提位。

三、特殊技术

我们利用肌肉收缩的各种形式(向心、离心、等长、等张等),通过表 16-2-2 中各种特殊方法来达到增强肌肉收缩、协调性及改善柔韧性的目的。这些方法一般遵循 PNF 模式。

1. 节律启动（rhythmic initiation）

目的：通过被动运动开始活动，有节律地逐渐过渡到主动协助运动、抗阻运动。使运动容易开始，并防止出现肌张力的异常亢进。

适应证：对于挛缩及短缩等运动开始困难时；刚开始接受 PNF 动作治疗时。

治疗师位置及操作手法：将螺旋对角线运动按照被动运动-主动辅助运动-抗阻运动的顺序，从末梢向中枢，各自数回地循序渐进进行。

举例：上肢屈曲-外展-外旋模式，从腕关节背伸开始，以被动运动-主动辅助运动-抗阻运动的顺序，实施螺旋对角线运动。每个环节可以施行数回。

注意事项：旋转的阻力应缓慢施加。

2. 慢逆转（slow reversal）

目的：增强肌力，改善协调性。

适应证：各种疾患中肌力下降，以及协调性下降、运动失调等情况。

治疗师位置及操作手法：将 PNF 模式以单程 2~3s 的速度进行往返运动。

举例：上肢屈曲-外展-外旋的慢逆转模式，从拮抗模式的伸展-内收-内旋位作为开始肢位，进行屈曲-外展-外旋至终末位。再反向实施伸展-内收-内旋模式。如此反复数回。

注意事项：①牵张反射只在初始时实施，在之后的模式切换时不再进行。②模式切换时也应注意从末梢运动开始。③模式切换时注意保持牵引和阻力。但避免患者过度憋气。

3. 慢逆转-维持（slow reversal hold）

目的：在增强肌力、改善协调性的基础上，提高关节稳定性。

治疗师位置及操作手法：在 PNF 模式的运动范围中间，行 2~3s 的等长收缩。其余同 2。

4. 节律稳定（rhythmic stabilization）

目的：增强关节周围稳定性，改善运动失调。

适应证：运动失调、各种疾患中关节周围肌群弱化导致的关节不稳定等。

治疗师位置及操作手法：治疗者针对患者的某一肢位交替进行各方向的等长抗阻运动。整个过程中不伴随关节运动，患者在抗阻时保持维持原位，不产生运动。治疗者需谨慎、缓慢地逐渐增大阻力到治疗对象所能承受的最大限度。当达到最大后，用另一只手以同样的方法从背侧给拮抗肌施加阻力。重复以上动作。

举例：对肩关节屈曲 90°，肘关节伸展位进行手法，先针对肩关节某一方向（如屈曲位）进行等长抗阻，逐渐增大阻力到患者所能承受的最大限度后，用另一只手以同样的方法从背侧给拮抗肌施加阻力。之后也可以从肩关节水平外展-水平内收方向实施手法。

注意事项：①切换方向时注意充分给予用手接触后，再逐渐撤除上一个模式的阻力。不能突然撤除上一个阻力，中断感觉输入。②阻力施加应循序渐进。③整个过程中患者肢体应保持不动，也不发生关节运动。

5. 维持-放松（hold relax）

目的：通过等长收缩使肌肉放松，扩大关节活动度。

适应证：主要应用于因疼痛引起活动度下降的肌肉。

治疗师位置及操作手法：对于想放松的肌肉在最大牵伸位行 5s 以上等长抗阻后，使肌肉相对缓慢地放松。当确认肌肉已经放松后，要求患者做拮抗肌的主动运动。在实施拮抗肌主动运动前实施等长收缩。抗阻时反复强调治疗对象在等长收缩过程中保持原位不动。

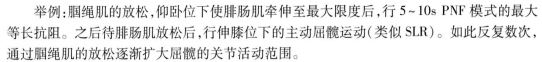

举例:腘绳肌的放松,仰卧位下使腓肠肌牵伸至最大限度后,行5~10s PNF模式的最大等长抗阻。之后待腓肠肌放松后,行伸膝位下的主动屈髋运动(类似SLR)。如此反复数次,通过腘绳肌的放松逐渐扩大屈髋的关节活动范围。

注意事项:①注意应是无痛下的最大牵伸位;②牵伸时间不能过长,否则不易使肌肉兴奋。

6. 收缩-放松(contract relax)

目的:通过使旋转肌群的向心性等张收缩使肌肉放松,扩大关节活动度。

适应证:主要应用于因疼痛引起的活动度下降的肌肉。

治疗师位置及操作手法:手法与维持-放松手法非常相似。维持-放松手法是施加静止性等长收缩,而收缩-放松手法则是通过旋转肌群的向心性等张收缩使肌肉放松。

举例:旋前圆肌的放松,将旋前圆肌牵伸至最大伸长位,先施加静止性等长收缩,然后施加旋转性阻力,使该肌肉最大向心收缩5~10s,放松后行拮抗肌的主动收缩。反复数次以扩大前臂旋后的范围。

注意事项:①注意应是无痛下的最大牵伸位;②牵伸时间不能过长,否则不易使肌肉兴奋。

7. 等张组合

目的:促进肌肉的向心收缩与离心收缩。

适应证:肌力低下,肌肉短缩或挛缩。

治疗师位置及操作手法:在PNF模式的过程中,逐渐增加阻力(向心收缩),至运动范围末端或阻力超过患者肌力时,行反向运动(离心收缩)。有时也可根据具体情况行等长收缩。

举例:上肢屈曲-内收-外旋模式,在行PNF模式时,逐渐增加阻力,至运动终末范围后,行伸展-外展-外旋模式,即使屈肌群行离心收缩。

8. 重复收缩(repeated contraction)

目的:增强某一范围的肌肉收缩。

适应证:对于某一范围的肌肉收缩较弱时。

治疗师位置及操作手法:重复向一侧方向的运动模式。当治疗师感觉到其中某一范围的收缩较弱时,可以在该范围对肌肉进行牵张后促进肌肉的重复收缩,也可以回到起始位置进行再次收缩。根据运动范围的不同,可分为3个阶段。①运动范围的初始阶段:当肌力为徒手肌力检查(manual muscle testing,MMT)1~2级时,可在初始阶段同时配合牵伸、牵张反射及言语指令反复进行抗阻收缩。希望能够通过牵张反射促通肌肉的收缩。②运动范围的中间阶段:当MMT在3级左右时,可在中间阶段像初始阶段一样反复进行牵伸和抗阻,但牵张反射的成分较初始阶段的程度稍弱。③运动范围的终末阶段:当在运动范围的终末阶段肌肉收缩较弱时,可在静止性收缩的基础上略加牵张和牵引,使肌肉离心收缩后再向心收缩至结束位。

举例:骨盆的前方上提模式,患者侧卧屈髋屈膝位,治疗师对腹斜肌群进行促通。如感觉在初始位肌肉收缩较弱,可重点利用牵张反射促通肌肉的收缩;如在中间范围感觉肌力较弱时,可重点利用牵伸抗阻促通;如在终末范围出现肌力较弱时,可在静止性收缩的基础上略加牵张和牵引,使腹斜肌群在离心收缩后继续向心收缩直至到达运动终末端。

9. 主动肌与拮抗肌的反复收缩

目的:促进主动肌与拮抗肌的协调收缩。

适应证:肌力低下,主动肌与拮抗肌的协调性下降。

治疗师位置及操作手法:在完成一个方向的运动模式后接着行拮抗肌的反向模式。反复进行。

举例:下肢的屈曲-内收-外旋模式与伸展-外展-内旋模式,在完成下肢的屈曲-内收-外旋模式后,近端手继续维持抗阻牵引抗阻,远位手迅速换至第 1~3 跖趾关节下方,近端手换至腘绳肌肌腹,继续诱导伸展-外展-内旋模式。如此反复 2~3 回。

注意事项:模式切换时注意不能两手同时松开。应在一只手维持控制的基础上,另一只手迅速调整位置。以保证运动的顺畅性和感觉输入的持续。

第三节   临 床 应 用

一、基本原则

（一）初期阶段

治疗时患者体位以低重心,支撑面广为原则,因此多采用侧卧位、仰卧位或坐位。强调躯干的控制能力、原动肌-拮抗肌相互作用、躯干旋转等。为促进躯干的近端控制能力,PNF的治疗体位最初多采用侧卧位。这是因为侧卧位可以减少自身体重和紧张性反射的影响。另外,多使用节律启动、节律稳定等特殊技术。例如,侧卧位的上部躯干翻身模式、下部躯干旋转组合模式、上肢和头部组合的下砍(chopping)模式的相反模式、坐位的节律稳定等手法。

（二）中期阶段

此阶段的治疗目标为:

1. 提高拮抗肌群的平衡能力,包括抑制痉挛,促进拮抗肌运动。

2. 促进正常运动模式。

3. 增强近端肌群的控制能力。

4. 近/远端中间关节(膝、肘)的初期阶段的促进。

为促进躯干控制能力和一侧运动模式,多采用侧卧和仰卧位,并在此基础上利用搭桥运动,使下肢荷重。并且在做搭桥的同时针对骨盆施加 PNF 特殊技术如节律稳定、慢逆转运动后挺住等。由于肩胛带多处于下沉,上肢为屈曲亢进状态,因此可利用 PNF 的上肢屈曲-内收-外旋和肩胛带前方上提的组合模式时的维持-松弛特殊技术。从而实现对痉挛肌的拮抗肌运动。还可利用节律稳定促进坐、爬、跪、站位的维持姿势能力,以及前、后、侧方、交叉步行时的对骨盆抗阻运动等。在此阶段痉挛是 PNF 治疗的最大障碍,所以在施加阻力时要逐渐增加阻力,不要做快速牵张、运动等,可采用节律启动、维持放松等特殊手法。

（三）终期阶段

这个阶段的治疗目标为:

1. 改善远端运动能力。

2. 利用离心收缩提高控制能力。

3. 提高反复运动能力。

4. 提高运动速度。

5. 促进正常运动节律。

使用促进躯干整体(上部+下部)旋转能力时采用对同侧手和对侧膝的抗阻运动,以及各种组合模式。提高运动强度和速度。施加阻力位置由近端过渡到远端。

二、注意事项

治疗偏瘫患者时,特别是早期患者,很难完成标准的 PNF 模式。所以基本遵循由简到难、由躯干到四肢、由近端到远端、由静到动、由被动到主动、由部分模式或代偿模式到完整模式的过程。基本上应从躯干模式开始,抑制肩胛带下沉、骨盆后倾和提高腹肌群的活动,上肢要求增强活动功能,抑制屈肌痉挛,从肩胛带模式入手,按肩、肘、手、手指的顺序进行,在远端特别是手、手指的功能低下时,可以在远端固定的情况下实施。另外,也可以考虑双侧上肢组合模式,用健手带动患手运动。下肢则要求在提高支撑能力的同时提高活动能力,抑制伸肌痉挛,从骨盆模式开始,按髋、膝、踝、足趾的顺序促进,和上肢相同,在远端功能低下时,控制远端被动运动的同时近端抗阻。从体位而言,多可采用侧卧位。因为侧卧可以减少体重的影响,同时可以利用非对称性紧张性颈反射,使下肢的屈曲、内收、外旋模式更容易完成。

特别强调的是如果阻力过大,则患者很难继续完成动作,要格外注意阻力的大小,否则会引起患者因完不成动作而对治疗失去信心,无法继续治疗。还有模式的选择,如果动作过于复杂,超出患者现有功能,无论是患者还是治疗师都会对 PNF 的治疗失去信心。

预防跌倒:在坐、站和步行时的 PNF 治疗时,一定要在确保安全的前提下实施。在健侧上肢扶持物体的情况下进行会较安全。如果处于不安定的姿势,会使患者感到不安,出现不必要的肌肉活动,促进痉挛,因此容易引起跌倒。

三、典型病例

(一)病情概要

患者,男性,56 岁。主因"四肢活动障碍伴大小便障碍 11 年余"入院。2007 年 5 月不慎从约 6m 高处摔下,立即送至 Z 医院抢救,经检查诊断为"颈$_{4\sim6}$无骨折脱位型脊髓损伤",颈椎 C_6、C_7 右侧横突骨折,颈髓 $C_5 \sim C_6$ 水平损伤,脑挫裂伤,脑出血"。经治疗半个月后患者意识清醒,但遗留四肢活动障碍,生活不能自理。既往体健。

(二)临床检查

查体(略):肛门深压觉保留。双侧针刺觉、轻触觉 C_3 以上正常,上肢肌力双侧肱二头肌 5 级,余关键肌 2 级以下。下肢关键肌 2 级以下。躯干肌力 2 级。肌张力(改良 Ashworth)双侧下肢伸肌群 3 级。脊髓损伤者功能独立量表(SCIM)16 分(翻身等日常动作困难)。脊髓损伤患者步行指数 0 分。

(三)诊断

①颈$_{3\sim6}$脊髓损伤(神经平面:C_3/C_3,感觉平面:C_3/C_3,运动平面:C_3/C_3;ASIA C 级);②神经源性膀胱;③脑出血后遗症。

问题:如何采用 PNF 模式改善病床上翻身能力?

(四)治疗思路

1. 动作观察(右手抓床栅向右侧翻身)

(1) 上肢摆动期:右侧上肢可靠屈肘扳住床栅,右侧上肢放至外展位,但向右侧摆动不充分,肩胛带上方回旋不充分。

(2) 躯干:翻身前期可靠上肢力量带动旋转,但后期骨盆旋转不充分导致运动停滞。

(3) 下肢:在翻身初期可见到微弱屈髋运动。

2. 手法评价

(1) 肩胛带:胸大肌短缩,肩胛骨活动不充分。

(2) 躯干:骨盆旋转时腹斜肌群收缩较弱,但经充分牵伸及抗阻可诱发收缩。

(3) 下肢:翻身后期下肢伸肌群张力亢进阻碍躯干旋转。

3. 问题点分析

(1) 肩胛带骨上方回旋范围小,上肢摆动不足导致运动启动不充分及迟滞。

(2) 腹斜肌群力弱导致骨盆旋前不充分,妨碍翻身后期完成。

(3) 下肢伸肌张力亢进,妨碍翻身后期完成。

4. 治疗方案

(1) 改善肩胛骨活动范围:使用肩胛骨前方上提及后方下降模式。

(2) 促通上肢摆动:使用上肢屈曲-内收-外旋模式,模式初始加强牵伸胸大肌纤维,并使用慢逆转技术改善主动肌及拮抗肌协调性。

(3) 骨盆旋转促通:以骨盆前方上提模式为主促通旋前。在治疗初期采用节律启动及被动-辅助主动运动诱导运动,并在骨盆运动后半范围进行反复促通重点强化腹斜肌群肌力。

(4) 下肢促通:通过下肢屈曲-内收-外旋模式促通髋关节屈曲,并争取通过抗阻使收缩扩散到下部躯干肌群,促通腹肌收缩。

(五)注意事项

1. 因患者既往有脑部挫裂伤,头部频繁转动容易诱发呕吐,故上肢模式促通时,减少追视等视觉刺激。

2. 骨盆模式时阻力施加不宜过大过早,以免阻碍运动发生。

(刘　畅)

参 考 文 献

[1] 柳泽健,乾公美. PNF マニュアル[M]. 2 版. 东京:南江堂,2005.

[2] 霍明,秋山纯和. 康复治疗技术:神经肌肉促进法[M]. 北京:人民军医出版社,2007.

[3] 燕铁斌. 物理治疗学[M]. 2 版. 北京:人民卫生出版社,2013.

[4] 黑泽和生,丸山仁司. 关节牵引对反应时间的影响[J]. 东京:运动生理,1990,5:91-94.

[5] Yanagisawa K, Nakamura R. Effects of facilitating position on H-reflex[M], Tokyo:11th International Congress of the WCPT, Proceedings, 1991:1025-1027.

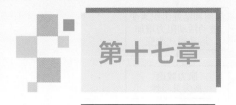

第十七章

运动再学习技术

第一节 概　述

运动再学习（motor relearning program，MRP）技术是 20 世纪 80 年代澳大利亚著名学者 Carr J 和 Shepherd RB 等人提出的，代表著作为 *A Motor Relearning Program for Stroke*（脑卒中患者的运动再学习方案）。随着大脑重组和功能恢复理论的不断发展，运动再学习的相关理论和治疗方案越来越广泛地应用到各种运动功能障碍的康复治疗中，尤其是中枢神经系统损伤导致的运动功能障碍。

一、基本概念

运动再学习技术将中枢神经系统损伤后运动功能的恢复训练视作一种再学习或再训练的过程。其主要以生物力学、运动科学、神经科学、行为科学等作为理论基础，以作业或功能为导向，在强调患者主观参与和认知重要性的前提下，按照科学的运动学习方法对患者进行再教育以恢复其运动功能的一套完整方法。通过对患者运动功能的分析，发现其异常表现或丧失的成分，再针对性地设计并指导患者训练丧失的成分，以帮助恢复其运动功能，融入到实际生活及工作中。

二、治疗原理

MRP 的基本原理包括脑损伤后功能恢复的机制及运动控制的机制等。

（一）上运动神经元损伤综合征

在急性上运动神经元损伤后，普遍认为影响功能性运动损害的主要表现为瘫痪和肌力减退，以及灵巧性丧失（协调性异常）。典型的"上运动神经元损伤综合征"被分为阳性特征和阴性特征。Carr 和 Shepherd 根据自身临床经验和研究进展提出上运动神经元损害后还会出现另外一组适应特征，认为中枢损伤后的神经系统、肌肉和其他软组织产生了适应性改变，出现适应性运动行为，这些很可能成为构成一些临床体征的基础，因此上运动神经元损伤综合征主要包括了三大类，即阳性特征、阴性特征和适应性特征（图 17-1-1）。

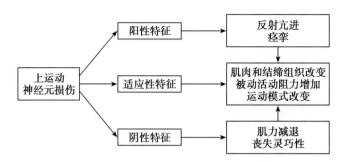

图 17-1-1　上运动神经元综合征的阳性特征、阴性特征和适应性特征

1. 阳性特征　主要是指中枢神经系统损伤后所有夸大的释放现象,如:过高的腱反射和阵挛、痉挛等。

痉挛是以速度依赖性的张力性牵张反射增高和这种高反应性导致的腱反射亢进为特征的运动障碍。痉挛的本体感觉反射的临床特征是折刀现象、过高的腱反射和阵挛;过度的皮肤产生的屈曲回缩反射,伸肌和屈肌的痉挛及 Babinski 征。

痉挛在临床上应用意义很广,它包括了反射亢进或反射活跃、异常的运动模式、协同收缩和张力过高在内的临床体征。而张力增高通常用于描述被动牵伸时感觉到的阻力。这种阻力的增加可能由两种因素引起:①牵张反射反应性增高引起;②肌肉的制动或过度活动导致的生理和机械性变化,例如僵硬程度的增高。

2. 阴性特征　主要指急性期的"休克"表现,肌肉无力(随意肌活动力量受损)、缺乏运动控制、肌肉激活缓慢和灵巧性丧失等。

(1) 肌力减退:脑卒中患者的肌力减退主要有两个方面原因:①中枢神经系统原发损伤导致,原发损伤下传到终末运动神经元群的输出信号减少导致运动单位的募集数量减少;②肌肉活动的减少和制动导致的肌肉适应性改变。

(2) 灵巧性丧失:灵巧性是指能够精确、迅速、合理和熟练地完成任何任务的能力。灵巧性丧失是由于大脑皮质和脊髓间的感觉运动信息的传导障碍导致的。灵巧性的丧失是由于肌肉间的精细协调能力受损所致,表现为肌肉活动满足任务和环境要求的协调性丧失。

3. 适应性特征　主要是指身体容易产生的适应性变化。主要是肌肉和其他软组织的生理学、物理学和功能的改变及其适应性的运动行为。

(1) 软组织的生理性、力学性和功能性改变:适应性变化可以发生在神经肌肉骨骼系统的所有水平上,从肌纤维到运动皮质都有可能出现。肌肉活动的减少和关节活动减少导致神经和肌肉骨骼系统在解剖、力学和功能的适应性改变,这些改变包括功能性运动单位的减少、肌纤维类型的改变、肌纤维生理学的变化、肌肉代谢改变和肌肉僵硬等。关节的变化包括了关节腔脂肪组织的增生、软骨萎缩、韧带连接点的变弱和骨质疏松。

(2) 适应性运动模式:脑卒中后的适应性运动模式非常明显,而且在试图完成目的性、指向性运动时更容易看到适应性运动模式。因为一些肌肉瘫痪或极度力弱,而另外一些肌肉未受累及肌肉失衡。这些运动模式通常出现在患者为完成某项活动进行最大尝试的时候。

(二) 功能重建的机制

脑组织损伤后除自然恢复过程外(如病灶周围水肿消退、血肿吸收、侧支循环建立、血管再通等),功能的恢复主要依赖脑的可塑性,即通过残留部分脑组织的功能重建和非损伤组织的再生。以新的方式完成已丧失的功能,这种功能重建依赖于使用模式的反复输入和改良,最终形成新的神经网络和程序,所以也称为使用依赖性功能重建。脑功能重建的主要方式包括:①靠近损伤区组织的正常轴突侧支发芽以支配损伤区域;②潜伏通路和突触启用;③病灶周围组织代偿;④低级中枢部分代偿;⑤对侧半球代偿;⑥由功能不同的系统代偿(如触觉取代视觉)等。不是所有的脑组织损伤都可以完成功能重建,它与许多已知和未知因素有关,如:损伤部位、损伤面积大小、损伤程度;有无认知功能障碍及相关并发症;康复治疗介入的早晚及有效程度;年龄大小;患者主动性等。病损前大脑的状态和脑卒中后患者所处的环境也对恢复产生深远影响。脑功能重建的主要条件是需要练习特定的活动,练习得越多,功能重建就越自动和容易进行。早期练习有关的运动对大脑的可塑性有好处,如缺少有关的联系,有可能发生继发性的神经萎缩或形成不正常的神经突触。

（三）运动控制的机制

运动控制的理论是关于控制运动的一组抽象的概念。运动控制理论发展至今,形成了许多不同观点,传统神经发育学疗法的运动理论基础为反射运动控制理论及等级理论,而运动再学习理论更多地建立在神经网络理论和系统理论基础上。其主要学说包括:

1. 姿势控制与运动控制　姿势控制是指控制身体在空间的位置以达到稳定性和方向性的目的。姿势方向性是指保持身体节段间和身体与任务环境间适当关系的能力。姿势稳定性是指控制身体重心与支撑面关系的能力。运动控制是指调节或管理动作所必需机制的能力。姿势控制,即能够控制身体在空间的位置是做任何活动的基础。所有任务都需要姿势控制。也就是说,任何任务都有方向性成分和稳定性成分。只有在有效的姿势控制基础上,才能更好地进行运动的控制。然而,稳定性和方向性的需求会根据任务和环境的不同而改变。有些任务牺牲了稳定性,重点是保持适当的方向性。姿势性控制通常都是任务的需求,稳定性和方向性在每种任务中需求均不同。

2. 神经网络理论　神经网络理论认为大量神经元之间交互连接组成复杂的网络体系,这种连接的牢固性因反复使用而增强,因失用而减弱。人类习得性运动就是在发育过程中,反复实践,通过成功和失败的经验,在中枢神经系统逐渐形成优化的神经网络,对运动进行程序化控制,这种程序化控制包括在某项运动中对参与运动的肌肉进行选择和分工,并设定肌肉收缩的顺序、速度和力量等。程序化使得复杂的运动控制变得简单和具有自发性,反复的实践,促使神经网络或运动控制程序不断优化,形成节能而高效的运动模式。中枢神经系统不同的组成部分在网络的形成中起着不同的作用,比如脊髓是主要的输出和输入回路,有学者发现脊髓中也存在节律性运动的发生器(如对行走的控制);小脑在运动学习,平衡控制、反馈信息的调整等方面具有重要作用;间脑将来自脊髓、小脑和脑干等许多信息进行处理,然后传送至皮质的其他区域;基底节参与运动的策划和认知功能;大脑皮层主要将来自不同区域和途径的信息(如触觉、视觉、本体感觉等)进行整合,并根据所执行任务的目的性和兴趣性发出指令,启动运动。

3. 系统理论　系统理论强调运动的产生是多系统间相互作用的综合效应,如神经系统的认知能力、记忆能力、支配能力;肌肉骨骼系统的关节活动范围、结缔组织的延展性、肌肉收缩的功能;心肺系统的运动耐受能力;精神方面的心理行为状况以及环境等其他外源性因素,这些因素协同作用决定运动的质量。这种协同作用具有较大的自由度和复杂性,但是经过反复实践,协同趋于简化,在执行某项任务时逐渐成为一个有机的整体。这与神经网络形成的理论其实是相似的,只是从不同的角度阐述。

第二节　运动再学习技术指南

运动再学习技术指南主要包括平衡、站起与坐下、行走、取物和操作。每项训练指南都需要遵循4步进行：①对照运动时正常基本成分，分析患者运动功能障碍的异常表现及丧失成分；②指导并辅助患者强化训练运动功能障碍中的丧失成分；③将丧失成分融入整体活动训练中，并逐渐增加难度，优化技能；④促使运动技能训练向实际生活环境转移，指导患者自我监督和家属参与，使训练逐渐贴近实际生活并尽可能长期坚持。

一、平衡

平衡包括运动前预先姿势调整的能力，以及运动中针对具体任务进行不断姿势调整的能力。维持和恢复平衡是内部机制（例如：肌力、视觉、触觉、本体感觉、前庭感觉输入等）和外界环境共同作用的结果。因此，平衡的控制与任务特征和外界环境因素相关。正确的身体对线在平衡的控制中起着重要的作用。

（一）基本成分

平衡的基本成分中包括坐位对线和站立位对线的标准（表17-2-1）。

表 17-2-1　坐位和静态站立位的身体对线

坐位对线	站立位对线
头平肩水平保持平衡	头平肩水平保持平衡
上身直立	上身直立，肩在髋的正上方
肩在髋的正上方	髋在踝前
双脚和双膝稍分开	双脚分开约10cm

（二）适应性改变

脑卒中偏瘫患者平衡功能障碍的常见适应性改变包括时间及空间上的改变。

1. 坐位平衡功能障碍适应性改变　①随意运动受限即身体僵硬或屏住呼吸；②用手支撑或抓住支撑物；③增加双足在地面的支撑面；④坐位侧向够物时躯干前屈代替侧屈；⑤坐位够物时双脚移动代替躯干相应节段的调整。

2. 站立位平衡功能障碍适应性改变　①随意运动受限即身体僵硬或屏住呼吸；②用手支撑或抓住支撑物；③支撑面过宽，双足分开或下肢（腿或足）呈外展外旋位，重心移向健侧；④向前够物时屈髋代替踝背屈；⑤侧向够物时躯干侧屈代替髋的侧向运动；⑥身体轻微移动便失去平衡，表现为过早迈步；⑦站立失衡需要及时迈步时，又不能有效迈步。

（三）训练指导

无论是坐位平衡训练还是站立位平衡训练，都要鼓励患者放松，避免屏住呼吸及姿势僵硬，给予患者足够的安全感。另外，训练需要不断重复。

1. 坐位平衡训练　早期再建立坐位平衡对于功能恢复具有重要意义。坐位平衡为气体交换提供更多的刺激，更易完成咳嗽和吞咽，鼓励视觉接触，提高交流能力，刺激觉醒中枢，给予患者信心。在康复早期过度强调床上卧位运动训练，例如桥式和翻身运动，可能会占用患者本应用于直立位的训练时间。对于早期惧怕运动的患者,第一次训练可将患者的注意力转移到具体的目标任务上,并练习小幅度移动的简单活动,使患者重获平衡的感觉和自信。

2. 头和躯干的运动 坐于稳定平面上,手放膝上,双足分开约 15cm 并踩地。

(1) 分别向左和向右转动头和躯干,向后看,然后回到中立位。注意:①训练时为患者提供注视目标,并逐渐增加转动的角度;②必要时,帮助固定患侧下肢,避免髋关节过度外展外旋;③提示患者保持躯干直立和屈髋;④提示患者避免手支撑和足的移动。

(2) 抬头向上看天花板,然后回到中立位。注意:患者可能会向后失去平衡,提示患者保持上身在髋的前方。

1) 取物活动:坐位,用患手向前(屈髋)、向侧方(双侧)、向后取物体,每次取物后需回到中立位,避免倒向患侧。当患者获得了平衡的感觉后,用健手越过身体中线取物以使患腿负重。注意:①够取物体时身体的移动范围尽可能接近稳定极限;②向患侧取物时,要强调患足负重;③治疗师可以辅助稳定患足和支撑患侧手臂,但不能拉或推动患者被动的移动;④不鼓励健侧上肢不必要的活动,如:耸肩、抓握支撑物等;⑤不能抬起手臂的患者可以将手臂放在一个较高的桌子上再向前够取物体。

2) 拾物训练:用一只或两只手拾起前方或侧方的杯子。注意:①可以将物体置于不同高度的凳子上以降低难度;②对于抓握能力有限的患者可以鼓励触及物体;③必要时治疗师辅助支撑患侧手臂,但避免拉拽。

3. 站立位平衡训练 早期站立对于提高患者日常活动能力、防止并发症至关重要。通过采用支具辅助伸膝或减重悬吊减少下肢负重等方法,让患者尽早实现站立。另外,肌肉电刺激、肌力训练以及肌肉牵伸训练等均是早期治疗的重点,以减少脑卒中后产生的适应性改变。平衡训练重点在于活动,对于早期害怕活动的患者,可以将患者的注意力从平衡本身移开而转向一个具体的目标。例如:转头看谁走进门,或取物练习。

(1) 诱发伸髋肌群训练:仰卧位,患腿放在床边,患者练习小范围伸髋(图 17-2-1)。

(2) 头和身体的运动:双足分开站立,向上看、向后看,再回到中立位。注意:①转头前可提醒患者髋前移,避免向后倒;②活动时应提供视觉目标;③患者应维持正确的站立对线,髋伸展,足不能移动;④必要时,治疗师用脚顶在患者脚边以防止移动。

(3) 取物活动:站立位,用单手或双手向前、向两侧、向后取物,然后回到中立位。注意:①够物时身体的移动范围尽可能接近稳定极限;②确定身体的移动发生在踝和髋,而不只是在躯干上;③提示患者注意力不要放在平衡本身而要放在具体的目标上;④治疗师应避免抓住患者。

(4) 单腿支撑:健侧下肢向前迈上踏板,再收回原地(图 17-2-2)。注意:①患侧保持髋伸展;②引导患者将注意力集中在健腿抬放的具体目标上,如放到不同高度的踏板上,而不是放在移动身体这样抽象目标上;③最初练习时可使用支具或减重悬吊。

(5) 侧方行走:手扶着墙或扶着抬高的床栏杆向侧方行走。该活动可训练在伸髋时将体重从一侧转到另一侧。

(6) 拾起物体:站立位,身体弯下向前方、侧方、后方拾起物体或接触物体,然后回原位。注意:①可以从凳子上拾物开始,以减小运动幅度;②必要时可以靠近桌子,或治疗师给予一定的帮助和指导,例如发现患者有向后失去平衡的趋势,可以建议髋向前移;③治疗师应注意患者操作时髋膝踝的屈伸控制。

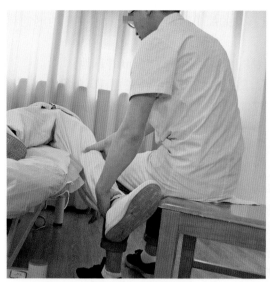

图 17-2-1　伸髋训练

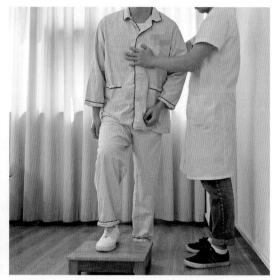

图 17-2-2　患侧腿支撑,健侧腿迈上踏板。然后收回。早期可使用支具辅助患侧膝关节伸直

（四）优化技能

为提高平衡功能,训练应逐渐增加难度以及环境的复杂性,同时与日常生活结合起来,从而使患者能够更好地应对现实生活中不同的任务和环境。

当患者具备一定坐位或站位平衡能力后,可以通过以下方式增加平衡控制的难度以提高技能:①改变运动速度;②减少支撑面积;③增加物体的重量、体积和距离,双上肢同时参与活动;④练习时间限制性活动,如:接球或拍球。

站立位平衡训练还可以采用下列方式优化其技能:①拾物练习,如将物体放在稳定极限外,患者不得不迈出一步取物;②迈步训练,如:站立位,重心放在健腿或患腿上,迈出另一条腿至地面上的标记处,或迈上不同高度的台阶;③增加环境的复杂性,如跨过不同大小的障碍、在有障碍物的道路上行走等。

二、站起与坐下

脑卒中患者站起和坐下的训练对于行走和独立生活的恢复至关重要。偏瘫患者试图独立站起和坐下时,常采用代偿性或适应性方式。异常的运动模式将导致运动功能发展受限,并出现继发残损,因此站起和坐下训练应尽早进行。虽然早期肌力弱可能限制患者站起和坐下,但仍能从生物力学研究中发现一些力学要点可以帮助患者尽早获得站起和坐下的能力。

（一）基本成分

站起和坐下的基本成分见表 17-2-2。通常以臀部离开座位为界将从坐位站起过程分为伸展前期和伸展期。站起时在伸展前期和伸展期之间不要有停顿,使水平向前动能迅速转化为垂直向上势能,这样动作省力、流畅。

表 17-2-2　站起和坐下的基本成分

站起的要点	坐下的要点
踝背屈、双下肢均匀负重	双下肢均匀负重
躯干前倾、髋部屈曲	躯干前倾、髋部屈曲
颈部和脊柱保持伸展	颈部和脊柱保持伸展
双膝向前运动使双肩双膝前移过足	双膝向前运动
伸髋伸膝立即站起	屈髋屈膝坐下

（二）适应性模式

1. 重心不能充分前移表现为肩、膝不能前移过足（图 17-2-3）。

2. 伸髋、伸膝过早,重心后移,难以站起。

3. 坐下时身体控制力差（图 17-2-4）。

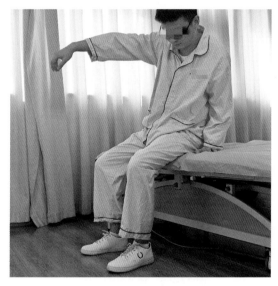

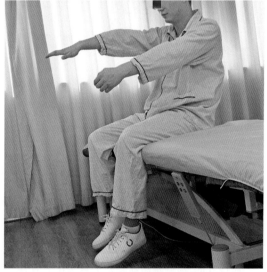

图 17-2-3　肩、膝不能前移过足,重心不能充分前移。注意上肢代偿性使用

图 17-2-4　身体不能在髋、膝、踝屈曲位置保持前移过脚,导致坐下时失去平衡易向后倒在座位上

4. 常见代偿动作　①主要通过健腿负重,起始位患足不能后置,加重健腿负重倾向;②用躯干和头的屈曲代替屈髋、躯干前倾及膝前移,并用上肢前伸代偿向后倾倒。

（三）训练指导

1. 练习丧失的成分

（1）牵伸比目鱼肌和腓肠肌:坐位保持足后置,踝背屈位即可牵伸比目鱼肌;站立位垫高足尖使踝背屈可牵伸腓肠肌。比目鱼肌的延展性对足的后置和患肢负重来说至关重要,功能训练前短暂的被动牵伸可以降低肌肉张力。

（2）激发腘绳肌和胫前肌收缩训练:可进行屈膝及踝背屈主动辅助训练,治疗师可用手触摸相关肌肉或用肌电监测仪监测肌肉的主动收缩。

（3）下肢肌力训练:下肢伸肌无力以及身体节段间协调能力缺乏和姿势不稳是限制站起与坐下的主要因素。因此,功能性下肢肌力训练非常重要,主要是动作本身的反复练习。例如,可将患足置于健足后面,站起时迫使患侧下肢负重。随着肌力的增加,鼓励患者加快速度。

（4）训练躯干在髋部前后移动:坐位,双上肢放在一个接近肩高度的 Bobath 球上,躯干和头直立,通过双手向前推动 Bobath 球使躯干在髋关节处前屈,然后回到直立位。必要时治疗师可以帮助患侧上肢移动,以及稳定患足(图 17-2-5)。

2. 练习站起和坐下

（1）站起:站起时,躯干直立,双足后移。然后,患者躯干在髋关节处屈曲前移,当双膝和双肩越过足尖后再伸髋伸膝站起。注意:①确保不出现代偿动作;②治疗师不应离患者太近,妨碍患者的身体向前移动;③必要时治疗师可以帮助患者双足后置,或引导膝水平前移;④对于肌力弱无法站起的患者,治疗师可以从患侧膝部沿小腿向后下方施压以帮助患者稳定患足,辅助患肢负重,这样也可以避免股四头肌收缩时足向前滑动(图 17-2-6)。

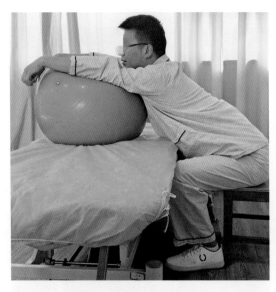

图 17-2-5　通过髋屈曲和踝背屈来体会身体在脚上方的前后移动。早期可能需要治疗师辅助固定患脚

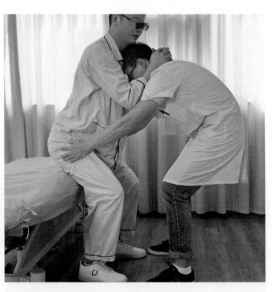

图 17-2-6　辅助站起训练

（2）坐下:坐下时,膝前移启动屈膝,躯干在髋关节处前屈,重心保持在双脚上方,身体逐渐下降,接近座位时,后移坐到位子上。注意:必要时可以帮助患者稳定小腿和足以使患腿负重,然后逐渐减少帮助,针对性地训练患腿负重时坐下。

（四）优化技能

当患者能独立站起和坐下时,及时将训练转移日常生活中去,并增加训练的难度和环境的复杂性,以强化技能,训练方法包括:①手拿物品进行站起和坐下训练;②在与人交谈中站起和坐下;③变换站起和坐下的速度,要求停住时能停住而且不失去平衡,尤其在臀部离开座位时或接近座位之前立刻停住;④从不同类型的椅子上站起和坐下。

三、行走

行走是一项复杂的、全身参与的活动,需要众多肌群和关节的共同协调参与。独立行走是完成大多数日常生活活动的先决条件。脑卒中后神经系统对运动的控制能力减退、肌肉无力、软组织挛缩等是导致行走障碍的主要因素。尽早帮助患者建立独立行走功能是康复治疗的重要内容。

（一）基本成分

关于正常步态过程中详细的参数及运动学、力学特点可参见步态分析部分。下面就行走的生物力学要点做如下描述。

1. 独立平地行走的生物力学特点　尽管步行时有一短暂的双足支撑阶段，但为描述方便，将步行分为站立期和摆动期，其生物力学特点见表17-2-3。

表 17-2-3　步行的生物力学特点及脑卒中患者常见问题分析

步行分期	部位	生物力学特点	具体分期	脑卒中患者常见问题分析	
				问题	原因
站立期	踝	背屈（足跟着地）-跖屈（足放平）-背屈（重心向前越过脚面后）-跖屈（摆动前推离地面）	初期	踝关节背屈不够，无法完成足跟着地	①胫前肌肌力低下；②腓肠肌痉挛或挛缩
			中期	踝关节背屈受限，无法将重心前移	比目鱼肌挛缩
			后期	踝跖屈不能	腓肠肌肌力低下
	膝	屈曲约15°（缓冲吸收身体的重量和动量）-伸展-屈曲35°~40°（足趾离地前）	初期	膝关节屈曲受限，膝过伸	①比目鱼肌痉挛或挛缩；②股四头肌0°~15°控制障碍
			中期	膝关节伸展不充分（膝关节10°~15°屈曲，伴踝关节过度背屈）	①腓肠肌肌力低下；②下肢伸展肌群收缩的协同性受限
				膝关节过伸，影响足蹬离动作的准备	①比目鱼肌挛缩；②由于下肢无力支撑而出现的适应性改变
			后期	膝屈曲不能	①腘绳肌肌力低下；②股直肌痉挛
	髋	保持伸展（带动身体重心向前越过脚面，是该下肢摆动期启动的基础）	中期	髋伸展受限（无法达到10°~15°），无法将重心前移	①臀肌肌力低下；②髂腰肌痉挛或挛缩
			后期	髋关节伸展不充分	①髂腰肌痉挛或挛缩；②臀肌肌力低下
	骨盆	水平侧移，正常为4~5cm	中期	骨盆向两侧过度平移	①负重侧髋外展肌群肌力低下；②控制髋膝伸展的肌群肌力低下

续表

步行分期	部位	生物力学特点	具体分期	脑卒中患者常见问题分析	
				问题	原因
摆动期	踝	背屈（离地前）	初期	背屈受限	①膝关节屈曲速度减缓；②腓肠肌痉挛或挛缩
			后期	背屈受限,影响足跟着地和负重	①腓肠肌痉挛或挛缩；②踝背屈肌肌力低下
	膝	屈曲（从35°~40°增加到60°以缩短下肢）-伸膝（着地前）	初期和中期	屈曲受限	①股直肌痉挛；②腘绳肌肌力低下
			后期	伸展受限,影响足跟着地和负重	股四头肌肌力低下,控制差
	髋	伸展-屈曲（提下肢）-伸展（着地前）	初期和中期	屈曲受限	屈髋屈膝肌群肌力低下
			后期	摆动幅度不一致,患者步长不均	髋伸肌的离心收缩肌力低下,无法精确控制屈髋动作
	骨盆	围绕纵轴向前转动约4°,下降约5°（离地前）	中期	患侧骨盆过度抬高	屈髋屈膝肌群肌力低下,屈髋屈膝不充分,通过抬高骨盆将足抬离地面

2. 楼梯行走　楼梯行走与平地行走相比,关节活动范围、肌肉收缩和关节受力等方面的生物力学特点均不同,因此,需要特异性训练。上楼梯的基本成分中,通过踝背屈,脚将身体的重量向前传递,后脚产生的力量将全身重心斜向上、向前推进,直到越过前腿；此时前腿的髋、膝和踝关节伸展,伸肌向心收缩,继续抬高身体的重量并将后腿提起向前,准备下一步。上楼梯过程中,双腿产生协调的力量,将身体平稳地上提。下楼梯基本成分中,承担全身重量的后面支撑腿的髋、膝和踝关节屈曲,下移身体,重心继续保持在后面支撑腿上,后腿伸肌离心收缩以对抗重力,同时放好前脚准备下一步。

（二）适应性模式

将站立期和摆动期分别划分为初期、中期和末期,常见问题及原因分析见表17-2-3,除此之外步行时间和空间上的适应性改变,包括：步行速度降低、步幅长度或跨步长度缩短或不一致、步宽增加、双足支撑期延长,依靠手支撑也是脑卒中患者常见的问题。

（三）训练指导

1. 练习丧失的成分

（1）站立期膝关节控制的训练：①股四头肌诱发训练：患者坐位伸膝位做股四头肌等长收缩训练,也可以应用电刺激及生物反馈仪器诱发股四头肌收缩；②坐位膝关节控制训练：患者坐位时练习膝关节在0°~15°范围屈伸,使股四头肌做离心和向心收缩；③健腿负重膝关节控制训练:站立位,健腿迈小步至患腿之前,使健腿负重,患腿通过承受较小的重量练习膝关节在0°~15°范围屈伸;④患腿负重伸膝控制训练:患腿负重,健腿迈上迈下台阶训练伸膝的控制,注意保持患髋伸展,且避免过伸。

（2）站立期骨盆水平侧移的训练:①患者站立位,练习将重心从一脚转移到另一脚,治疗师用手指指示其骨盆移动的距离约2.5cm,注意髋膝关节保持伸展和骨盆不能侧移过远;②侧行训练:双足并拢,练习患腿向侧方迈步,再迈健腿使双足并拢,注意肩部保持水平,骨盆不能侧移过远,必要时患者可以扶栏杆自行练习（图17-2-7）。

（3）站立期伸展髋关节的训练:①诱发伸髋肌群的训练:同本节站立位平衡训练;②健腿迈步训练:站立位,健腿迈小步至患腿之前,使患腿负重,患髋保持伸直,患膝也应保持伸直;③健腿上台阶训练:患腿负重,健腿迈上一个高8cm的台阶,进行患髋伸直训练,保持患膝伸直,且不能过伸。

（4）摆动期膝关节屈曲控制的训练:膝关节屈曲的主要肌群为腘绳肌,因此腘绳肌肌力训练是摆动期膝关节屈曲控制的关键,训练方法有:①俯卧位,治疗师屈曲患者的患膝至90°,然后让患者试着缓慢放下小腿,以诱发腘绳肌离心收缩。还可以在90°范围内屈伸膝关节练习腘绳肌向心、离心收缩,以加强膝关节控制能力;②站立位,治疗师屈曲患者的患膝至30°~60°,然后让患者试着缓慢放下小腿到足趾落到地面,再从地面提起,练习腘绳肌向心、离心收缩,以加强膝关节控制能力;③向前、向后迈步训练屈膝:使患者主动迈步,在迈步前要求先屈膝。

（5）踝关节背屈的训练:患者背靠墙而立,双足离墙10cm,治疗师握患者双手使其肘伸展并给予阻力或助力,指导患者将髋移离墙面,寻找激发足背屈的位置,诱发踝背屈。注意患者应用腿的力量离开墙面,确保患者用双足负重,双膝无屈曲（图17-2-8）。

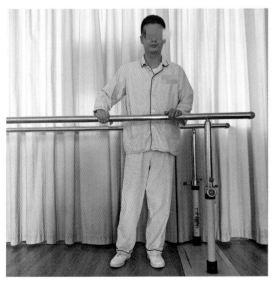

图17-2-7　骨盆水平侧移

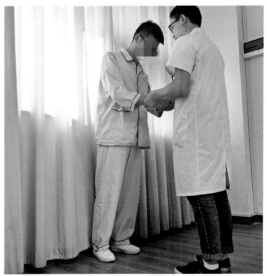

图17-2-8　诱发踝关节背屈训练

（6）软组织牵伸:保持功能性肌肉长度的方法包括主动牵伸和被动牵伸。在每次训练开始前进行相关肌肉的维持性牵伸有助于降低肌肉的张力。主要牵伸的肌肉及方法包括:①腓肠肌:靠墙站立位垫高足尖,使踝背屈;②股直肌:俯卧位或侧卧位,将患者患侧膝被动屈曲;③比目鱼肌:坐位下足跟后置使踝背屈。

2. 训练行走　行走训练初期的目的在于使患者学会行走的节奏,可以用指令"左-右""迈步-迈步"等来帮助患者掌握运动的时间节奏。训练时健腿先迈步,必要时可以扶着患者前臂或者利用减重悬吊带,但不能将患者抓得太紧,或遮挡其视野,影响平衡调整和前行。行走训练时需要提示患者的主要内容包括:①患足站立期保持患侧伸髋;②患足站立期保持患髋侧移不过度;③患足站立初期保证患足足跟先着地;④患足摆动期骨盆不过度上抬;⑤患足摆动期确保足够屈髋屈膝及踝背屈角度。

（四）优化技能

要给患者制订训练计划,包括具体目标、重复次数和步行距离,给一个书面指导以便患者了解应该注意之处。增加复杂性的练习包括:①跨过不同高度的物体;②边说话边走,拿着东西走;③加快速度走;④在有行人的地方行走。

四、取物和操作

大多数的日常活动包含复杂的上肢运动。使用上肢取物和操作的主要先决条件包括:①能够把手移动到要进行活动的地方;②能够看见并关注物体及环境;③能够随着上肢运动进行姿势调整;④能够使用躯干感觉信息。神经系统对上肢运动的控制,如肌力产生和关节活动的顺序、程度等,与任务特性、所操作的物体、环境条件以及操作者与物体间的距离等密切相关。复杂的上肢功能使脑卒中后康复治疗面临挑战。由于脑损伤导致运动控制能力丧失,优化的运动控制程序出现问题,因此,治疗人员必须通过制定有效的功能性训练,帮助患者根据日常生活的需要重新学习一系列从简单到复杂的上肢活动,尽可能重建最佳的运动控制能力。使患者能够使用上肢达到以下目标:①拿起、抓握和松开不同形状、大小、重量和质地的物体;②拿住并把物体从一个地方转移到另一个地方;③在手中移动物体;④为特定目标操作物体;⑤坐位和站位时,向各个方向够取物体;⑥使用双手完成任务,如揉面团、拧瓶盖等;⑦接扔物体的活动,使患者重获执行有时间要求的活动的能力,如投球、拍球、扔球等。

（一）基本成分

上肢的基本功能包括两类:①取物或指物;②抓握、松开及操作。取物和抓握物体可分为两个成分:转移和操作。

进行转移运动相对比较灵活,而操作成分需要视觉反馈来确保以精确方式进行适当大小口径的抓握。当够取距离较远的物体时,为了控制平衡,躯干和下肢需要参与活动。由于上肢活动的目的、被操作的物体以及所处环境之间存在着多种可能的相互作用,使得上肢运动的复杂性增加。但是,还是有可能将某一活动分解成几个运动成分,其生物力学特点见表17-2-4,这些成分为上肢功能障碍分析及训练重点提供了指导依据。

（二）适应性模式

1. 臂　见表17-2-4。

2. 手　见表17-2-4。

3. 疼痛肩　由于脑卒中所致偏瘫,正常地控制和保护盂肱关节解剖关系的肩关节周围的肌肉组织不能活动,盂肱关节处于完全不稳定状态。此时如应用下列不恰当的被动运动或体位,就可能形成或被迫形成肱骨与肩胛骨之间的一种不正常关系:①被动关节活动范围训练时用力外展而无外旋训练;②地心引力加大软瘫臂重量的作用;③拉患者上肢去变换患者的体位;④肩关节长时间受压迫。

表 17-2-4 上肢的基本功能、生物力学特点及脑卒中患者常见问题

上肢的基本功能和生物力学特点			脑卒中患者常见问题	
部位	基本功能	生物力学特点	脑卒中后常见问题	代偿动作
臂	取物(使手在操作时放在适当的位置)	肩关节外展、前屈、后伸	肩关节外展前屈不能	提高肩带,躯干侧屈,肩关节内旋
		伴随着适当的肩带运动和盂肱关节的旋转	肩胛运动不能(外旋和前伸)导致持续的肩带压低	
		肘关节屈曲和伸展	肘关节伸展不能	过度的肘关节屈曲,前臂旋前
手	抓握松开操作	桡侧偏移伴伸腕	伸腕抓握困难	抓住物体时前臂旋前;放开物体时只有屈腕才能放开,且过度伸展拇指及其他手指
		握住物体伸腕和屈腕		
		对掌:拇指腕掌关节外展和旋转	对掌抓握和放开物体困难	
		对指:各指向拇指的屈曲结合旋转	对指困难	
		掌指关节屈伸:在指间关节微屈时各掌指关节屈伸	手指抓住和放开物体困难	
		前臂旋前和旋后		

(三)训练指导

1. 练习上肢功能

(1) 软组织牵伸:在训练前进行短暂的被动牵伸可降低肌肉张力,具体方法有:①坐位,将患侧上肢外展外旋,肘伸直,伸腕伸指平放在身后床上,牵伸屈指长肌群、肩关节屈肌群、内旋肌群(图 17-2-9);②主动牵伸,例如:握持不同大小物体时拇指内收肌和指蹼得到主动牵伸,物体越大牵伸越大。

(2) 诱发肌肉收缩:对于肌力较弱的患者,使用肌电反馈、电刺激以及诱发主动运动的简单练习可使无力的肌肉收缩能力提高。电刺激同时可配合意向性训练。诱发主动运动的训练,包括肩部、前臂及腕部的运动。

1) 诱发肩关节周围肌肉收缩:①肩带前伸的训练:患者仰卧位,举起并支持患者的上肢在前屈位,患者尝试朝天花板向上伸,再利用离心收缩缓慢回落。注意避免前臂旋前及盂肱关节内旋(图 17-2-10)。②三角肌和肱三头肌活动的引出:患者仰卧位,举起并支持患者的上肢在前屈位,患者将手向头部移动或将手经头上够到枕头,以及控制在所有方向和在不断增加的范围内移动。注意避免前臂旋前和盂肱关节内旋,在返回运动时利用离心肌肉收缩。③坐位练习肩带前伸及上提:当能控制肩关节前屈大于 90° 时,坐位肩前屈 90° 练习肩带前伸或肩关节继续前屈,注意防止提高肩带以代替肩前屈,避免肘关节屈曲,除非由于物体位置的需要,确保患者前伸时肩关节外旋。

2) 伸腕训练:①坐位,上肢放于桌上,患手越过桌子边缘并握住物体做抬起(伸腕)和放下(屈腕)的动作;②在前臂中立位,腕桡侧偏从桌边缘拿起玻璃杯并通过屈腕和伸腕将它放在左边和右边;③在前臂中立位,通过伸腕推动桌上的玻璃杯。

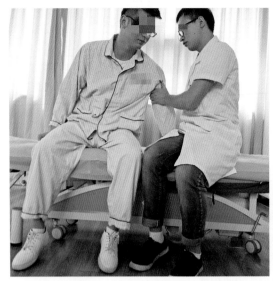

图 17-2-9　软组织牵伸

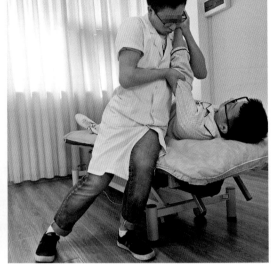

图 17-2-10　仰卧位肩带前伸训练

3）前臂旋后训练：用手指环握筒形物体，前臂旋后使物体的末端接触桌面；让患者用手背压胶泥或手掌向上以接纳落下的小物体。注意除非任务需要，否则不允许前臂抬离桌面。

4）对掌训练：治疗师握患者手臂使其处于中立位及伸腕，指导患者试着抓住和放开杯子，鼓励患者在掌指关节处拇指外展和其余手指伸展。注意不能屈腕或前臂旋前，放开物体时，应是外展拇指而不是由伸展腕掌关节使拇指在物体上方滑动，拇指抓握应用指腹而不是内侧指边缘。

5）对指训练：前臂旋后，练习拇指和其他手指相碰，特别是第四五指。

6）拾物训练：练习用拇指和其他各个手指捡起各种小物体，然后将手旋后放入一个容器中，或移动物体，注意患者用拇指指腹抓握物体。

2. 疼痛肩的处理　肩关节周围软组织受到挤压、摩擦和牵拉而损伤，这是引起疼痛肩的主要原因之一。如果疼痛是主要问题，可用关节松动技术、干扰电或经皮神经电刺激来处理。如果存在慢性炎症，可应用热疗或超声波治疗。对于有肩关节半脱位或存在脱位风险的患者，在临床上可考虑使用肩托或类似支持物。预防措施在疼痛肩的处理中至关重要，具体如下：

（1）每天至少体位摆放 30min。仰卧位时，手放在头后，牵伸肩关节内收、内旋肌肉；坐位时，可将患肢放在桌面上，使盂肱关节处于外展外旋位。

（2）坐轮椅时，将盂肱关节置于中立位，上肢放在扶手上。上肢不要摆放在内旋位。

（3）可进行盂肱关节外旋外展肌肉和屈曲肌肉的无痛性主动练习，强调在盂肱关节 90°和完全上举之间的练习。

（4）三角肌前后肌群的电刺激。

（5）避免可能损伤肩关节的活动，包括被动活动范围的训练，以及牵拉患者的上肢。

（四）优化技能

患者具备一定的运动控制后，尽快转移到日常生活中去，并在训练中注意，要坚持正确的体位转移和摆放以避免患者继发性的软组织损伤；不允许或不鼓励患者用健侧肢体来帮助患侧肢体活动或仅用健侧肢体活动,这会容易发展成习惯性弃用患侧肢体;只要有可能,还应反复集中精力练习特定的成分或运动;如果必须使用夹板,所使用的夹板必须通过把关节放在一个有利于再学习某种运动成分和作业的位置而实现使肌肉重获功能的目标。例如,用胶手托使拇指处于伸展外展位,同时这个夹板要很小不能影响其练习手的运动,这样才能帮助患者重新获得拇指外展、抓握和放开物体的能力。

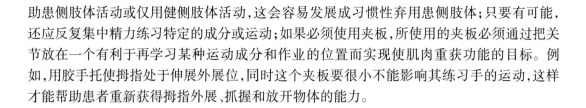

第三节　临床应用

一、操作要点

(一)运动再学习疗法的特点

1. 主动性　强调患者主动参与,治疗人员只是起指导作用。要求治疗人员能够引导患者参与分析自己存在的功能障碍问题,并通过患者的积极参与来解决问题,弥补缺失的成分。

2. 科学性　在生物力学、运动科学、神经科学和认知心理学的理论框架之下,针对脑卒中患者常见的运动障碍,从多个功能方面设计训练内容,并提出一套科学的学习或训练方法。经典的四步法包括:分析患者运动中存在的问题;练习丧失的成分;任务导向性功能训练;训练向实际生活环境的转移。

3. 针对性　强调针对患者运动功能现存的主要问题,进行针对性的学习或训练。

4. 实用性　要求运动练习与日常生活中的功能活动相结合,从实际生活出发,进行任务导向性的训练。

5. 系统性　运动再学习不仅要求患者在治疗环境下进行,同时还要求患者家属及其他有关人员的参与,共同为患者创造良好的学习环境,让训练向实际生活环境中转移并能长期坚持。

(二)治疗原则

1. 运动再学习技术的基本原则

(1)早期开始科学训练:通过早期练习促进偏瘫患者大脑的功能尽早重组。

(2)重视患者的主观参与与认知:按照科学的运动学习方法对患者进行再教育以恢复其运动功能。充分重视认知在训练中的重要性,让患者了解自己的主要问题及解决对策,主动参与和集中注意力。

(3)限制不必要的肌肉活动:运动学习由激活较多的运动单位及抑制不必要的肌肉活动两方面组成,训练的目的不在于增加肌肉的力量而在于增加对肌肉运动的控制能力。因此,要训练对不必要动作的抑制,在训练中保持最佳水平的用力程度,避免异常代偿模式以及兴奋在中枢神经系统中的扩散。

(4)调整姿势:由于人体运动时姿势不断变化,其重心也在不断改变,需要不断地调整姿势以维持身体平衡。良好的姿势控制是功能性任务活动的基础,可以让患者进行多种多样的姿势控制训练,利用视觉和本体感觉进行姿势调整。

(5)功能性动作的反复强化:功能训练需要患者发挥其主观能动性,通过自身的努力让机体获得改善和恢复。对于已经丧失或部分丧失运动功能的患者,常常需要大量的反复训练才能实现。

（6）强调反馈：反馈的含义包括患者训练过程中通过视觉、听觉、本体感觉、触压觉所获得的对正在进行的功能性活动的反馈，强调在运动学习中利用视觉和语言反馈的重要性，通过明确目标、视听觉等反馈和指导，使患者学习有效的运动控制；也包括了在完成既定任务后，来自治疗师的言语指导和鼓励等，从心理支持层面上激发患者的主观能动性。

2. 优化技巧的方式

（1）目标明确，难度合理，及时调整难易程度，逐步增加复杂性。

（2）练习与日常生活功能相联系的特殊作业：模仿真正的生活条件，练习要有正确的顺序。

（3）开放性技术和闭合性技术相结合：前者指适应环境变化而完成运动；后者指在没有环境变化时来完成运动。为增加患者的灵活性，需要开放性技术在不同环境条件下进行作业训练。

（4）整体训练和分解训练相结合。

（5）指令明确简练：学习技巧分为认知期、联系形成期和自动化期三个阶段，不同阶段要给予不同指令。在学习早期，口头和视觉指令为主，而间断应用触觉指令可以加强视觉指令。

（6）避免错误训练：错误的训练纠正很困难，同时需要注意健侧代偿带来的患侧失用。

（7）患者主动参与，并集中注意力：鼓励患者采取积极态度，要了解自己的主要问题以及解决问题的对策。运动想象或复述作业有助于学习，在患者重获肌肉收缩能力以前就可以使用。

（8）训练安排：训练应该是持续的，在治疗人员直接训练的其余时间，应制订一个训练计划，制成表格，让患者能够自我监测执行情况。学习曲线和自我报告可提供反馈信息。至于运动类型、时间和次数要依据患者技术水平和目标而定。中等负荷对发展肌力和心肺耐力是必要的。运动影像和照片也会有助于训练。

（9）疲劳处理：患者出现疲劳时，需要考虑可能的病因，如服用过量镇静剂或肺活量降低。训练后正常程序的疲劳可以通过适当休息或从事其他动作训练来消除。

二、典型病例

（一）病情概要

患者，男性，49 岁。因"右侧肢体活动不利 7 个月余"入院。患者于 2016 年 12 月 30 日上午无明显诱因出现左侧肢体无力，伴头晕，头痛，无意识障碍、大小便失禁及肢体抽搐等，遂至当地医院就诊，头颅 CT 示："左侧基底节区脑出血"，给予营养神经、脱水、高压氧等对症治疗，患者症状较前好转，后至多家医院行综合康复治疗。现患者仍有右侧肢体活动不利，言语尚清，饮水偶有呛咳，大小便可自解，为求进一步康复治疗，来我院就诊，以"脑出血"收入。起病以来，患者精神、饮食、睡眠一般，偶有便秘，体力较前下降，体重无明显变化。既往，20 多年前有"肺结核"病史，患者自述已愈；有高血压病史 6 年，现口服硝苯地平控释片 1片，每日 2 次，替米沙坦 1 片，每日 2 次；1 年前因"胃出血"住院治疗（具体不详）；否认糖尿病病史、心脏病等慢性病史；否认外伤史；否认药物过敏史。

查体：患者神志清楚，发育正常，头形正常，五官端正，颈软，双肺呼吸音清，心界正常、心律齐，双侧额纹对称，双侧瞳孔等大等圆、对光反射灵敏，右侧鼻唇沟略浅，右上肢

BrunnstromⅣ级,手Ⅲ级,右下肢 Brunnstrom Ⅳ级。右侧肢体肌张力增高,上肢改良 Ashworth 分级 3 级,下肢改良 Ashworth 分级 2 级。右下肢腱反射较右侧活跃,右侧肢体病理反射阳性,左侧肢体正常。坐位平衡 3 级、站立平衡 3 级。步态异常,右侧支撑相缩短,骨盆向右侧侧移不足,支撑初期全脚掌着地,支撑中后期未见明显伸髋动作,膝关节过伸;右侧摆动相,摆动初期未见明显蹬离动作,摆动中期,髋关节、膝关节屈曲不足,并出现髋关节外展、外旋、上提动作。上肢步行时,肌张力增高,肩关节下沉,肘关节屈曲姿势,未见上肢交替摆动。ADL 评分 85 分。

问题:请采用运动再学习技术对该患者的步行状况进行治疗。

（二）治疗思路

要纠正患者的步态,提升步行能力,建立节能高效的步行模式,需要按照运动再学习技术的治疗步骤进行:①对照正常人步态时的基本成分,分析患者异常步态的表现及丧失成分;②指导并辅助患者强化异常步态中的丧失成分;③将丧失成分融入步行活动中,并逐渐增加难度,优化技能;④增强步行能力,向实际生活环境转移,指导患者自我监督和家属参与,使步行训练逐渐贴近实际生活并尽可能长期坚持。

1. 通过分析,患者目前步态的异常成分及丧失成分如下:

（1）右侧支撑相缩短,骨盆向右侧侧移不足;支撑初期全脚掌着地,支撑中后期未见明显伸髋动作,膝关节过伸。

可能原因:①右侧下肢肌力差,如臀大肌、臀中肌、小腿三头肌等;右侧单腿负重能力不足导致右侧支撑相缩短,骨盆转移不足;②胫前肌肌力差,小腿三头肌肌张力高导致支撑初期全脚掌着地;③右侧臀大肌肌力不足;患者小腿三头肌肌张力高,重心无法完全向右侧偏移导致支撑中后期未见明显伸髋动作;④比目鱼肌肌张力高;膝关节伸肌力量弱导致膝关节过伸。

（2）右侧摆动相,摆动初期未见明显蹬离动作,摆动中期,髋关节、膝关节屈曲不足,并出现髋关节外展、外旋、上提动作。

可能原因:①腓肠肌肌力弱导致蹬离动作异常;②屈髋肌、屈膝肌肌力不足,胫前肌肌力不足,小腿三头肌肌张力高,摆动期使用左侧下肢髋关节外展外旋上提,以代偿下肢向前摆动,完成足廓清动作。

（3）上肢步行时,肌张力增高,肩关节下沉,肘关节屈曲姿势,未见上肢交替摆动。

可能原因:肩关节上提肌肉力量差,上肢屈肌张力高,控制不足。

2. 强化异常步态中的丧失成分

（1）牵伸右侧下肢小腿三头肌、上肢肘关节屈肌等。

（2）强化右侧下肢肌肉力量,如臀大肌、臀中肌、小腿三头肌、胫前肌、股四头肌、屈髋肌、屈膝肌肌力等。可通过桥式运动训练、右侧下肢负重训练等进行锻炼。强化上肢肩关节上提肌肉力量,上肢交替摆动控制能力等。

3. 优化技能,并增强步行能力,向实际生活环境转移

（1）步态纠正性训练,可分步行时相进行。

（2）上下台阶训练。

（3）不同路面上的步行训练,如平地步行、跑台上步行训练、通过障碍物步行、上下斜坡的步行等。

（4）不同环境下步行训练,如治疗室内步行,走过拥挤的过道、规定时间内的步行、不同

照明条件下的步行训练等。

（三）注意事项

1. 尽可能让患者主动参与，尽量限制不必要的肌肉活动。

2. 训练时，口令明确，设计动作难度合理，并及时调整难易程度，逐步增加复杂性。

3. 注意患者的疲劳状况、血压变化等安全因素。

（谢凌锋）

参 考 文 献

［1］ Carr J，Shepherd RB. A motor relearning programme for stroke［M］. Aspen：Heinemann Physiotherapy，1987.

［2］ Carr J，Shepherd RB. Neurological rehabilitation：optimizing motor performance［M］.［S. l.］：Neurological Re-habilitation Optimizing Motor Performance，2014.

［3］ Brauer S，Barker R. Stroke Rehabilitation：Guidelines for Exercise and Training to Optimise Motor Skill［J］. Australian Journal of Physiotherapy，2003，49（4）：279-279.

［4］ 王宁华，黄永禧，黄真，等. 脑卒中康复：优化运动技巧的练习与训练指南［M］. 北京：北京大学医学出版社，2007.

［5］ 燕铁斌，等. 物理治疗学［M］. 北京：人民卫生出版社，2015.

［6］ Shumway-Cook A，Woollacott MH. Motor Control：Translating research into clinical practice［M］. Philadelphia：Lippincott Williams & Wilkins，2011.

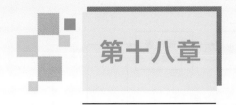

第十八章

强制性运动治疗

第一节 概 述

一、基本概念

强制性运动治疗(constraint-induced movement therapy,CIMT/CIT),又称强制性治疗,是以中枢神经系统可塑性及脑功能重组理论为基础发展起来的一种新型的康复治疗技术,其重点在于限制健手及上肢,克服患肢习得性失用,后来逐步在限制的同时加入强化训练并引入重塑训练技术。从20世纪80年代开始在国际上兴起并用于治疗慢性脑卒中患者上肢运动功能障碍。特别是近年来,大量临床研究证明该技术能够改善脑卒中、脑外伤、脑瘫、损伤等肢体功能和日常生活活动能力,已成为美国、澳大利亚等多个国家康复指南推荐使用的治疗新技术之一。

二、理论基础

1. CIMT 的基础研究史 CIMT 是少数几个直接由基础科学研究发展来的循证治疗方法之一。1940年,Tower 首先提出猴子单侧锥体束损伤后不能使用患肢,而限制健肢的使用后,患肢的功能得到显著提高。20世纪70年代,Taub 等通过数年研究,首先提出了"习得性失用"(learned non-use)的概念。进一步观察发现,使用强制性装置限制健侧前肢,可短暂逆转这种习得性失用,持续限制1~2周后,这种逆转能持续较长的时间。有关CIMT的基础研究主要集中在实验动物模型,经过强制性运动治疗后,主要从神经病理、神经递质、神经影像等方面观察大脑的可塑性变化探讨 CIMT 的治疗机制。

2. CIMT 的机制 CIMT 以中枢神经系统可塑性及脑功能重组理论为基础,机制包括习得性失用的形成、克服习得性失用和 CIMT 诱导的神经功能重组。

(1) 习得性失用的形成:脑卒中等中枢神经系统损伤后,多数患者会遗留永久的上肢运动功能障碍。运动功能的恢复存在较大差异,除损伤范围和部位等因素有关外,习得性失用也是其中一个重要因素。在脑卒中早期,患者使用患侧上肢不成功,并受到惩罚(如拿不住杯子而烫手等),但使用健手来处理日常活动,常能获得完全或部分成功(学习过程中的行为奖励模式)。习得性失用长期存在,掩盖了患肢潜在参与运动活动的能力。随着自然恢复和康复进程运动功能会逐渐好转,但患肢因长期缺少活动而导致的并发症,如失用性肌萎缩、痉挛、关节挛缩等亦会限制患肢功能。(图 18-1-1)

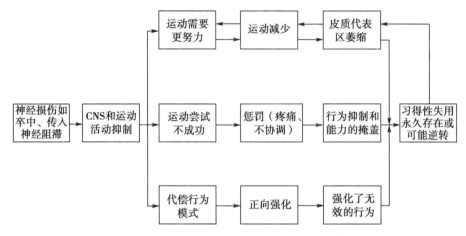

图 18-1-1　习得性失用永久存在或可能逆转

(2) 克服习得性失用:通过强制性限制健肢的活动,学习使用患肢,克服习得性失用,促进患肢的功能恢复,也称为习得性使用。早期实验室克服习得性失用除了限制健肢使用外,另一方法是条件反应性训练。切断猴子传入神经后,给一个刺激信号(通常是听觉信号),强迫猴子使用患肢实施一个预先设定的动作,完成后给予一定的奖励,否则给予惩罚。通过多次重复的这种条件反应性训练,提高了动物使用患肢的频率,也能逆转患肢的失用,从而达到克服习得性失用的目的。(图 18-1-2)

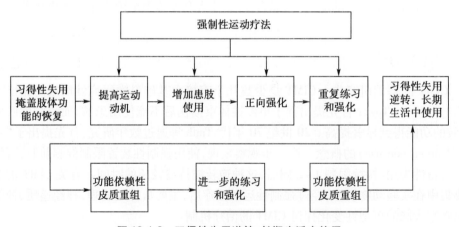

图 18-1-2　习得性失用逆转:长期生活中使用

(3) CIMT 诱导的神经功能重组:Taub 和 Wolf 提出了克服习得性失用的"塑形"技术(shaping technique)。塑形是一种专门的行为训练技术,按照特定的任务为练习者设定运动或行为目标,该目标要达到或刚刚超过患者完成该任务的最大能力,要求患者连续不断地接近、完成这一动作目标,且目标要随着能力的提高逐渐修正,最终达到整个任务动作的塑形和动作的实用性。CIMT 的热点之一是研究神经可塑性与行为的交互作用。越来越多的研究提供了中枢神经损伤后功能重组的证据,大脑可塑性、结构和功能重组是 CIMT 研究的证据基础,实际的运动技巧获得或运动学习,是引起基本运动皮质代表区重组的先决条件。PET、功能性磁共振成像(fMRI)、脑磁图、经颅磁刺激(transcranial magnetic stimulation,TMS)等新技术的出现,使人们能更好地理解脑损伤后康复治疗和功能恢复的潜在机制。

三、临床应用研究

自 20 世纪 80 年代开始,CIMT 开始应用于临床实践来提高脑损伤后上肢运动功能的恢复。大量研究证实了"习得性失用"的存在,证明了强制性使用能逆转肢体运动功能的失用,并逐步完善了其理论基础和治疗方案。2007 年美国 CIMT 多中心、前瞻性临床试验(EXCIMTE 实验)结果证明:经过 2 周的强化训练,能明显提高卒中后 3~9 个月患者轻到中度障碍的上肢运动功能和生活质量,并可持续到治疗 2 年后的随访。美国 EXCIMTE 实验为 CIMT 的应用和推广提供了最重要的循证医学证据。

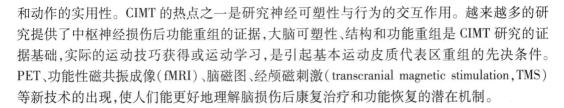

第二节 治 疗 技 术

一、适应证

符合基本标准的亚急性期和慢性期脑卒中患者,穿戴强制性装置后要有足够的平衡和安全能力,手腕能主动背伸至少 20°,除拇指外至少有其他两指背伸 10°,且没有感觉障碍和认知障碍。

二、治疗原则

CIMT 的治疗原则是限制健侧上肢的使用,强制患者日常生活中使用患侧上肢,并短期集中强化、重复训练患肢,同时注重把训练内容转移到日常生活中去。同时,注意患者身体结构方面的训练,训练开始前的被动关节活动、肌肉牵伸训练有助于降低肌张力、提高任务练习的质量。

(1) 限制健手的使用:用休息位手夹板或塞有填充料的手套限制健手的使用,同时加吊带限制健侧上肢的活动。手夹板或手套应在患者 90% 的清醒时间强制使用,仅在洗浴、上厕所、睡觉及可能影响平衡和安全的活动时才解除强制。强化训练中,治疗师需要始终陪同训练;日常生活中,要取得家属或陪护的配合,保护患者的安全,并记录日常生活中患肢的使用情况和强制装置的使用情况。

(2) 强化训练患侧上肢:在限制健肢的同时,集中、重复、强化训练患侧上肢,能有效克服卒中患者在功能恢复时形成的习得性失用。通常的方法是每天强化训练 6h,每周 5 天,连续 2 周。塑形技术是强制性治疗的一种有效形式,特别是同限制健侧肢体结合在一起。

(3) 日常生活期间的任务训练:在日常活动时间,鼓励患者进行实际的功能任务练习,如使用患手摆放餐具、吃饭、收拾桌子、拨打电话等。强化治疗应该为每一位患者制订一个家庭训练计划。应该详细记录每个训练日的具体训练安排、塑形任务完成情况,记录强制装置的使用情况。

三、功能评价

强制性治疗上肢功能测试主要包括两个方面,一类是直观操作性上肢功能试验,如 Wolf 运动功能试验(WMFT)、活动研究上肢试验(action research arm test, ARA)、手臂运动活动试验(arm motor activity test, AMAT)、实际使用量试验(actual amount of use test, AAUT)等;另一类是结构式问卷,如运动活动记录表(motor activity log, MAL)以及其他辅助量表,如认知评价、失语评价和关节活动度的测量等。

1. Wolf 运动功能试验(WMFT)　原始版本是由 Wolf 等为测试强制性运动治疗疗效而设计的,最新的版本由 E. Taub 等修订,共有 17 项任务,其中 2 项是简单的力量测试。内容包括肩、肘、腕和手的操作性测试,记录每项任务的操作时间和运动质量得分。质量评分共 6 级:最低 0 分(不能使用有关的手臂做该项动作),最高为 5 分(能完成该项动作,动作看起来正常)。用于慢性偏瘫患者上肢灵活性测试中,该方法的内部一致性、重测信度、组间信度以及稳定性都得到了验证。

2. 运动活动记录表(MAL)　MAL 的设计目的是了解在临床环境外患者患肢的使用情况。因此,它涉及把实验室情况转移到日常生活环境的重要问题,这个特点会使 MAL 成为一个重要的功能评价工具。作为一种结构式问卷,问题包括日常环境中常见的 30 个活动,要求被检查者独立评价其在特定时期内使用患肢所做活动的数量和质量情况,数量量表和质量量表都有 6 个级分,最低 0 分(没做过此项活动),最高 5 分(使用患手的次数或质量同病前一样),3 分是不用健肢帮助下,患肢能完成任务的最小值。提问和指导语应该标准化,必要时可以通过录像的方式向患者展示几个活动的参考评价标准。MAL 的重测信度也已得到验证。

3. 实际使用量试验(AAUT)　因为考虑到患者在实验室环境和在日常环境中使用患肢进行运动功能测试是有差异的,研究人员设计了一个隐蔽性的测试患肢使用情况的量表。患者到达测试房间后,被提示做 15 个上肢活动,本人不知道在做测试,也不把注意力放在患肢使用上,如通过文件夹翻页查看与治疗有关的材料,折叠文件放在钱包或口袋里等动作,以及到达后走路、站立和坐时上肢的姿势等都按照一定的评价标准计分。

4. Fugl-Meyer 评定量表(Fugl-Meyer assessment, FMA)　FMA 作为常用的偏瘫功能评价量表,其上肢运动功能部分也用于强制性治疗的观察量表。FMA 检查肢体的感觉、运动范围和运动质量,既应用于上肢的评价,又应用于下肢的测量。但它不检测运动速度,不能反映具体任务操作时的肢体使用情况。对测试运动功能较低的患者有一定意义,但对评价轻到中度患者的运动功能,敏感性较差,这也限制了该量表在强制性治疗中评价上肢功能的价值。

5. 活动研究上肢试验(ARA)　ARA 也是一个测试上肢灵活性的操作性实验。原始版本由 Lyle 设计,现在常用的试验由 19 项动作组成,涉及上肢的抓、握、捏和粗大的动作 4 个分区,集中在抓、握、捏不同大小、形状的物体,以及在水平面、垂直面的粗大运动。每个运动任务的评价包括 4 个级分,0 分(没有运动),3 分(正常运动)。计算总分,最大可获得的总分是 57 分,它的组内信度、组间信度和重测信度在多个研究中都得到了验证。

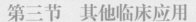

第三节　其他临床应用

一、卒中后下肢功能障碍的治疗

大约 90% 的慢性卒中患者步态异常、协调性减退,部分原因是由于损伤后早期到功能恢复之前形成的异常模式持续存在。这种现象可以认为是习得性误用而不是习得性失用。克服习得性误用,首先要纠正异常运动模式,然后代之以正常的协调运动,在理论上可能比克服习得性失用要困难。

二、不对称性上肢功能障碍的治疗

研究人员也把强制性治疗原则应用于儿科康复中,对脑瘫、脑外伤等引起的不对称性上肢功能障碍进行了干预,均取得了明显的成功。儿科强制性治疗与成人略有不同,要考虑到儿童的兴趣和活动方式。主要包括 3 个部分:①在一定的时间内,使用与上肢等长的玻璃纤维手套限制受损较轻的上肢。②利用许多适用于孩子不同阶段的训练任务来训练和促通较弱的上肢,重点使患儿获得一些实用性的运动技巧。③接受每天 6h,连续 21 天(包括周末)的强化训练,要求治疗师在家、学校或其他场所与孩子建立一种亲密的工作或合作关系,鼓励家庭成员参与治疗,以产生最大的运动行为和脑的可塑性改变。

三、慢性失语症的治疗

通过适当的强制性治疗,慢性失语症得到较充分的改善和恢复,治疗中遵循强制性运动治疗的一般原则:集中、强化练习,强制患者语言交流,使用语言塑形技术,并强调在日常生活中的运用。

四、局部手肌张力障碍的治疗

局部手肌张力障碍是由于手指大量过度使用后出现的手指协调障碍,到目前为止没有很有效的治疗方法。强制、集中强化和动作塑形的强制性治疗可改善和恢复了手的功能。

五、幻肢痛的治疗

上肢截肢患者常常出现幻肢痛、非疼痛性的患肢感觉异常,这种现象与传入信号减少导致的皮质重组有关。目前尚无一种有效的方法能缓解幻肢痛。近期的研究表明,上肢截肢患者使用功能性 Sauerbruch 假肢后,明显扩大残肢的使用范围,与使用装饰性假肢相比,能明显降低幻肢痛。这种方法虽然不涉及克服习得性失用,但是同样具有强制使用残肢的特点,通过功能依赖性皮质重组而产生治疗效果。

六、目前的问题和未来的研究方向

习得性失用现象存在很多疾病过程中,如肢体骨折、脊髓损伤、脑瘫等方面。CIMT 作为克服习得性失用的有效方法,未来有更广阔的应用前景。然而,作为一种新的强化康复治疗方法,标准治疗方案的实施有一定的局限性。若能在贯彻其原则的前提下,根据具体情况设计出一些改良方案,才能够提高患者对治疗方案的依从性。比如,针对老年患者可以通过减少每日康复训练强度,延长康复疗程来适应老年人的耐受程度。另外,强制性运动治疗不应该作为一个孤立的方法使用,临床应该根据个体差异,设定出基本的方面,结合其他技术如机器人训练、真实环境训练、动作意想训练、药物控制、皮层刺激等方法,来提高临床疗效,这也是目前国内外研究较多的方面。

七、典型病例

（一）病情概要

患者,女性,27 岁,7 个月前乘坐汽车与前车发生追尾事故,伤后意识不清,呈深昏迷状态,脑疝形成。急送北京某急诊抢救中心,行手术并对症治疗。病情稳定后行 CT 检查示右侧髋臼后缘骨折。伤后 10 天自主睁眼,20 天行康复治疗,伤后约 1 个月意识渐转清。目前患者神清,简单言语。

（二）诊断

1. 疾病诊断:脑外伤、右侧髋臼后缘骨折。

2. 功能诊断:双侧偏瘫。

（三）主要问题分析

1. 关节活动范围受限　左侧髋关节外展 30°、内旋 20°、左右踝关节初始-20°,背屈 0°、右侧考虑髋臼骨折未进行测量。左肩关节屈曲 130°及外展 90°出现疼痛,右肩关节 135°及外展 90°出现疼痛。左侧腕关节伸展 20°时出现抵抗。其余关节活动范围未见异常。

2. 肌张力　上肢屈肌:左Ⅱ级,右Ⅰ级;上肢伸肌:左Ⅰ级,右Ⅰ+级;下肢屈肌:左Ⅰ级,右Ⅰ级;下肢伸肌:左Ⅱ级,右Ⅰ+级。

3. 运动功能分级　左上肢:Ⅱ级;左下肢:Ⅲ级;右上肢:Ⅳ级;右下肢:未测(骨折)。

4. 反射　深浅反射均阳性,病理反射阳性。

5. 平衡(Fugl-Meyer 平衡量表)　总分:5 分。无支持坐位 2 分;右侧"展翅"反应 2 分;支撑站立 1 分。

6. 协调　指鼻试验:左不能完成,右动作缓慢;跟膝胫试验:左不能完成,右未测试。

7. 姿势转换　床上翻身需帮助,其余均不能完成。

（四）康复目标

1. 近期目标(1 个月)

（1）维持与扩大关节活动范围:肩关节屈曲及外展扩大至 150°,髋关节外展及内旋扩大至 45°,踝关节背屈 20°。

（2）独立完成床上翻身坐起。

2. 远期目标(3 个月)

（1）独立完成从坐位下借助站起及移乘动作。

（2）患者可完成更衣日常生活活动,降低其依赖程度。

（3）回归家庭。

（五）常规治疗计划

1. 针对左侧上肢屈肌张力高,首先进行手法放松,松解肩胛骨周围肌肉,放松上肢屈肌群。左侧下肢伸肌张力高,应用横贯性按摩手法进行放松。

2. 维持与扩大关节活动范围,尤其是肩关节与踝关节。

3. 诱发左侧肢体主动运动,向上方推手诱发伸肘,辅助下上肢空间定位。下肢则辅助下屈髋屈膝足背屈外翻练习。

4. 被动地旋转躯干,以增加躯干的柔软性。

5. 翻身动作训练。

6. 躯干骨盆控制训练,屈髋屈膝左右摆动控制。

7. 端坐位下重心前后及左右转移训练,以训练坐位平衡及下肢负重。

8. 移乘动作训练。

(六)强制性运动治疗

该患者神志清楚,穿戴强制性装置后要有足够的平衡和安全能力,手腕能主动背伸至少20°,指背伸10°,推荐使用标准的 CIMT。具体训练内容:①限制健侧,强迫患者使用患侧;②重复性的任务-导向的患肢训练:每日 6~8h 连续 2~3 周,根据患者功能行为设定训练方法,让患者"循序渐进"逐步完成,每项训练让患者尝试 10 次,每次 30s,治疗师在每次尝试后都给患者明确的信息反馈;③应用坚持-增强行为方法的"转移包"将获得的技能转移到现实环境中:训练期间鼓励患者从事一些有意义的活动,如手工艺活动、游戏和家务活动等,这些活动有利于提高患者训练积极性,有利于将治疗效果转移到治疗环境以外的实际生活中去。

(刘建华)

参 考 文 献

[1] Bonaiuti D,Rebasti L,Sioli P. The constraint induced movement therapy:a systematic review of randomized controlled trials on the adult stroke patients[J]. Eura Medicophys,2007,43(2):139-146.

[2] Caimmi M,Carda S,Giovanzana C,et al. Using kinematic analysis to evaluate constraint-induced movement therapy in chronic stroke patients[J]. Neurorehabil Neural Repair,2008,22(1):31-39.

[3] Taub E. Somatosensory deafferentation research with monkeys:implications for rehabilitation medicine[J]. Rehabilitation,1980,11:371-401.

[4] Ostendorf CG,Wolf SL. Effect of forced use of the upper extremity of a hemiplegic patient on changes in function:a single-case design[J]. Phys Ther,1981,61:1022-1028.

[5] Wu CY,Lin KC,Chen HC,et al. Effects of modified constraint-induced movement therapy on movement kinematics and daily function in patients with stroke:a kinematic study of motor control mechanisms[J]. Neurorehabil Neural Repair,2007,21(5):460-466.

[6] Page SJ,Levine P. Modified constraint-induced therapy extension:using remote technologies to improve function[J]. Arch Phys Med Rehabil,2007,88(7):922-927.

[7] Juenger H,Linder-Lucht M,Walther M,et al. Cortical neuromodulation by constraint-induced movement therapy in congenital hemiparesis:an fMRI study[J]. Neuropediatrics,2007,38(3):130-136.

[8] Wolf SL,Winstein CJ,Miller JP,et al. Retention of upper limb function in stroke survivors who have received constraint-induced movement therapy:the EXCIMTE randomised trial[J]. Lancet Neurol,2008,7(1):33-40.

[9] Wolf SL,Winstein CJ,Miller JP,et al. Effect of constraint-induced movement therapy on upper extremity function 3 to 9 months after stroke:the EXCIMTE randomized clinical trial[J]. JAMA,2006,296(17):2095-2104.

[10] Gauthier LV,Taub E,Perkins C,et al. Remodeling the brain:plastic structural brain changes produced by different motor therapies after stroke[J]. Stroke,2008,9(5):1520-1525.

[11] Vander Lee J,Wagenaar R,Lankhorst G,et al. Forced use of the upper extremity in chronic stroke patients:

results from a single-blind randomized clinical trial[J]. Stroke,1999,30:2369-2375.

[12] Taub E,Burgio L,Miller NE,et al. An operant approach to rehabilitation medicine:overcoming learned non-use by shaping[J]. J Exp Anal Beh,1994,61:281-293.

[13] Taub E,Griffin A,Nick J,et al. Pediatric CI therapy for stroke-induced hemiparesis in young children[J]. Dev Neurorehabil,2007,10(1):3-18.

[14] Levy CE,Giuffrida C,Richards L,et al. Botulinum toxin a,evidence-based exercise therapy,and constraint-induced movement therapy for upper-limb hemiparesis attributable to stroke:a preliminary study[J]. Am J Phys Med Rehabil,2007,86(9):696-706.

[15] Taub E,Wolf SL. Constraint induced movement techniques to facilitate upper extremity use in stroke patients [J]. Top Stroke Rehabil,1997,3:38-61.

[16] Candia V. A constraint-inducement movement therapy for focal hand dystonia in musicians[J]. Lancet,1999, 42:353.

[17] Pulvermüller F,Neininger B,Elbert T,et al. Constraint-Induced Therapy of chronic aphasia after stroke[J]. Stroke,2001,32:1621-1626.

[18] Levy CE,Nichols DS,Schmalbrock PM,et al. Functional MRI evidence of cortical reorganization in upper-limb stroke hemiplegia treated with constraint-induced movement therapy[J]. Am J Phys Med Rehabil,2002, 80:4-12.

[19] Taub E,Ramey SL,DeLuca S,et al. Efficacy of constraint-induced movement therapy for children with cerebral palsy with asymmetric motor impairment[J]. Pediatrics,2004,113(2):305-312.

[20] Karman N,Maryles G,Baker RW,et al. Constraint-induced movement therapy for hemiplegic children with acquired brain injuries[J]. J Head Trauma Rehebil,2003,18(3):259-263.

[21] Blanton S,Wilsey H,Wolf SL,et al. Constraint-induced movement therapy in stroke rehabilitation:perspectives on future clinical applications[J]. Neuro Rehabilitation,2008,23(1):15-28.

[22] Wu CY,Chen CL,Tsai WC,et al. A randomized controlled trial of modified constraint-induced movement therapy for elderly stroke survivors:changes in motor impairment,daily functioning,and quality of life[J]. Arch Phys Med Rehabil,2007,88(3):273-278.

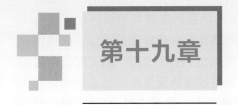

第十九章

镜 像 疗 法

第一节 概 述

一、基本概念

镜像疗法(mirror therapy,MT)又称镜像视觉反馈疗法(mirror visual feedback,MVF),由Ramachandran等于1996年首次提出,并应用该想象疗法来治疗截肢后幻肢痛的患者。之后陆续有镜像疗法应用于脑卒中、手外伤、复杂性区域性疼痛综合征(complex regional pain syndrome,CRPS)患者的报道出现。镜像疗法是指利用平面镜成像原理,将健侧活动的画面复制到患侧,让患者想象患侧运动,通过视错觉、视觉反馈以及虚拟现实,结合康复训练项目而成的治疗手段。由于镜像疗法工具简单/操作方便,易于在康复科或家庭治疗中开展和推广,在国内外逐渐得到广泛应用。

二、理论基础

镜像疗法涉及动作观察、运动想象、模仿学习等诸多过程,可通过幻象提高患手的存在意识,越来越多的证据表明镜像疗法在提高偏瘫患者上肢运动功能及改善疼痛方面疗效较好。但关于镜像疗法发挥作用的神经生理学机制目前尚无统一定论。目前认为可能的机制有以下几个方面:

(一)镜像神经元系统激活——大脑可塑性

近年来,由于对镜像神经元研究的不断深入,使得镜像神经元系统成为解释镜像疗法神经机制的重要理论。镜像神经元(mirror neurons)是指能直接在观察者大脑中映射出别人的动作、情感、意图等的一类具有特殊映射功能的神经元,是Rizzolatti等于1996年在一项研究猴子大脑运动前皮质(F5)区单神经元放电情况时偶然发现的。此后,多项基础研究证实人脑中也存在镜像神经元,主要位于额下回后部、前运动皮质、顶下小叶等部位,这些区域的神经元构成了镜像神经元系统。一系列的研究表明镜像神经元系统提供了一种"观察-执行匹配机制",该机制能很好地统一动作执行和动作感知,并在动作模仿、动作观察、运动想象中起重要作用,而这二个神经生理学过程又极大地影响着运动学习的进程。因此,镜像神经元系统同样也是运动学习的重要神经机制。随着康复医学的不断发展,运动想象、动作观察、动作模仿和运动学习已成为运动功能康复的重要策略,许多康复疗法即基于这些策略。功能性磁共振成像技术显示人类在模仿学习的过程中包括镜像神经元系统在内的一些脑区的兴奋性显著增高,经颅磁刺激(TMS)证实镜像疗法后运动功能的改善与初级运动皮质(primary motor cortex,M1)的重塑有较大联系,特别是在神经结合兴奋性较强的部位。而镜像疗法则综合了想象、观察及模仿过程,同时它也是一种双侧训练,利用"幻象"使支配患侧运动的神经元被激活,帮助患侧的运动功能恢复,其机制正是通过激活镜像神经元系统来促使大脑发生功能重组和可塑性改变,从而促进受损的运动功能恢复。除此之外,目前有最新研究表明,镜像疗法产生的疗效也与来自于初级视觉皮质和楔前叶的兴奋而产生的作用有关。

（二）通过视觉的反馈机制

视觉作为知觉的主导,向大脑传输人体感知外界的主要信息。利用镜像装置,将健侧肢体活动的画面复制到患侧,患者通过这样反复的视觉反馈,进行运动观察,模仿以及再学习。通过不断的视觉反馈(包括运动观察成分)刺激人脑初级运动皮质(M1),影响皮质的电活动及兴奋性,促进脑功能重塑,诱发运动功能恢复。研究认为,通过镜子,带有运动想象的运动治疗使视觉信号不断输入初级运动区,从而建立了对患侧的视觉反馈,产生对偏瘫侧恢复有利的影响。

（三）习得性失用减轻——肢体存在感增强

偏瘫侧肢体运动功能障碍、神经输入-传出环路(efference-afference loop)的病理生理损害将引起患侧肢体习得性失用(learned nonuse)。有部分研究观点认为镜像疗法通过视觉反馈机制提高大脑运动皮质的兴奋性。应用fMRI发现当观察一侧手在镜子中的运动成像时,同侧大脑中手的相应运动皮质M1区亦会被激活,这种视觉错觉通过激活神经传导通路,代替了原本减少或不存在的本体感觉输入,提高了患侧肢体的存在意识,能减少或阻止瘫痪肢体"习得性失用"的产生,从而促进患侧肢体的功能恢复。而且镜像疗法可以通过将患者注意力转移到患侧肢体,增加肢体存在感,并结合康复训练动作,在患侧肢体被"治愈"的错误图像刺激下,多次反复训练,减少习得性失用,促进运动功能恢复,并且可通过此方法纠正单侧忽略。

（四）运动神经通路易化——双侧运动

大脑神经网络连接复杂,部分运动神经起源于健侧并延伸到患侧,这些运动通路(motor pathways)在患侧肢体的运动功能恢复中起着非常重要的作用。镜像疗法中,患者注视镜中影像,以为患侧在动,同时患者独立或在治疗师帮助下,进行健侧与患侧同时的运动,即所谓的双侧运动训练。双侧运动训练比单侧效果显著,这主要是由于双侧肢体同源性肌肉进行对称性训练时,两侧大脑半球相似的神经网络均得到激活,皮质间的抑制减弱,从而使患者的神经功能得以重组。研究证实镜像运动治疗能减弱胼胝体的抑制作用,从而使病灶侧运动皮质的活性增强,因此有利于偏瘫肢体运动功能的恢复。因此可以认为镜像视觉反馈能够易化患侧部分运动通路,促进肢体运动功能恢复。

（五）纠正疼痛感觉系统与运动系统的不一致

此外,镜像疗法也通过视觉反馈缓解幻肢痛、Ⅰ、Ⅱ型复杂性区域性疼痛、卒中后肩痛及肩手综合征,患者在观察镜子中的健肢成像过程中,通过激活大脑中的视觉记忆系统,纠正疼痛感觉系统与运动系统的不一致,减轻对肢体疼痛和运动的恐惧感,从而缓解疼痛,进而改善肢体的运动功能。

第二节 治 疗 技 术

一、设备与用具

主要设备与用具是:专用镜子及配合镜像疗法使用的感觉刺激材料。镜子的尺寸根据使用部位的不同可以设计不同的规格,无统一要求,以可以看到健侧肢体在镜子中的运动影像,但不能看到患侧肢体为准。

从 1995 年镜像疗法提出至今已有 20 年时间,主要依靠平面镜作为辅具,进行训练治疗。在镜像疗法应用的历史上,第一次报告镜像疗法应用于脑卒中时所使用的工具为一块 45cm×60cm 的平面镜。随着镜像疗法的应用的发展,镜像辅具在外形和功能上也有一定改变。目前临床上使用的镜像盒装置有很多,如经典的镜盒(图 19-2-1)和无遮挡的垂直面镜(图 19-2-2);还有一种将镜面固定于可折叠木板上的镜盒装置,应用此种镜盒进行镜像疗法时,患手伸入折叠板内以遮挡患手运动;此外,也有经过改良,轻便易携带、可折叠镜盒"mirror box"等。这几种镜盒虽然在外形上已有较大变化,但核心仍然是依靠平面镜成像,进行视觉反馈。随着康复工程技术和镜像疗法的发展,也有学者结合现代科技不断对镜像疗法的设备做进一步的升级,例如有学者运用了护目镜、扫描仪、在线液晶及相关软件包等设计镜像工具模拟镜像疗法方式:摄像机拍摄受试者正在活动的右手影像,通过软件进行水平 180°的旋转,将右手影像处理成"左"手影像,再把处理后的"左"手影像投影到受试者所戴的护目镜上,产生看见"左"手活动的镜像疗法效果,并进行相关研究。

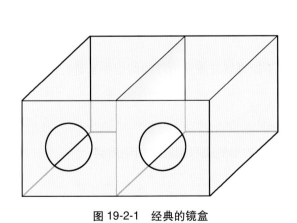

图 19-2-1　经典的镜盒

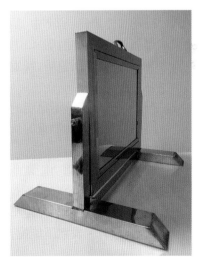

图 19-2-2　无遮挡的垂直面镜

二、应用流程

最初的镜像疗法要求患者双侧上肢同时做对称运动,并尽量运动其患侧肢体,训练从近端到远端,从患者能完成的动作到不能完成的动作展开训练。随着镜像疗法的发展,出现了诸多样式的训练流程,例如包括 10min 牵伸及被动关节运动、60min 镜像训练及 20min 功能性训练的镜像疗法程序。目前对镜像疗法具体训练内容并没有明确的规定,主要根据患者的个体功能及治疗的目的由治疗师来决定。但应用镜像疗法时,应遵循一定的流程,以下内容就以最为普及的一般镜像设备作为标准来进行镜像疗法应用流程的描述:

1. 治疗前应对患者进行评估,了解患者运动功能情况,排除镜像疗法的禁忌证。

2. 在安静的治疗室里,安排患者的合适体位,根据治疗需求摆放好治疗镜,调整镜面朝向(通常朝向健侧)。治疗前要对患者进行解释什么是镜像疗法,镜像疗法的作用,以及镜像疗法过程中患者需要执行的任务。

3. 治疗师根据患者的功能需求设计运动刺激方案或感觉刺激方案,并教会患者按要求进行训练,直到患者进入治疗角色。

4. 可以根据需要建立镜像疗法记录表,治疗结束后填写,可以定期做回顾性总结及对比,可以根据需要调整运动方案或感觉刺激方案。

5. 治疗后,对使用的训练设备及材料进行消毒,整理治疗镜及感觉训练材料。

6. 如需家庭训练的,治疗师要对患者进行宣教,确保患者完全掌握训练要点,患者按照治疗师的要求执行家庭训练方案,并填写治疗记录表,并定时反馈给治疗师,进行必要的方案调整。

第三节　临床应用

一、操作要点

1. 适应证

(1) 运动功能障碍:脑卒中、脑外伤等所致肢体运动功能障碍。

(2) 疼痛:截肢后幻肢痛、CRPS- I 型、特发性疼痛等。

(3) 其他:单侧空间忽略、特发感觉障碍等。

2. 禁忌证

(1) 严重的并发症及不稳定的临床症状。

(2) 精神心理障碍及严重的认知障碍,不能理解并按照治疗师的指令来进行治疗,注意力不能集中者。

(3) 听觉障碍或视觉功能紊乱者,如偏盲等。

(4) 不能配合完成治疗。

(5) 其他除适应证外的神经肌骨疾病导致的单侧或双侧肢体活动障碍。

(6) 其他:如有并发症不能配合完成镜像疗法者。

3. 入选标准

(1) 患者具有稳定的坐姿。

(2) 稳定的心肺功能。

(3) 可以理解任务。

(4) 可以完成视觉信息的加工。

4. 镜子位置　在镜像疗法中(以无遮挡的垂直面镜为例),镜子被放置于患者的正中矢状位(图 19-3-1、图 19-3-2),这样可使患者感觉健侧肢体在镜中反射的动作好像是患侧完成的。

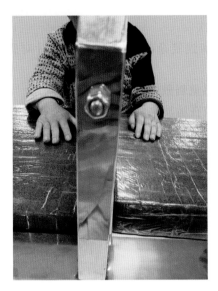

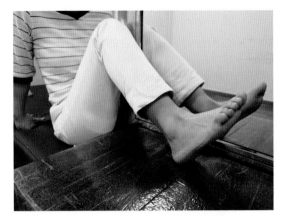

图 19-3-1　上肢镜像疗法镜子的摆放　　　　图 19-3-2　下肢镜像疗法镜子的摆放

5. 治疗前准备

（1）首先充分向患者解释治疗的背景、作用机制以及治疗目标。

（2）告诉患者：在治疗过程中患者应该有针对性地参与到视觉想象中。但是也要让他们明确，这并不是其运动可能性的真实写照，以避免患者在治疗后与现实对比而失望。

（3）向患者解释治疗中可能会有情绪的和自主神经的症状出现，如出汗等。

（4）选择安静的房间，背景单一，避免在镜子背后出现声音的刺激。

（5）镜子两侧肢体的姿势相同，镜子居中。

（6）患侧在镜子的后面，没有光的折射。

（7）健侧除去戒指、手表等装饰物。

6. 治疗过程

（1）训练之前，治疗师向患者展示想要进行的运动。

（2）治疗过程中，患者边看着镜子里的镜像，边模仿治疗师所展示的动作。

（3）训练之初，治疗师要求患者先从健侧单个肢体的活动开始，逐渐过渡到患者尝试主动地尽可能好地进行双侧的上述运动。

（4）最初的训练以粗大的运动开始，治疗师设计的这个运动尽可能为患者能够主动使用患肢的活动范围内。

（5）根据患者的具体功能情况，治疗师设计动作逐渐增加并变换训练的活动度、方向和速度。

（6）随着患者功能的改善，治疗师需在所设计的活动中加入功能性及精细活动的元素。

（7）最后阶段，治疗师为患者进行不用镜子的主动训练，以将镜像训练所获得的正确运动整合入日常活动中。

7. 治疗规则及注意事项

（1）镜像疗法要在安静的环境、氛围内进行。

（2）患者每次进行训练时间为 10~15min，一旦患者察觉到他的注意力没有集中在镜像的画面,可以让患者休息一下。

（3）患者掌握简单的操作后,可独立完成,每日3次。

（4）设计的运动方案,动作应从简单的开始,逐步到复杂的动作,尤其强调针对患者ADL方面的训练。

（5）除了运动刺激训练方案,也要有诸如此类的感觉刺激训练方案。

（6）在治疗过程中,患者的注意力不要过多地投放在运动执行上,以避免视觉想象的感知觉被减少。

（7）在CRPS-Ⅰ型中,确切说,患侧肢体同健侧一起的运动可能会导致患侧疼痛症状加重,所以此类患者在应用镜像疗法时,患者仍需将注意力集中在镜像内的患侧,进行的运动刺激方案则要先从健侧肢体单独的运动开始,根据情况好转情况再提高双侧运动控制的训练指导。

二、应用现状

（一）在疼痛方面的应用

镜像疗法最初来源于上肢截肢患者幻肢痛治疗中,以恢复传入-传出环路的完整性为治疗目的,其在截肢后幻肢痛、复杂性局域性疼痛综合征方面的疼痛抑制是有效的。

1. 幻肢感和幻肢痛　是截肢患者经常遇到的问题,经验发现各种药物治疗往往无效。目前对幻肢痛的病理生理机制尚未完全阐明,研究表明大脑皮质功能重组、大脑功能改变、脊髓功能及外周神经功能的改变可能与幻肢痛有关。近年来,已经有许多研究证实镜像疗法对幻肢感和幻肢痛是一种较好的治疗手段。镜像疗法要求患者双手进行对称性动作,向大脑提供缺失肢体运动的信息,这个过程重建对幻觉肢体的控制,从而减轻患者的疼痛,其效果是通过镜像疗法和放松疗法、心理暗示结合起来,从而提高痛阈,减轻疼痛反应。

2. 复杂性区域性疼痛综合征　CRPS的发病机制较为复杂,涉及外周与中枢性的病理生理过程以及复杂的心理因素,通常作为诱发因素的组织损伤恢复后,局部仍长期表现出与病理改变不相符的疼痛。CPRS根据无或有明确的周围神经损伤,被分为Ⅰ型和Ⅱ型。研究证实Ⅰ型CRPS的发生与中枢神经功能障碍有关,属于"习得性疼痛"。而镜像疗法可以促进中枢重塑,从而可用于治疗CRPS,尤其对于病程较短(≤8周)的患者有即时止痛的效果。

（二）在脑卒中后运动功能障碍中的应用

镜像疗法对轻中度瘫痪的患者日常生活活动能力改善效果较好,对严重瘫痪或后遗症期的患者疗效不佳。

1. 上肢运动功能的康复　卒中后,55%～75%的偏瘫患者遗留有上肢功能障碍。一直以来传统的康复治疗手段对脑卒中偏瘫患者上肢功能障碍的治疗效果都不理想。Altschuler等于1998年报道了将镜像疗法应用于脑卒中后上肢运动功能障碍治疗中,并认为镜像疗法能够提高患侧肢体关节活动范围、运动速度及精确度。随后许多学者开始对镜像疗法应用于上肢功能康复进行临床研究,并以Fugl-Meyer评定量表(Fugl-Meyer assessment,FMA)、运动评估量表(motor assessment scale,MAS)、巴塞尔指数(Barthel index,BI)等临床评估量表,上肢运动研究量表(action research arm test,ARAT),删星星实验(star cancellation test,SCT)等临床测试,经颅磁刺激(TMS)、功能性磁共振成像(fMRI)等评价指标,从神经生理改变,功能改善,以及生活水平或心理状态改变来更全面地评估镜像疗法的疗效。这些关于镜像疗法的研究结果以及相关的系统综述和meta分析结果显示,该疗法能够显著改善脑卒中后患者上肢肢体运动功能、提高 ADL 能力、降低疼痛及改善单侧忽略。

除了将镜像疗法单独应用于脑卒中患者上肢功能康复中，较多学者尝试将镜像疗法与多种其他治疗手段相结合，以提升疗效。如镜像疗法和功能性电刺激、肌电触发神经肌肉电刺激等联合应用，对脑卒中患者肢体运动功能及关节活动度改善明显。Yun 等通过对脑卒中患者 3 周的研究认为镜像疗法结合神经肌肉电刺激对改善脑卒中患者腕、手的协调性和指伸肌肌力方面与单独应用镜像疗法或神经肌肉电刺激相比有显著作用，但其在改善指屈肌、腕伸、屈肌肌力及肌痉挛方面与其他组相比无明显差别。Kim 等通过 4 周的研究认为镜像疗法结合功能性电刺激对脑卒中患者上肢 Fugl-Meyer 评分、Brunnstrom 分期及日常生活能力的提高有显著作用。而 Kojima 等通过对脑卒中后 30~180 天之内患者 8 周的研究发现，镜像疗法结合神经肌肉电刺激治疗与单独应用镜像疗法或神经肌肉电刺激治疗对改善脑卒中患者的肢体功能方面无明显差别。虽然上述大多数研究均表明镜像疗法对脑卒中后上肢功能的恢复起到了积极的作用。但由于纳入人群、年龄、干预周期、观测指标不统一，导致实验的整体质量不高，实验结果也存在许多分歧。未来仍需开展大样本量、多中心、实验设计更完善的高质量随机对照试验来更准确地说明镜像疗法对于脑卒中后上肢功能的康复疗效及干预机制。

2. 下肢运动功能的康复　目前关于镜像疗法对脑卒中患者患侧下肢功能的作用方面的研究相对较少。Sütbeyaz 等是第一个做出此方面研究报告的相关人员。他们通过对病程 12 个月内的脑卒中患者进行为期 4 周的试验及 6 个月的随访，发现镜像疗法能改善脑卒中患者下肢运动功能，主要体现在 Brunnstrom 分期及功能独立性评定(functional independence measure, FMA)评分与对照组间的差异具有显著性意义。Mohan 等 2013 年发表的研究表明，镜像疗法能改善急性脑卒中患者下肢运动功能，主要体现在坐位平衡、立位平衡、步行能力的提高。此外，研究结果显示，在脑卒中早期就进行镜像疗法，对于功能的恢复尤其是改善步态有一定的效果。目前国内外学者的研究证据表明，镜像疗法对改善脑卒中偏瘫患者下肢功能，在平衡、步行能力等方面与常规治疗相比有显著性差异，但对降低痉挛方面并没有优于常规治疗。由于目前镜像神经元理论尚且缺乏更多的证据，并且对其内在机制并不是特别清楚，还需要更多的临床实践和试验来证明。

（三）在单侧空间忽略康复中的应用

单侧空间忽略(unilateral spatial neglect, USN)是指对来自大脑受损对侧的刺激无反应。患者表现为不能注意到从对侧来的视觉、听觉、触觉的刺激或者无法正确地对其做出反应并进行加工，多见于右半球病变。主要以视觉形式表现。而视觉是远体外空间认知的特定方式。也可表现在近体周空间的触觉探测上及空间表象上。这种障碍主要见于右半球或非优势半球的病变。右半球病变者发生 USN 比左半球患者明显较多而且更严重。相关研究证实，动作观察的过程可以激活镜像神经元系统，包括前运动皮质、额下回后部、顶下小叶。顶下小叶则是空间注意功能的关键脑区，顶下小叶受损或功能下降均会导致偏侧忽略症。镜像神经元激活的理论则支持了镜像疗法在单侧空间忽略中的应用效果，其机制为能否通过观察肢体动作激活镜像神经元系统，从而重组或修复受损脑组织的注意机制，改善其偏侧忽略症状。按照目前有限的研究报道，右侧大脑病变导致左侧视觉空间忽略的认知障碍可以应用镜像疗法且疗效肯定。Pandian 等通过对单侧空间忽略患者 6 个月的研究发现，镜像疗法可改善患者的空间忽略症状，主要体现在线等分试验及图像识别任务得分与对照组相比差异具有显著性意义。很多报道均证实了镜像疗法能改善患者单侧空间忽略症状，但今后仍需要更多大样本的试验以明确这种基于镜像神经元理论的训练方法是否真正能够改善偏侧忽略症状。

（四）其他方面的应用

目前也有关于镜像疗法在 Bell 麻痹中应用的研究，但因为研究样本量较少并且存在一定的争议。Ross 等通过对慢性单侧周围性面神经损伤患者的研究发现，镜像疗法结合肌电生物反馈疗法或者单独应用镜像疗法均能明显改善患者症状，提高其生存质量。而 Dalla 等的试验则认为面神经轴索断裂的患者接受肌电生物反馈和镜像疗法的治疗效果相同，并且与没有接受康复治疗的对照组相比并没有显著性差异。

近几年有关镜像疗法对脑瘫患儿的疗效的试验发现，镜像疗法对脑瘫患儿有一定的治疗效果。如 Feltham 等研究表明镜盒可以造成视觉错误，提高视觉感知度，改善痉挛型偏瘫型脑瘫患儿的双侧对称性运动。有学者研究认为镜像疗法能改善脑瘫患儿的上肢运动功能，使其握力、肌肉厚度、前臂旋后角度增加，但对改善患儿肢体痉挛无明显效果。但目前关于镜像疗法在脑瘫患儿中的应用报道鲜少，应用尚不成熟。还有一些应用本节不再赘述。

镜像疗法成本低，操作简单，不良反应小，可推荐在临床上广泛使用。随着研究的深入，镜像疗法可以尝试或增加应用于治疗多种疾病，如对孤独症患者、精神分裂症患者、臂丛根性撕脱伤患者、失语症患者、骨折后主动活动不能患者，有着巨大的应用潜力。另外，镜像神经元激活的理论基本成为大家较公认的镜像疗法的治疗原理，这也需要国内外学者不断通过循证来进一步证实。虽然镜像疗法的康复治疗应用中越来越广泛，但是关于镜像疗法在临床应用中具体操作方法、流程、动作分类、时间长短、训练提示等国内外尚不统一，且没有统一明确指标，这也需要进一步规范求证。

三、典型病例

（一）病情概要

患者，男性，60 岁，从事管理岗位职业，7 个月前因突发头痛伴呕吐，无大、小便失禁；外院头颅 CT 示："脑出血"，经治疗后病情稳定，遗留左侧肢体活动不利，于我院行短暂康复治疗后出院回家。今患者与家属为进一步改善左侧上肢肢体活动功能、提高日常生活能力，特入住我院。

（二）临床检查

1. 专科检查　神志清、精神可，情感反应正常，口齿清晰，回答切题，查体合作。复述、听理解、命名、阅读正常，视觉正常，书写左侧不能。MMSE（初中）：28/30 分；坐、立位平衡 3 级；左侧上肢 Brunnstrom 分期（上肢-手）为 Ⅳ-Ⅳ 期，Fugl-Meyer 左上肢评分 41/66 分。左侧屈肘肌群、腕指屈肌、伸膝肌群、小腿三头肌等肌张力增高，MAS 评定 1~1+ 级；左侧上下肢深浅感觉减退；扶四脚拐可短距离独立步行，偏瘫步态，10m 步行用时 35s；ADL 评定 BI 得分 60 分（得分项：进食 10 分，穿衣 5 分，控制大、小便各 10 分，如厕 5 分，转移 5 分，平地行走 10 分，上下楼梯 5 分）。

2. 辅助检查　①头颅 CT 示：脑血管病恢复期改变：脑干、右侧丘脑、右侧基底节区多发低密度灶；②双下肢血管 B 超示：双下肢深静脉血流通畅。

（三）病情分析

根据病史、查体及头颅 CT 等辅助检查结果可知该患者为脑出血后左侧偏瘫患者；根据入院评估结果可知,患者目前主要遗留有左侧肢体运动、感觉功能障碍及日常生活活动能力受限。

（四）诊断

1. 疾病诊断 脑血管病恢复期,高血压Ⅲ级(很高危)。

2. 功能诊断 左侧偏瘫;日常活动能力障碍。

（五）康复目标

1. 近期目标(3~4周) 左侧上肢-手 Brunnstrom 分期至Ⅴ-Ⅴ期,提高日常生活活动能力,独立完成修饰和穿衣等日常活动。

2. 远期目标 日常生活自理,回归家庭和社会。

（六）治疗思路

患者本次入院的主要目的为提高左侧上肢运动功能与日常生活能力。而患者日常生活活动能力受影响(如洗澡、修饰、穿衣等)的主要原因即在于左侧上肢感觉、运动功能障碍所导致的应用受限。因此康复治疗的焦点应关注患者左侧上肢运动、感觉功能的恢复。考虑患者视觉功能正常,未有明显认知功能障碍,病程并不太长,符合镜像疗法的适应证,因此除了常规的康复治疗,同时应用镜像疗法促进患者左侧上肢和手运动、感觉功能的进一步恢复。

（七）治疗程序

患者每日接受包含物理治疗(包括运动治疗和物理因子治疗)、作业治疗及中医康复治疗在内的常规康复治疗之外,为患者进行 10~15min/次、3 次/d、每周 5~6 天的镜像疗法,共治疗 8 周。

镜像疗法的具体应用:患者于一安静的治疗室,坐在治疗桌前,治疗师放置并固定好治疗镜,将镜面面向健侧,背面可以充分遮挡患侧。待患者熟悉环境放松后,治疗师首先向患者解释接下来要做的镜像训练流程,并将动作逐个演示给患者看,直到患者完全理解。随后根据患者左手功能情况循序渐进进行以下镜像动作训练:①让患者通过镜面观察健侧手;②开始进行健侧手的一些活动,如抓握、伸指、对指等,同时要求患者通过镜面来观察这些活动,想象患手也可以做到同样的动作(图 19-3-3);③双侧手同时开始对称性的活动,要求患者一直把注意力放在镜面手的活动,患者根据治疗师口头或卡片指令,双手同时完成各种动作任务,如握拳、伸指、对指等(图 19-3-4);④健手去触摸一些不同质地、不同形状、不同大小、不同温度等感觉刺激训练设备,让患者去熟悉正常的感觉,其间要求患者一直把注意力放在镜面的手,想象是患手去触摸(图 19-3-5);⑤健手/双手借助哑铃、握力训练器、弹力球、弹力环、橡皮泥、训练小球等进行腕手部的力量及协调训练(图 19-3-6),要求患者一直把注意力放在镜面手的活动;⑥健手借助一些插板、套环、协调训练器等来进行手部精细运动的练习,要求患者一直

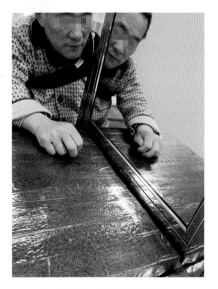

图 19-3-3 镜像动作训练 1

把注意力放在镜面手的活动(图 19-3-7)。训练过程中,治疗师提醒患者将注意力完全集中于镜子中的动作上,尽量想象这是自身对侧的患侧上肢在完成相同的动作,同时监督患者完成每个动作的质量,对于没有达到要求的动作,治疗师口头提示患者利用其自身视觉反馈来进行调整,口头提示后,若患者经多次尝试仍然不能做出标准动作,治疗师可辅助患者进行调整,必要情况下,可允许患者通过观察自己健侧上肢正在执行的动作来进行调整。

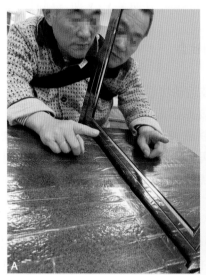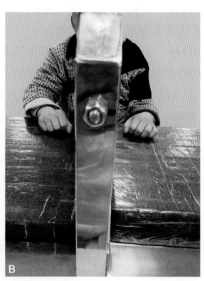

图 19-3-4　镜像动作训练 2

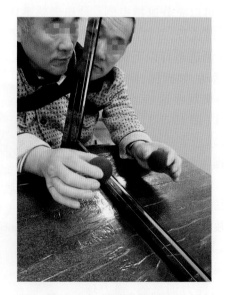

图 19-3-5　镜像动作训练 3

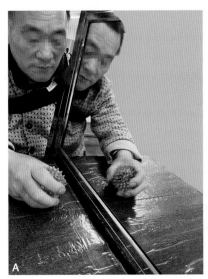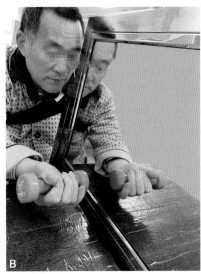

图 19-3-6 镜像动作训练 4

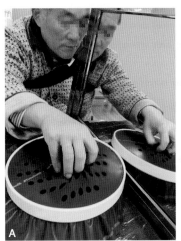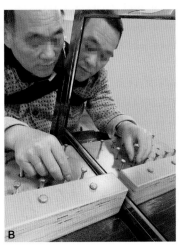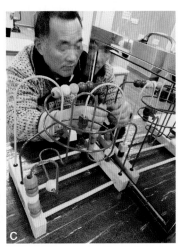

图 19-3-7 镜像动作训练 5

（八）康复治疗结局

镜像训练 8 周后患者左手伸展范围较前增大，左手活动协调性明显改善，可完成各种抓握，Brunnstrom 分期左侧上肢-手分别为 V - V 期，Fugl-Meyer 左上肢评分 53/66 分，ADL 评定 BI 得分 95 分。

（刘　浩）

参 考 文 献

[1] Ramachandran VS, Rogers-Ramachandran D, Cobb S. Touching the phantom limb [J]. Nature, 1995, 377 (6549): 489-490.

[2] Cattaneo L, Rizzolatti G. The mirror neuron system [J]. Arch Neurol, 2009, 66(5): 557-560.

［3］ Buccino G,Vogt S,Ritzl A,et al. Neural circuits underlying imitation learning of hand actions:an event-related fMRI study ［J］. Neuron,2004,42(2):323-334.

［4］ Mulder T. Motor imagery and action observation:cognitive tools for rehabilitation ［J］. J Neural Transm (Vienna),2007,114 (10):1265-1278.

［5］ Nojima I,Mima T,Koganemaru S,et al. Human motor plasticity induced by mirror visual feedback ［J］. J Neurosci,2012,32(4):1293-1300.

［6］ Wang J,Fritzsch C,Bernarding J,et al. A comparison of neural mechanisms in mirror therapy and movement observation therapy ［J］. J Rehabil Med,2013,45(4):410-413.

［7］ Calmels C,Holmes P,Jarry G,et al. Variability of EEG synchronization prior to and during observation and execution of a sequential finger movement ［J］. Hum Brain Mapp,2006,27(3):251-266.

［8］ Taub E,Crago JE,Uswatte G. Constraint-induced movement therapy:A new approach to treatment in physical rehabilitation ［J］. Rehabilitation Psychology,1998,43 (2):152-170.

［9］ Shinoura N,Suzuki Y,Watanabe Y, et al. Mirror therapy activates outside of cerebellum and ipsilateral M1 ［J］. Neuro-Rehabilitation,2008,23(3):245-252.

［10］ Dohle C,Pullen J,Nakaten A,et al. Mirror therapy promotes recovery from severe hemiparesis:a randomized controlled trial ［J］. Neuro Rehabil Neural Repair,2009,23(3):209-217.

［11］ Thieme H,Bayn M,Wurg M,et al. Mirror therapy for patients with severe arm paresis after stroke-a randomized controlled trial ［J］. Clin Rehabil,2013,27(4):314-324.

［12］ Schwerin S,Dewald JP,Haztl M,et al. Ipsilateral versus contralateral cortical motor projections to a shoulder adductorin chronic hemiparetic stroke:implications for the expression of arm synergies ［J］. Exp Brain Res,2008,185(3):509-519.

［13］ Rocca MA,Mezzapesa DM,Comola M,et al. Persistence of congenital mirror movements after hemiplegic stroke ［J］. Am J Neuroradiol,2005,26(4):831-834.

［14］ Liepert J. Evidence-based methods in motor rehabilitation after stroke ［J］. Fortschr Neurol Psychiatr,2012,80(7):388-393.

［15］ Altschuler EL,Wisdom SB,Stone L,et al. Rehabilitation of hemiparesis after stroke with a mirror ［J］. Lancet,1999,353(9169):2035-2036.

［16］ Wilcher DG,Chernev I,Yan K. Combined mirror visual and auditory feedback therapy for upper limb phantom pain:a case report ［J］. J Med Case Rep,2011,(5):41.

［17］ Tilak M,Isaac SA,Fletcher J,et al. Mirror therapy and transcutaneous electrical nerve stimulation for management of phantom limb pain in amputees-a single blinded randomized controlled trial ［J］. Physiother Res Int,2016,21(2):109-115.

［18］ McCabe CS,Haigh RC,Ring EF,et al. A controlled pilot study of the utility of mirror visual feedback in the treatment of complex regional pain syndrome(type1) ［J］. Rheumatology (Oxford),2003,42 (1):97-101.

［19］ Moseley GL,Parsons TJ,Spence C. Visual distortion of a limb modulates the pain and swelling evoked by movement ［J］. Curr Biol,2008,18(22):1047-1048.

［20］ Lundquist CB,Nielsen JF. Left/right judgement does not influence the effect of mirror therapy after stroke ［J］. Disabil Rehabil,2014,36(17):1452-1456.

［21］ 唐朝正,贾杰.脑卒中后手功能障碍的作业疗法应用进展［J］.中国康复医学杂志,2014,29(12):1191-1195.

［22］ Pollock A,Farmer SE,Brady M C,et al. Interventions for improving upper limb function after stroke ［J］. Cochrane Database Syst Rev,2014,11:10820.

［23］ Yun GJ,Chun MH,Park JY,et al. The synergic effects of mirror therapy and neuromuscular electrical stimulation for hand function in stroke patients ［J］. Ann Rehabil Med,2011,35(3):316-321.

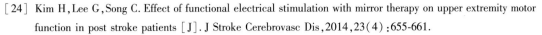

［24］Kim H,Lee G,Song C. Effect of functional electrical stimulation with mirror therapy on upper extremity motor function in post stroke patients［J］. J Stroke Cerebrovasc Dis,2014,23(4):655-661.

［25］Kojima K,Ikuno K,Morii Y,et al. Feasibility study of a combined treatment of electromyography-triggered neuromuscular stimulation and mirror therapy in stroke patients:a randomized crossover trial［J］. Neuro Rehabilitation,2014,34(2):235-244.

［26］Sütbeyaz S,Yavuzer G,Sezer N,et al. Mirror therapy enhances lower-extremity motor recovery and motor functioning after stroke:a randomized controlled trial［J］. Arch Phys Med Rehabil,2007,88(5):555-559.

［27］Mohan U,Babu SK,Kumar KV,et al. Effectiveness of mirror therapy on lower extremity motor recovery,balance and mobility in patients with acute stroke:A randomized sham-controlled pilot trial［J］. Ann Indian Acad Neurol,2013,16(4):634-639.

［28］崔立军,吴毅,胡永善.脑卒中后单侧忽略的评价及康复治疗［J］.中国康复医学杂志,2008,23(11):1043-1045.

［29］Thieme H,Mehrholz J,Pohl M,et al. Mirror therapy for improving motor function after stroke［J］. Cochrane Database Syst Rev,2012,3:8449.

［30］Ross B,Nedzelski JM,McLean JA. Efficacy of feedback training in long standing facial nerve paresis［J］. Laryngoscope,1991,101(7 Pt 1):744-750.

［31］Dalla Toffola E,Tinelli C,Lozza A,et al. Choosing the best rehabilitation treatment for Bell's palsy［J］. Eur J Phys Rehabil Med,2012,48(4):635-642.

［32］Feltham MG,Ledebt A,Bennett SJ,et al. The"mirror box"illusion:effect of visual information on bimanual coordination in children with spastic hemiparetic cerebral palsy［J］. Motor Control,2010,14(1):68-82.

［33］刘洋,李晓捷,汤敬华,等.镜像视觉反馈疗法治疗20例偏瘫型脑性瘫痪儿童上肢功能疗效观察［J］.中国中西医结合儿科学,2013,5(2):162-164.

［34］姚淑珍,勾丽洁,刘旭东,等.基于镜像神经元理论的镜像疗法在康复医学中的应用进展［J］.中国康复医学杂志,2017,32(7):846-850.

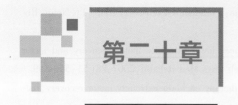

第二十章

虚拟现实技术

第一节 概　　述

一、基本概念

虚拟现实（virtual reality，VR）的概念最早源自 1932 年 Aldous Huxley 的长篇小说《美丽新世界》，研究始于 1965 年 Ivan E. Sutherland 教授提出的"ultimate display"，介绍以计算机显示三维空间图像的概念，1990 年美国 VPL Research 公司的创始人 J. Lanier 创造命名并沿用至今。随着计算机硬件技术与软件水平的发展和改进，人机交互的 VR 技术已广泛应用于多感官教学、飞行员训练、医疗训练（运用虚拟现实技术训练外科医生手术）、心理治疗和康复训练等专业实践领域。1993 年 Wann 和 Turnbull 首次提出了可视化虚拟康复疗法，将 VR 引入康复治疗当中，让患者直观地看到自己的操作，通过身临其境的体验虚拟环境来加强训练动作的认知强化。VR 的引入可提供视觉、听觉、本体感觉等多种反馈，训练过程富有趣味性，可让患者获得成功的感官体验并调动其训练积极性，主动参与训练过程，完成功能性任务，打破传统康复训练的局限，带来较好的医疗康复效果。

虚拟现实（VR）是一种拥有多种感知觉（视觉、触觉、运动觉等）相互作用的 3D 体验界面，它利用计算机生成一种模拟真实事物的虚拟环境（如行走、跑步、取物、绘图等），并通过多种传感设备使患者"投入"到该环境中，将康复内容巧妙地与虚拟现实技术结合，凸显了传统方法无法比拟的优势，提高训练的趣味性、针对性及反馈的时效性。

二、理论基础

（一）技术原理

根据最早提出虚拟现实概念的学者 Jaron Lanier 的理论，虚拟现实，又称假想现实，意味着"用电子计算机合成的人工世界"。这个领域与计算机有着不可分离的密切关系，信息科学是合成虚拟现实的基本前提。VR 技术具有超越现实的虚拟性，系统核心设备是计算机，主要功能之一是生成虚拟境界的图形，故又称为图形工作站。图像显示设备是用于产生立体视觉效果的关键外设，目前常见的产品包括光阀眼镜、三维投影仪和头盔显示器等。其他外设主要用于实现与虚拟现实的交互功能,包括数据手套、三维鼠标、运动跟踪器、力反馈装置、语音识别与合成系统等。

生成虚拟现实需要解决以下三个主要问题:①以假乱真的存在技术。即,怎样合成对观察者的感官器官来说与实际存在相一致的输入信息,也就是如何可以产生与现实环境一样的视觉,触觉,嗅觉等。②相互作用。观察者怎样积极和能动地操作虚拟现实,以实现不同的视点景象和更高层次的感觉信息。实际上也就是怎么样可以看得更像、听得更真等。③自律性现实。感觉者如何在未意识到自己动作、行为的条件下得到栩栩如生的现实感。在这里,观察者、传感器、计算机仿真系统与显示系统构成了一个相互作用的闭环流程。

(二)技术特征

虚拟现实技术具有"3I"的特性:immersion(沉浸性)、interaction(交互性)和 imagination(构想性),①沉浸:是 VR 系统的核心,表示用户投入到由计算机生成的虚拟场景中,用户在虚拟场景中有身临其境之感。②交互:表示用户与虚拟场景中各种对象相互作用,它是人机和谐的关键性因素。③想象:VR 不仅仅是一个用户与终端的接口,而且可使用户沉浸于此环境中获取新的知识,提高感性和理性认识,从而产生新的想象。VR 为处在该环境下的用户提供包括视觉、听觉、触觉等多种直观而又自然的实时感知交互。当用户能够产生身临其境的感觉时,则利用该技术建立的虚拟现实系统就是有效的。

(三)作用机制

虚拟现实技术相对于常规治疗可以显著改善患者的功能,其已知的作用机制如下:①VR 可以促进对侧感觉运动皮层的功能重塑。fMRI 显示,当脑卒中患者患侧上肢活动时,健侧大脑的初级运动皮质区、两侧大脑的次级运动皮质区以及初级感觉运动皮质区均有激活,而经过 VR 训练后,只有患侧大脑的初级感觉运动皮质区有激活,而健侧大脑的活动降低或消失,其脑部活化情形和健侧手活动时相似,这表明 VR 训练可以促进脑卒中患者大脑皮质功能重塑以及抑制卒中后不正常的脑部活动。EEG 证实虚拟现实训练可以增强脑卒中患者患侧大脑与运动计划和运动学习等相关脑区的激活。这种皮质重塑对脑卒中患者运动功能的恢复有关键作用。②VR 技术可以提供视觉、听觉及本体感觉的反馈,且能够根据患者的功能水平设置不同的任务类型及难易程度,具有挑战性但同时又能让患者获得成功的喜悦,激励患者不断地挑战并最终获得功能水平的提高。相较于一般的卒中后康复训练,VR 训练更符合近代神经系统病患的物理治疗理念。首先,传统的物理治疗过程为了达到大量与密集的练习,常会需要许多重复且无趣的动作训练,因而训练过程中患者往往兴趣和执行的意愿较低。而在 VR 训练中,治疗多变且有趣味性,这样大大提升了患者的学习动机和参与程度。另外,VR 可以随时提供精确的反馈,这也是一般训练方法很难达到的。在虚拟环境下,患者可以同时获得包括视觉、前庭及本体感觉等大量且多途径的感觉刺激反馈,并且这些众多的感觉能够与所处的环境进行互动。此外,VR 可以提供多种模拟的真实环境,多变的训练场景能够提供各种不同的环境需求,从而促使治疗训练能够更有效的被整合和应用于真实环境中,且能够提供有实际意义的任务需求训练。③虚拟现实训练强调患者的主动参与,主动的运动训练相比被动训练更有利于功能改善及皮质功能重塑。

第二节　治 疗 技 术

一、分类

虚拟现实技术通常为 3D 环境,可以根据沉浸的程度将其分为两种类型,分别为"沉浸式"和"非沉浸式"。在"非沉浸式"的环境中,患者只能和呈现在有或没有触屏装置的电脑显示屏上的环境进行交互作用。其装置为键盘、鼠标、触摸屏等普通外设。"沉浸式"与"非沉浸式"相比沉浸性更好,患者"身临其境"的感觉更加强烈。"沉浸式"虚拟现实其明显的特点是:利用头盔显示器将用户的视觉、听觉封闭起来,产生虚拟视觉,同时,它利用数据手套把用户的手部感觉通道封闭起来,产生虚拟触动感。系统中参与者通过语音识别器对系统主机下达操作命令,与此同时,头、手、眼均有相应的头部跟踪器、手部跟踪器、眼睛视向跟踪器的追踪,使系统达到尽可能的实时性。临境系统是真实环境替代的理想模型,它具有最新交互手段的虚拟环境。常见的"沉浸式"系统有:基于头盔式显示器的系统、投影式虚拟现实系统。"沉浸式"的环境中,患者有强烈的"身临其境"的感觉,他们可以通过头盔式或者大屏幕式的设备,观察在屏幕上显示的自己或者虚拟的化身。其装置为空间球、位置跟踪器、数据手套、立体眼镜等虚拟外设。但是,有报告显示高达 61% 的参与者在"沉浸式"虚拟环境中会有不同程度的不良反应,比如恶心、头痛、定向障碍,影响测试者在虚拟环境中的表现,并且"沉浸式"设备更加昂贵。所以根据具体条件,选择合适的设备至关重要。

二、设备

虚拟现实技术的核心是计算机系统,各类依据该技术生产的设备琳琅满目。在临床上,康复治疗过程中根据治疗目的不同选择相应的设备及软件系统。国内目前有各种型号的虚拟现实康复训练设备,如大家熟悉的各种类型的虚拟情景互动康复训练系统,以及先进 VR 技术的代表智能化整合运动分析与训练系统等。

各种类型虚拟情景互动康复训练系统目前在很多康复机构使用,它采用最新的计算机图形与图像技术,患者被放置在一个虚拟的环境,通过抠相技术,使患者在屏幕上看到自己或自己的虚拟图形式,根据屏幕中情景的变化和提示做各种动作,以保持屏幕中情景模式的继续,直到最终完成训练目标。包括坐姿训练、站姿平衡训练、上肢综合训练、步态行走训练,每个治疗方案有多种训练方式,为不同患者提供个性化治疗。

随着科学技术的发展与普及,各种更为先进的、新的虚拟现实训练设备也在不断涌现。国际上某一品牌的智能化整合运动分析与训练系统代表了当今康复医学的先进技术。此套系统将全面的康复评测和训练融为一体,数据实时处理并实时分析、实时对比,可以将运动评测训练的效率最大化,同时,涵盖了传统运动分析设备没有的平衡、认知、ADL 等方面的评定和训练功能。此外,该系统的活动平台可以完成上-下、左-右、前-后等单一方向或叠加方向的运动,其双带自适应跑台可让患者从本体感觉及前庭觉上真正体验各种生活场景。其中双带自适应跑台采用国际先进的自适应技术,它不同于普通跑台,其跑台速度可以根据患者实际的行走速度自动进行调整,从而真正还原患者在现实地面行走的感觉,该跑台具有两条跑带,而两条跑带可以分别以不同的速度运行,跑带上集成了足底压力分析,患者在跑带上行走的全过程都会被记录下来,完成了更高效、准确的数据采集任务。这也对治疗师对任务结局分析提供了可靠的依据。该系统具备实时评估的功能,治疗师能够在患者在行走时观察到患者的动力学和动能学运动数据。另外,可以让患者一边走一边看到自己的步态数据较正常人的差别,以便及时对步态进行调整,达到实时训练反馈。而且系统所包含的巨大环影屏幕和仿真立体声投影技术,能够达到330°全景屏幕投影,远超人体正常180°的视角,因此患者在训练时,可全视角范围内看到系统构建的震撼虚拟场景,充分发挥"沉浸式"虚拟训练的优点,同时,系统训练平台和运动捕捉系统会同步收集患者运动数据,根据患者的运动情况调整环境变化,更加人性化的设计让患者身心真正充分融入虚拟场景。归结起来目前国际上该种先进的 VR 系统涵盖了以下六个技术理念,包括高精度的三维运动捕捉技术、浸入式治疗技术、可视化肌力的生物反馈技术、自动化控制的 6 个自由度运动平台技术、三维测力技术和高速的计算机控制技术。

第三节　临床应用

一、治疗思路与操作要点

（一）治疗思路

1. 评估　治疗前根据患者功能障碍和治疗目的(如改善肢体运动功能障碍、平衡能力、步行能力等不同治疗目的)的不同应用相应的客观评定方法或量表对患者的基准情况进行评估并记录;如果虚拟现实设备本身具有评估功能,则治疗师必须在准备设置的虚拟环境中对患者功能进行匹配性的评估。

2. 治疗目标　通过训练不断提高患者在虚拟现实活动中的难度及复杂程度,从而逐渐提高患者的功能。

3. 治疗方案　根据患者的功能情况,选用恰当的虚拟现实设备,设置适合的虚拟现实场景和难度水平,进行针对性的功能训练。如肩前屈障碍患者,选用保龄球等虚拟环境,在击出保龄球的动作过程中训练患者肩关节前屈的功能。

（二）操作要点

1. 适应证　各种因病、伤、残所导致的肢体功能障碍、认知障碍、言语语言障碍、心理障碍、工作能力障碍等,如脑卒中、脑外伤、血管痴呆、脑瘫、脊髓损伤、手外伤、烧伤、慢性疼痛等。

2. 禁忌证　病情不稳定、昏迷、严重认知障碍不能合作者、严重抵触虚拟现实训练者等。

3. 治疗原则　虽然因虚拟现实设备和治疗目的不同,具体的操作实施会有差异,但应用虚拟现实技术进行治疗时的原则如下:

（1）进行虚拟现实训练前,应对患者实际功能、主要问题及需求进行全面的评估,根据评定结果去选择适合患者进行的虚拟现实训练项目,部分设备具备有相应评估功能的,也可以进行相应的评估。

（2）训练前应对患者或家属进行宣教,让患者了解什么是虚拟现实,需要怎么做,得到患者或家属的配合,最大限度地调动患者的主动积极性。

（3）和患者或家属共同制定活动的目标,并开展相应的虚拟现实训练项目。

（4）根据活动分析结果或者前后的评估结果,找出患者不能完成部分,并对任务完成不佳或缺失部分进行针对性的训练或提供辅助技术服务。

（5）确保服务对象能安全完成活动后,鼓励其按预定目标进行活动。

（6）定期进行阶段性的训练结果分析,标注出患者的进步与不足,为下一步的训练提供调整方案。

4. 注意事项

（1）每次虚拟现实训练的治疗时间可控制在 20~30min,对于注意力集中障碍的患者,可以进行间断式认知虚拟现实训练。

（2）在虚拟现实针对运动功能训练,在肢体进行相应活动的过程中,避免因活动方法、方式不当造成损伤。

（3）治疗环境要求无障碍,确保提供安全的活动场所,针对平衡、步行虚拟现实训练时仍有跌倒风险的患者,给予必要的安全保护。

（4）借助机器人、跑步平台技术等的虚拟现实训练,紧急安全按钮要显而易见,患者和治疗师均可以容易触碰,避免因设备、软件问题造成故障引起患者的损伤,确保治疗中的安全。

（5）根据服务对象的需要和功能情况选择合适的虚拟现实活动,治疗师提前做好周密计划,可个别进行,也可以小组方式进行。

（6）当使用“沉浸式”设备进行训练时,因对患者的真实视觉阻挡,训练前应加强宣教,避免摔倒。训练过程中,避免因虚拟的场景画面变换过快而出现不适,如出现眩晕、恶心等症状,及时暂停治疗;治疗过程中可监测患者的心率、血压等。

二、应用现状

虚拟现实技术已经被广泛应用于康复治疗的各个方面:在注意力缺陷、空间感知障碍、记忆障碍等认知康复,焦虑、抑郁、恐怖等情绪障碍和其他精神疾患的康复,运动不能、平衡协调性差和舞蹈症等运动障碍康复等领域都取得了很好的康复疗效。

VR 技术在运动功能障碍康复中的应用相当普及,国内外学者对虚拟现实训练在促进运动功能障碍中应用的研究也有很多,尤其凸显在虚拟现实技术与其他技术相结合的研究方面。Alexander Koening 等利用康复机器人为 4 例患者设计了 4 个虚拟康复场景用于他们的下肢运动功能康复训练。该四个虚拟康复场景包括十字路口场景、足球场场景、跨越障碍物场景以及雪中漫步场景。结果显示患者对虚拟场景带来的训练表现出了浓厚的兴趣,并且该训练取得了良好的治疗效果。患者希望可以继续进行虚拟现实训练,并参与更多不同的训练场景。也有研究显示将虚拟现实技术与平板步行训练结合在一起,可以使得患者更专注于任务。此外,受试者的功能水平亦可能会影响干预结果。功能水平相对差者其功能改善的空间较大,可能更容易获得功能的提高。

在认知功能障碍康复中,VR 的应用研究也有很多,现在有许多关于如何通过综合神经心理测试,到虚拟环境中来评估患者的认知功能(例如:记忆、执行功能、注意)的研究。结果显示在虚拟环境中的测试表现和现实生活中的表现,有很强的一致性。另外,虚拟现实的评估能可靠地区分有认知功能损伤的患者和健康人,并和常用标准测试的准确性相似。

以下以脑卒中和帕金森病为例,介绍 VR 技术的应用现状:

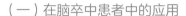

（一）在脑卒中患者中的应用

近年来已有少数研究以个案报告的模式探讨虚拟现实对于脑卒中患者康复的应用，研究结果显示应用 VR 有利于脑卒中患者的康复。

虚拟现实常应用于治疗脑卒中患者手功能障碍。2002 年，国外学者针对 3 位慢性脑卒中患者每日采取"非沉浸式"的 VR 手部功能训练 1.5h，训练内容包括：手指的关节活动度训练、动作速度训练、肌力和手指灵活性训练，联合强制性使用治疗 3.5h，经过 9 次治疗后，患者手指的关节活动度、动作速度、肌力和手指灵活性都均有所进步。Broeren 等在 2004 年报道针对一位卒中后 3 个多月的患者，采取"非沉浸式"VR，进行以球击倒砖块的游戏训练，每次治疗 90min，为期 4 周，共 12 次训练，结果显示患者患侧上肢在手指精细动作、抓握力量以及上肢控制方面都有显著进步，且治疗效果维持超过 5 个月。这些研究均显示 VR 较好的训练效果，但是大部分的研究是以个案报道的形式或者样本量较小，需要更多的、高水平的随机对照研究或大样本量的临床试验，为 VR 的应用提供更充足的循证支持。

而在治疗卒中患者动作功能方面，近期研究针对 19 位单侧忽略的慢性右脑卒中的患者进行实验。实验组患者接受"非沉浸式"VR 治疗进行穿越马路的训练，对照组则接受电脑视觉搜寻训练，两组患者每次治疗 45min，3 次/周，为期 4 周。结果显示两组患者的单侧忽略情况均有所改善，VR 组患者在单侧忽略测试中的表现与对照组并无显著区别，但 VR 组患者完成测试的时间更快，且在实际穿越马路时的表现更好。另外，有学者针对 10 位慢性卒中在"沉浸式"VR 中做跨越障碍的训练，每次治疗 60min，3 次/周；为期 2 周后，相比于对照组，患者在步速、步长、步行耐力以及跨越障碍物等方面都有更显著的进步。

对于 VR 对脑卒中步行能力和平衡能力的影响，一项研究将 21 位行走能力有障碍的慢性卒中患者，随机分为两组。实验组接受"非沉浸式"的跑步平台训练，对照组则接受常规的跑步平台训练。两组患者每次治疗均为 20min，每周 3 次，共 4 周。结果显示两组间并无显著差异，但 VR 组在步行时健侧下肢步长、Frenchay 活动量表（Frenchay activities index，FAI）评估和健康调查简表（SF-36）等评估方面均较治疗前有显著进步，而且日常生活功能性活动能力方面的进步可以维持 1 个月。另曾有学者利用 VR 虚拟社区环境下的跑步平台训练，以研究 VR 在社区行走能力方面的效果。这项研究将 21 位步行功能障碍的患者随机分为两组，实验组接受"非沉浸式"的 VR 跑步平台训练，对照组则接受常规的跑步平台训练，两组患者每次治疗时间均为 20min，一周 3 次，为期 3 周。治疗期结束后，VR 组患者无论在户外街道行走 400m 用时、步行速度、10m 跨越障碍物的时间等指标方面的进步幅度均较对照组要明显，代表 VR 训练可能改善卒中患者的社区行走能力。国内关于虚拟现实技术对脑卒中患者平衡及步行能力康复效果的 meta 分析也显示，虚拟现实技术可以显著改善脑卒中患者的平衡及步行能力。

（二）在帕金森病患者中的应用

起始和维持动作困难是帕金森病患者的主要症状之一，尤其是在步行的时候更为明显，这些症状随着疾病的进展会越来越严重。虽然可以通过药物（例如左旋多巴）来缓解症状，但是随着服用药物的时间增长，缓解症状的效果会越来越差，甚至会产生一些副作用，如手足徐动（athetotic movements）等。另有一种常见于帕金森病患者的现象即为反常运动性病（kinesia paradoxa），这类患者表现为无法在空旷的场所迈步或者行走困难，但是却可以跨过路上的障碍物。因此，有研究利用 VR 在真实的环境中投射虚拟障碍物，帕金森病患者仍然会出现上述现象，但经由 2h 的训练后其步长显著增加，部分患者甚至可以不需要提示就能迈步并维持步伐,这样的训练效果可以维持 2~3 个月。另外,Albani 等学者针对 2 位发病 2~3 年、Hoehn-Yahr 分期第 Ⅱ 期的帕金森病患者以及 10 位正常受试者,进行利用控制杆行走在"沉浸式"的虚拟现实环境训练,以行走的速度、指认物品的能力以及短期记忆能力为评估指标,发现帕金森病患者相对于正常受试者在指认物品以及短期记忆能力方面表现稍差,而其行走速度尤其是通过狭小空间如走进房间的时候则明显迟缓,但是在真实环境中这两位患者在做动作的时候并没有出现动作障碍的现象。因此,利用 VR 可以更精准地检测出患者表现较差的部分,进而针对性地设计治疗计划,指导患者在面对类似情景时应如何应对,从而促进患者独立自主的能力并提高生活质量。

三、典型病例

(一)病情概要

患者,男性,44 岁,工人,主诉左上肢乏力 8 个月余,2 个月前晨起突发神志不清伴四肢抽搐 4 次,持续数分钟后缓解。1 个月前上海某医院行全脑 DSA 示:烟雾病;22 天前开颅行脑动脉搭桥术。外院 8 日前头颅 CT 示:左额顶部术后及颅骨固定术后,两侧基底节区、侧脑室旁多发梗塞灶。现患者遗留右侧肢体功能障碍以右上肢为主,为进一步改善右侧上肢功能前来就诊。

(二)临床检查

1. 专科检查　神志清、精神可,情感反应正常,口齿清晰,回答切题,查体合作。复述、听理解、命名、阅读正常,视觉正常,书写、抄写可。MMSE:29/30 分;坐、立位平衡 3 级,右单腿站立 8s,左侧单腿站立超过 15s;Berg 平衡量表评分 52 分;右侧肢体 Brunnstrom 分期(上肢-手-下肢)为 Ⅴ-Ⅵ-Ⅵ 期,Fugl-Meyer 右上肢评分 57/66 分。四肢各关节主被动关节活动度无明显异常;右侧上下肢各主要肌群肌力 4+级,左侧肢体肌力未见明显异常;右侧上肢深感觉减退,运动觉正确率 4/5 次。静止状态下右侧肢体各肌群无明显肌张力增高,但上肢灵活性较差,普度钉板测试 30s 内完成插针 10 支,右手摸肩向上伸展 10 次用时 17s(左侧用时 10s)。ADL 评定 BI 得分 100 分。

2. 辅助检查　头颅 CT 示:左额顶部术后及颅骨固定术后,两侧基底节区、侧脑室旁多发梗死灶。

(三)病情分析

根据病史、查体及头颅 CT 等辅助检查结果可知该患者为脑血管病后右侧偏瘫患者;根据入院评估结果可知,患者目前主要遗留有右上肢运动、感觉功能障碍。

(四)诊断

1. 疾病诊断　脑血管病恢复期,脑底异常血管网病(烟雾病)术后,2 型糖尿病,症状性癫痫。

2. 功能诊断　右侧偏瘫。

(五)康复目标

1. 近期目标(2~3 周)　左侧上肢-手 Brunnstrom 分期至 Ⅵ-Ⅵ 期;增加左侧肢体肌肉力量至 5-级;改善左上肢灵活性。

2. 远期目标　回归家庭和社会,重返工作。

(六)治疗思路

患者视觉功能正常,未有明显认知功能障碍,且患者上肢运动控制能力有一定的基础,目前治疗的主要目的在于提高患侧上肢的灵活性；可以利用 VR 设置任务导向的上肢灵活性训练，在提高训练的趣味性同时提高治疗的效率。因此在常规的康复治疗之外，治疗师同时在虚拟现实系统设置切水果游戏虚拟场景促进患者右侧上肢灵活性的改善。

（七）治疗程序

治疗师训练前给予患者关于虚拟现实训练的宣教，介绍训练目的，以及虚拟游戏场景中应用右上肢切水果的方法、得分规则以及注意事项。患者理解后，治疗师将系统调试到相应难度等级进行训练。训练过程根据患者得分情况，逐渐增加游戏难度（如水果出现的数量、速度、干扰物等）及复杂程度，并每日保存训练档案（图 20-3-1）。每次训练 20min，每日 1 次，每周 6 次。在训练过程中，治疗师观察到患者对在游戏中训练兴趣浓厚，因此训练的投入程度较常规治疗明显增加，且患者能够通过系统所反馈的训练结果如增加的得分和游戏等级等获得自信，因此训练效果较理想。

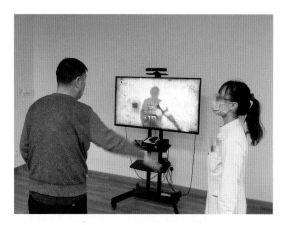

图 20-3-1　患者利用情景互动设施进行偏瘫侧上肢灵活性的训练

（八）康复治疗结局

训练 2 周后，患者右上肢 Brunnstrom 分期Ⅵ期，Fugl-Meyer 评分 65 分，右侧上肢灵活性较前明显改善，Perdue pegboard 测试 30s 内完成插针 14 支，右手摸肩向上伸展 10 次用时约 13s。

四、扩展阅读

虚拟现实技术是基于软件、硬件以及计算机所呈现的，在康复治疗方面，虚拟现实训练在康复亚专科、亚专业中都有涉及，并且已取得重大成果和进步。如国内外很多学者已经研究证实，虚拟现实技术在脑卒中患者的康复训练中也有其有效性和适用性。虽然虚拟环境不能显示现实环境，但是虚拟环境可以按照用户的需求进行设计和交互。具有标准化、可重复利用、可控性强等优势，可根据不同患者的需要创造不同的虚拟环境，也可为同一患者提供不同难度的治疗方式，并且可以提供治疗效果的评估和验证。VR 能够打破传统训练方式的诸多局限，节省大量的人力物力、提高患者的积极性。而且康复训练中对虚拟现实技术的引入，不仅为患者带来视觉和思维的真实体验感，更重要的是将患者作为一个完整的生物个人融入虚拟环境中，这就更加符合了现代医学的发展理念。

当然，VR 在康复治疗领域的发展中还是存在着一些问题：①诸多的 VR 康复系统直接是针对某类障碍设计的，而对患者个体文化、年龄、性别、受教育程度等差异融入不足。②对认知康复研究虽有一定成效，但仍缺少大样本研究，认知功能在很大程度上决定了患者的日常自理生活、肢体的运动功能，所以对虚拟现实技术在认知康复的研究应当引起足够的重视。③VR 康复系统的建设还处在不断发展的阶段，虚拟设备生产成本较高，尤其"沉浸式"虚拟现实技术在康复治疗中的介入难以实现大规模使用。④研究缺乏全面的临床对照试验，难以进行精确的有效性评价。

由于 VR 是一种基于全新技术的应用，并且和目前许多的商业形态都能产生很多联系电视、电影、家装、地产、购物等诸多我们生活相关的细节都能通过 VR 进行全新的呈现。因此很多人都将 VR 看作下一个投资和创业的风口。许多国际著名高新企业的高端旗舰产品都在 2016 年集中发售，因此，2016 年又被称为"VR 元年"。随着科学技术的发展，经过众多学者的不断探索，我们也深信虚拟现实技术在康复医疗中会发挥越来越重要的作用。

（刘　浩）

参 考 文 献

［1］ Burdea G,Coiffet P. Virtual reality technology ［M］. New Jersey:John Wiley & Sons Inc. ,2003:3-4.

［2］ Sanchez-Vives MV,Slater M. From presence to consciousness through virtual reality ［J］. Nat Rev Neurosci,2005,6(4):332-339.

［3］ Slater M,Khanna P,Mortensen J,et al. Visual realism enhances realistic response in an immersive virtual environment ［J］. IEEE Comput Graph Appl,2009,29(3):76-84.

［4］ Jang SH,You SH,Hallett M,et al. Cortical reorganization and associated functional motor recovery after virtual reality in patients with chronic stroke:an experimenter-blind preliminary study ［J］. Arch Phys Med Rehabil,2005,86:2218-2223.

［5］ Calabro RS,Naro A,Russo M,et al. The role of virtual reality in improving motor performance as revealed by EEG:a randomized clinical trial ［J］. J Neuro Engineering Rehabil,2017,14:53.

［6］ Henderson A,Korner-Bitensky N,Levin M. Virtual reality in stroke rehabilitation:A systematic review of its effectiveness for upper limb motor recovery ［J］. Top Stroke Rehabilitation,2007,14(2):52-61.

［7］ Koenig A,Brutsch K,Zimmerli L,et al. Virtual environments increase participation of children with cerebral palsy in robot-aided treadmill training［M］. ［S.l.］:IEEE,2008:121-126.

［8］ Walker ML,Ringleb SI,Maihafer GC,et al. Virtual reality enhanced partial body weight-supported treadmill training post stroke:feasibility and effectiveness in 6 subjects ［J］. Archives of Physical Medicine and Rehabilitation,2010,91(1):115-122.

［9］ Canty AL,Fleming J,Patterson F,et al. Evaluation of a virtual reality prospective memory task use with individuals with severe traumatic brain injury ［J］. Neuropsychol Rehabil,2014,24(2):238-265.

［10］ Matheis RJ,Schultheis MT,Tiersky LA,et al. Is learning and memory different in a virtual environment ［J］ Clin Neuropsychol,2007,21:146-161.

［11］ Merians AS,Jack D,Boian R,et al. Virtual reality- augmented rehabilitation for patients following stroke［J］. Phys Ther,2002,82(9):898-915.

［12］ Broeren J,Rydmark M,Sunnerhagen KS. Virtual reality and haptics as a training device for movement rehabilitation after stroke:a single-case study ［J］. Arch Phys Med Rehabil,2004,85:1247-1250.

［13］ Katz N,Ring H,Naveh Y,et al. Interactive virtual environment training for safe street crossing of right hemisphere stroke patients with unilateral spatial neglect ［J］. Disabil Rehabil,2003,10:39-55.

［14］ Jeff DL,Brown DA,Pierson-Carey CD,et al. Stepping over obstacles to improve walking in individuals with post stroke hemiplegia ［J］. J Rehabil Res Dev,2004,41:283-292.

［15］ 林光华. 虚拟实境与科技辅具应用 ［M］∥王瑞瑶,林光华,林桑伊,等. 神经物理治疗学(下册). 台北:禾枫书局有限公司,2010:431-461.

［16］ Yang YR,Tsai MP,Chuang TY,et al. Virtual reality based training improves community ambulation in individuals with stroke:a randomized controlled trial ［J］. Gait Posture,2008,28:201-206.

［17］ 康海燕,许光旭. 虚拟现实技术对脑卒中患者平衡及步行能力康复效果的 meta 分析［J］. 中国康复医学杂志,2016,31(5):554-557.

［18］ Weghorst S,Prothero J,Furness T. Virtual images in the treatment of Parkinson's disease akinesia ［J］. Proceedings of Med Meets Virtual Reality,1994,2:242-243.

［19］ Albani G,Pignatti R,Bertella L,et al. Common daily activities in the virtual environment:a preliminary study in parkinsonian patients ［J］. Neurol Sci,2002,23:S49-S50.

［20］ Mundy L,Hiller JE. Rehabilitation of stroke patients using virtual reality games ［M］. Adelaide:Adelaide Health Technology Assessment（AHTA）,2010:2-5.

［21］ Adamovich SV,Merians AS,Boian R,et al. A virtual reality based exercise system for hand rehabilitation post-stroke［C］. Piscataway:Cambridge University Press,2003.

［22］ Kuttuva M,Boian R,Merians A,et al. The Rutgers arm,a rehabilitation system in virtual reality:a pilot study ［J］. Cyberpsychol Behav,2006,9(2):148-151.

［23］ Boian R,Lee CS,Deutsch JE,et al. Virtual reality-based system for ankle Rehabilitation post stroke［M］. Piscataway:Cambridge University Press,2002.

［24］ Boian R,Kourtev H,Erickson K,et al. Dual Stewart platform gait rehabilitation system for individuals post-stroke ［M］. Piscataway:Cambridge University Press,2003.

［25］ 王亨,王然,卓子寒,等. 虚拟现实及其用于辅助康复治疗的研究进展[J]. 生命科学仪器,2013,11(8):3-7.

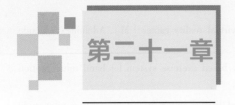

第二十一章

运动想象疗法

一、基本概念

早在 20 世纪 30 年代,学者就发现想象做某一种动作可以提高简单运动的功能水平,运动想象技术于 20 世纪 80 年代末、90 年代初开始逐渐应用于功能训练。运动想象疗法(motor imagery therapy,mental imagery therapy,MI)是指为了提高运动功能而进行的反复运动想象,没有任何运动输出,根据运动记忆在大脑中激活某一活动的特定区域,从而达到提高运动功能的目的。

运动想象是一种特殊的运动功能状态,这种状态是在工作记忆中内在再激活,同时不伴有任何明显的运动输出,并且遵循中枢运动控制的原则。运动想象与实际运动一样可以使皮质代表区发生变化。由于二者在激活皮质区域及神经生理的相似性,因此运动想象可以影响实际运动。是目前兴起的一种较有用的治疗策略,其涉及内容及应用范围越来越广。

一般将运动想象从运动觉和视觉划分为:运动觉想象(kinesthetic imagery,KI)和视觉想象(visual imagery,VI)两类。KI 是指在大脑中模拟与运动相关动作的感觉,以感知自身本体感觉为主,想象者感觉到自己实际完成了整个动作,又称为第一方想象或内在想象。VI 是指想象者好像在一定距离处看到了自己或者他人完成了整个动作,作为自身肢体动作或外部运动图像的旁观者,VI 以视觉感官意向为主,且与空间的环境密切相关,又称为第三方想象或外在想象。KI 更适于那些闭合式运动技能的学习,而 VI 更适合用于开放式运动技能的学习。与空间环境或模式运动相关的训练采取 VI 方法更好,而与手运动准确性相关的训练采用 KI 方法更好。

二、理论基础

(一)运动想象的理论模式

目前公认的"运动想象"的理论模式主要是"心理神经肌肉理论(psychoneuromuscular theory,PM)"。PM 理论是基于个体中枢神经系统已储存了进行运动的运动计划或"流程图"(schema)这一概念,它认为真实运动和运动想象有类似的运动神经元通路,通过对运动神经元和运动皮质中已存储的"运动模式"进行训练,可以使运动想象达到与真实运动同样的效果,从而实现对动作的理解及对运动技巧的学习掌握。由于个体中枢神经系统可储存已做过的运动计划或流程图,所以患者在想象与实际运动同样的动作时,该流程可被强化和完善。

想象通过改善运动技巧形成过程中的协调模式,给予肌肉额外的技能练习机会从而帮助习得或完成活动。任何随意运动,总是在脑内先有运动意图,然后才有兴奋冲动传出直至出现运动。运动想象充分发挥了患者的主观能动性,符合这种从脑部高级中枢到肢体的正常兴奋传导模式,从而能有效地促进正常运动反射弧的形成,提高活动能力和引发相似的皮质功能重塑,在康复治疗过程中可以选择性应用。脑损伤患者尽管存在身体功能障碍,但运动"流程图"可能仍保存完整或部分存在。脑卒中非完全性偏瘫肢体在运动时也总是先有运动意图,然后才有肌肉收缩和肢体运动。康复的作用之一是反复强化这一从大脑至肌群的正常运动模式,运动意图更能有效地促进这一正常运动传导通路的强化。早期应用运动想象可以增强感觉信息的输入,促进潜伏通路和休眠突触的活化,加速缺血半暗带的再灌注及脑血流的改善,降低神经功能的损害程度,配合其他治疗,可提高康复治疗效果,降低脑卒中的致残程度。对于完全性瘫痪的患者,通过运动想象,可促使受损运动传导通路的修复或重建,这也支持中枢神经损伤后有部分休眠状态的突触能苏醒并起到代偿作用,且其阈值随频繁的使用而降低的理论。

(二)运动想象的生理机制

近年来,脑部影像测量技术及神经电生理技术有了巨大进步,许多研究应用空间解析度极佳的功能性磁共振成像(functional magnetic resonance imaging,fMRI)或正电子辐射断层扫描(positron emission tomograph,PET),抑或如经颅磁刺激(transcranial magnetic stimulation,TMS)等来测量运动想象时脑部的能量代谢情形以及皮层的兴奋性变化等,使探讨运动想象活动中的脑功能、脑活动的研究有了重大的进展。影像学的研究证明运动想象与实际运动所涉及的脑区相似,包括皮质运动前区、辅助运动区、基底神经节、扣带回、顶叶皮层、小脑等。当进行手指、舌头、脚趾的运动想象可以系统的激活大脑初级运动皮质(primary motor cortex,M1)的特定区域。其中想象手指运动时将激活 M1 区的手指区域,想象脚趾运动时将激活对侧附加运动皮层足部区域后侧和对侧初级运动皮质足部区域,而舌头的运动想象将激活 M1 的舌区。研究显示当进行慢慢握紧手的动作的运动想象时,运动想象和实际动作一样,局部大脑血流(regional cerebral blood flow,rCBF)都比休息状态增加了 30%,rCBF 增加表明活跃的神经活动消耗了较多的能量。另有研究报道运动想象的皮层区域还涉及对侧额下皮层和中脑,这些区域在认知反馈中都具有重要的作用。

应用 TMS 作为评估工具,显示运动觉想象不仅激活相关的皮层区域而且还可以增加想象相关运动皮层区域的兴奋强度。有研究采用肌电对健康受试者运动想象时的脊髓、大脑皮质兴奋性进行检测,结果发现,放松任务会抑制运动诱发电位和 F 波,而想象任务则使运动诱发电位(motor evoked potential,MEP)和 F 波抑制减轻(恢复到接近基线水平),表明运动想象可以减少脊髓及大脑皮质水平的抑制,增加受累半球感觉运动区的募集和集中激活水平。这些运动想象相关皮层兴奋性改变的发现对研究运动想象的生理机制及其在临床的应用具有重要的意义。

脑电和肌电技术也是研究运动想象的重要手段之一。在较早的研究中,人们通过脑电发现了在运动想象时有较为明显的事件相关去同步(event-related desynchronization,ERD)和事件相关同步(event-related synchronization,ERS)现象,并认为它们是大脑神经元的同步和去同步化引起的。脑电图(electroencephalograph,EEG)研究也发现在想象动作练习时,脑部有电流产生。另外,在运动想象结束后会出现较为明显的β波反弹现象,据此认为利用这一信息有可能提高脑机系统的性能。目前关于 ERD、ERS 和 β 波反弹等与运动想象相关的现象的神经机制还有待进一步研究。

此外,研究证实运动想象时动作相关的四肢有微弱的电活动,其模式与实际做动作时的肌电活动相似。例如,有研究将踩踏板动作分成轻踩和用力踩两种,并让受试者分别进行实际或想象踩踏板动作,肌电图结果发现,无论想象或实际动作都有肌电反应,而且想象和实际动作相同,都是用力踩时比轻踩时肌电反应更强。

虽然目前的很多运动想象的研究都是基于手、手指、舌头、脚等开展的,但是其得出的结论适用于其他身体运动器官的运动想象。运动想象不仅在大脑激活区域上与实际运动有很高的重叠性,在一些行为表现上也具有一定的相似性。有学者应用手指的等长肌力训练,比较实际运动和运动想象两种训练方式的效果,发现两种训练后受试者的手指外展力量均有增强。只做运动想象,手指外展力量也会比原先进步 22%,虽较实际动作训练的进步幅度少 30%,但该实验证实,运动想象不仅可以活化神经生理系统,更有直接改善运动表现的可能。另有研究对比了实际运动与运动想象的反应,发现两者的时间差异没有显著性,而且不仅仅是在实际运动时受试的心率及呼吸频率会增加,运动想象时二者也会明显增加。通过这些现象推断,运动想象与实际运动具有类似的作用机制,仅仅是在肌肉激活水平上存在差异。

第二节　治疗技术

一、运动想象能力的评定

在进行运动想象疗法之前,一般应先对患者的运动想象能力进行评定。如脑损伤后患者的运动想象能力也可能受损,因此要先进行运动想象能力的评定,才能判断是否使用该疗法,想象能力是影响想象训练疗效的因素之一。

运动想象能力评定方法有多种,常用问卷评估工具有三种:早期用的运动想象问卷(movement imagery questionnaire,MIQ)及其修订版 MIQ-R、运动想象清晰度问卷(the vividness of motor imagery questionnaire,VMIQ),这两种评估方法对被测试者的运动能力要求较高,每个被试者先要实际完成一遍动作,然后再想象完成一遍动作,因此对于有运动功能障碍的脑卒中患者评定会有一定难度,所以比较适合用于健康人或运动员。而新的评估方法——运动觉及视觉想象问卷(the kinesthetic and visual imagery questionnaire,KVIQ-20)对被试者运动能力要求不高,故在健康人和功能障碍患者上均可适用。运动想象控制能力量表(the controllability of motor imagery scale)则是一种常用的代替评估方法。除问卷评估外,另一种评定运动想象能力的方法是运动想象筛选试验(motor imagery screening test,MIST)。下面就 KVIQ-20 和 MIST 进行详细的描述。

（一）运动觉及视觉想象问卷

运动觉及视觉想象问卷（KVIQ-20）是运动想象问卷 MIQ 的修订版，见表 21-2-1。它需让受试者完成 20 项共 10 个动作的运动觉和视觉想象：一种方法是评定想象后的清晰度（视觉评分）；另一种方法是感受到的运动程度（运动觉评分）对自己诱导的运动想象能力进行评分。采用 5 级评分法进行，视觉想象项目和运动觉想象项目评分标准详见表 21-2-2。KVIQ-20 评估的 10 个想象动作包括：颈部屈曲-伸展、双肩上抬/耸肩、健侧和患侧肩关节屈曲、健侧和患侧肘屈曲、健侧和患侧拇指与其他手指对指、躯干屈曲-伸展、健侧和患侧膝伸展、健侧和患侧髋外展、健侧和患侧足拍打地面、健侧和患侧足的内翻。评估时患者取坐位，首先向患者演示 1 次运动动作如肩前屈 180°，患者实际执行肩前屈 180° 这个动作 1 次，然后让患者想象肩前屈 180° 这个动作 1 次，想象期间肩关节并没有运动。先评估视觉想象，后评估运动觉想象。每一个运动动作的视觉想象或运动觉想象结束后，患者自我描述视觉想象清晰度（1 分为不能想象，5 分为如看见一样清晰）或运动觉想象感受强度（1 分为没有感受，5 分为如执行动作一样强烈），然后由评估者按照 5 分制记录视觉想象分数、运动觉想象分数和总分。总分最高分为 100 分，其中运动觉想象占 50 分，视觉想象占 50 分。有运动障碍的患者如果其对某项活动的想象体验越深，其运动想象的能力会越强，则 KVIQ-20 评分也会越高，想象训练的效果会越好。

表 21-2-1　KVIQ-20

分值	视觉想象	运动觉想象
颈部屈曲-伸展	视觉想象	运动觉想象
耸肩	视觉想象	运动觉想象
肩前屈	非优势侧视觉想象	非优势侧运动觉想象
屈肘	优势侧视觉想象	优势侧运动觉想象
对指	优势侧视觉想象	优势侧运动觉想象
躯干前屈	视觉想象	运动觉想象
伸膝	非优势侧视觉想象	非优势侧运动觉想象
髋外展	优势侧视觉想象	优势侧运动觉想象
脚打拍子	非优势侧视觉想象	非优势侧运动觉想象
足外旋	优势侧视觉想象	优势侧运动觉想象

表 21-2-2　KVIQ-20 视觉、运动觉想象评分标准

分值	视觉想象评分标准	运动觉想象评分标准
5	很清晰	感觉和真实的运动很接近
4	清晰	感觉和真实的运动接近
3	一般清晰	一般接近
2	模糊不清	有点接近
1	没有印象	没有印象

非优势侧指患者想象左侧肢体的活动,以评估右侧(非优势侧)大脑的想象能力;优势侧指想象右侧肢体的活动,以评估左侧(优势侧)大脑的想象能力。

（二）运动想象筛选试验

运动想象筛选试验(MIST)是让受试者想象迈步运动,即将足迈上高度为 3cm 的台阶,然后下台阶,在每次上台阶时口头讲出来,直到评定者叫停为止。每一次试验时间不同,评定者可随机进行如 25s、15s、35s。然后让受试者在同样时间内进行实际上台阶运动。治疗师要对记录想象和实际上台阶的情况,除了记录上台阶的次数外,也要用秒表记录每一次上台阶的时间,以便能很好地对想象上台阶运动与实际上台阶运动进行比较。另外,需注意的是,对非瘫痪侧下肢进行试验时,想象运动在实际运动前进行。

也有利用患者想象治疗时心率或呼吸率的增加程度进行评估,或利用想象动作和实际动作完成的时间差来进行评估的方法。这些评估方法当然还需要进一步的信度和效度测试。如利用想象动作和实际动作完成的时间差来进行评估的方法,还是存在较多的争议和局限。

二、基本程序及操作方法

运动想象是整个康复过程都可运用的治疗手段,不依赖患者残存的运动活动能力。但需要通过评估患者运动想象能力,确定治疗对象能否介入该项治疗。国外学者提出运动想象和传统功能训练必须一起使用,但短于一般的功能训练时间,一般 12~15min 为宜。概括起来进行运动想象的实施可以分为 6 个步骤:①说明任务;②预习;③运动想象;④重复;⑤问题的解决;⑥实际应用。

运动想象方案设计因人而异,不同的训练目标有不同的运动想象模式,内容和方法上也多种多样,但可作为指导临床治疗的规范方案尚未提出。目前认为"想象"的活动应是有针对性地从功能训练活动中进行选择。

一般操作是在每次功能训练后,让患者移至安静的房间听 10min"运动想象"指导语录音带(前两次治疗可有人陪伴)。患者闭目仰卧于床上,用 2~3min 进行全身放松。指导患者想象其躺在一个温暖、放松的地方,让其先使脚部肌肉交替紧张、放松,随后是双腿、双上肢和手,逐步放松全身。在进行运动想象之前,治疗对象应该对任务有明确的认识,明白该做什么,如何去做。然后是"预习",也就是治疗对象把这个动作想象一遍,在充分理解的基础上接着用 5~7min 提示患者进行间断的"运动想象",想象的内容应集中于某项或某几项活动,以改善某种功能,同时强调患者利用全部的感觉,如视觉、触觉、温度觉等。最后 2min 让患者把注意力重新集中于自己的身体和周围环境,告诉患者回到了训练房间,让其体会身体的感觉,然后让其注意听周围的声音,最后解说者从 10 倒数至 1,在数到 1 时让患者睁开眼。运动想象疗法的具体实施方法有 3 种方式:听录音指令、自我调节及观察后练习。

在患者的功能训练中,技巧学习首先是产生运动意念,随后发展适应环境需要的运动模式控制能力。当患者对简单活动获得较好控制能力和力量后,对这些活动的直接注意力就会减少,因此治疗师应注意提供适当的训练条件,且应注意引导患者把从特定的康复环境中学会的活动技能不断在其他复杂多变的环境中应用。可在作业治疗中加入运动想象等技术,注重日常生活活动能力的训练。

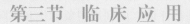

第三节 临床应用

一、治疗思路及操作要点

(一)治疗思路

在对患者进行运动想象疗法前,治疗师首先要对患者进行相应的评估,确定患者是否适合使用该种疗法。对于适合的患者,治疗师要根据患者的功能问题,明确训练目标,根据日常的功能训练要点,提前对训练动作进行分解,明确指令,方便在实施时能顺利展开想象。治疗环境要安静、舒适,可以在独立的房间或家中进行,患者闭目仰卧,能得到很好的放松。想象前要让患者了解什么是运动想象疗法,怎么去配合指令完成想象,让患者充分了解要完成动作的组成部分,能感觉到生动的图像,可以用音乐引导患者逐步放松全身,根据目标实施相应的运动想象,患者可以听录音指示或治疗师指示进行逐步的运动想象,也可以让患者用自我调节、观察后练习的方式去进行。当然,一次或几次的想象是不够的,应该多次重复,而且在想象任务过程中,强调患者要调用全部的感觉。5~7min 后,重新将患者注意力集中在自己的身体和周围环境,然后结束运动想象。随着运动功能的进步,治疗师要及时将想象的内容改进,并与实际的功能训练相一致。当患者能熟练掌握想象疗法后,也可以让患者在治疗室外或家中,没有治疗师指导下独立进行想象治疗。进行运动想象的目的是为了获得能力,而对于患者来说可以在重获部分运动功能后进行实际应用。

实施运动想象疗法时,可以按以下 5 个步骤进行:①评估患者的运动想象能力;②让患者了解运动想象疗法;③对患者讲解运动想象技术;④实施运动想象疗法;⑤改进运动想象疗法。其中⑤改进运动想象内容后,再到第③步骤开始,形成循环链。

(二)操作要点

1. 适应证 正常人运动;脑卒中、脑外伤、脊髓损伤、截肢等。

运动想象疗法应用已比较普及,近年来的研究发现"运动想象"还可改善脑卒中偏瘫患者的运动功能,可作为激活运动网络的一种手段,适用于脑卒中的任何阶段,有利于提高患者的上下肢功能、坐-站能力、日常生活活动能力和功能性任务再学习能力(家务、做饭、购物等),改善单侧忽略等。虽然它的最佳适应证目前还不清楚,但越来越多的研究发现常规康复疗法辅以运动想象能达到更好的治疗效果。患者的选择和治疗可以从以下几个方面来考虑:

(1)进行简单评估,患者 MMSE>24 分,能够至少执行三步指令,可主动进行康复训练至少 10min。

(2)利用运动想象相关评定量表、实验进行评估,患者应具备一定的想象能力。

(3)动力大、焦虑少的患者运动想象疗法更好,而治疗本身可增加患者的动力和自信,因此,对于动力小且焦虑的患者应鼓励加入不应该排除。

(4)患者要有一定的依从性,如果不能够正确实施运动想象或者精确性不够,则运用替代方法,如视觉想象,但目前还没有提出客观的评估方法进行检测。

(5)应排除混乱运动想象者。脑卒中后患者仍具备一定的运动想象能力,但精确性和及时性都受到影响,表现为不能够进行精确的运动想象,或者可以进行精确的运动想象而无法进行时间点的匹配。

（6）也可利用自主神经系统调节情况来间接判断是否适用 MIT，利用患者想象治疗时心率或呼吸频率的增加程度进行评估。而利用想象动作和实际动作完成的时间差来进行评估的方法，目前还存在较多的争议和局限。

2. 禁忌证　明显的智力障碍、感觉性失语以及不能进行"运动想象"者（如 KVIQ-20 评定积分<25 分者）。

3. 注意事项　需注意的是，尽管运动想象训练不要求出现活动，但在实际操作中，某些比较好强或康复心切的患者由于不停地想象肢体的运动，可能导致焦虑或痉挛加重，也可能掺入不必要的人为因素。因此，对脑卒中患者的依从性的激活活动要简单，且在尽量短的时间内完成，同时加强对患者的练习的监督和指导，叮嘱患者注意休息。

二、典型病例

（一）病情概要

患者，男性，55 岁，从事职业中介工作，1 个月前无明显诱因下逐渐出现右侧肢体乏力，活动不利，伴头晕，无恶心。当地医院查头颅 MR 提示：左侧基底节区脑梗死。在该院行临床治疗好转后出院。现遗留有右侧肢体活动不利，为进一步提高右侧肢体运动功能及日常生活能力，入住我院。

（二）临床检查

1. 专科检查　神志清、精神可，情感反应正常，查体合作。步入病房。构音稍欠清晰，MMSE 27 分。坐、立位平衡 3 级；Brunnstrom 分期右侧上肢-手为Ⅲ-Ⅲ期，Fugl-Meyer 右上肢评分 25/66 分；四肢各关节主被动关节活动度无明显异常；右上肢屈肘肌群肌张力增高，MAS 评定 1 级，右上肢其余肌群未见明显张力异常；右侧上肢深、浅感觉减退；ADL 评定 BI 得分 40 分。

2. 辅助检查　头颅 MRI 示：左侧基底节区脑梗死。

（三）病情分析

根据病史、查体及头颅 MRI 等辅助检查结果可知该患者为脑血管病后右侧偏瘫患者；根据入院评估结果可知，患者目前主要遗留有右侧肢体运动、感觉功能障碍，且因为右侧上肢功能障碍导致日常生活活动能力重度损害。

（四）诊断

1. 疾病诊断　脑血管病恢复期，高血压 2 级（很高危）。

2. 功能诊断　右侧偏瘫；日常活动能力障碍。

（五）康复目标

1. 近期目标（4 周）　右侧上肢-手 Brunnstrom 分期至Ⅳ-Ⅳ期，提高日常生活活动能力，独立完成右手进食、饮水等日常活动。

2. 远期目标　日常生活自理，回归家庭和社会。

（六）治疗思路

发病前患者为右利手，卒中后由于患者右上肢运动功能障碍，患者进食、如厕清洁等日常生活活动均依靠左上肢完成，ADL 评定 BI 为 40 分。而限于右上肢的功能情况，尚不能够进行控制良好的单关节运动，很多 ADL 训练中，右上肢的参与度较低。因此可以考虑在日常康复训练之外，同时应用运动想象疗法，设定与日常生活活动相关的动作，促进患者右侧上肢运动功能的恢复以及 ADL 活动中右侧上肢使用能力的提高。

（七）治疗程序

首先对患者运动想象能力进行评估,患者 KVIQ-20 评分为 60 分,具有进行运动想象疗法的基本条件。在确定患者具备一定的运动想象能力之后,治疗师设计与该患者右上肢活动相关的训练动作进行训练。以右上肢进行饮水动作为例,首先将喝水动作分解为 9 个步骤:①坐在桌前,双手放在大腿上(图 21-3-1);②抬高右侧上肢到桌子上,并慢慢伸直胳膊,用手去拿水杯(图 21-3-2);③当右手手指碰到杯子时,慢慢将手指打开,抓住水杯的下面(图 21-3-3);④小心翼翼地将杯子拿起,保持杯子拿稳(图 21-3-4);⑤慢慢弯曲肘部,将杯子送到嘴边(图 21-3-5);⑥右侧肩膀慢慢上抬,非常认真地将杯子倾斜,将水送到嘴边,拿稳杯子,避免杯子里的水溢出(图 21-3-6);⑦水慢慢送入口中,闭上嘴唇,将水咽下(图 21-3-7);⑧拿稳杯子,慢慢将肘部伸直,将杯子放回桌面(图 21-3-8);⑨然后松开手指,将右手放回在大腿上(图 21-3-9)。训练前,将这 9 个分解步骤给患者做好宣教,让患者充分理解分解动作,并使用图片或操作演示,让患者掌握要想象的每一个画面(图 21-3-1~图 21-3-9)。治疗实施时,选一安静的治疗室,嘱患者闭目,舒服躺在床上,利用 1~2min 让患者充分放松全身,慢慢引导患者到喝水的逐个画面,进行 5~7min 的"运动想象"(图 21-3-10)。在治疗之初,发现该患者不能很好地集中注意力,因此在治疗间隔期间让患者休息片刻,然后再重新开始想象。训练过程中,治疗师向患者强调利用全部的感觉,如"抓到盛着温水的杯子,温水顺着

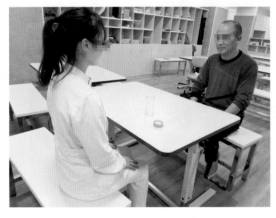

图 21-3-1 饮水动作分解步骤一

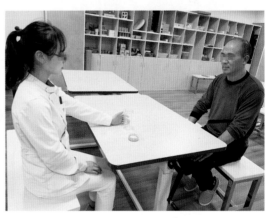

图 21-3-2 饮水动作分解步骤二

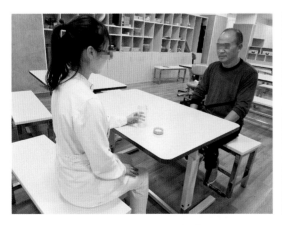

图 21-3-3 饮水动作分解步骤三

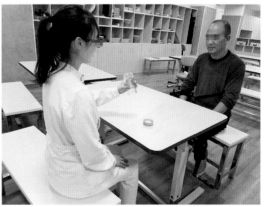

图 21-3-4 饮水动作分解步骤四

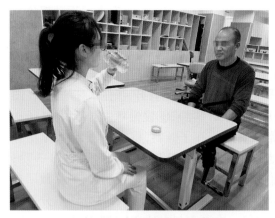

图 21-3-5　饮水动作分解步骤五

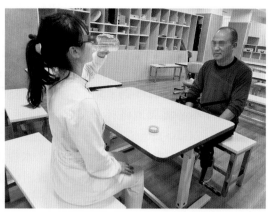

图 21-3-6　饮水动作分解步骤六

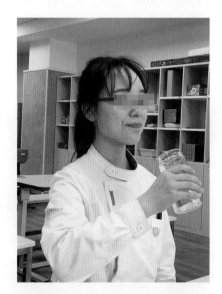

图 21-3-7　饮水动作分解步骤七

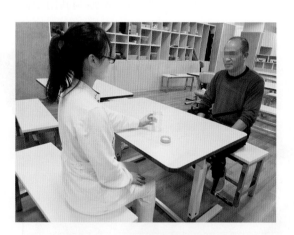

图 21-3-8　饮水动作分解步骤八

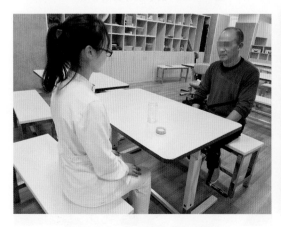

图 21-3-9　饮水动作分解步骤九

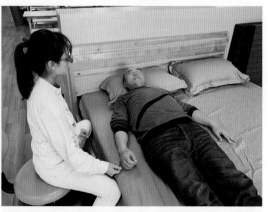

图 21-3-10　患者进行运动想象训练

舌头被咽下"。训练 2 天后,当患者能很好自我进行想象时,鼓励该患者自行进行饮水系列动作的运动想象。最后 2~3min,治疗师嘱患者将注意力重新集中于自己的身体,并体会右侧上肢的感觉以及治疗室周围的声音,最后治疗师从 10 倒数至 1,在数到 1 时让患者睁开眼。训练每次约持续 15min,每周 6 次。

（八）康复治疗结局

应用运动想象疗法结合常规康复治疗 2 周后,患者右上肢和右手功能明显改善,Brunnstrom 分期右侧上肢-手评定均为Ⅳ期,Fugl-Meyer 右上肢评分 40/66 分,可以基本完成用右手饮水(软纸杯除外)、进食等日常活动。ADL 评定 BI 增加为 75 分。

三、扩展阅读

运动想象疗法因投入成本较低,不需要特殊场地及昂贵的设备,治疗费用低,操作比较简单,而且不依赖于患者的残存运动功能,患者的入选标准也低,容易被接受,其涉及内容及应用范围也越来越广。尤其近年来,随着神经影像技术的进步,特别是 fMRI 的出现,为研究运动想象训练引起的中枢神经变化和脑的可塑性提供了强有力的证据,但国内外关于健康人的 fMRI 研究较多,而脑卒中患者的运动想象脑可塑性研究较少。另外,其他研究技术如PET、EEG 等也为解读运动想象治疗的作用机制提供了必要的补充。

目前国内有大量的实验研究运动想象疗法和现代康复手段结合的疗效,尤其运动想象疗法对脑卒中患者的上肢和下肢功能的改善,可以提高患者日常生活活动(ADL)能力。但这些临床研究之间的差异性较大,比如在何时进行运动想象干预(即对病程的选择)、每次干预持续的时间、每周干预的频率、共干预多久及运动想象训练的具体内容等方面尚未形成统一规范,对脑卒中康复工作的临床指导意义有限。因此,仍需要更多大样本、多中心、方法科学和规范的随机对照临床研究来加以验证,以提供更可靠的循证医学证据,形成一套统一的运动想象治疗规范来指导临床。有关运动想象疗法的神经生理机制大部分解释停留在假说阶段,机制不明制约了研究进展,这也需要学者不断努力去研究循证。

（刘　浩）

参 考 文 献

［1］　Duncan PW,Zorowitz R. Bates B,et al. Management of adult stroke rehabilitation care:a clinical practice guideline［J］. Stoke,2005,36:e100-e143.

［2］　Dickstein R,Deutsch JE. Motor imagery in physical therapist practice［J］. Physical Therapy,2007,87(7):942-953.

［3］　文清,杨晓莲,姜贵云,等. 脑卒中运动功能障碍康复的新进展[J]. 中国康复医学杂志,2007,22:188.

［4］　胡莉莉,朱玉连,胡永善. 临床康复治疗中运动想象的应用及其机制研究[J]. 神经病学与神经康复学杂志,2010,7(4):245-248.

［5］　Callow N,Hardy L. The relationship between the use of kinaesthetic imagery and different visual imagery perspectives［J］. J Sports Sci,2004,22(2):167-177.

［6］　Dickstein R,Deutsch JE. Motor imagery in physical therapist practice［J］. Phys Ther,2007,87(7):942-953.

［7］　Hall C,Buckolz E,Fishburne GJ. Imagery and the acquisition of motor skills［J］. Can J Sport Sci,1992,17(1):19-27.

［8］　Stevens JA,Stoykov ME. Using motor imagery in rehabilitation of hemiparesis［J］. Arch Phys Med Rehabil,

2003,84:1090-1092.

[9] 朱红军,何怀,刘传道,等. 运动想象疗法结合肌电生物反馈对脑卒中偏瘫患者上肢功能恢复的影响[J]. 中华物理医学与康复杂志,2011,33(6):443-446.

[10] 李继刚,田宝等. 运动想象的脑机制及其在功能康复中应用的研究进展[J]. 武汉体育学院学报,2005,39(5):64-67.

[11] Ehrsson H,Geyer S,Naito E. Imagery of voluntary movement of fingers,toes,and tongue activates corresponding body part specific motor representations [J]. J Neurophysiol ,2003,90(5):3304-3316.

[12] Ueno T,Inoue M,Matsuoka T,et al. Comparison between a real sequential finger and imagery movements:an FMRI study revisited [J]. Brain Imaging and Behavior,2010,4(1):80-85.

[13] Stinear CM,Byblow WD,Steyvers M,et al. Kinesthetic,but not visual,motor imagery modulates corticomotor excitability [J]. Exper Brain Res,2006,168(1-2):157-164.

[14] Fujisawa R,Kimura J,Taniguchi S,et al. Effect of volitional relaxation and motor imagery on F wave and MEP:Do these tasks affect excitability of the spinal or cortical motor neurons [J]. Clin Neurophysiol,2011,122(7):1405-1410.

[15] Pfurtscheller G. , Solis-Escalante T. Could the beta rebound in the EEG be suitable to realize a "brain switch" [J]? Clinl Neurophysiology,2009,120(1):24-29.

[16] Parsons LM. Integrating cognitive psychology,neurology and neuroimaging [J]. Acta Psychol,2001,107(1-3):155-181.

[17] Decety J,Jeannerod M,Durozard D,et al. Central activation of autonomic effectors during mental simulation of motor actions [J]. J Physiol,1993,461(1):549-563.

[18] Atienza F,Balaguer I,Garcia-Merita ML. Factor analysis and reliability of the Movement Imagery Questionnaire [J]. Percept Mot Skills,1994,78(3Pt):1323-1328.

[19] Roberts R,Callow N,Hardy L,et al. Movement imagery ability:development and assessment of a revised version of the vividness of movement imagery questionnaire[J]. J Sport Exerc Psychol,2008,30(2):200-221.

[20] Campos A,Lopez A,Perez MJ. Vividness of visual and haptic imagery of movement [J]. Percept Mot Skills,1998,87(1):271-274.

[21] Dickstein R,Deutsch JE. Motor imagery in physical therapist practice[J]. Phys Ther,2007,87(7):942-953.

[22] Malouin F,Richards CL,Jackson PL,et al. The Kinesthetic and Visual Imagery Questionnaire (KVIQ) for assessing motor imagery in persons with physical disabilities:a reliability and construct validity study[J]. J Neurol Phys Ther,2007,31(1):20-29.

[23] Jackson PL,Lafleur MF,Malouin F,et al. Functional cerebral reorganization following motor sequence learning through mental practice with motoe imagery [J]. Neuroimage,2003,20:1171-1180.

[24] Solodkin A,Hlustik P,Chen EE,et al. Fine modulation innetwork activation during motor execution and motor imagery [J]. Cereb Cortex,2004,14(11):1246-1255.

[25] Gao Q,Duan X,Chen H. Evaluation of effective connectivity of motor areas during motor imagery and execution using conditional Granger causality [J]. Neuroimage,2011,54(2):1280-1288.

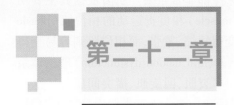

第二十二章

肌肉能量技术

一、概念

在手法治疗学的发展过程中,肌肉骨骼系统一直备受重视。肌肉能量技术(muscle energy technique)作为一种徒手治疗方法,通过诱导患者的肌肉沿着精确控制的角度和方向,以不同强度的主动收缩来抵抗治疗师的阻力而达到治疗目的。因该技术需要患者主动配合,故被归类于主动技术,其用力的大小取决于患者。

肌肉能量技术临床用途广泛,可用于延展短缩、痉挛和挛缩的肌肉,增强肌力减退的肌肉或肌群(出现生理性肌力减退)的力量,促进局部水肿的消除或减轻血肿,改善受限关节的活动。由于关节依赖于间接或直接的肌肉主动收缩而产生活动,因此可利用肌肉能量技术产生的肌肉运动来改善全身的关节功能障碍。

二、相关生理学

肌肉包含梭外肌纤维与梭内肌纤维,二者相串联。梭外肌纤维受 α 运动神经元支配。静息肌张力源于梭外肌纤维的交替收缩而非同时收缩,即一部分梭外肌纤维收缩时,其他肌纤维持休息状态。梭内肌纤维由对肌肉长度与张力敏感的 γ 神经纤维支配,当缩短或拉长的肌肉刺激到肌梭时,信息经 II 型传入神经纤维投射到脊髓。肌梭对长度和速度的变化非常敏感,并由复杂的中枢系统调控,肌梭会被预设好以应付预期的肌肉活动。若肌肉活动和肌梭预设值不匹配,则会产生异常的肌张力。该理论为躯体性功能失调的众多假说之一。高尔基腱器官与梭外肌纤维串联并对肌张力极其敏感,当被动牵拉肌肉时,高尔基腱器官感受到的肌张力增大,经由 I 型 β 纤维传递信息至脊髓,继而抑制 α 运动神经元的信号输出。

肌张力的调控非常复杂,来自关节周围软组织和肌肉的本体感觉传入脊髓并在脊髓中处理,其后经本体脊髓通路和局部反射形式来预设众多肌肉的功能状态。脊髓可学习正常和异常的肌肉程序。外周持续不断的传入异常刺激会改变脊髓层面的运动程序设计,从而出现异常的肌肉活动。另外,运动控制的过程也比较复杂,包含上行和下行的脊髓通路,该路径可整合有意识与无意识的运动行为,许多疾病都会引起这些传导通路发生改变。

　　肌纤维可分为两种:可快速收缩并放松的快缩肌纤维及缓慢收缩并放松的慢缩肌纤维。所有肌肉都含有这两种肌纤维,对肌肉的运动与位置保持都非常重要。肌肉根据其主要功能可分为负责长时间维持固定姿势的姿势肌(postural muscle)和负责运动的相位肌(phasic muscle)。姿势肌由于长时间处于半收缩状态下,通常变得短缩、紧张,而相位肌则容易变得无力,并且常处于被抑制状态。在脊柱运动功能失调(vertebral motion dysfunction)理论体系中最重要的姿势肌是位于第四解剖层的较短的肌肉,如多裂肌、回旋肌、横突间肌等。这些肌肉的肌梭非常密集,其作为本体感受器的功能远大于运动功能。当这类肌肉功能失调时,其局部功能的变化可导致整个关节力学机制发生改变,并且会影响竖脊肌等较大肌肉和肌群的运动。

三、肌肉收缩的形式

　　肌肉收缩主要有三种不同的形式:等长收缩、向心性等张收缩与离心性等张收缩。等长收缩是指肌肉收缩时,其初长度维持不变。当肌肉产生收缩以抵抗由治疗师施加的同样大小的作用力时,就会形成一定的肌肉张力并稳定保持,从而避免肌肉短缩。向心性等张收缩是指肌肉收缩时,肌肉张力不变,肌肉起止点互相靠近,肌肉长度减少。离心性等张收缩是指肌肉收缩时,肌肉张力不变,肌肉起止点相互分离,肌肉长度增加。

四、肌肉收缩在肌肉能量技术中的应用

　　在肌肉能量技术中最常使用的肌肉收缩形式是等长和等张收缩。等长收缩技术在脊柱系统中主要应用于短缩和紧张的肌肉,以解除生物力学的束缚,抑制其拮抗肌。由肌梭、高尔基腱器官、脊髓和脑皮质反射形成的复杂的神经调控机制能使短缩的肌肉经过等长收缩后被拉长至新的静息位长度。张力过高的肌肉放松后,其肌张力也会变得平衡。等张收缩技术较常应用于四肢相位肌群,通过一系列的向心性等张收缩,能使受抑制并且被弱化的肌群抵抗逐渐变大的阻力,改善肌肉的张力与力量。同时,通过反复的向心性运动,肌肉的张力和力量逐步改善,也可用来抑制其拮抗肌,使得互相拮抗的肌肉张力达到平衡。此外,向心性等张收缩有时也可用于解决关节运动障碍,增加关节活动。但抗阻的向心等张收缩通常会诱发疼痛而无法达到理想的治疗效果。

五、实施步骤

　　实施肌肉能量技术的 5 个必要步骤:

1. 患者主动的肌肉收缩。
2. 设定关节位置。
3. 肌肉朝特定的方向收缩。
4. 治疗师施加精准的阻力。
5. 可控的收缩强度。

　　在该过程中,治疗师以特定姿势固定患者肢体,嘱患者进行特定肌肉的收缩,并引导患者以特定的方向、力量收缩肌肉。治疗师施以特定的阻力,与患者相抵抗。抗阻运动中,治疗师应密切观察患者的情况,注意有无疼痛、头晕等情况。

　　在实施肌肉能量技术过程中患者常犯的错误包括:收缩强度过大;收缩方向错误;持续

收缩时间太短和收缩后无法正确放松等。治疗师最常犯的错误包括：不能正确控制进行抗阻运动的关节位置；阻力方向错误；给患者的指令不准确；在患者停止肌肉收缩后过快地转移至另一个关节位置。另外，治疗师必须在前一次等长收缩不应期结束后，再将目标肌肉摆放至新的长度位置。

临床经验提示，肌肉每次保持3~7s的收缩，重复3~5次，可达到较好的治疗效果。治疗师应控制肌肉保持较长时间收缩的时机和重复的次数。等长收缩无需过度用力，重点是在收缩过程中尽可能保持肌肉的长度不变，见表22-1-1。在持续进行轻微地收缩后，治疗师应将缩短的肌肉牵拉至新的放松状态下的长度，每次收缩后需暂停并且休息片刻。等张收缩技术需要患者用力收缩，以刺激目标肌纤维，肌肉用力收缩后可使拮抗肌放松。实施肌肉能量技术时，在变换体位以抵抗新的阻力前应让患者休息片刻。

表 22-1-1 等张与等长收缩的比较

等长收缩	等张收缩
1. 仔细地摆好位置	1. 仔细地摆好位置
2. 轻到中度的肌肉收缩	2. 重度到最大的肌肉收缩
3. 充分的阻力	3. 阻力的大小允许产生控制下的动作
4. 收缩后放松	4. 收缩后放松
5. 再重新摆好位置	5. 再重新摆好位置

六、适应证及禁忌证

肌肉能量技术的适应证包括：①肌肉僵硬，或因关节位置不正确、疼痛、过度使用后肌肉紧张引起的关节活动度下降；②神经损伤导致主动肌和拮抗肌之间失衡，造成关节活动度下降或活动异常；③由于扳机点导致的肌肉疼痛、肌筋膜痛；④肌力减退；⑤水肿。

肌肉能量技术的禁忌证包括：不稳定的骨折、关节失稳、严重的骨质疏松、炎症反应期的关节疼痛、认知障碍、肿瘤等。

七、应用示范

接下来，将以肘部为例，来示范肌肉能量技术的应用。肘部的常见功能障碍表现为肘关节伸展受限。造成其受限的原因可能是肱二头肌短缩和张力过高。治疗师可以选择等长收缩技术来进行治疗。步骤如下：

1. 患者坐在椅子上，放松，治疗师站在患者前方。
2. 治疗师一只手固定患者前臂，另一只手固定肘关节，见图22-1-1。
3. 治疗师将患者肘关节被动伸展至第一次感觉到伸展阻力的位置。
4. 嘱患者尝试以较小的力持续屈曲肘关节。
5. 治疗师施加与患者的用力方向相反的阻力。
6. 在完成3~7s的收缩后，嘱患者停止收缩并放松。
7. 在患者完全放松后，治疗师再将肘关节伸展至新的阻力点，见图22-1-2。
8. 重复步骤2~7并且进行3~5次收缩，直至伸肘完全恢复。

伸肘受限也可能是肱二头肌与肱三头肌的长度和力量上不平衡导致。肱三头肌肌力减退可能无法完成完全伸肘的动作。治疗师可选择等张收缩技术来进行治疗。步骤如下：

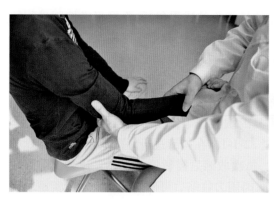

图 22-1-1　限制肘关节伸展,肱二头肌的等长收缩

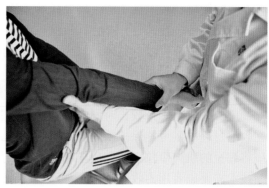

图 22-1-2　在等长收缩后,放松,再伸展至新的阻力点

1. 患者坐位,放松,治疗师站在其前方。
2. 治疗师握住患者的手与上臂的远端使肘关节充分屈曲,见图 22-1-3。
3. 嘱患者尽可能地伸肘。
4. 治疗师施加较大阻力,引导患者肘关节缓慢且稳定地伸展,直至其最大范围,见图 22-1-4。

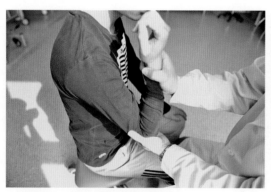

图 22-1-3　限制肘关节伸展,肱三头肌向心等张收缩从屈曲末端开始

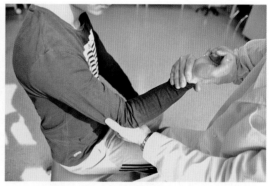

图 22-1-4　治疗师从肘关节完全伸展位开始进行,患者收缩肱三头肌进行抗阻

5. 嘱患者再次充分屈肘,收缩肱三头肌使肘关节伸展,此时治疗师施加更大的阻力,来抵抗伸肘。
6. 治疗师提供的阻力逐渐增大,同时,患者应尽力完成伸肘。
7. 肘关节恢复完全伸展大约需要进行 3~5 次的重复收缩。在运动过程中,治疗师应用力抵抗患者肱三头肌的收缩。

在应用肌肉能量技术的过程中,准确地评估靶肌肉的阻力最为重要。以等张收缩技术为例,首次感觉到的阻力位置是操作重点,即为靶肌肉的阻力点,治疗师必须仔细地在该点进行体位摆放。若治疗师在摆放关节位置时遇到较大的肌肉阻力,则会导致张力过高的肌肉张力更高,反而使治疗效果相反。

对多轴关节使用该治疗技术时,必须逐一处理每个轴向的运动障碍。脊柱可在三个平面上进行运动,当处理三种不同轴向的运动障碍时,为获得良好的治疗效果,必须准确地处理每个平面的运动障碍。

在应用肌肉能量技术过程中,治疗师必须铭记以下关键词:控制、平衡以及定位。治疗师与患者之间必须平衡,并且能准确判断受限和定位,患者应持续地努力控制肌肉收缩,而治疗师控制阻力。在以上步骤中每一步均不可或缺。

八、结论

肌肉能量技术是手法治疗中非常有效的治疗技术,其治疗效果是多方面的:可改善关节活动,使肌肉的力量与长度正常化,牵伸短缩的筋膜,减轻血肿。肌肉能量技术的操作在生理和解剖上都比较安全。

第二节　脊柱运动形式

一个脊柱运动节段包括上下相邻的脊柱和其间的椎间盘及韧带。上位椎体的运动是基于下位椎体产生的,可根据椎体上缘或前缘的动作进行运动界定。在旋转时,椎体前缘所面对的方向即被定义为旋转方向。例如,T_3 相对于 T_4 向右旋转,T_3 椎体的前缘转向右侧而棘突转向左侧。因此,在描述椎体的运动时,需要描述椎体前缘和上缘的位置。

脊柱的运动可根据三个解剖平面(水平面、额状面、矢状面)进行阐述,所有运动均在主平面上绕着某个轴进行旋转或轴向移动。三个轴包括水平的 x 轴,垂直的 y 轴,前后向的 z 轴。冠状面为 xy 平面,矢状面为 yz 平面,水平面为 xz 平面。根据旋转围绕的轴和平面的不同,每个椎体存在 6 个运动方位。椎体的运动主要是旋转(绕轴旋转)和平移(轴向移动)。

（一）命名

目前,治疗师在临床上基本使用以下名称来命名椎体的运动:前屈、后伸、左右侧屈及左右旋转。

1. 前屈　上位椎体绕着 x 轴向前旋转并且沿着 z 轴前移。在前屈时,前纵韧带松弛,后侧压力集中于椎间盘,后纵韧带、黄韧带、棘间韧带和棘上韧带紧张。上位椎体的下关节突相对于下位椎体的上关节突向前上方滑动。此定义为关节突关节的"打开"。

2. 后伸　在后伸时椎体绕着 x 轴向后旋转并且沿着 z 轴后移。前纵韧带此时变得紧张,而后纵韧带、黄韧带、棘间和棘上韧带松弛。上位椎体的下关节突相对于下位椎体上关节突往后下滑动。此定义为关节突关节的"关闭"。

前屈和后伸运动使关节突关节像手风琴一样打开或关闭。当影响到关节突关节打开或关闭时,则会造成该节段椎体前屈或后伸受限。

3. 侧屈　侧屈时椎体绕 z 轴运动并在 x 轴上平行移动。通常侧屈的同时伴随旋转。当向右侧屈时,右侧关节突关节"关闭"而左侧关节突关节"打开"。关节突关节"打开"或"关闭"会影响侧屈和旋转的耦合动作。

4. 旋转　脊柱的旋转绕着 y 轴进行,轴向移动则依赖于椎体间的关节突关节。除寰枢关节外,所有椎体的旋转都伴随侧屈。

（二）耦合运动

脊柱的侧屈和旋转通常不会单独产生,而是耦合在一起。旋转可伴随向同侧屈(如:向右侧屈伴向右旋转)也可伴随向对侧屈(如:向右侧屈伴向左旋转),脊柱侧屈和旋转的耦合方式与脊柱的位置相关。耦合运动的改变会造成脊柱前后曲度的改变。

1. 中立位机制　中立位机制又称为第一型定律。在中立位机制中,侧屈和旋转的耦合动作方向相反。中立位机制发生在中立位姿势(无前屈后伸)。例如,在腰椎中立位,躯干向左侧屈会造成腰椎向右旋转,见图22-2-1。在站立位,将手置于腰椎横突后面,然后躯干向左侧屈,此时会感觉到手触摸到的组织变得比较饱满,这种饱满表明腰椎右侧横突向后移动。当腰椎向右旋转时会伴随向左侧屈。

2. 非中立位机制　非中立位机制又称为第二型定律,在该机制中侧屈和旋转的耦合动作方向一致。非中立位机制发生在非中立位(前屈位或后伸位)。站立位,将躯干前屈,双手置于腰椎横突后方,然后躯干向右侧屈,会感觉到右手触摸到的软组织变得比较饱满,这是由于在躯干向右侧屈过程中产生腰椎向右旋转的耦合动作,使右侧横突后移,见图22-2-2。

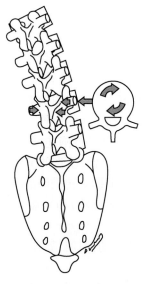 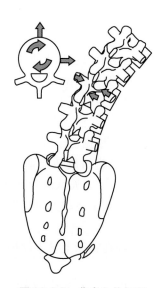

图 22-2-1　中立位机制　　　　　　　图 22-2-2　非中立位机制

非中立位(第二型)机制包括椎体在3个平面及6个方向的运动。非中立位机制会显著降低运动的自由度,也是导致脊柱在非中立位时容易出现功能失调障碍的原因,尤其在以下情形:躯干前屈时腰椎部位侧屈和同侧旋转;或任何能导致肌肉扭伤的腰椎附加动作;关节突关节功能失调,椎间盘纤维环撕裂;或先前压迫导致椎间盘髓核向后外突出。

3. 第三机制　第三机制是当脊柱椎体在某一平面运动时,在其他平面的动作则会减少。例如,对比患者在颈椎前屈位和中立位时进行颈椎左右旋转的动作后发现,在中立位颈椎的左右旋转的活动范围比前屈位的活动范围更大,说明颈椎在矢状面的前屈活动让水平面的旋转活动减少。对于第三机制更广义的理解是脊柱在某个平面的运动会影响其在另外两个平面的运动。如上文中所举例子,颈椎的前屈运动会影响颈椎的旋转活动。在治疗过程中可以考虑应用第三机制,如在腰椎前屈运动受限伴疼痛的案例中,如果前屈运动受限同时伴随高激惹性,可以考虑通过进行腰椎的旋转运动改善前屈受限,即通过水平面的运动改善矢状面的运动受限。

4. 动作形式　脊柱的耦合运动形式因位置和姿势的不同而产生不同的变化。详情见表22-2-1。了解脊柱的解剖,准确触诊脊柱结构以及掌握脊柱运动是理解和诊断椎体功能失调的基础。

表 22-2-1　椎体的动作

椎体节段	形　态
C_0—C_1(枕骨—寰椎)	(中立)Ⅰ
C_1—C_2(寰椎—枢椎)	(旋转)
C_2—C_7(典型颈椎)	(非中立)Ⅱ
C_7—L_1—L_5(典型胸椎和腰椎)	(中立)Ⅰ以及(非中立)Ⅱ

第三节　脊柱运动功能失调

一、基本理论

躯体性功能失调,即肌肉骨骼系统相关结构受到损害或其功能发生改变。运动受限是躯体性功能失调的常见表现,诸多理论假说可解释该现象。第一个理论假说认为,运动受限是由两个关节面间的新月状体诱发。一些解剖证据可证明新月状体的存在,但其是否能明确引起关节运动受限,尚未被证实。存在新月体的关节处出现 C 型神经纤维的分布,其可能与痛觉相关。第二个理论假说认为,运动受限是由于两个关节面的吻合性下降,从而导致关节运动的正常轨迹受到影响,因此手法治疗需要重建正确的运动轨迹。第三个理论则是指滑液表面物理和化学特性的改变导致关节不能平顺滑动。第四个理论认为肌肉长度和张力改变造成了运动的限制。当肌肉处于高张和短缩状态,其他肌肉则会被拉长并出现肌力减退,最明显的是失去肌肉的控制。控制肌肉的生理过程非常复杂(见本章第一节"肌肉能量技术的相关生理学"内容),在这个过程中接受的刺激发生任何改变,都会导致肌肉功能活动异常并最终影响关节活动。肌肉张力发生改变会限制正常运动,使关节活动异常,是导致脊柱功能失调的主要或次要原因。因此,改善脊柱异常的肌肉功能是一种比较流行的治疗方法。第五个理论考虑到生物力学及生物化学特性的改变。肌肉骨骼系统的肌纤维组织、滑囊、韧带及筋膜等因外伤出现炎症、退变或发生其他改变时,自然会引发脊柱运动功能的减退。

无论认同这些理论中哪一个,临床上脊柱运动受限多被视为关节突关节的运动受影响。之前内容提到过,关节突关节的开关是手风琴式运动而不是孤立活动,前屈时关节突关节打开,后伸时关闭,当关节突关节的关闭受限时,后伸活动就会受限。此外,关节突关节也可能只存在一侧受限。比如,右侧关节突关节打开受限但左侧正常时,右侧屈正常而左侧屈受限。在特定的脊柱节段侧屈和旋转是一组耦合运动,因此,旋转活动也会因特定侧屈受限而受限。

二、诊断

脊柱的功能失调可存在于单个或多个运动节段的功能异常。单个节段的脊柱功能失调涉及单个运动节段(相邻的两个椎体),多个节段的脊柱功能失调包括 3 个或 3 个以上节段。通过系统的筛查评估,需明确脊柱运动受限的节段。目前存在多种评估方法,最常用的是触诊相邻两节或两节以上的椎体的骨性凸起(棘突或横突),然后进行主动或被动的脊柱前屈、后伸、左右侧屈、左右旋转的运动,比较该节段脊柱和其他节段脊柱的运动幅度。该检查通常以被动活动的形式进行,治疗师通过检查可以了解椎体某个或多个方向的运动受限以及受限的程度。该方法虽然有效,但存在两个缺点:①脊柱运动功能失调后,每次进行运动检查时,其关节的运动动会产生治疗效应,因此受限的结果会发生改变;②难以正确地记录所有微小的运动受限,因此治疗后的评估较为困难。

因此我们推荐使用第二种方法进行,在脊柱进行前屈和后伸的过程中对称地触诊横突,通过横突的位置来判断关节突关节的打开和关闭。无论采用何种方法,均可用来描述关节运动过程中哪些运动受限、哪些运动正常以及关节所处的位置。表 22-3-1 以 $T_3 \sim T_4$ 节段运动为例,将几种不同运动进行了对比。

表 22-3-1 脊柱的运动

体位	受限运动	产生的运动
T_3 位于 T_4 之上		
屈曲	伸展	屈曲
左侧旋转	右侧旋转	左侧旋转
左侧屈	右侧屈	左侧屈
伸展	屈曲	伸展
右侧旋转	左侧旋转	右侧旋转
右侧凸	左侧凸	右侧凸

(一)单一节段的脊柱功能失调

通过鉴别第四解剖层棘突附近的脊柱旁肌肉是否存在高张,可以判断该椎体是否出现功能失调,因为在正常椎体功能情况下不会出现这种情况。第二种方法是单一节段的脊柱运动功能异常通常表现为椎体旋转,横突向后方凸出,可能导致脊柱转向某一侧,见图 22-3-1。检查者可将拇指放在目标椎体的横突后方,然后嘱患者进行主动或被动的脊柱前屈、后伸运动,在此过程中用拇指感觉横突的运动轨迹。通过颈椎的运动检查上胸椎,下胸椎和腰椎的检查需在俯卧中立位、后伸位(俯卧位置)、完全前屈位三个体位下进行(图 22-3-2~图 22-3-4)。假设某一椎体右侧关节突关节打开受限,在中立位置时,右侧横突较左侧稍向后;在前屈位,右侧横突因打开受限而无法前移,因此较左侧稍向后凸出。当前屈增加时,右侧

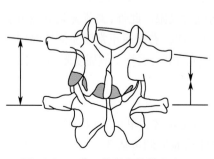

图 22-3-1 单一节段脊柱横突右凸

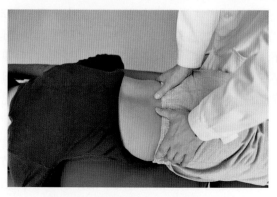

图 22-3-2 俯卧中立位检查椎体运动

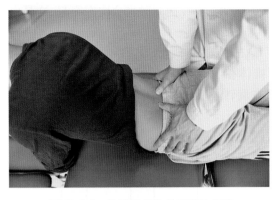

图 22-3-3　俯卧后伸位检查椎体运动

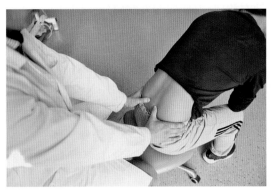

图 22-3-4　坐位前屈检查椎体运动

横突较左侧向后更为凸出。右侧关节突关节的活动受限会导致右侧横突相对向后；而自由活动的左侧关节突关节会导致左侧横突向前上移动，左侧横突则相对较平。后伸时，关节突关节的闭合不受限，因此两侧横突比较对称。

假如左侧关节突关节闭合受限，右侧横突在中立位置则会稍向后凸，当进行后伸时，右侧横突则会更凸出，这是由于右侧关节突关节闭合正常导致横突后移。而左侧关节突关节闭合受限，因此左侧横突处于比较前面的位置。前屈时，由于左侧关节突关节的开放不受限，两侧横突比较对称。

这些单一脊柱运动单位的功能异常，可描述为非中立位的功能异常，因为侧屈和旋转的运动限制处于同一方向。理论上他们可描述为Ⅱ型功能异常，特点如下：

1. 单一脊柱节段运动受限。
2. 包括侧屈或伸展受限。
3. 侧屈和旋转的受限方向一致。

假如椎体左右两侧关节突关节活动均受限，则横突在前屈和后伸时能保持对称的位置。通过监测棘突间隙的变化来判断双侧关节突关节是开放或关闭状态。如果关节突关节能打开，则前屈时棘间距离会增加；如果双侧关节突关节对称性关闭，则棘间距离在后伸时减小。

图 22-3-5 显示腰椎在非中立位出现功能失调的表现，基本的诊断过程为检查上位椎体和下位椎体的相对关系。上位椎体的位置需要通过与下位椎体比较后界定，基础面是冠状面。当下位椎体向左旋转而上位椎体与冠状面平行，则表明上位椎体相对于下位椎体向右旋转。在该案例中，骶骨在前屈、中立位、后伸三个位置上都处在冠状面的对称位置。L_5 左侧横突在前屈时向后凸出，但在中立及后伸位比较对称，是因为左侧关节突关节在前屈时打开受限。在中立和后伸位横突对称表明关节在后伸时对称关闭。L_5 的位置诊断为伸展（extension，E）-左侧旋转（rotation，R）-左侧屈（sidebending，S），简称为 ERS left，或者 ERSL，受限活

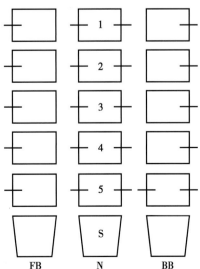

图 22-3-5　单个节段的功能障碍
FB：前屈位；N：中立位；BB：后伸位

动有前屈、右侧屈和右侧旋转。同时发现 $L_1 \sim L_4$ 的左侧横突在前屈时也会向左突起,这是由 L_5 椎体功能障碍导致的代偿性变化。

另外,在后伸位时,L_4 椎体右侧横突相对于 L_5 右侧横突向后凸出,在中立位和前屈位时 L_4 伴随 L_5 运动,而在后伸时无此现象,表明 L_4 椎体在后伸时左侧关节突关节的关闭受限。后伸时,右侧关节突关节能正常关闭,使脊柱向右旋转、侧屈、后伸。L_4 的位置诊断为前屈(flexion,F)-右侧旋转(rotation,R)-右侧屈(sidebending,S),简称 FRS right,或者 FRSR,受限的动作为后伸-左侧屈-左侧旋转。$L_1 \sim L_3$ 的右侧横突在后伸时向后比较凸出,这主要由 L_4 椎体的右侧旋转引起的代偿性改变导致,这是正常现象。

（二）中立位多节段功能异常

中立位多节段功能异常的特点:

1. 多节椎体(三个或更多)。

2. 轻微侧屈或伸展受限。

3. 多个节段向某一方向的侧屈受限而向相反方向的旋转受限。

中立位功能障碍为三节或多节椎体存在运动受限,当朝一侧侧屈时,椎体会向对侧旋转,使得对侧的多个脊柱向后凸出。在进行触诊时,会发现在三个或更多邻近的横突处比较突出饱满,这种情况经常被误诊为肌肉的高张或痉挛。

在该类型功能障碍的诊断中,需在中立、前屈、后伸位进行横突触诊。在这三种体位,横突向一侧的凸

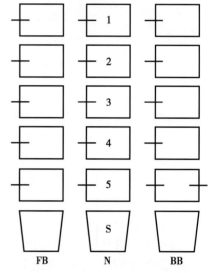

图 22-3-6 中立位多节段功能障碍
FB:前屈位;N:中立位;BB:后伸位

出是连续的,见图 22-3-6。在运动时横突凸出的程度可能变小或变大,但均不对称。该段椎体在前屈或后伸的活动受限较少,主要表现在凸侧的侧屈和凹侧的旋转受限。中立位多节段功能异常通常称为 I 型限制。

三、结论

对于脊柱运动的生物机制和椎体运动障碍的病理机制还应进行更深入的研究。本节为治疗师提供基本的概念和方法,以及如何对脊柱的功能障碍进行功能性诊断。另外,本节详细描述了脊柱功能障碍的记录方式,以便规范记录诊断和治疗过程,便于同行之间的沟通交流。有关脊柱功能受限的诊断水平需要操作和经验的积累来提高。

第四节　肌肉能量技术在腰椎功能障碍中的应用

一、非中立位功能异常(举例:L_4 ERSL)

位置诊断:后伸、左侧屈、左侧旋转(ERSL)

受限运动:前屈、右侧屈、右侧旋转

治疗步骤:

1. 患者坐在凳子上,左手握住右肩,右手臂垂在一侧。

2. 治疗师站在患者左侧,跨步立于患者左膝上。治疗师用左侧手固定患者右肩,用左侧腋窝控制患者左肩,见图 22-4-1。然后用右侧手中指监测 $L_4 \sim L_5$ 的棘间,示指监测 L_4 的左侧横突。

3. 通过腰椎前屈运动将 $L_4 \sim L_5$ 前移至受限处,见图 22-4-2。

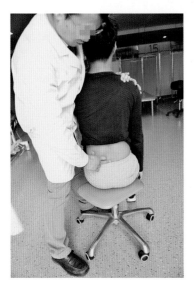
图 22-4-1　L_4 ERSL(坐位)肌肉能量技术步骤 1

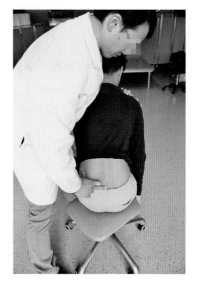
图 22-4-2　L_4 ERSL(坐位)肌肉能量技术步骤 2

4. 治疗师用左侧上肢引导患者进行躯干向右侧屈和旋转,同时嘱患者右侧手触地。见图 22-4-3。

5. 治疗师引导患者躯干向左侧屈并进行抗阻,持续 3~5s。放松之后再摆位至新的前屈、右侧屈、右侧旋转受限处,再重复 3~5 次左侧屈。

6. 当右侧旋转、右侧屈受限改善时,治疗师应嘱患者前屈的同时保持向右侧旋转的姿势,见图 22-4-4。

7. 治疗师用左侧手抵抗患者躯干,嘱患者躯干完全前屈,使 $L_4 \sim L_5$ 关节突关节打开,见图 22-4-5。

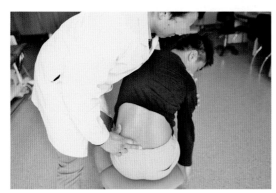
图 22-4-3　L_4 ERSL(坐位)肌肉能量技术步骤 3

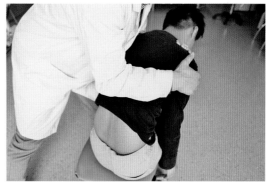
图 22-4-4　L_4 ERSL(坐位)肌肉能量技术步骤 4

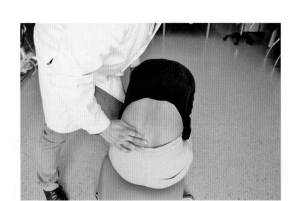

图 22-4-5　L₄ ERSL(坐位)肌肉能量技术步骤 5

8. 重复一次。

二、非中立位功能异常(举例:L₃ FRSL)

位置诊断:前屈、左侧旋转、左侧屈

受限运动:后伸、右侧屈、右侧旋转

治疗步骤:

1. 患者坐在凳子上。治疗师坐在患者身后,用右侧手控制患者的躯干,左侧手的示指触摸 L₃~L₄ 的棘突间,中指触摸 L₃ 左横突。

2. 治疗师引导患者躯干向左侧屈及右侧旋转,嘱患者左肩下垂并将重心移至右臀部。

3. 治疗师用右侧手固定患者右肩,嘱患者完成 3~4 次的躯干右侧屈,诱发出 L₃ 相对 L₄ 的右侧旋转动作,见图 22-4-6。

4. 治疗师引导患者脊柱伸展和向右侧屈的同时,借助右肩下压到达右侧旋转位置,然后嘱患者将重心移至左侧臀部,腹部向左膝方向挺起,见图 22-4-7。

5. 治疗师引导患者完成 3~5 次等长收缩,每次保持 3~5s,同时嘱患者在抗阻情况下完

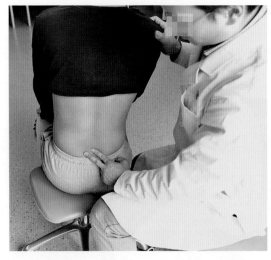

图 22-4-6　L₃ FRSL(坐位)肌肉能量技术步骤 1

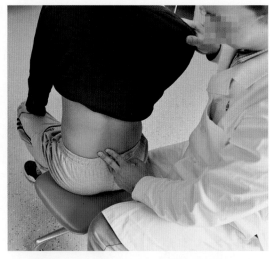

图 22-4-7　L₃ FRSL(坐位)肌肉能量技术步骤 2

成右肩的前伸或耸肩,见图22-4-8,每次完成动作后,应重新施加阻力。

6. 当右侧屈和右侧旋转受限改善时,治疗师应伸展患者肩关节,同时用左侧手限制 L₄ 的两侧,见图22-4-9,右侧手抵抗患者屈曲,将患者躯干完全伸展使 L₃、L₄ 关节突关节关闭。

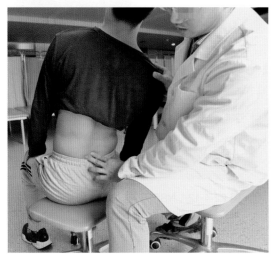

图22-4-8　L₃ FRSL(坐位)肌肉能量技术步骤3

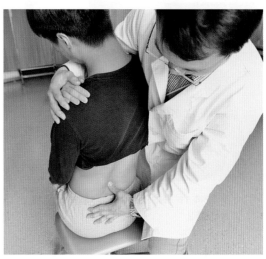

图22-4-9　L₃ FRSL(坐位)肌肉能量技术步骤4

7. 重复一次。

三、中立位(多节段)功能异常

位置诊断:中立、右侧屈、左侧旋转(NSRRL)

受限运动:左侧屈、右侧旋转

治疗步骤:

1. 患者坐于治疗床,左侧手握住右肩,治疗师站在患者后方,用左侧手固定患者右肩,左侧腋窝置于患者左肩上,然后用右手拇指固定左侧腰椎凸侧尖端并向前内侧加压,见图22-4-10。

2. 治疗师用左侧手臂引导患者躯干向左侧屈和右侧旋转,然后用拇指监测腰椎凸侧尖端从左向右的运动,见图22-4-11。

3. 治疗师抵抗患者躯干向右侧屈,重复3~5次,见图22-4-12。

4. 治疗师在凸侧尖端由左向右施加压力至新的受限位置。然后摆位至新的左侧屈右侧旋转受限处。

5. 重复一次。

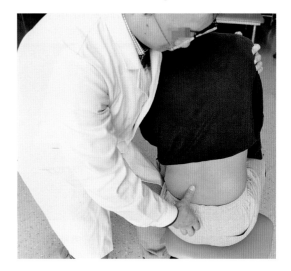

图22-4-10　NSRRL(坐位)肌肉能量技术步骤1

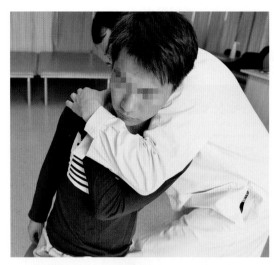

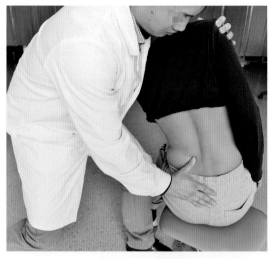

图 22-4-11　NSRRL（坐位）肌肉能量技术步骤 2

图 22-4-12　NSRRL（坐位）肌肉能量技术步骤 3

四、非中立位功能异常（侧卧）（举例：L₄ ERSR）

位置诊断：后伸、右侧旋转、右侧屈（ERSR）

受限运动：前屈、左侧旋转、左侧屈

治疗步骤：

1. 患者俯卧在治疗床上。治疗师站在患者左侧，将患者膝关节屈曲，下半身侧旋至左臀向上位置，见图 22-4-13。

2. 治疗师用左手中指触摸 L₄~L₅ 棘突间隙，示指触摸 L₄ 的右侧横突，同时右手引导患者躯干向左旋转使其身体屈曲至 L₄ 水平，见图 22-4-14。

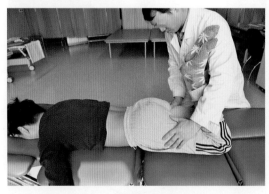

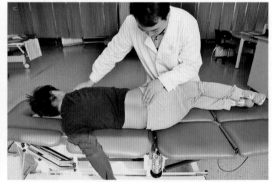

图 22-4-13　L₄ ERSR（侧卧）肌肉能量技术步骤 1

图 22-4-14　L₄ ERSR（侧卧）肌肉能量技术步骤 2

3. 治疗师换至右侧手触摸 L₄~L₅，用左侧手臂和左腿弯曲患者髋关节和膝关节，到达 L₅ 前屈的受限位，见图 22-4-15。

4. 持续监测 L₄~L₅ 的运动，治疗师双脚触地引导患者进行向左侧屈的受限动作，见图 22-4-16。

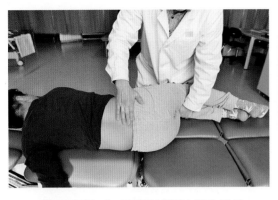

图 22-4-15 L₄ ERSR（侧卧）肌肉能量
技术步骤 3

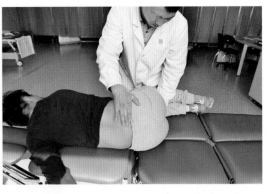

图 22-4-16 L₄ ERSR（侧卧）肌肉能量
技术步骤 4

5. 注意：患者的膝关节应放在治疗师左腿上。

6. 嘱患者将脚朝上，抗阻完成脊柱向右侧屈，见图 22-4-17。治疗师用右侧手监测 $L_4 \sim L_5$ 的运动以确保该节段肌肉收缩。

7. 重复 3~5 次，治疗师再引导患者完成新的前屈-左侧旋转-左侧屈的受限动作。

8. 重复一次。

注意：将患者左侧大腿固定在床边时，如果患者的左腿固定不稳，可在患者左大腿和床缘间放一个小枕头或毛巾卷。或者治疗师坐在床缘，用左侧手监测 $L_4 \sim L_5$ 的运

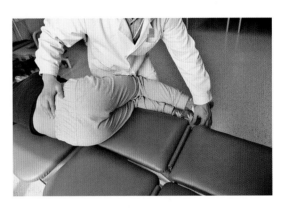

图 22-4-17 L₄ ERSR（侧卧）肌肉能量技术步骤 5

动，右侧手控制患者下肢，将患者左侧膝关节靠在治疗师左侧大腿上。

五、非中立位功能异常（举例：L₄ ERSL）

位置诊断：后伸、左侧旋转、左侧屈（ERSL）

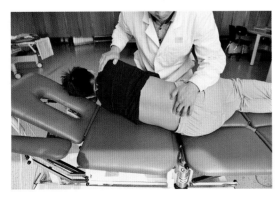

图 22-4-18 L₄ ERSL（侧卧）肌肉能量技
术步骤 1

受限运动：前屈、右侧旋转、右侧屈

治疗步骤：

1. 患者左侧卧位，左侧足、膝关节、肩关节、臀部垂直于床面。治疗师站在患者前面，右侧手将患者躯干从上往下屈曲直至 L_4 产生运动，在此过程中必须保持肩关节置于床面，见图 22-4-18。

2. 治疗师屈曲患者下肢直至 L_5 产生运动，同时用右侧手监测 $L_4 \sim L_5$ 的运动，见图 22-4-19。

3. 治疗师用右侧前臂引导患者躯干向右侧旋转，在右肩后旋的同时用右侧手监测

$L_4 \sim L_5$ 的运动,见图 22-4-20。

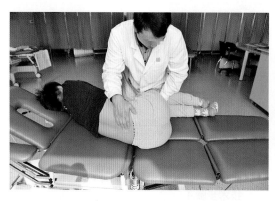
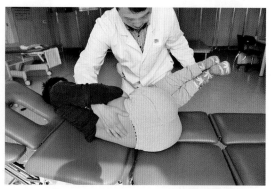

图 22-4-19　L_4 ERSL(侧卧)肌肉能量技术步骤 2

图 22-4-20　L_4 ERSL(侧卧)肌肉能量技术步骤 3

4. 治疗师将患者双脚往上抬起,引导躯干进行右侧屈运动,直至右侧屈右侧旋转的受限处。

5. 当监测到 $L_4 \sim L_5$ 旁竖脊肌收缩时,治疗师开始给患者施加阻力(左侧屈)。

6. 嘱患者重复 3~5 次,在每次放松后,治疗师再进行前屈右旋和右侧屈的受限运动。

7. 重复一次。

六、非中立位功能异常(举例:L_4 FRSL)

位置诊断:前屈、左侧旋转、左侧屈(FRSL)

受限运动:后伸、右侧旋转、右侧屈

治疗步骤:

1. 患者左侧卧位于治疗床上,肩关节和骨盆垂直于床面(从右侧屈的动作开始)。

2. 治疗师站在患者前面,两手触摸 $L_4 \sim L_5$ 椎体,见图 22-4-21。

3. 治疗师将 $L_4 \sim L_5$ 从后移向前直至后伸的限制处,见图 22-4-22。

注意:让患者躺在床单或毛巾上,这样在床面上滑动比较容易。

4. 治疗师将患者左肩往后摆放,对后伸的受限动作(伸展)进行调整,保持双肩垂直于

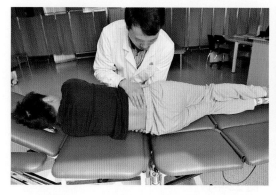
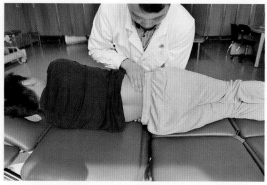

图 22-4-21　L_4 FRSL(侧卧)肌肉能量技术步骤 1

图 22-4-22　L_4 FRSL(侧卧)肌肉能量技术步骤 2

床面,同时用左侧手监测 L_4 的运动,见图 22-4-23。

5. 治疗师通过伸展患者下肢对后伸的受限动作(伸展)进行调整,同时用右侧手监测 L_5 的运动,见图 22-4-24。

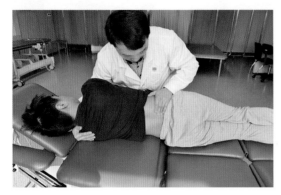

图 22-4-23　L_4 FRSL(侧卧)肌肉能量技术步骤 3

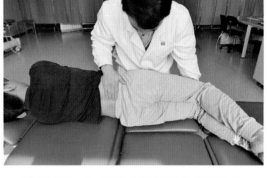

图 22-4-24　L_4 FRSL(侧卧)肌肉能量技术步骤 4

6. 治疗师用右侧手将患者右肩转向后侧,并将患者摆放在右侧旋转受限位置,然后用左侧手监测 L_4 向右侧旋转,见图 22-4-25,患者通过抓住床缘以维持向右旋转的姿势并引导进行伸展运动。

7. 治疗师用左侧手抬起患者右腿,引导躯干进行右侧屈的受限运动,同时用右侧手监测 $L_4 \sim L_5$ 椎体的运动,见图 22-4-26。

8. 患者将右膝靠向左膝,重复 3~5 次,每次 3~5s 的肌肉收缩以抵抗治疗师左手施加的阻力。在每一次用力之后,治疗师将患者膝关节抬向天花板,达到右侧屈的新的

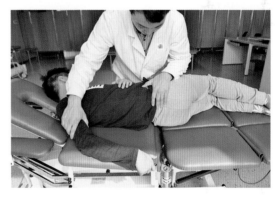

图 22-4-25　L_4 FRSL(侧卧)肌肉能量技术步骤 5

阻力点并利用右侧手将 $L_4 \sim L_5$ 向前推,达到后伸的新的阻力点。

9. 患者将右侧膝关节放回床面,治疗师右侧前臂倚在患者右肩上,保持患者脊柱向右旋转的姿势,同时用右侧手监测 $L_4 \sim L_5$,左侧手放在患者右侧臀部上方,向同侧移动,进行脊柱右侧屈的受限运动,见图 22-4-27。治疗师用右侧前臂抵抗患者躯干向左侧旋转,牵拉患者右肩至治疗师右侧前臂下,或往尾侧牵拉患者右侧臀部形成脊柱向左侧屈,重复 3~5 次。

10. 重复一次。

七、中立位功能异常(举例:$L_1 \sim L_4$ 向左凸)

位置诊断:中立、左侧屈、左旋转(NSRRL)

受限运动:左侧屈、右旋转

治疗步骤:

1. 患者右侧卧位,肩关节和骨盆垂直于床面,双膝及双脚并拢,治疗师站在患者前面。

2. 嘱患者下肢伸展,治疗师左侧手定位在 $L_1 \sim L_4$ 中立位前后弯曲弧度最放松的点,见

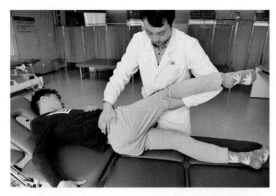

图 22-4-26　L₄ FRSL（侧卧）肌肉能量技术
步骤 6

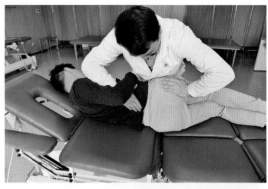

图 22-4-27　L₄ FRSL（侧卧）肌肉能量技术
步骤 7

图 22-4-28。

3. 治疗师将患者双脚抬起，引导腰椎产生左侧屈右侧旋转动作，见图 22-4-29。

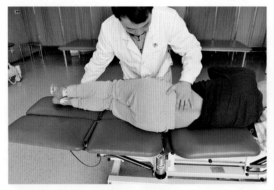

图 22-4-28　NSRRL（侧卧）肌肉能量技术
步骤 1

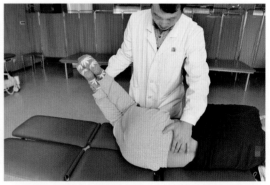

图 22-4-29　NSRRL（侧卧）肌肉能量技术
步骤 2

4. 当患者双脚放回床面时，治疗师施加相应的阻力，持续 3~5s，重复 3~5 次（右侧屈的力量）。

5. 治疗师用左侧手监测肌肉收缩及关注右侧脊柱旁肌肉的收缩（凹陷）。

6. 重复一次。

第五节　肌肉能量技术在四肢功能障碍中的应用

一、上肢

（一）盂肱关节活动受限

1. 患者坐在治疗床上，治疗师站在患者后方。

2. 治疗师评估肩关节各个方向的活动范围，找出受限方向。两侧对比。

3. 假如存在某个方向的运动受限（比如肩关节外旋），治疗师将患者肩关节活动至受限处,嘱患者完成 3~5 次的该方向运动拮抗肌(肩关节内旋肌)的抗阻等长收缩,每次持续 3~5s。然后将患者肩关节活动至新的受限处。

4. 治疗师也可评估患者肩关节各个方向的肌肉力量,再和对侧作比较。假如发现某肌群无力,则可在整个活动范围内做 3~5s 的等张收缩,治疗师可逐渐增加等张收缩的阻力。

5. 治疗师依据下列几个动作来监测和治疗

(1) 中立位前屈,见图 22-5-1。

(2) 中立位伸展,见图 22-5-2。

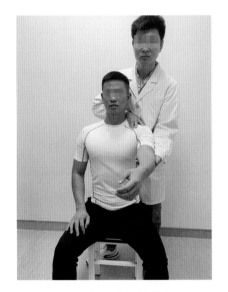

图 22-5-1　中立位前屈

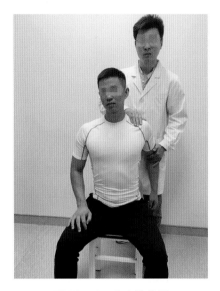

图 22-5-2　中立位伸展

(3) 中立位外旋,见图 22-5-3。

(4) 中立位内旋(一),见图 22-5-4。

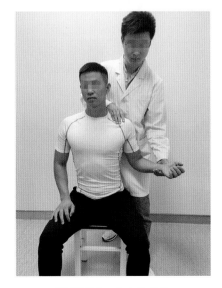

图 22-5-3　中立位外旋

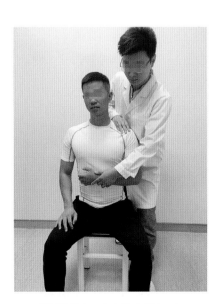

图 22-5-4　中立位内旋(一)

（5）中立位内旋（二），见图 22-5-5。

（6）内收，见图 22-5-6。

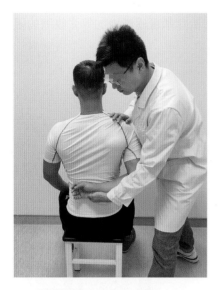

图 22-5-5　中立位内旋（二）

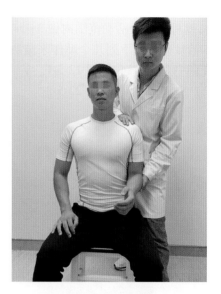

图 22-5-6　内收

（7）外展，见图 22-5-7。

（8）水平屈曲，见图 22-5-8。

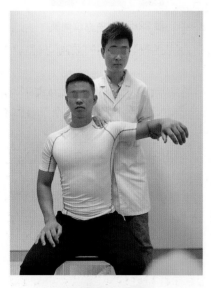

图 22-5-7　外展

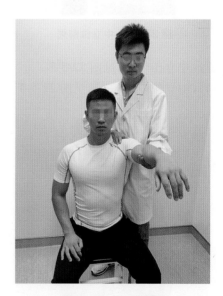

图 22-5-8　水平屈曲

（9）水平伸展，见图 22-5-9。

（10）外展 90°伴内旋，见图 22-5-10。

（11）外展 90°伴外旋，见图 22-5-11。

6. 再评估一次。

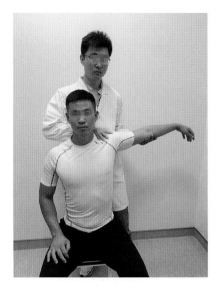

图 22-5-9　水平伸展

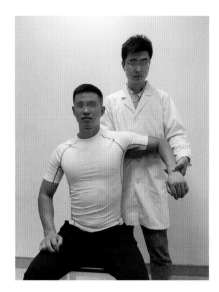

图 22-5-10　外展 90°伴内旋

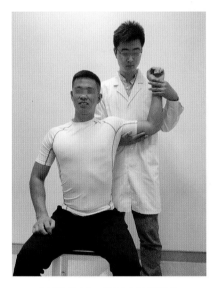

图 22-5-11　外展 90°伴外旋

（二）肘关节屈伸活动受限

1. 患者坐在治疗床上，治疗师站在患者前方。

2. 治疗师一只手固定患者远端前臂，另一只手固定肘关节近端。评估肘关节屈伸活动的范围及活动的质量，与健侧对比，找出受限方向。

3. 如果肘关节存在某个方向的活动受限，治疗师将肘关节活动至受限处（如肘关节伸展），嘱患者完成 3~5 次该方向拮抗肌的抗阻等长收缩，每次持续 3~5s，见图 22-5-12。

4. 在完成等长收缩抗阻后，治疗师将肘关节活动至新的受限处，见图 22-5-13。

5. 再评估一次。

（三）前臂旋前和旋后活动受限

1. 患者坐在治疗床上，治疗师站在患者前方。

2. 患者肘关节屈曲 90°，前臂处于中立位。治疗师一只手固定患者肘关节近端，另一只手固定前臂远端，见图 22-5-14。

3. 治疗师引导患者前臂旋后（图 22-5-15）和旋前（图 22-5-16），来评估前臂的旋转受限。两侧对比。

4. 若治疗旋前受限，治疗师将患者前臂活动至旋前受限处，见图 22-5-17。

5. 嘱患者完成 3~5 次旋后抗阻等长收缩，每次收缩保持 3~5s。

6. 治疗师在患者完成抗阻等长收缩后，将前臂活动至新的旋前受限处。

7. 再评估一次。

8. 旋后的受限治疗方法同旋前，方向相反。

（四）腕关节活动受限

1. 患者坐在治疗床上，治疗师站在患者前方。

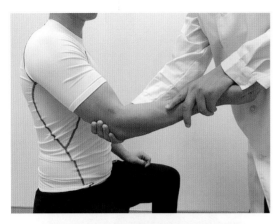

图 22-5-12 肘关节屈伸活动受限肌肉能量
技术步骤 1

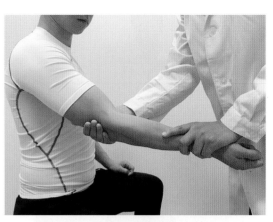

图 22-5-13 肘关节屈伸活动受限肌肉能量
技术步骤 2

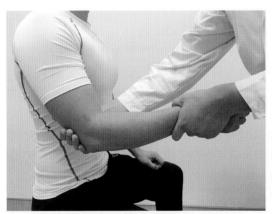

图 22-5-14 前臂旋前和旋后活动受限肌肉
能量技术步骤 1

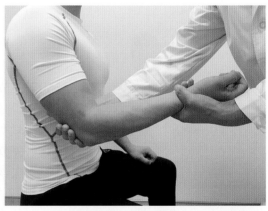

图 22-5-15 前臂旋前和旋后活动受限肌肉
能量技术步骤 2

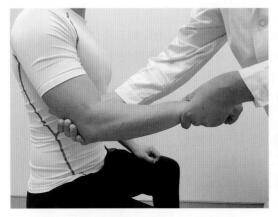

图 22-5-16 前臂旋前和旋后活动受限肌肉
能量技术步骤 3

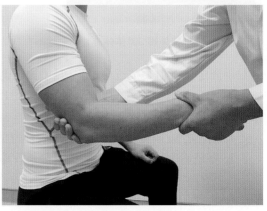

图 22-5-17 前臂旋前和旋后活动受限肌肉
能量技术步骤 4

2. 治疗师一只手固定患者前臂远端,另一只手活动腕关节,与对侧比较,找出受限方向。

3. 患者若存在某个方向的运动受限(如掌屈),则嘱患者完成 3~5 次该运动方向拮抗肌的抗阻等长收缩(如背伸),每次收缩持续 3~5s。

4. 治疗师在患者完成抗阻等长收缩后,将腕关节活动至新的受限处。

5. 再评估一次。

二、下肢

(一)髋关节外展活动受限

评估的肌肉:髋内收肌

1. 患者仰卧在治疗床上,治疗师站在床尾,握住患者的踝部。

2. 治疗师将患者下肢外展,评估外展活动范围以及运动的质量,见图 22-5-18。在动作评估时,应避免患者被测下肢外旋。

3. 若存在外展受限,治疗师在患者膝关节内上方对内收肌收缩提供阻力。嘱患者完成 3~5 次抗阻等长收缩,每次收缩持续 3~5s,见图 22-5-19。通过系列抗阻等长收缩治疗内收肌短缩引起的髋外展受限。

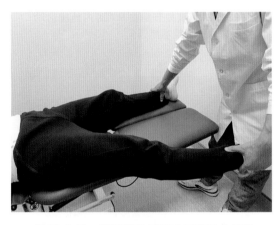

图 22-5-18　髋关节外展活动受限肌肉能量技术步骤 1

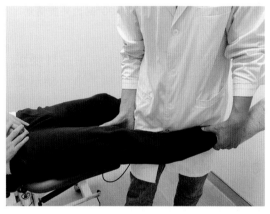

图 22-5-19　髋关节外展活动受限肌肉能量技术步骤 2

4. 治疗师在患者完成抗阻等长收缩后,将髋关节活动至新的受限处。

5. 再评估一次。

(二)髋关节内收活动受限

评估的肌肉:髋外展肌

1. 患者仰卧在治疗床上,治疗师站在床尾。

2. 治疗师将患者下肢内收,评估内收活动范围以及运动的质量。在动作评估时,应避免患者下肢旋转。

3. 若存在内收受限,治疗师在患者膝关节外上方对外展肌收缩提供阻力。嘱患者完成 3~5 次抗阻等长收缩,每次收缩持续 3~5s。通过系列抗阻等长收缩治疗外展肌短缩引起的髋内收受限。

4. 治疗师在患者完成抗阻等长收缩后,将髋关节活动至新的受限处。

5. 再评估一次。

（三）髋关节屈曲 90°时内外旋活动受限

1. 患者仰卧在治疗床上，治疗师站于被测下肢旁。

2. 治疗师握住双下肢，将髋关节和膝关节屈曲 90°。

3. 然后治疗师进行髋内、外旋被动活动，评估整个活动范围以及运动的质量，见图 22-5-20、图 22-5-21。

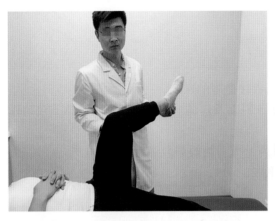 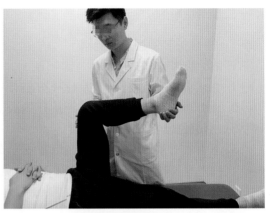

图 22-5-20　髋关节屈曲 90°时内外旋活动受限肌肉能量技术步骤 1　　图 22-5-21　髋关节屈曲 90°时内外旋活动受限肌肉能量技术步骤 2

4. 若患者存在某个方向的旋转受限（如内旋受限），治疗师将髋关节活动至受限处，嘱患者完成 3~5 次该方向运动拮抗肌的抗阻等长收缩（如髋外旋），每次收缩持续 3~5s，见图 22-5-22。通过系列等长收缩改善拮抗肌短缩引起的运动受限。

5. 治疗师在患者完成抗阻等长收缩后，将髋关节活动至新的受限处。

6. 再评估一次。

（四）髋关节屈曲（直腿抬高）活动受限

评估的肌肉：腘绳肌（半腱肌、半膜肌、股二头肌）

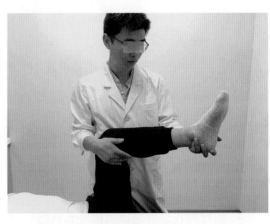

图 22-5-22　髋关节屈曲 90°时内外旋活动受限肌肉能量技术步骤 3

1. 患者仰卧在治疗床上，治疗师站在床边。

2. 治疗师一只手触摸对侧髂前上棘。另一只手直腿抬高患者该侧下肢，评估活动范围以及运动的质量，见图 22-5-23。在对侧髂前上棘开始活动时停止直腿抬高活动。

3. 若患者存在直腿抬高受限，治疗师将患者的髋关节活动至屈曲受限处，嘱患者完成 3~5 次腘绳肌的抗阻等长收缩，每次收缩持续 3~5s。见图 22-5-24。

4. 在患者完成抗阻等长收缩后，将髋关节活动至新的受限处。

5. 再评估一次。

（五）髋关节伸展活动受限

评估的肌肉：髂腰肌

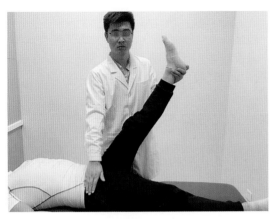

图 22-5-23　髋关节屈曲（直腿抬高）活动受限肌肉能量技术步骤 1

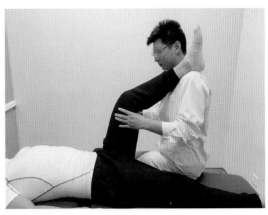

图 22-5-24　髋关节屈曲（直腿抬高）活动受限肌肉能量技术步骤 2

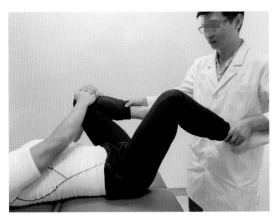

图 22-5-25　髋关节伸展活动受限肌肉能量技术步骤 1

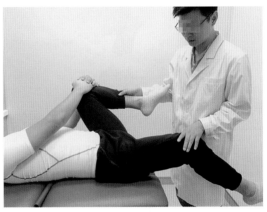

图 22-5-26　髋关节伸展活动受限肌肉能量技术步骤 2

1. 患者仰卧在治疗床上，骨盆靠近床尾，髋关节以下的肢体会置于床外。

2. 治疗师站在床尾面对患者，将患者双髋和双膝屈曲。

3. 治疗师被动伸展患者的被测下肢，同时屈曲患者的对侧下肢，见图 22-5-25。

4. 正常范围是在被测膝关节伸展的情况下，该侧大腿后部可贴到床面，见图 22-5-26。进行双侧对比。

5. 髂腰肌短缩引起的髋伸展不足可通过髂腰肌的抗阻等长收缩进行治疗。治疗师将患者下肢活动至伸展受限处，让患者进行 3~5 次髋关节屈曲等长抗阻，每次收缩持续 3~5s，见图 22-5-27。

6. 患者完成等长抗阻收缩后，治疗师

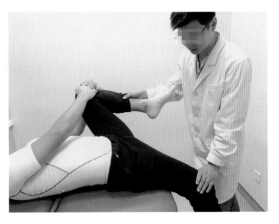

图 22-5-27　髋关节伸展活动受限肌肉能量技术步骤 3

将髋关节伸展至新的受限处。

7. 再评估一次。

（六）膝关节屈曲活动受限

评估的肌肉:股四头肌(股直肌、股外侧肌、股中间肌、股内侧肌)

1. 患者仰卧在床上,治疗师面对患者。

2. 治疗师将患者双膝屈曲,同时握住患者踝关节,见图22-5-28。

3. 评估整个膝关节活动范围及运动的质量。

4. 如果存在膝关节屈曲受限,嘱患者完成进行3~5次股四头肌等长抗阻收缩,每次收缩持续3~5s,见图22-5-29。

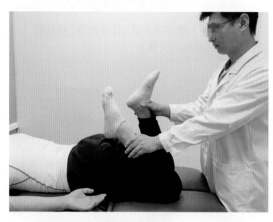 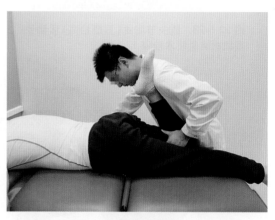

图22-5-28　膝关节屈曲活动受限肌肉能量技术步骤1　　图22-5-29　膝关节屈曲活动受限肌肉能量技术步骤2

5. 在患者的抗阻等长收缩之后,治疗师将膝关节活动至新的屈曲受限处。

6. 若患者存在屈曲肌力减退,可用一系列向心等张收缩改善屈曲力量,并逐渐增加阻力。

7. 再评估一次。

（七）膝关节外旋活动受限

位置:胫骨内旋

受限动作:胫骨外旋

1. 患者坐在床缘,双下肢下垂,治疗师坐在患者前方。

2. 治疗师一只手握住足跟,另一只手握住前脚掌。

3. 治疗师将患者踝关节背屈,并外旋胫骨,直至受限处,见图22-5-30。

4. 患者内旋胫骨抵抗治疗师施加的阻力,完成3~5s的等长收缩,重复3~5次,见图22-5-31。

5. 在患者完成抗阻收缩之后,治疗师外旋胫骨至新的受限处。

6. 再评估一次。

（八）膝关节内旋活动受限

位置:胫骨外旋

受限动作:胫骨内旋

1. 患者坐在床缘,双下肢下垂,治疗师坐在患者前方。

2. 治疗师一只手握住足跟,另一只手握住前脚掌。

3. 治疗师将患者踝关节背屈,并内旋胫骨至受限处。

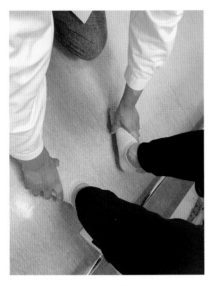

图22-5-30　膝关节外旋活动受限肌肉能量技术步骤1

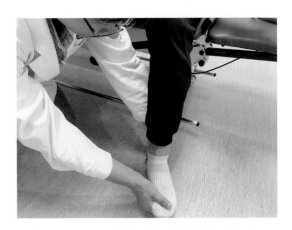

图22-5-31　膝关节外旋活动受限肌肉能量技术步骤2

4. 患者外旋胫骨抵抗治疗师施加的阻力,完成3~5s的等长抗阻收缩,重复3~5次。

5. 在患者完成抗阻收缩之后,治疗师内旋胫骨至新的受限处。

6. 再评估一次。

（九）踝关节背屈活动受限

位置:距骨跖屈

受限动作:距骨背屈

1. 患者坐在床缘,双下肢下垂,治疗师坐在受限侧下肢前方。

2. 治疗师一只手放在患者前脚足底,另一只手虎口放在患者距骨头部,见图22-5-32。

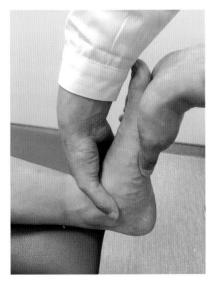

图22-5-32　踝关节背屈活动受限肌肉能量技术步骤1

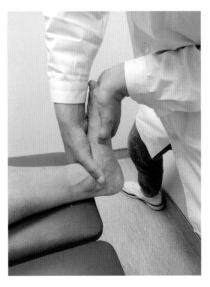

图22-5-33　踝关节背屈活动受限肌肉能量技术步骤2

3. 被动活动患者踝关节,至背屈受限处。

4. 患者跖屈踝关节,用力抵抗治疗师施加的阻力 3~5s,重复 3~5 次,见图 22-5-33。

5. 在患者完成抗阻等长收缩之后,治疗师将踝关节背屈活动至新的受限处。

6. 再评估一次。

第六节　典型病例

（一）病情概要

患者,男性,28 岁,因腰痛伴活动受限 2 天就诊。患者于 2 日前弯腰搬重物时扭伤腰部,无法久站及久坐。疼痛位于腰部左后方,臀部及下肢无症状。患者前屈运动自由,后伸时疼痛激发,后伸、左侧屈时疼痛加重伴活动受限。疼痛程度 6 分（VAS）。卧位休息后疼痛缓解。

（二）临床检查

腰部主被动伸展受限,左侧屈受限。腰椎附属运动检查发现 L_4、L_5 棘突 PA 受限,伴发疼痛,L_4/L_5 左侧横突压痛。触诊检查发现患者前屈位、中立位 $L_1 \sim L_5$ 双侧横突对称,后伸位,右侧 L_4/L_3 横突向后突出。患者双下肢感觉运动正常,直腿抬高试验阴性,双下肢病理征阴性。

（三）病情分析

结合患者的病史及症状体征,患者的下背痛（LBP）分型为腰痛伴活动障碍。患者前屈活动自由,前屈及中立位腰椎双侧横突对称,提示腰椎关节突关节在前屈位打开不受限。患者在后伸位疼痛且伴有活动度受限,左侧屈活动受限。触诊发现在后伸位 L_4 右侧横突突出,提示左侧 L_4/L_5 关节突关节关闭受限。治疗的基本原则是通过各类治疗技术关闭 L_4/L_5 左侧关节突关节。

（四）评估及治疗

1. 体位诊断及受限运动

（1）功能诊断为:FRSR $L_4 \sim L_5$,腰椎被锁定在前屈、右旋、右侧屈位置,受损节段为 $L_4 \sim L_5$。

（2）受限运动为:ERSL $L_4 \sim L_5$,腰椎的伸展、左旋转、左侧屈受限,受损节段为 $L_4 \sim L_5$。

2. 治疗目标

（1）通过 2 周的治疗,疼痛缓解至 1~2 分（VAS）。

（2）恢复腰椎后伸、左旋转、左侧屈全范围活动。

3. 治疗思路

（1）MET　参考 FRSR 的 MET 治疗技术。

（2）关节松动　患者俯卧位,双肘支撑,双手托住下颌,治疗师行 L_4 椎体右侧横突 PA, L_5 椎体棘突 PA。

（3）体位摆放　腰椎后伸、左旋转、左侧屈体位。

（4）治疗性运动　患者站立位,主动后伸、左旋转、左侧屈腰椎,尽力将左手向左后方以及向下伸出。

（五）治疗效果

1. 患者经过第一次治疗后疼痛有较大程度的减轻,活动受限明显改善,但在后伸位的终末端仍能诱发疼痛,后伸、左旋转、左侧屈疼痛加剧。

2. 经过 1 周的治疗,后伸基本无痛,但在后伸位,左侧旋转、左侧屈时仍有疼痛。

3. 经过 2 周的治疗,患者的疼痛和活动受限基本消失,恢复日常生活和工作,达到康复目标。

（刘守国）

参 考 文 献

［1］ Greenman PE. The osteopathic concept in its second century：Is it still germane to specialty practice［J］. The Journal of the American Osteopathic Association,1976,75:589-595.

［2］ Sadria G,Hosseini M,Rezasoltani A,et al. A comparison of the effect of the active release and muscle energy techniques on the latent trigger points of the upper trapezius ［J］. Journal of Bodywork and Movement Therapies,2017,21:920-925.

［3］ Jalal Y,Ahmad A,Rahman AU,et al. Effectiveness of muscle energy technique on cervical range of motion and pain ［J］. JPMA. The Journal of the Pakistan Medical Association,2018,68:811-813.

［4］ Laudner KG,Wenig M,Selkow NM,et al. Forward shoulder posture in collegiate swimmers：A comparative analysis of muscle-energy techniques ［J］. Journal of Athletic Training,2015,50:1133-1139.

［5］ Szulc P,Wendt M,Waszak M,et al. Impact of mckenzie method therapy enriched by muscular energy techniques on subjective and objective parameters related to spine function in patients with chronic low back pain ［J］. Medical Science Monitor：International Medical Journal of Experimental and Clinical Research,2015,21: 2918-2932.

［6］ Selkow NM,Grindstaff TL,Cross KM,et al. Short-term effect of muscle energy technique on pain in individuals with non-specific lumbopelvic pain：A pilot study［J］. The Journal of Manual & Manipulative Therapy,2009, 17:E14-E18.

［7］ Franke H,Fryer G,Ostelo RW,et al. Muscle energy technique for non-specific low-back pain［J］. The Cochrane Database of Systematic Reviews,2015：CD009852.

［8］ Wilson E,Payton O,Donegan-Shoaf L,et al. Muscle energy technique in patients with acute low back pain：A pilot clinical trial［J］. The Journal of Orthopaedic and Sports Physical Therapy,2003,33:502-512.

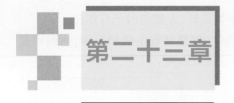

第二十三章

麦肯基力学诊断与治疗

第一节 概　　述

一、基本概念

麦肯基力学诊断与治疗是由新西兰物理治疗师罗宾·麦肯基(Robin Mckenzie)发明的一套用于脊柱和四肢的骨骼肌肉系统疾患的分类诊疗系统,他是鉴别出脊柱疾患方向特异性(directional preferences)和向心化(centralisation)现象的临床现象第一人。罗宾·麦肯基(Robin Mckenzie)由一位偶然的腰痛病例受到启发而创立独具特色的脊柱生物力学诊断和治疗技术,其主要诊疗观念认为,长时间不良姿势和长时间的脊柱处于屈曲位,产生的姿势性紧张及脊柱的机械性损伤,导致"姿势异常综合征""功能不良综合征"和"椎间盘移位综合征"三大综合征,并针对性应用特定方向的反复运动、特定的体位、姿势矫正及手法等进行相应的力学处理,同时强调患者的自我治疗和背部教育。麦肯基提出了恢复过程中独特的向心化现象是产生治疗效果的重要指标。经过多年的临床实践由腰椎逐渐扩展到颈椎、胸椎及四肢的治疗,创立和完善了"麦肯基力学诊断与治疗"诊疗体系,经历了半个多世纪发展和完善,已得到国际康复治疗界广泛认可。

二、基本原理

(一)脊柱系统相关疼痛的来源与基本分类

大脑皮层对伤害感知的过程包括:对组织损伤的觉察、伤害信息经外周神经传入、沿脊髓上传至中枢及中枢对其进行调节。在脊柱及其周围包括椎间小关节关节囊、骶髂关节关节囊、椎间盘外侧部分、棘间韧带、纵韧带、椎体、硬脊膜、神经根鞘膜、神经结缔组织、椎管内血管和局部肌肉等广泛分布的疼痛感受器(神经末梢)激活后可导致疼痛。腰部神经根受压是腿部疼痛的主要原因,而腰背部疼痛主要来源于椎间盘外侧纤维环。脊柱系统相关的疼痛主要分为:躯体性疼痛、放射痛、中枢性疼痛和内脏疼痛等基本类型,其中躯体性疼痛由骨骼肌肉系统引起;放射痛是由神经根、背侧神经鞘和硬脊膜引起;而中枢性疼痛来源于中枢神经系统;内脏痛来源于内脏。

（二）疼痛伤害感受器的激活

伤害感受器系统是机体的报警系统,致痛的伤害感受器受损伤刺激激活时,产生疼痛,在其由外周向中枢的传导途径中,信息可被中枢神经系统调节,即可以对伤害刺激引起的传入冲动进行抑制或兴奋。

伤害感受器被激活主要有 3 种方式:机械性刺激、化学性刺激和创伤性刺激。

1. 机械性刺激　外力作用下的组织会产生机械性形变,当机械力大至足以引起组织紧张,变形或损伤时,伤害感受器被激活产生机械性疼痛。外力去除后,组织形态恢复,疼痛消失。

2. 化学性刺激　当组织受损后出现炎症反应时,组织中的组胺、缓激肽、5-羟色胺、氢离子和钾离子等化学性物质的浓度增高,超过阈值时,化学性伤害感受器被激活,产生化学性疼痛。常见于创伤后 20 天左右炎症反应时或感染性疾病如强直性脊柱炎、骨结核等。当致痛化学物质浓度下降后,疼痛可逐渐减轻直至消失。

3. 创伤性刺激　创伤所致的疼痛可分别表现出机械性疼痛和化学性疼痛的两个阶段。创伤初始时,软组织受到过度牵拉和损伤,继而产生机械性疼痛,常为锐痛;修复开始后,化学物质在受损组织局部迅速堆积,当其超过激活化学伤害感受器阈值时,产生化学性疼痛,多为持续性不适或钝痛。2~3 周以后,化学性疼痛逐渐消失。但愈合过程中产生的瘢痕组织在受到牵拉时仍可引起间歇性的机械性疼痛。

综上所述,从疼痛产生的机制、临床表现等可鉴别出化学性疼痛和机械性疼痛。临床上处理化学性疼痛以药物治疗为主,不建议进行力学治疗。机械性疼痛适合进行力学治疗,应用力学治疗能够改变组织变形的程度,使得疼痛减轻直至消失。

（三）动态椎间盘模型假说

1. 动态间盘模型　麦肯基力学诊断与治疗的核心机制是所提出的动态间盘模型的理论,即脊柱在进行某一方向的反复运动时,对于运动节段的椎间盘产生了非对称性的挤压力,使得间盘内容物向挤压的反方向移动,间盘的移动改变了纤维环和/或神经根的张力,使该疼痛加重或减轻。麦肯基用该理论来解释反复的脊柱运动后,可改善患者症状的程度和/或部位变化的临床现象,大量的临床研究中也证实了麦肯基提出的动态间盘模型的理论的正确性,构成麦肯基力学诊断与治疗的基本原理及理论基础。

2. 脊柱的椎间盘结构和生物力学　脊柱可在三个解剖平面(水平面、额状面、矢状面),绕三个轴包括水平的 x 轴、垂直的 y 轴、前后向的 z 轴进行运动。椎间盘由纤维环、髓核和软骨板组成,具有缓冲压力的作用,椎间关节能够完成 4 个轴向的活动(挤压与分离、前屈与后伸、左右侧屈与左右旋转)。脊柱运动节段椎间关节不同方向的运动对椎间盘的作用是不同的,屈曲时,前纵韧带松弛,后纵韧带变得紧张,黄韧带、棘间和棘上韧带紧张,纤维环后部拉紧,髓核向后移动,剪切力增加,后侧椎间盘内压力增加,上位椎体的下关节突相对于下位椎体的上关节突向前上方滑动,椎间小关节打开;脊柱伸展时,前纵韧带紧张,后纵韧带、黄韧带、棘间和棘上韧带松弛,纤维环后部放松和膨出,纤维环前部拉紧,髓核向前移动,剪切力减低,后侧椎间盘压力减低,上位椎体的下关节突相对于下位椎体上关节突往后下滑动,椎间小关节关闭;侧屈时通常同时伴随旋转。侧屈或旋转时,屈向侧纤维环松弛,对侧纤维环紧张,髓核向对侧移动。屈向侧关节突关节"关闭"而对侧关节突关节"打开",关节突关节"打开"或"关闭"会影响侧屈和旋转的耦合动作。

基于流体静力学机制,只有在纤维环外层保持完整的条件下,脊柱的运动才可产生髓核运动,此时应用麦肯基力学诊断与治疗方法有效。如果纤维环外层破裂,髓核已经脱出,流体静力学机制丧失,脊柱运动或髓核受到挤压时,髓核会向破损处移动,此时应用麦肯基力学诊断与治疗方法疗效不佳。

第二节　诊　断　方　法

麦肯基独特的力学评测方法,通过对病史采集、体格检查、运动功能缺失评估和运动试验等进行临床推理及治疗性诊断,确定属于姿势综合征、功能不良综合征及移位综合征三大综合征中哪型,并针对性采取相应的治疗原则及处理措施。

一、主观检查

包括一般资料、现病史、既往史、紧张的姿势、疼痛的性质、疼痛变化与活动和体位的关系、发作次数等。

二、客观检查

（一）姿势

观察患者的坐姿、站姿及有无脊柱畸形等。

（二）运动范围

评测受累节段脊柱各个方向活动范围有无缺失、在运动过程中是否伴有脊柱的偏移,并判定特定方向运动对患者症状的影响。

（三）运动试验

运动试验是麦肯基力学诊断与治疗中核心的部分,通过运动试验以确定患者的力学诊断。对治疗前后症状变化常用的术语如加重、减轻、产生、消失、向心化、外周化、变化、好转、好转维持、好转不维持、加重维持、加重不维持等来描述并记录。

1. 颈椎运动试验（依次按顺序进行）

（1）坐位颈椎前突。

（2）坐位反复颈椎前突。

（3）坐位颈椎后缩。

（4）坐位反复颈椎后缩。

（5）坐位颈椎后缩加伸展。

（6）坐位反复颈椎后缩加伸展。

（7）卧位颈椎后缩。

（8）卧位反复颈椎后缩。

（9）卧位颈椎后缩加伸展。

（10）卧位反复颈椎后缩加伸展。

（11）坐位颈椎侧屈。

（12）坐位反复颈椎侧屈。

（13）坐位颈椎旋转。

（14）坐位反复颈椎旋转。

2. 腰椎运动试验(依次按顺序进行)

(1) 站立位腰椎屈曲。

(2) 站立位反复腰椎屈曲。

(3) 站立位腰椎伸展。

(4) 站立位反复腰椎伸展。

(5) 卧位腰椎屈曲。

(6) 卧位反复腰椎屈曲。

(7) 卧位腰椎伸展。

(8) 卧位反复腰椎伸展。

(9) 站立位腰椎侧方滑动。

(10) 站立位反复腰椎侧方滑动。

(四) 加强试验

如果运动试验不能诱发出患者的症状,需进行加强试验。即让患者在受累脊柱节段某个方向的终点位持续维持 3min,观察患者的症状变化。

1. 颈椎静态试验

(1) 维持颈椎前突位。

(2) 维持颈椎后缩位。

(3) 维持颈椎屈曲位。

(4) 维持颈椎伸展位。

2. 腰椎静态试验

(1) 弓背坐姿。

(2) 挺直坐姿。

(3) 弓背站立。

(4) 挺直站立。

(5) 俯卧腰椎伸展位。

(6) 直腿坐位。

(五) 其他检查

为明确诊断,除进行感觉、运动、反射等方面的检查外,需对邻近关节进行检查,如髋关节、骶髂关节、肩胛、肩关节等,以排查出四肢关节等病变。

三、三大综合征

(一) 姿势综合征

多见于长时间不良坐姿和站姿,症状多局限在脊柱中线附近,呈间歇性痛,无四肢放射痛,可分别或同时伴有颈、胸和腰椎各部位的疼痛。体检无阳性体征。

(二) 功能不良综合征

多见于创伤愈合过程中形成了短缩的瘢痕所致,表现为常在运动终末端出现牵拉性疼痛,为间歇性痛,伴有神经根粘连时可出现肢体症状。根据活动受限的方向分为屈曲功能不良综合征、伸展功能不良综合征,也有部分侧屈功能不良综合征。

(三) 移位综合征

多见于髓核移位,椎间盘突出所致。突发性疼痛,症状可局限或放射至远端肢体。运动或特定体位可诱发症状的产生或消失、加重或减弱,严重时伴有脊柱后凸畸形和侧凸畸形。80%以上的腰痛属移位综合征。颈椎和腰椎各部分型如下:

1. 移位综合征 1

颈椎移位 1:C_5~C_7 水平中央区或对称性疼痛,肩胛区或肩痛少见,无畸形。

腰椎移位 1:L_4~L_5 水平中央区或对称性疼痛,臀部或大腿疼痛少见,无畸形。

2. 移位综合征 2

颈椎移位 2:C_5~C_7 水平中央区或对称性疼痛,肩胛、肩或上肢疼痛可有可无,颈椎后凸畸形。

腰椎移位 2:L_4~L_5 水平中央区或对称性疼痛,臀部和/或大腿疼痛可有可无,腰椎平坦或后凸畸形。

3. 移位综合征 3

颈椎移位 3:C_5~C_7 水平单侧或不对称性疼痛,肩胛、肩或上肢疼痛可有可无,无畸形。胸椎移位 3:T_1~T_{12} 水平单侧或不对称性疼痛,可在胸壁范围内出现疼痛。

腰椎移位 3:L_4~L_5 水平单侧或不对称性疼痛,臀部和/或大腿疼痛可有可无,无畸形。

4. 移位综合征 4

颈椎移位 4:C_5~C_7 水平单侧或不对称性疼痛,肩胛、肩或上肢疼痛可有可无,急性斜颈畸形。

腰椎移位 4:L_4~L_5 水平单侧或不对称疼痛,臀部和/或大腿疼痛可有可无,腰椎侧凸畸形。

5. 移位综合征 5

颈椎移位 5:C_5~C_7 水平单侧或不对称性疼痛,肩胛和肩的疼痛可有可无,上肢症状至肘关节以下,无畸形。

腰椎移位 5:L_4~L_5 水平单侧或不对称疼痛,臀部和/或大腿疼痛可有可无,症状至膝关节以下,无畸形。

6. 移位综合征 6

颈椎移位 6:C_5~C_7 水平单侧或不对称性疼痛,肩胛和肩的疼痛可有可无,上肢症状至肘关节以下,颈椎后凸畸形或急性斜颈畸形。

腰椎移位 6:L_4~L_5 水平单侧或不对称疼痛,臀部和/或大腿疼痛可有可无,症状至膝关节以下,腰椎侧凸畸形。

7. 移位综合征 7

颈椎移位 7:C_4~C_6 水平对称或不对称性疼痛,颈前或前侧方疼痛可有可无,无畸形。

腰椎移位 7:L_4~L_5 水平对称或不对称性疼痛,臀部和/或大腿疼痛可有可无,伴脊柱过度前凸畸形。

四、向心化现象的临床意义

麦肯基定义向心化现象为:脊柱在进行某个方向的反复运动或进行某个体位调整后,脊柱单侧方和/或单侧肢体远端的脊柱源性的疼痛减轻,疼痛位置向脊柱中线方向移动的现象称为向心化现象。向心化现象仅为移位综合征的病例的特殊表现,临床病例中出现向心化现象可作为判断慢性下背痛保守治疗的疗效结果的指标,临床上出现向心化现象预后多良好。

第三节　治疗技术和临床应用

一、治疗原则

（一）姿势综合征的治疗原则

1. 姿势教育　让患者意识到姿势与疼痛密切关系，帮助患者学习主动的自我姿势矫正的方法，在此基础上逐步教授患者自我矫正不良姿势，注意避免或终止日常生活中对加重症状的不良姿势的自我管理。

2. 不良姿势矫正　从姿势的整体观念出发，不过度拘泥于局部，逐步纠正脊柱各节段，循序渐进，持之以恒。此外，在姿势矫正过程中可能会产生新的疼痛，是由于调整姿势后应力改变和结构性的张力增高引发短暂疼痛的结果，对于新姿势不适应产生的疼痛一般在5~6天内缓解。

（二）功能不良综合征的治疗原则

1. 姿势矫正　日常生活中注意保持正确的姿势，避免由于异常姿势因素所引起的不适或疼痛。

2. 牵伸治疗　对引起功能受限的短缩的组织进行循序渐进的有效牵伸，以产生力学变形，重塑短缩的组织的目的。牵伸的力度可有轻微的疼痛但不应引起损伤，牵伸中引起的疼痛应在牵拉力消除后不久缓解或消失。

（三）移位综合征的治疗原则

1. 复位　选择与髓核移位方向相反的脊柱运动进行反复运动，使移位的髓核复位。后方移位时应用伸展方向的力复位，前方移位时应用屈曲方向的力复位，后侧方移位时应用侧方的力复位。

2. 姿势的维持　短时间内避免做与复位方向相反的脊柱运动，使复位得以维持。

3. 恢复功能　症状消失后（1周左右），逐渐开始做与复位时方向相反的脊柱运动，以不加重或出现症状为原则，以预防功能不良综合征的发生。

4. 防止复发　日常生活中注意正确姿势的保持，适度运动，若出现复发先兆如运动缺失或疼痛，进行自我运动治疗，防止症状加重。

5. 力的升级　一旦出现了症状减轻或向心化现象，则逐渐增加该运动方向的力。一般情况下，力的升级先从静态体位、患者自我运动开始，逐步进行自我过度加压和治疗师过度加压后，再实施关节松动技术和/或手法治疗，以确保治疗的安全性和有效性。在此基础上，还需考虑力的变换、有效运动的重复、姿势维持、不同体位下的静态和动态的力学矫正。

（四）禁忌证

1. 原发或继发恶性肿瘤。
2. 感染性疾病炎症活动期。
3. 中枢神经受累（脊髓受压体征、马尾病灶等）。
4. 严重骨骼疾病。
5. 骨折、脱位和韧带撕裂等骨关节肌肉系统不稳定因素。
6. 血管性疾病。

7. 糖尿病晚期。

二、颈椎的治疗技术

（一）坐位后缩（治疗技术1）

1. 技术类型　自我运动、自我过度加压、治疗师过度加压。

2. 体位　坐位,腰背支撑使腰椎前凸。

3. 操作方法

（1）自我运动:患者双眼平视前方,做颈椎后缩运动至终点位停留数秒后再回至起始位,节律地重复,每次逐渐增大运动范围。如图23-3-1所示。

（2）自我过度加压(力的升级):患者先进行后缩运动,在运动范围终点位用单手或双手在颌部加压后缩,如图23-3-2所示。

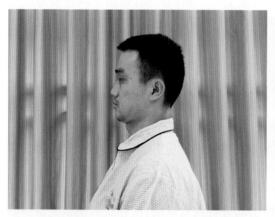

图23-3-1　坐位颈椎后缩自我运动

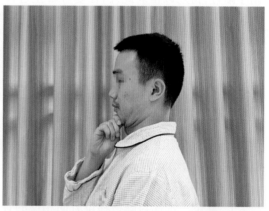

图23-3-2　坐位颈椎后缩自我加压运动

（3）治疗师过度加压(力的升级):治疗师站在患者身旁,一只手放在患者T1~T2椎体上稳定躯干,另一只手在患者的下颌处让患者先进行后缩运动,达运动范围终点时治疗师双手相向用力加压,如图23-3-3所示。

4. 技术要点

（1）治疗时起始位的姿势很重要,应坐在直背靠椅上,腰部给予支撑,以便腰椎呈前凸。

（2）治疗首先从引导患者的自我后缩开始,评测有效后,再逐渐进行力的升级,当

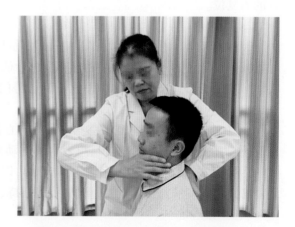

图23-3-3　坐位颈椎后缩治疗师加压运动

患者自我后缩不能解决后方移位且不能增加伸展活动范围时再应用治疗师技术。

（二）坐位后缩加伸展（治疗技术2）

1. 技术类型　患者自我运动、自我过度加压。

2. 体位　同上。

3. 操作方法

（1）患者自我运动：患者先进行后缩运动至最大范围，再缓慢伸展至伸展终点位停留片刻，再缓慢地回到起始位。有节律地重复。如图23-3-4所示。

（2）自我过度加压（力的升级）：在后缩加伸展至终点位小幅度地进行左右旋转4~5次，同时在旋转运动中进一步加大头颈伸展幅度。

4. 技术要点：是应用治疗技术1后的第一个升级，先进行后缩使下颈部处于中立位，再做整个颈段伸展，在伸展终点位自我在颌部轻柔加压，可认为是另一种形式的升级即自我过度加压。

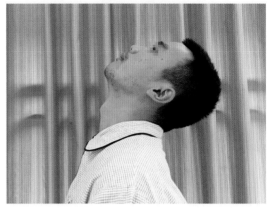

图 23-3-4　坐位颈椎后缩加伸展自我运动

（三）卧位后缩加伸展（治疗技术 3）

1. 仰卧位后缩加伸展

（1）技术类型：患者自我运动、自我过度加压。

（2）体位：仰卧位。

（3）操作方法

1）患者自我运动：先让患者尽力做后缩动作至终点位停留片刻再回复至起始位。有节律地重复数次。如无症状加重，继续将患者头颈和肩部移至治疗床以外悬空（床缘平第3或第4胸椎处），将一只手放置枕后，先进行后缩运动，在最大后缩位将支撑手放开，进行颈部伸展（头后仰），停留片刻后，再用手将头被动地回复至起始位。有节律地重复5~6次。

2）自我过度加压（力的升级）：后缩和伸展方法同前，继续在伸展的终点位进行小幅度的左右旋转4~5次，在旋转过程中逐渐增大伸展幅度，动作完成后回复至起始位，见图23-3-5。

（4）技术要点：这项技术是通过下垂头的重量产生轻微的牵引力，有助于达到疗效。

2. 俯卧位后缩加伸展

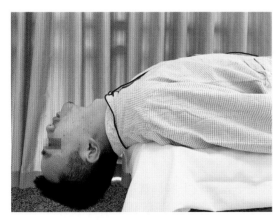

图 23-3-5　仰卧位颈椎后缩加伸展自我运动

（1）技术类型：患者自我运动、自我过度加压。

（2）体位：俯卧肘撑位，双手手指伸直支撑下颌，双拇指在颏下，双示指屈曲置于颌前，使得躯干上半部抬起。

（3）操作方法

1）患者自我运动：患者先后推颌部进行被动颈部后缩后再进行主动地抬头后仰至终点位（保持双手的压力停在手支撑、头后仰的体位），在该体位维持数秒，整套动作重复5~6次，见图23-3-6。

2）自我过度加压：先后缩，伸展至终

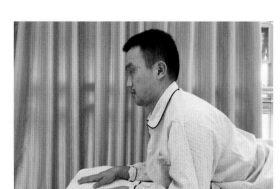

图 23-3-6　俯卧位颈椎后缩自我运动

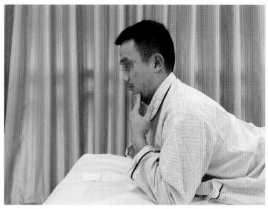

图 23-3-7　俯卧位颈椎后缩加压运动

点位再进行旋转,旋转中再伸展,整个过程重复 5~6 次,见图 23-3-7。

（4）技术要点:是应用治疗技术 1 后的第二个升级治疗技术。整个动作顺序过程应连贯进行。

（四）手法牵引下后缩加伸展和旋转（治疗技术 4）

1. 技术类型　治疗师治疗技术。

2. 体位　患者仰卧位,头颈部在治疗床沿外,治疗师一只手托在患者的枕部,另一只手置于患者下颌,托住头部。

3. 操作方法　治疗师先进行手法牵引,在维持牵引力的同时让患者进行后缩加伸展运动,在伸展的终点位,治疗师在维持较小的牵引力的同时,小幅度地旋转 4~5 次,整个过程重复 5~6 次,见图 23-3-8。

4. 技术要点

（1）牵引下后缩加伸展至终点位再旋转是后缩治疗技术的最高升级（第三个治疗技术升级）。

（2）该技术针对下颈部,后缩部分必须使下颈部有部分伸展（不仅只是上颈部屈曲）。

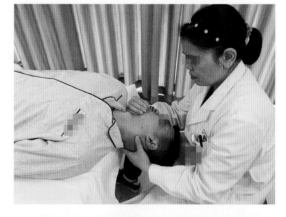

图 23-3-8　手法牵引下后缩加伸展和旋转

（3）操作时始终观察椎基底动脉供血不足和症状变化（向心化或外周化）的迹象。

（五）伸展松动术（治疗技术 5）

1. 技术类型　治疗师治疗技术。

2. 体位　俯卧位,治疗师站在患者身旁。

3. 操作方法　同颈椎关节松动技术,见图 23-3-9。

4. 技术要点

（1）对于顽固的颈椎后方移位综合征,症状在下颈部或上胸部选用此项技术。

（2）治疗中下颈椎伸展功能不良综合征时,应与治疗技术 1 和治疗技术 2 结合使用。

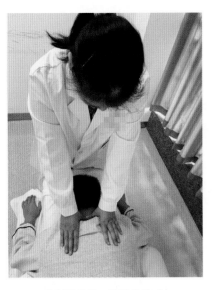

图 23-3-9 伸展松动术

（六）后缩加侧屈（治疗技术 6）

1. 技术类型 患者自我运动、自我过度加压。

2. 体位 坐位，腰背部有良好支撑使腰椎前凸。

3. 操作方法

（1）患者自我运动：让患者先进行后缩，在后缩的基础上进行头侧屈运动并在侧屈终点停留片刻后回复至起始位。重复 5~15 次。

（2）自我过度加压（力的升级）：患者先进行后缩加侧屈，在侧屈达终点位用放于耳旁的手加压侧屈，至终点位维持片刻后回复至起始位。重复 5~15 次，见图 23-3-10。

4. 技术要点

（1）进行回缩加侧屈运动时不应伴有旋转动作。

（2）对后外侧移位综合征患者治疗方向需选择侧屈朝向疼痛侧。

（3）对侧屈功能不良综合征的患者治疗方向选择侧屈朝向疼痛的对侧。

（七）侧屈松动术和手法（治疗技术 7）

1. 坐位侧屈松动术（力的升级）

（1）技术类型：治疗师治疗技术。

（2）体位：患者坐位，治疗师站在其身后，一只手放在痛侧颈部，另一只手置于疼痛对侧的耳部。

（3）操作方法：治疗师用一只手固定患者的颈椎的同时，另一只手帮助患者头颈向疼痛侧侧屈，在至终点位用力加压后回复至起始位，有节律地重复 5~15 次，见图 23-3-11。

（4）技术要点：该技术是治疗技术 6 的升级。通过进行反复试验（几个节段加压），找到产生最佳反应的节段确定为治疗节段。治疗侧屈功能不良综合征时注意用力方向朝向非疼痛侧。

2. 坐位侧屈手法

（1）技术类型：治疗师治疗技术（力的升级）。

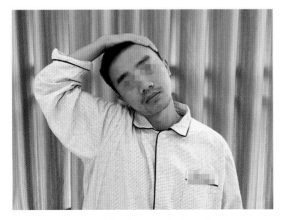

图 23-3-10 后缩加侧屈术

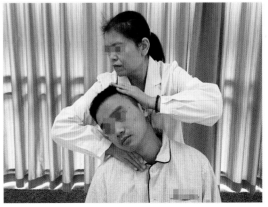

图 23-3-11 坐位侧屈松动术

（2）体位：同上。

（3）操作方法：在侧屈松动术之后,治疗师在患者侧屈的终点位施加一次瞬间、小幅度、快速的猛力。

（4）技术要点：在患者完全放松的情况下,确定治疗节段后再进行手法操作。

3. 仰卧位侧屈松动术

（1）技术类型：治疗师治疗技术。

（2）体位：患者仰卧位,治疗师站在患者的疼痛侧,一只手从疼痛的对侧握住患者的下颌,用前臂和胸部稳定地抱住患者的头部,另一只手置于颈椎疼痛侧,示指的掌指关节顶在应治疗节段棘突的侧方。

（3）操作方法：治疗师在患者侧屈终点位双手用力加压,随后放松回至起始位。有节律地重复 5~15 次,见图 23-3-12。

（4）技术要点：同坐位侧屈松动术。

4. 仰卧位侧屈手法

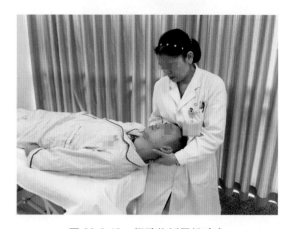

图 23-3-12　仰卧位侧屈松动术

（1）技术类型：治疗师治疗技术（力的升级）。

（2）体位：同上。

（3）操作方法：在患者侧屈终点位,治疗师施加一次瞬间、小幅度、快速的猛力。

（4）技术要点：同坐位侧屈手法。

（八）后缩加旋转（治疗技术 8）

1. 技术类型　自我运动、自我过度加压。

2. 体位　坐位,腰背部有良好支撑使腰椎前凸。

3. 操作方法

（1）自我运动：患者先做后缩动作,在后缩的基础上转向疼痛侧,至后缩伴旋转的终点位维持片刻后,再回复至起始位。整套动作重复 10~15 次。

（2）自我过度加压（力的升级）：让患者做后缩并旋转的动作,至后缩旋转终点位双手施加被动旋转力,维持片刻后回复至起始位。整套动作重复 5~15 次,见图 23-3-13。

4. 技术要点　对后方移位综合征的单侧颈肩痛和单侧头痛,其他治疗技术疗效欠佳,选用该技术。治疗旋转侧屈功能不良综合征时,旋转方向朝向疼痛的对侧。

（九）旋转松动术和手法（治疗技术 9）

1. 坐位旋转松动术（力的升级）

（1）技术类型：治疗师技术。

（2）体位：患者坐位,腰椎前凸,头保持轻度后缩位,治疗师站在患者身后,一只手放在患者非疼痛侧的肩上,另一只手上肢环绕患者头面部,手的尺侧位于患者的枕骨粗隆下。

（3）操作方法：治疗师先用环绕患者头部的上肢稍施加牵引力,再将患者头向痛侧旋转至终点位维持片刻,同时,用棘突旁的拇指固定并施加反作用力,后将患者头回复至起始位。有节律地重复该套动作 5~15 次,见图 23-3-14。

（4）技术要点：该技术是治疗技术 8 的升级。患者应该完全放松,力度逐渐递增,注意在旋转前治疗师先给予轻柔的牵引力。治疗侧屈功能不良和旋转功能不良时应将治疗技术

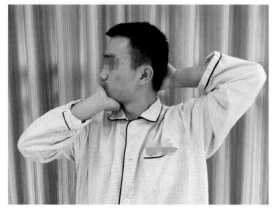

图 23-3-13　后缩加旋转

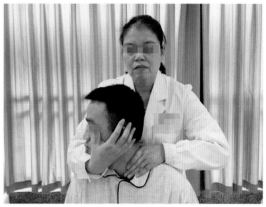

图 23-3-14　坐位旋转松动术

8 和治疗技术 6 合用。

2. 坐位旋转手法(力的升级)

(1) 技术类型:治疗师技术。

(2) 体位:同上。

(3) 操作方法:患者放松,在患者头颈旋转终点位,治疗师施加一次瞬间、小幅度、快速的猛力。

(4) 技术要点:在患者完全放松的情况下,确定了治疗节段后再进行手法操作。

3. 仰卧位旋转松动术

(1) 技术类型:治疗师技术。

(2) 体位:患者仰卧,治疗师一只手托在患者的枕部,另一只手在患者非疼痛侧的颈部,示指的掌指关节位于疼痛侧的棘突旁。

(3) 操作方法:治疗师将患者头颈转向疼痛侧,至终点后停留片刻,再回复至起始位。有节律地重复 5 ~ 15 次,见图 23-3-15。

(4) 技术要点:同坐位旋转松动术。

4. 卧位旋转手法(力的升级)

(1) 技术类型:治疗师技术。

(2) 体位:同卧位旋转松动术。

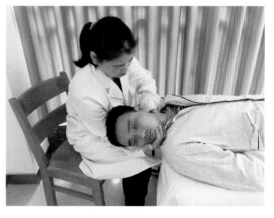

图 23-3-15　仰卧位旋转松动术

(3) 操作方法:患者放松,在患者头颈旋转终点位,治疗师施加 1 次瞬间、小幅度、快速的猛力。

(4) 技术要点:同坐位旋转手法。

（十）坐位屈曲（治疗技术 10）

1. 技术类型　自我运动、自我过度加压、治疗师治疗技术。

2. 体位　坐位。

3. 操作方法

（1）自我运动：患者主动低头尽可能地将下颌接近前胸部后，再回复至起始位，有节律地重复 5~15 次。

（2）自我过度加压（力的升级）：患者尽量低头至屈曲终点位后，双手加压维持片刻后，再回复至起始位。重复 5~15 次，见图 23-3-16。

4. 技术要点　自我加压时尽可能使下颌接近前胸部至颈部屈曲达最大范围时加压并维持片刻。治疗颈源性头痛应先进行颈部后缩再做屈曲运动。

（十一）屈曲松动术（治疗技术 11）

1. 技术类型　治疗师技术（力的升级）。

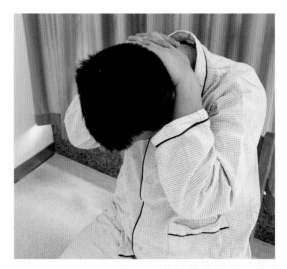

图 23-3-16　坐位屈曲自我加压运动

2. 体位　患者仰卧，头悬于床头外，治疗师站在患者头侧，用一只手的手掌支托患者枕部，另一只手从支托手的下方穿过，手掌向下固定对侧的肩关节。

3. 操作方法　治疗师用支托在枕部的手屈曲患者头颈部，同时用固定肩部的手施加相反的对抗力，使得颈椎处于最大屈曲位，然后回复至起始位，有节律地重复 5~15 次，见图 23-3-17。

4. 技术要点　该技术是治疗技术 10（非负重体位屈曲）力的升级。

（十二）仰卧位颈椎牵引术（治疗技术 12）

1. 技术类型　治疗师技术。

2. 体位　患者仰卧，头悬于床头以外，治疗师呈弓箭步站在患者头侧，一只手托住头，另一只手握住患者的下颌。

3. 操作方法　治疗师在牵引中依据症状变化（向心化现象）来决定牵引的角度和牵引力的大小，一般情况，手法牵引维持 10~15s，重复 3~5 次，见图 23-3-18。

4. 技术要点　根据评测（使患者症状减轻和出现向心化现象）来确定手法牵引力的大小和牵引的角度。手法牵引时，牵引力需逐渐递增并动态调节牵引角度，禁忌使用暴力。

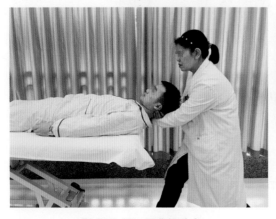

图 23-3-17　屈曲松动术

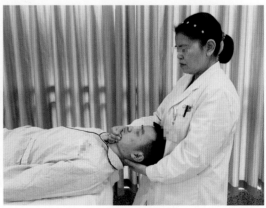

图 23-3-18　仰卧位颈椎牵引术

三、腰椎的治疗技术

（一）俯卧位（治疗技术1）

1. 技术类型　患者自我治疗。

2. 体位　俯卧位。

3. 操作方法　患者俯卧在治疗床上并维持该体位30min，见图23-3-19。

4. 技术要点　静态俯卧位是腰椎力学治疗的起始位（第一步）。临床上可根据患者疼痛的程度调整腰部的体位（如急性腰痛不能耐受平卧，可从腰部屈曲位开始直到能耐受平卧）。

（二）俯卧伸展位（治疗技术2）

1. 技术类型　患者自我治疗（力的升级）。

2. 体位　俯卧位（静态）。

3. 操作方法　让患者前臂支撑将上半身推起，下半身（骨盆和大腿）不离开床面，维持体位10min。见图23-3-20。

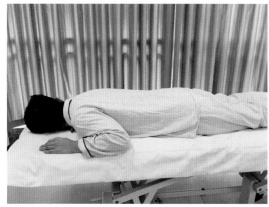

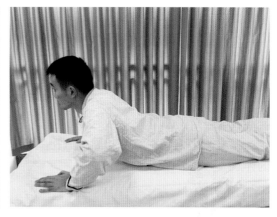

图23-3-19　俯卧位技术　　　　　　　图23-3-20　俯卧伸展位技术

4. 技术要点　不能耐受此体位时间太长的急性腰痛患者，可间歇性地进行体位调整；腰部尽可能自然放松下陷（伸展）。

（三）俯卧伸展（治疗技术3）

1. 技术类型　患者自我运动（力的升级）。

2. 体位　俯卧位。

3. 操作方法　从俯卧位起始，让患者用前臂支撑将上半身推起至最大范围后，维持片刻再回到起始位，重复10次为一组，每天做3~4组。见图23-3-21。

4. 技术要点　为动态俯卧位下的伸展运动，应逐渐递增腰背伸展度，当运动至最大范围时应保持腰部自然放松下陷。

（四）俯卧伸展加压（治疗技术4）

1. 技术类型　患者自我运动（力的升级）。

2. 体位　俯卧位，腰部用一条安全带或大浴巾加压固定。

3. 操作方法　同上（腰部伸展运动时抵抗安全带的阻力），见图23-3-22。

4 技术要点　安全带加压可产生更好的复位和更有效的牵张效果，但安全带的固定不

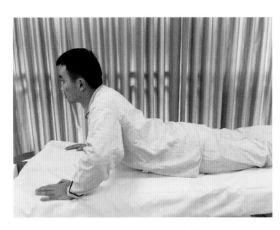

图 23-3-21　俯卧伸展

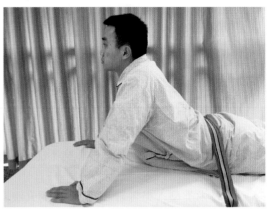

图 23-3-22　俯卧伸展加压

宜太紧。

（五）持续伸展位（治疗技术 5）

1. 技术类型　体位治疗（力的升级）。

2. 体位　俯卧位，患者俯卧在可调式治疗床上。

3. 操作方法　将床头抬高至腰椎的最大伸展位后（可耐受），维持 20～30min 后，缓慢回至起始位，见图 23-3-23。

4. 技术要点　持续的伸展应力比间断的伸展应力效果更好。

（六）站立位伸展（治疗技术 6）

1. 技术类型　患者自我运动。

2. 体位　站立位，双足分开与肩同宽，双手支撑腰部。

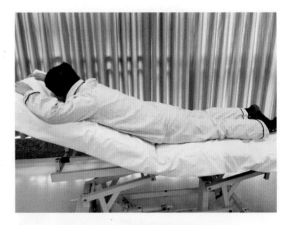

图 23-3-23　俯卧持续伸展位技术

3. 操作方法　让患者双手支撑腰部，尽量伸展腰部达最大伸展范围后回复至起始位，动作重复 10 次为一组，每天 3~4 组。见图 23-3-24。

4. 技术要点　该技术便于自我治疗（不受场地限制的）替代依赖治疗师技术。

（七）伸展松动术（治疗技术 7）

1. 技术类型　治疗师治疗技术（力的升级）。

2. 体位　患者俯卧位，头朝向一侧，治疗师站在患者一侧身旁，将双手掌根部放置于相应节段的两侧腰椎横突位置。

3. 操作方法　治疗师在治疗节段的横突上做节律性关节松动技术，逐渐递增下压力度，重复 5~15 次。

4. 技术要点　根据患者的反应来确定治疗节段、力度及用力方向。

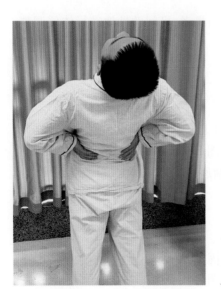

图 23-3-24　站立位伸展

（八）伸展手法（治疗技术8）

1. 技术类型　治疗师治疗技术（力的升级）。

2. 体位　同上。

3. 操作方法　治疗师在腰椎伸展松动术治疗节段及操作的基础上,施加一次瞬间、小幅度、快速的猛力后,松开双手,见图 23-3-25。

4. 技术要点　常在伸展松动术治疗无满意疗效时应用该技术。

（九）伸展位旋转松动术（治疗技术9）

1. 技术类型　治疗师治疗技术。

2. 体位　患者俯卧位,头朝向一侧,治疗师站在患者一侧身旁,将双手掌根部放置于相应节段的两侧腰椎横突位置。

3. 操作方法　治疗师用压在双侧横突上的手掌根交替下压一侧的横突,做节律性的旋转松动术。力度逐渐递增,重复 10~15 次。

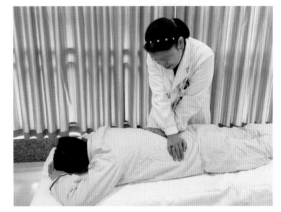

图 23-3-25　俯卧位伸展手法

4. 技术要点　根据患者的反应来确定治疗节段、力度及用力方向。

（十）伸展位旋转手法（治疗技术10）

1. 技术类型　治疗师治疗技术。

2. 体位　同上。

3. 操作方法　治疗师在腰椎旋转松动术治疗节段及操作的基础上,向下施加一次瞬间、小幅度、快速的猛力后,松开双手。

4. 技术要点　常在伸展旋转松动术治疗无满意疗效时应用该技术。

（十一）屈曲位持续旋转术/屈曲位旋转松动术（治疗技术11）

1. 屈曲位持续旋转术

（1）技术类型:治疗师技术。

（2）体位:仰卧位,治疗师面向患者站在其身旁,一只手固定于远侧的肩上,另一只手将患者的双侧髋膝关节屈曲。

（3）操作方法:治疗师向近侧肩的方向旋转腰部至最大范围,使腰部处于屈曲伴旋转体位,维持 1min,见图 23-3-26。

（4）技术要点:常在旋转松动术治疗后无满意疗效时应用。

2. 屈曲位旋转松动术

（1）技术类型:治疗师治疗技术。

（2）体位:同上。

（3）操作方法:治疗师一只手固定于远侧的肩上,另一只手将患者的双侧髋膝关节屈曲,向近侧肩的方向旋转至最大范围

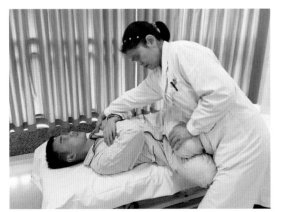

图 23-3-26　屈曲位持续旋转术

后,立即放松,节律地重复 10 次。

　　(4)技术要点:治疗时需密切观察患者症状的外周化反应,症状加重时慎用。

　　(十二)屈曲位旋转手法(治疗技术 12)

　　1. 技术类型　治疗师治疗技术。

　　2. 体位　同上。

　　3. 操作方法　治疗师在腰椎屈曲位旋转松动术治疗节段及操作的基础上,治疗师将患者下肢屈曲并旋转至最大幅度后,施加一次瞬间、小幅度、快速的猛力后,松开双手。

　　4. 技术要点　常在屈曲位旋转松动术治疗无满意疗效时应用。

　　(十三)卧位屈曲(治疗技术 13)

　　1. 技术类型　患者自我运动。

　　2. 体位　患者仰卧位,屈曲双侧髋膝关节,双足支撑在床上。

　　3. 操作方法　让患者用双手抱双膝向胸部运动至最大范围后,回复至起始位。重复 10 次,见图 23-3-27。

　　4. 技术要点　是前方移位综合征的恢复期的复位治疗技术;屈曲功能不良综合征可在该体位进行终点位的有效牵拉。

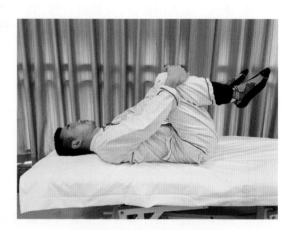

图 23-3-27　卧位屈曲自我运动

　　(十四)站立位屈曲(治疗技术 14)

　　1. 技术类型　患者自我运动。

　　2. 体位　患者站立位,双足分开与肩同宽。

　　3. 操作方法　患者尽可能弯腰(双手扶在大腿前方下滑),达到最大屈曲范围后回复至起始位。重复 10 次,见图 23-3-28。

　　4. 技术要点　是卧位屈曲治疗的升级,应间歇进行。根据患者症状的变化逐渐弯腰,手应扶在腿上以减轻躯干负重。

　　(十五)抬腿站立位屈曲(治疗技术 15)

　　1. 技术类型　患者自我运动。

　　2. 体位　患者站立位,一侧下肢独立站在地面上,另一侧下肢放在凳子上,髋膝关节屈曲 90°。

　　3. 操作方法　治疗师让患者上身前倾,并尽量靠近膝部,达到最大屈曲范围后回复至起始位(每次屈曲后一定要回复至直立位),重复 6~10 次,见图 23-3-29。

　　4. 技术要点　需注意调节凳子的高度,因该技术可产生非对称性张力或复位力,适用于对称性的屈曲治疗技术无效时,选用该技术。

　　(十六)侧方偏移的手法矫正(治疗技术 16)

　　1. 技术类型　治疗师治疗技术。

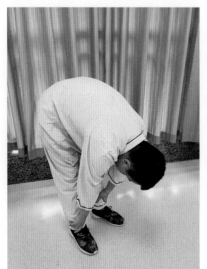

图 23-3-28　站立位屈曲自我运动

　　2. 体位　患者站立位,双足分开与肩同宽,治疗师站在躯干偏移侧,让患侧的肘关节屈曲靠在胸侧

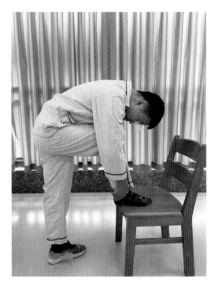

图 23-3-29　抬腿站立位屈曲

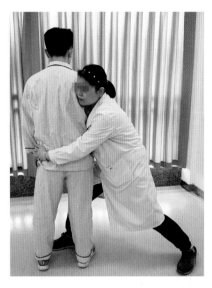

图 23-3-30　侧方偏移的手法矫正

壁上。

3. 操作方法　治疗师用肩部抵住患者屈曲的肘关节以固定躯干,同时用双上肢环绕患者骨盆,缓慢有节律地拉动骨盆,直到达到过度矫正。重复 10~15 次,见图 23-3-30。

4. 技术要点　复位力不宜过快,治疗过程中密切评测症状的变化,以出现向心化现象为原则。

（十七）侧方偏移的自我矫正（治疗技术 17）

1. 技术类型　患者自我运动。

2. 体位　患者站立位,双足分开与肩同宽,治疗师与患者面对面站立,治疗师一只手置于患者偏斜侧的肩,另一只手置于对侧的髂棘。

3. 操作方法　在治疗师的帮助及指导下,让患者做骨盆的侧方移动来进行自我侧方偏移的矫正,见图 23-3-31。

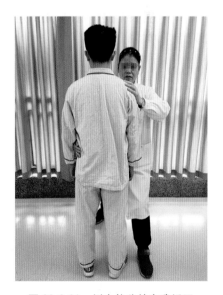

图 23-3-31　侧方偏移的自我矫正

4. 技术要点　运动方向是侧方滑动而不是侧屈。矫正侧凸后立刻做伸展运动以减轻后方移位。

第四节　典　型　病　例

（一）病情概要

患者,男性,35 岁,从事 IT 工作,长期伏案工作,间断性的双侧颈肩部疼痛不适 2 年。2 周前伏案午休后突发颈部疼痛,头部旋时疼痛加剧并放射至前臂外侧,未采取任何治疗。今日晨起突发右手持物无力伴右手第 1、2 手指麻木不适。前来就诊。

（二）临床检查

1. 一般检查　患者自主坐位，头颈轻度左侧屈及旋转，双肩前伸，胸椎后凸姿势；双侧颈背部肌肉僵硬，C_6椎体脊上及脊旁压痛明显，向右臂放射。右侧旋转挤压试验（+），右臂丛牵拉试验（+），右拇指背侧痛觉减退，肱二头肌、肱三头肌反射对称引出。麦肯基颈部运动试验：颈部前突时无疼痛，颈部做回缩、侧屈及旋转时出现疼痛并放射至前臂外侧。自主视觉 VAS 评分：6 分。

2. 辅助检查　①X 线片：颈椎曲度变直；②MRI：颈椎 C_5~C_6 椎间盘膨出；③右上肢肌电图检查：未见明显异常。

（三）病情分析

神经根型颈椎病的表现与神经功能障碍相关的体征和症状源于椎间盘突出、骨赘压迫、畸形或变异导致的神经根病变，常表现为神经根分布支配区域的感觉、运动和反射异常。C_5 与 C_6 因处于颈椎生理性前凸的下方承重位置，其椎间盘承受压力相对较高，突出最为常见。C_5~C_6 椎间盘突出极易影响到位于 C_6 椎体外上方的 C_6 神经根，该神经根压迫常会受限导致颈部及放射至肱二头肌和前臂外侧的感觉障碍，继而出现手背部及桡侧手指受累，严重者可出现肱二头肌触痛、肱二头肌及伸腕肌力减退，甚至影响冈下肌、前锯肌、旋后肌及拇指伸肌。本病例根据发病情况、颈部运动试验和神经运动及感觉检查后影像学结果均提示：下颈部后方移位综合征。

（四）诊断

1. 疾病诊断　颈椎病神经根型；颈椎间盘突出症。

2. 功能诊断　颈部及右上肢运动功能障碍；日常生活活动能力受限。

（五）康复目标

1. 近期目标（1~2 周）　尽快缓解疼痛和肢体麻木症状，恢复颈部活动，恢复右上肢活动能力，恢复工作和日常生活。

2. 远期目标　姿势矫正及良好习惯养成，预防颈痛再次发生。

（六）治疗思路

按后侧方移位综合征的治疗原则

1. 复位　治疗从患者自我运动开始，先让患者做颈部回缩运动，症状减轻，做颈部回缩+右侧屈反复运动，通过反复运动产生复位力，使移位的髓核复位。

2. 复位的维持　短时间内让患者避免做颈部屈曲运动。

3. 力的升级　从患者自我治疗开始，先做颈部回缩，再做颈部回缩+颈部侧屈运动，若患者出现向心化现象，则继续做以上运动；当患者的症状停留在某一阶段、好转不维持时，治疗师应进行手法治疗：侧屈（手法加压）→关节松动技术→患者的运动改为：回缩加压+伸展。

4. 恢复功能　当患者症状消失一周左右，逐渐恢复与复位时相反向的颈部屈曲运动，一旦颈部屈曲运动中出现外周化现象，立即练习几组颈部后缩运动以预防复发。

5. 预防复发　对该患者进行颈背部康复教育，加强自我颈部治疗的观念，出现颈部不适或症状初期时及时进行自我治疗，日常生活中注重纠正不良的姿势及正确姿势的维护。加强颈部肌群尤其是核心肌群的肌力，预防复发。

（七）治疗程序

第一次治疗：自我运动，颈部回缩+颈部向右侧屈，每隔 2h 做一次，每次做 10 下。

第二次治疗：治疗师手法（颈椎的后前向松动+侧屈加压）+患者自我运动（方法同上）。

第三次治疗：同第二次。

第四次治疗：治疗师手法（颈椎的后前向松动+侧屈松动术）+患者自我运动（颈部回缩加压+颈部向右侧屈）。

第五次治疗：同第四次。

第六次治疗：颈部核心肌力训练及宣教（姿势的自我管理）。

（八）康复治疗结局

患者首次治疗后即刻出现颈椎活动度部分恢复及手部疼痛麻木减退；治疗 1 周后偶尔出现颈部不适，颈椎前屈及双肩前伸姿势得到一定改善；治疗 2 周后，疼痛及活动受限完全消失，胸椎后凸减小，恢复日常工作，康复目标完成。

（黄　杰）

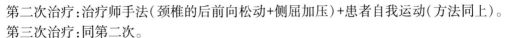

参 考 文 献

［1］ McKenzie RA，Stephen M. Cervical and Thoracic Spine：Mechanical Diagnosis and Therapy［M］.［S. l.］：Orthopedic Physical Therapy Products，2006.

［2］ McKenzie RA，Stephen M. The lumbar spine mechanical diagnosis & therapy［M］. Waikanae：Spinal Publications New Zealand，2003.

［3］ Young S，April C，Laslett M. Correlation of clinical examination characteristics with three sources of chronic low back pain［J］. The Spine Journal，2003，3（6）：460-465.

［4］ Hancock MJ，Maher CG，Latimer J，et al. Systematic review of tests to identify the disc，SIJ or facet joint as the source of low back pain［J］. European Spine Journal，2007，16（10）：1539-1550.

［5］ Morey K，William H. The dynamic disc model：a systematic review of the literature［J］. Physical Therapy Reviews，2009，14（3）：181-189.

［6］ Mark W，Dennis H. Categorizing patients with occupational low back pain by use of the Quebec Task Force Classification system versus pain pattern classification procedures：discriminant and predictive validity［J］. Physical Therapy，2004，84（3）：243-254.

［7］ Stephen M，Ronald D. Evidence-informed management of chronic low back pain with the McKenzie method［J］. The Spine Journal，2008，8：134-141.

［8］ Kilpikoski S，Airaksinen O，Kankaanpaa M，et al. Interexaminer reliability of low back pain assessment using the McKenzie method［J］. Spine，2002，27：E207-E214.

［9］ Clare HA，Adams R，Maher CG. Reliability of McKenzie classification of patients with cervical or lumbar pain［J］. J Manipulative Physiol Ther，2005，28：122-127.

［10］ McKenzie RA. Treat Your Own Back［M］. Waikanae，NZ：Spinal Publications New Zealand Ltd.，2011.

［11］ McKenzie RA. The lumbar spine：mechanical diagnosis and therapy［M］. Waikanae，NZ：Spinal Publications New Zealand Ltd.，1981.

［12］ McKenzie RA. Human Extremities：Mechanical Diagnosis and Therapy［M］.［S. l.］：Orthopedic Physical Therapy Products，2000.

［13］ 顾新. 下背痛的物理治疗［J］. 中国康复医学杂志，2009，24（1）：86-88.

［14］ 黄杰，肖少华，陈勇，赵强，黄国荣. McKenzie 法治疗颈椎病的临床疗效［J］. 中国康复，2006，21（3）：155-156.

［15］ 孙启良. McKenzie 疗法和腰痛治疗体操［J］. 中华物理医学与康复杂志，2001，23（4）：197-198.

［16］ 徐军，成鹏，黄国志. McKenzie 力学诊断和治疗技术研究进展［J］. 中华物理医学与康复杂志，2001，23（4）：243-245.

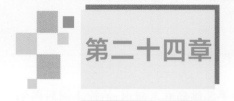

第二十四章

筋膜松解技术

第一节 概　述

一、基本概念

筋膜松解技术是一种通过向筋膜施加较低应力、较长时间牵伸以恢复组织长度、缓解疼痛、提高患者功能的手法治疗技术。筋膜松解是一个高互动性的治疗技术，这个技术需要根据患者的反馈来决定治疗的方向、力量和牵拉的时间，以促进紧张或受限的软组织最大限度地放松。筋膜覆盖了所有的器官，包括所有肌肉和包裹每块肌肉的筋膜纤维。所以，所有的肌肉牵拉实际上都是筋膜的牵拉。操作者通过手的触摸建立了与肌肉运动知觉的联系，这个联系使治疗师能够监测患者的软组织运动和神经生理的组织变化。通过手的触摸来感受在患者身体内部筋膜的紧张和受限，并且通过筋膜松解来处理这些紧张。相比于使用其他牵拉手法和牵拉练习，筋膜松解直接聚焦在特别紧张或者受限的区域。

二、治疗理论

（一）筋膜的解剖学基础

筋膜是覆盖人体结构的疏松或致密结缔组织的薄膜样结构，是人体内最广泛的组织，从头开始到脚趾形成一个三维的网络，保护并连接由其形成的功能结构单元。筋膜组织富含胶原蛋白，且平行排列，基质和弹性纤维含量较少。筋膜的分层包括浅筋膜、深筋膜及浆膜下筋膜。

1. 浅筋膜　直接位于皮肤下，也称皮下组织，由三种类型的疏松结缔组织构成，即胶原纤维、弹性纤维和网状纤维。呈凝胶状，包绕在器官周围。疏松脂肪组织或称"脂肪"结缔组织含有专门储存脂肪的细胞，具有绝热性，并且是长期的能量储备库。交织于少量基质中的纤维组成网状结缔组织，形成器官保护网，可滤去脾脏和淋巴结中的外源性物质，同时为神经和血管的穿行提供通道。浅筋膜是一个隐蔽空间，在组织水肿和有渗出物时会膨胀，因此即使很细微的创伤，筋膜都会被破坏和牵拉。

2. 深筋膜　包绕肌肉并深入内部形成一个卷曲的网状系统，由致密结缔组织构成，含有更多、更坚韧的纤维。致密结缔组织的纤维是平行走向，因此仅在一个方向上具有非常大的伸展能力。而致密不规则结缔组织的胶原纤维呈不规则状,常见于机体内在多方向上承受压力的部分,如骨膜、肝脏和脾脏的包膜。致密弹性结缔组织主要由悬浮于半固态基本物质中的弹性蛋白构成,为组织的持续伸展和回缩提供了必要的弹性和强度。深筋膜可作为肌肉附着点,对肌层起缓冲作用,并包裹神经和血管。

3. 浆膜下筋膜　是颅骶系统的神经膜层,由致密结缔组织构成,包围着中枢神经系统,即脑部和脊髓。这些筋膜层间的结缔组织允许内脏器官在一定范围内移动。

（二）软组织与筋膜的关系

1. 筋膜与肌肉的关系　一个肌群被筋膜包裹分为相互独立的肌肉。形成筋膜的结缔组织纤维沿不同走向相互编织,使筋膜变得可扩张,以适应肌束的变化。肌肉收缩时肌束增粗,筋膜出现暂时性的张力增加。交替的肌肉收缩和放松创建了一个泵系统,促进了液体的流动和交换,泵系统的抑制会导致水肿的产生,特别是在下肢。筋膜通过扩张适应肌肉体积增大,到不能再接受更大的张力时,筋膜内丰富的神经就会产生疼痛,而后筋膜会产生自发的破裂来缓解炎症反应,使疼痛减轻。发生炎症和延迟愈合时,因为没有充足的血液供应,会引起筋膜收缩,从而增加了粘连的可能性。

2. 筋膜与颅骶系统的关系　正常情况下,由于神经系统的调控,整个筋膜系统会随着颅骶的脉动产生持续性的运动。因为脑脊髓膜与脑膜系统以外的筋膜,在解剖上有密切的连贯性。两者有时会直接连在一起,有时会以连接到共同的骨质结构而间接相连。这两个筋膜系统借由这种直接或间接的解剖关系而产生互动。颅骶系统是筋膜系统的最深层,是一个半封闭的液压系统,是很坚硬的防水膜,是脑脊液形成和重吸收的场所,可缓解脑室压力的改变。颅骶系统的解剖结构包括脑膜系统及其骨质部分、与脑膜系统有密切关系的非骨质类结缔组织、脑脊液、所有生成、吸收与容纳脑脊液的结构。此外,颅骶系统也与神经系统、肌肉骨骼系统、血管系统、淋巴系统、内分泌系统和呼吸系统有关。任何系统发生异常,皆会影响颅骶系统;反之,颅骶系统功能异常也会对神经系统（尤其是脑部）的发展与功能,产生深远的影响。确切地说,人体从胚胎到死亡为止,颅骶系统都提供脑与脊髓生长、发育和有效动作的内在环境。

（三）张力体系

人类的机体在没有筋膜的支撑下不能完成直立向上的动作。当筋膜的张力平衡时,人身体对抗重力则变得更加高效。不对称的姿势使身体一侧的肌肉持续处于高张力,另一侧的肌肉持续处于低张力的状态。筋膜本身也有持续的不对称张力,在高张力的一侧,筋膜被牵拉并且在对角线的部分产生疼痛;在低张力一侧的筋膜缩小或变短,导致对角线另一侧的身体部分产生疼痛。肌肉力量的训练必须与处理不对称姿势和放松软组织张力同时进行。当肌肉力量变得更加平衡和均匀,患者的中枢神经系统会学着接受和维持改进姿势。

（四）筋膜松解的作用及后续影响

筋膜松解可以缓解力量代偿性软组织的紧张,减少因代偿模式而产生的不对称压力和神经疾病引发的疼痛。使用筋膜松解技术后,由于身体处于一个新的对称姿势,不熟悉的力量作用可能会导致短暂的新的损伤。在中枢神经系统中,当姿势被调整时,中枢神经系统必须重新学习接受和维持更多的姿势。开始时,中枢神经系统察觉到旧姿势更舒适和熟悉,而新的姿势则是一种刺激源,之后中枢神经系统认识到新的姿势更有能量效率,但仍然疼痛和不熟悉。当疼痛得以缓解时,新的姿势会更长时间地维持。最后,中枢神经系统察觉到新的姿势更有效和舒适,而旧姿势效率低并且疼痛,就接受了新的姿势。每次后续治疗后,姿势的改变会维持更长的时间。在前几次治疗后,会建立一个简单的刺激-反馈影响。当患者建立了刺激-反馈模式后,周期性地命令他精神集中,来暗示自己治疗的阶段来帮助改善姿势。这种精神集中训练可以加强新的肌肉收缩模式,并且可以促进中枢神经系统接受姿势上的改变。每一个运动都是一个新的问题,并且需要被解决。所有的患者对于筋膜松解治疗的反馈可以用肌肉生理学、运动学和运动再学习的理论和知识解释,中枢神经系统通过学习,会获得新的姿势和运动模式,获得最高效的、无痛的运动模式。

第二节　治疗技术

使用筋膜松解技术时,患者不需要收缩任何肌肉或者完成特定的动作来牵拉紧张或者受限制的区域,但也不能因为非常放松而进入睡眠的状态。治疗师应根据患者身体的反馈和引导来完成治疗。当不均匀的软组织紧张和受限被定位时,最初的治疗目标是将这些不对称的压力对称化。筋膜松解会减少或消除在软组织上的过量压力。活跃的筋膜扳机点和粘连属于特殊的软组织受限,这种受限妨碍了肌肉在其长度上平滑的收缩。使用筋膜松解的最终目标是获得最高效的运动模式,这种运动模式允许患者在疼痛最小范围或消除疼痛的情况下进行,并维持身体的运动模式。

筋膜松解的形式很多,包括:瘢痕松解、关节松解、耦合/分离(压迫/分离)、松弛促进技术、颅骶治疗、内脏松动、反冲治疗等,具体内容见后述。

一、筋膜松解技术的评估及治疗方法

筋膜手法执行前,需要做详细的评估,评估内容包括:①个人信息:姓名、性别、年龄、地址、联系电话、职业、爱好;②主要疼痛区/主要功能障碍区;③症状类型、程度、持续时间、出现频率;④加重和减轻疼痛的动作;⑤是否有其他相关症状;⑥24h 内症状的变化;⑦既往史:外伤、手术、药物等;⑧力线及姿势;⑨触诊:主要疼痛节段、伴随疼痛节段等。

(一)浅筋膜的评估内容及治疗方法

1. 触诊　自然状态下,像所有致密结缔组织一样,筋膜可呈固态或流体样。正常、固定不变的皮肤皱褶反映了皮下胶原纤维的排列。由于筋膜的位置和组织的健康状态不同,筋膜在扪及时可呈波浪感、致密或光滑。筋膜采取哪种形式存在,取决于温度、压力和施加于该组织的张力。筋膜以多层形式出现并且几乎存在于人体各处,因此扪及筋膜比扪及参与人体运动的其他组织更困难。

2. 治疗方法　浅筋膜松解一般采用直接松弛法。

(1)前臂交叉技术:治疗师前臂交叉,肘关节伸直,可使用掌根、小鱼际或整个手掌进行筋膜的固定,双手紧贴皮肤,沿筋膜紧张方向轻微牵伸并维持,直到筋膜放松,再逐渐放松其他部位。可用于腰背部或大肌肉的部位,如图 24-2-1～图 24-2-3所示。

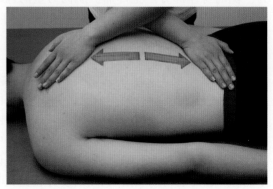

图 24-2-1　前臂交叉技术 1

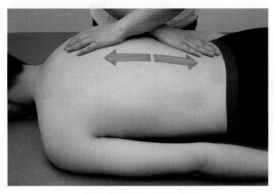

图 24-2-2 前臂交叉技术 2

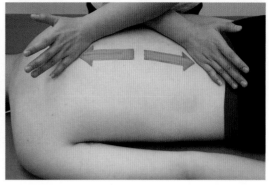

图 24-2-3 前臂交叉技术 3

（2）两手技术：治疗师使用双手拇指或鱼际固定住筋膜，不要压迫皮肤，力的方向几乎与皮肤平行，轻微用力，向筋膜紧张的方向牵伸，直到筋膜放松，再逐渐放松其他部位。可用于面积略小的部位、关节周围，如图 24-2-4。

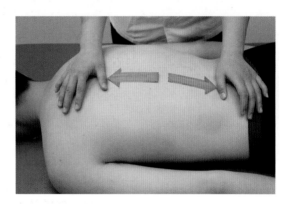

图 24-2-4 两手技术

（3）手指技术：当遇到骨突较明显的部位，较小或局限的部位，不方便使用手掌固定时，可使用双手的手指固定住筋膜，如面部、筋膜紧张的范围较小的部位。力的方向不要压迫皮肤，而是几乎与皮肤平行，轻微用力，向筋膜紧张的方向牵伸，直到筋膜放松，再逐渐放松手的拉力。可用于面部，紧张部位非常局限的情况等，如图 24-2-5~图 24-2-8 所示。

（4）一只手技术：当遇到骨突较明显的部位，较小或局限的部位，治疗师不方便使用双手固定时，可使用单手的手指固定住筋膜，如面部、筋膜紧张的范围较小的部位，力的方向不要压迫皮肤，而是几乎与皮肤平行，轻微用力，向筋膜紧张的方向牵伸，直到筋膜放松，再逐渐放松其他部位。可用于治疗面积极小的面部或治疗部位不规则处等，如图 24-2-9~图 24-2-11 所示。

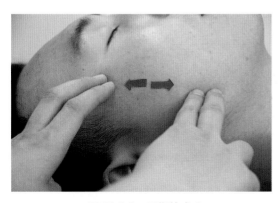

图 24-2-5 手指技术 1

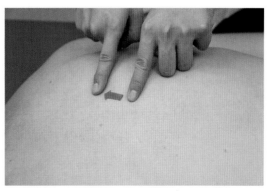

图 24-2-6 手指技术 2

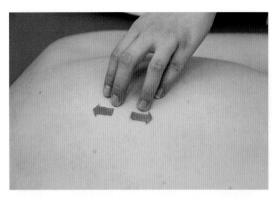

图 24-2-7　手指技术 3

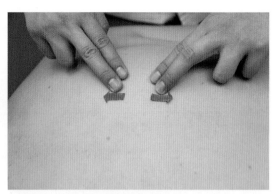

图 24-2-8　手指技术 4

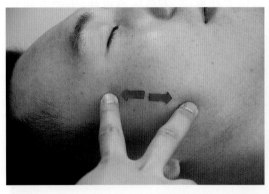

图 24-2-9　一只手技术 1

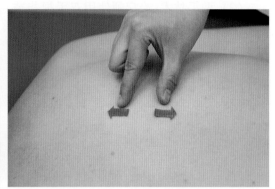

图 24-2-10　一只手技术 2

（5）压迫技术：治疗师使用单个或多个手指指腹接触患者皮肤，力的方向垂直于皮肤，轻微用力，直到筋膜放松，再逐渐放松其他部位。适用于非常局限的紧张的筋膜。可用于浅筋膜，也可用于深筋膜，甚至于内脏的松解，如图 24-2-12 ~ 图 24-2-14 所示。

（6）分离技术：治疗师使用双手手指指腹部位提拉起患者筋膜，力的方向垂直于皮肤，轻微用力，直到筋膜放松，再逐渐放松其他部位。适用于存在粘连的紧张的浅筋膜，如图 24-2-15 所示。

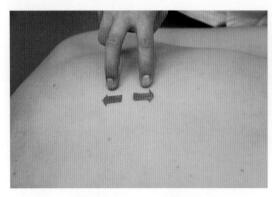

图 24-2-11　一只手技术 3

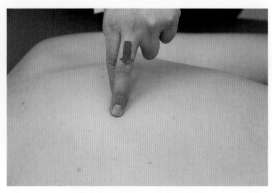

图 24-2-12　压迫技术 1

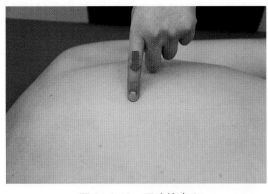

图 24-2-13　压迫技术 2

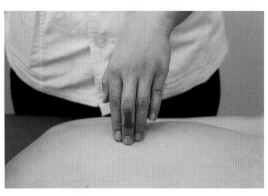

图 24-2-14　压迫技术 3

（二）深筋膜的评估内容及治疗方法

1. 骨盆的松解　患者仰卧位,治疗师坐于患者一侧,面向患者,双脚着地,一只手掌侧放于患者骨盆后侧骶骨处,另一只手掌朝下,一个手指置于耻骨下,其余手指置于耻骨上,腹肌下的软组织处。注意保护患者隐私,如遇患者与治疗师性别不同时,放于骨盆前侧的手必须是小鱼际处朝向患者足部方向,拇指朝向患者头部方向。

治疗时力的方向分为三个:第一个方向是内侧/外侧的运动,第二个方向是头向/尾向的运动,第三个方向是顺时针/逆时针的运动,三个方向均需要找到更容易推动的方向,然后保持这个支点,并维持到放松的出现,如图 24-2-16 所示。

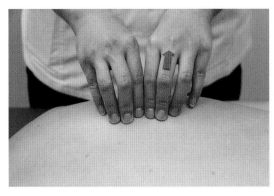

图 24-2-15　分离技术

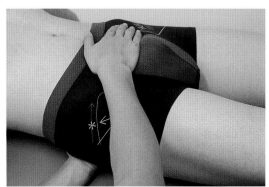

图 24-2-16　骨盆松解治疗时力的方向

2. 膈肌（辅助呼吸肌筋膜松解）　患者取仰卧位,治疗师坐于患者一侧,面向患者,双脚着地,一只手手掌侧置于 T_{12}/L_1 棘突处,另一只手的手掌朝下,置于肋弓下,手及手指接触胸骨,双侧肋骨及肋骨下软组织。

治疗时力的方向:第一个方向是内侧/外侧的运动,第二个方向是头向/尾向的运动,第三个方向是顺时针/逆时针的运动,三个方向均需要找到更容易推动的方向,然后保持这个支点,并维持到放松的出现,如图 24-2-17 所示。

3. 胸廓入口松解　患者仰卧位,治疗时坐于患者侧方,面向患者,双脚着地,一只手的掌侧置于 C7/T1 棘突,另一只手的指尖置于胸廓入口,手的其余部位置于锁骨上的软组织、锁骨、胸骨及双侧肋骨。

治疗时力的方向:第一个方向是内侧/外侧的运动,第二个方向是头向/尾向的运动,第三个方向是顺时针/逆时针的运动,三个方向均需要找到更容易推动的方向,然后保持这个支点,并维持到放松的出现,如图 24-2-18 所示。

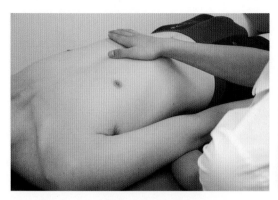
图 24-2-17　膈肌(辅助呼吸肌筋膜松解)

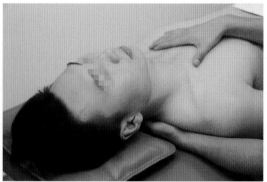
图 24-2-18　胸廓入口松解治疗时力的方向

4. 舌骨松解　患者仰卧位,治疗时坐于患者侧方,双脚着地,一只手的拇指和示指轻轻握住舌骨,另一只手放松的置于颈部后侧,舌骨的水平。

治疗时力的方向:第一个方向是内侧/外侧的运动,第二个方向是头向/尾向的运动,第三个方向是顺时针/逆时针的运动,三个方向均需要找到更容易推动的方向,然后保持这个支点,并维持到放松的出现,如图 24-2-19 所示。

（三）颅骶筋膜的评估内容及治疗方法

1. 触诊　治疗师在触诊时应保持开放的大脑、放松的身体及轻柔的双手;对组织施加轻微压力,渗入更深的组织,越深的组织用力越轻,所有触诊均需直接接触皮肤。

节奏触诊:颅骶节奏指的是全身因颅骶系统活动所产生的规律性运动,此运动非常轻微且运动范围很小。我们称其是一种生理性运动,是因为它具备了无意识且不随意的特性。观察内容包括对称性、质量、幅度与节律。

颅骶活动的受限是指体内正常生理运动受损。通常这些受限发生在结缔组织或筋膜,起因可能是发炎、粘连、机体功能障碍或神经反射异常。当受限消失或解除时称为松弛。当松弛发生时,个体可感受到原先人体内能所对抗的受限或阻滞有软化的感觉。

2. 颅骨松解技术　颅骨松解技术是当颅骨的运动模式失去正常的运动幅度或失去其对称性后,产生异常的运动模式,通过治疗师给予刺激,使颅骨运动恢复到正常运动模式的治疗技术。因此,当颅骨出现异常运动时,治疗师只需用手将异常模式停止,即使颅骨停止运动后,让颅骨自己重新寻找新的运动模式。

颅骨活动的机制为屈与伸的运动。以下各骨骼以屈曲运动模式为例,伸展运动则以相反模式运动,如图 24-2-20 所示。

（1）蝶骨的屈曲运动时让它向头向运动,前部向前下方向运动,会影响到枕骨、筛骨、腭骨、梨骨、颧骨,更大幅度的运动会影响到穹窿(额骨、颞骨及顶骨),也会出现继

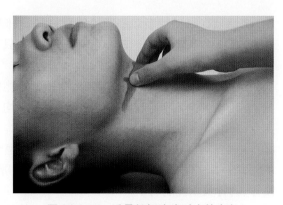
图 24-2-19　舌骨松解治疗时力的方向

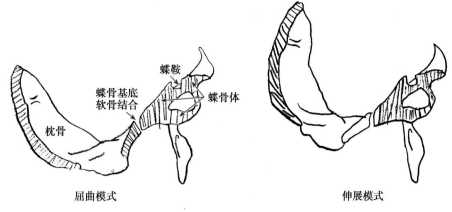

图 24-2-20　颅骨松解技术

发的影响,如颞骨会影响下颌骨,顶骨会影响上颌骨。

（2）枕骨的屈曲运动是枕骨基底的前部向头向的运动,后部在枕骨大孔上横向轴的弓进行向下和向前的运动,可使颞骨被推动到外旋的方向。

（3）颞骨的屈曲运动是使颞骨的坚硬部分向前外侧运动,乳突部分沿着外耳道的轴向后内侧运动。

（4）顶骨的屈曲运动是向前并播散到外侧。

（5）额骨的屈曲运动是向后,轻微向上,并两侧沿着额骨缝向外的运动。

二、其他类型的筋膜松解技术

1. 压迫/分离技术　主要针对连接组织及关节的筋膜进行松解。

2. 关节筋膜松解　治疗师在需要松解的关节面位置上施加三个方向的力,均采取更容易移动的方向开始松解,保持到关节松解,然后用阻力诱导患者主动运动,并且维持这个支点。

3. 肌肉松解　治疗师将双手置于肌肉上,轻轻握住肌肉,但要握紧,推动肌肉寻找三个方向的运动,可使用直接或间接的手法,保持这个位置,直到肌肉放松。

4. 瘢痕松解　治疗师手指远端指腹置于患者瘢痕的近端及远端,使瘢痕延长,如果瘢痕很短,可使用一只手的第2、3指,轻微的加压,维持三个方向的压力,可使用直接手法或间接手法,直到瘢痕组织松解。

5. 反冲治疗　治疗师握住患者锁骨、胸骨或肋骨,患者进行吸入及呼出训练,在呼出时治疗师保持放松,3~4次呼吸以后,放松压力以减少胸腔的负压,以此促进更加深入的吸气及松解。

三、筋膜松解技术的常规操作流程

（一）触诊

触诊是筋膜松解术的重要检查手法,触诊成功与否的关键在于力度轻柔、稳定,不带一丝侵入感地将触诊的手接触患者。另一个操作重点是,完全相信与接受自身本体感觉所传来的所有信息。治疗师触诊时手的敏感程度决定了使用这个技术的有效性。

通常疼痛的位置并非有障碍的位置。如果触诊结果与患者的描述相矛盾时,以触诊结果为准。

触诊评估的内容包括组织对称性(姿势、肌肉、力线)、关节灵活性、关节活动范围、组织质地(纹路)、筋膜滑动程度,以及颅骶节奏。

触诊时手的放置位置:前/后、内/外、上/下、前臂交叉、一只手或两只手技术。可以是整体的牵拉,或局部的牵拉。

（二）筋膜松解的基本步骤

评估/反馈、伸展、固定、松弛、终末感。终末感应该是柔软、松弛的感觉。治疗时,首先治疗最紧张的部位,如果同时存在数个紧张部位,则首先治疗最紧张的部位。治疗顺序由近端到远端,由表浅到深部。

（三）筋膜松解的方法

治疗方法分为直接松解技术和间接松解技术。

1. 直接松解技术　是直接针对缩短的筋膜或活动范围受限的部位,采用牵张的方法解除限制的方法。具体操作为:向阻力方向推进,使组织进入拉紧状态,需要三维的"伸展"。包括前臂交叉技术、两手技术、手指技术、一只手技术、压迫技术、分离技术等。

直接松解技术的应用要点:保持骨盆、肩带、腕及手在同一直线上,通过皮肤表面向下压直到感觉到接近浅表结缔组织。注意不要在一个地方按住不动超过1min,如果你不能跟随一个动作,那么改变你手的位置,再尝试。如果你尝试几次都不能找到好的方向,那么改用一个较温和的浅表结缔组织技术。待力量沉到适当的深度后,在直角方向上施行第二个按压。深层及浅层筋膜附着于包绕骨骼的深层或浅层肌肉处,通常是开始寻找筋膜阻力点之处。

2. 间接松解技术　是对患者的身体组织施加一定的压力,达到促发运动的效果。压力不能直接放松筋膜,而是产生的活动有助于放松筋膜。具体操作为:向远离阻力的方向推进,使组织进入松弛状态,筋膜的运动可发生在冠状面、矢状面和横切面,需要三维的"固定"。可用于浅筋膜的松解,但多数用于深层筋膜松解,该技术使用三维技术,即前/后、内/外、上/下三个方向的合力。压力大小的感觉是治疗师施加的压力好像压一个气泡,但是不要刺破它。头向/尾向运动时治疗师施加的压力好像推一个气泡向上或向下运动。内/外向运动时治疗师施加的压力好像推一个气泡向内或向外运动,顺时针/逆时针运动时治疗师施加的压力好像推一个气泡顺时针或逆时针运动。治疗师的每只手都将四个不同方向的力聚集在一起,同时还需维持这个支点等待组织放松,双手力的方向是在移动中产生相对抗的力,并维持这个支点。

3. 直接疗法与间接疗法的选择　当机体的某一部位创伤太严重或是太疼痛时,直接疗法可能会使疼痛加剧和产生防御反应。而间接疗法会使机体处于放松方向(即避免导致疼痛的体位,保持身体自然移动的位置),使患者保持在安全的状态下,避免了防御反应,利于患者的治疗。无痛的治疗可以使神经肌肉本体感受器得以重新调整,促进疼痛缓解和急性炎症反应的消除。

（四）筋膜松解的反应

治疗时可能会出现渐强与渐弱的热感,然后热感渐渐散去,有颤动或脉动感;震动与搏动感;患者深呼吸;缓慢地或突然地"松解",软化及延长。

第三节 临 床 应 用

一、适应证

1. 在使用传统物理治疗后患者的疼痛主诉没有减轻。

2. 患者有复杂的、全面的或特别的疼痛,这种疼痛不遵循皮区、肌节或内脏参照模式。

3. 患者有潜在的慢性病状态,这种状态引发软组织的紧张和受限。

4. 患者有疼痛的、不对称的复杂姿势。

5. 患者由于一个急性的或慢性的周围神经或中枢神经疾病而有不对称性肌肉无力的。

6. 患者有呼吸损伤,并且由于慢性呼吸疾病、中枢神经系统损伤或骨骼系统和软组织错误的功能而导致的胸廓不灵活。

7. 患者有高频的大强度头痛,这种疼痛被很多种因素激发。

8. 患者由于舌骨和咀嚼的肌肉有紧张或限制而导致的口腔闭合、吞咽和发声存在障碍。

9. 患者因为迷路引发的眩晕或头晕。

二、禁忌证

发热、败血症、使用抗凝药物、严重免疫力低下者、恶性肿瘤、炎症、孕妇、骨折愈合期、蜂窝织炎、动脉瘤、血肿、开放伤口、缝合术后、感染、风湿性关节炎急性期、新近骨折、颅内动脉瘤、急性颅内出血、延髓瘤,患者有传染性的疾病,并且这些疾病通过上呼吸道传染或皮肤的直接接触传染。

三、注意事项

(一)治疗前准备时注意事项

1. 治疗环境准备　理想的筋膜松解环境是让患者充分地放松和感到舒适,并且可以使治疗师灵活地运动。保持治疗室安静,避免分散治疗师和患者的注意力。治疗区不允许家属或朋友陪同,房间灯光不宜过亮,要以患者的舒适度为准。

2. 治疗师准备　首先在身体和大脑上充分放松,尽量保持良好的工作姿势,高效地用身体来提供牵拉的力量而不是靠肌肉的收缩来提供,尽可能地使用一些支撑,双手或双前臂充分支撑,双足置于地面。治疗前需要移走所有的首饰,避免划伤患者。

3. 患者准备　一般采取仰卧位或较舒适的体位,充分放松与舒适,同时保持在容易接近的姿势下,避免操作者的劳损,适当保暖,注意保护患者隐私。理想的状态下,首次治疗时,患者应着最少的衣物。男性患者穿短裤,女性患者穿运动内衣。如果环境的温度或者与患者的喜好不同,则根据患者需求来决定穿衣服的多少,来避免影响治疗过程中患者的舒适度。如果在治疗过程中,需要暴露更多的皮肤,用毛巾遮盖住需要暴露的区域。治疗前移走所有的首饰、手表、皮带、钱包、钥匙和其他口袋里的东西,避免治疗中划伤。

4 治疗床　调整至适合的高度,避免治疗师因姿势不对造成过度压力。

（二）治疗后要求患者多喝水

筋膜松解使紧张的肌肉得到放松,加速液体从身体中排除,加快正常肌肉的新陈代谢。筋膜松解治疗后,叮嘱患者饮用多于平常饮水量的水,避免因治疗造成痛感。治疗结束后1~2天,多余的水分便会被排出体外。

（三）操作过程中及治疗后注意事项

筋膜松解技术对循环系统有明显影响,操作过程中及治疗后,需要注意:

1. 筋膜松解会持续降低血压。所有的患者必须在治疗后在治疗床上休息10~15min,治疗结束后,需要缓慢坐起,眩晕等不适症状消失前禁止离开。

2. 筋膜松解可能造成血糖降低,特别是当进行深层扳机点松解时,糖尿病的患者在治疗前需测血糖,必要时在治疗前适当进食,并在治疗结束后监测血糖。

3. 伴有循环障碍的患者可以在不受累的区域进行筋膜松解治疗,但需要密切监测。

4. 正在服用增加凝血时间药物的患者容易导致瘀青。

四、典型病例

（一）病例一

1. 病情概要　患者,男性,35岁,主因腰背部一周前搬运重物时突然剧痛不适,并向右侧臀部及大腿前侧放射,卧床休息一周后未见好转而就诊,咳嗽、喷嚏时症状加重,患者以前发病卧床休息数日即好转,这次未见改善遂来就诊。既往无心脏病史、高血压史、糖尿病史、遗传病史、手术史等。患者职业为快递员,已婚,与妻子及孩子同住,有工伤保险。

2. 临床检查

（1）辅助检查:X线片显示患者L_3横突过长,MRI示右侧L_3神经根卡压,诊断为L_3横突综合征。

（2）客观检查

1）关节活动度检查:腰椎右侧屈活动受限,并出现放射痛。

2）肌肉触诊:右侧腰背肌较左侧明显紧张。

3）关节触诊:L_3右侧横突,后前向附属运动,一级手法,患者疼痛6/10,末端感觉空。

4）筋膜触诊:右侧腰背部筋膜较对侧紧张明显。

5）姿势观察:患者站立姿势,腰椎可见向左偏移。

6）移动能力:坐位困难,坐位-卧位转移困难,翻身困难。

3. 病情分析　L_3横突综合征是常见的腰背痛疾病之一,其详细的发病机制还不清楚,是以积累性损伤引起的急慢性肌筋膜腰痛的表现,系常见的软组织疼痛性疾病。L_3横突较其他腰椎横突最长,横突所受牵拉应力最大,其上所附着的韧带、肌肉、筋膜等承受的拉力亦大,故此处软组织最易损伤。

4. 诊断　①神经放射性疼痛:由于创伤反应,血肿粘连,瘢痕挛缩,筋膜变厚等,致使腰神经后外侧支在穿过病变部位是受到"卡压";当附着于横突的肌纤维组织因损伤产生粘连及瘢痕时,神经可因受到嵌压产生疼痛;②筋膜紧张:腰椎横突是腰背筋膜前层的附着处;各横突间有横突间肌及横突间韧带,横突是腰方肌和横突棘肌的起止点,腹内斜肌和腹横肌通过腱膜也起于此,对腰背部运动和稳定起着重要的作用;③咳嗽、喷嚏时症状加重:腹内压的变化可通过腹横肌而影响到横突末端的组织;④站立时姿势异常并伴有疼痛:避开神经卡压的姿势。

5. 康复目标

（1）短期目标:缓解疼痛。

（2）长期目标:改变姿势,纠正工作姿势及搬运方式。

6. 治疗思路

（1）肌筋膜松解直接法;如图 24-3-1 所示。

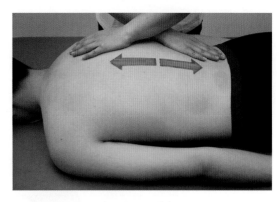

图 24-3-1　病例一

（2）纠正工作姿势及搬运方式:刺激核心稳定肌,训练正确的搬运方式。

（二）病例二

1. 病情概要　　患者,女性,27 岁,右肩颈部疼痛数年余,3 天前于夜间加班工作后出现头部胀痛,卧床休息和服用镇痛类药物后症状缓解,伏案工作后加重。因症状反复发作,遂来就诊。既往无心脏病史、高血压史、糖尿病史、遗传病史、手术史等。患者职业为设计师,右利手,工作压力大,需长时间伏案工作及经常熬夜加班,未婚,独居,有医疗保险。

2. 临床检查

（1）辅助检查:X 线片显示患者颈椎生理曲度变直。诊断为"紧张性头痛"。

（2）客观检查

1）关节活动度检查:颈椎前屈活动受限,颈椎后侧有牵拉感;颈椎后伸活动受限,后伸过程中有明显"探头"动作,且上颈段后侧出现酸痛;颈椎左侧屈,右侧有牵拉痛且右侧头部胀痛加重。

2）肌肉触诊:右侧斜方肌上束及胸锁乳突肌较左侧紧张,且压痛明显;双侧枕额肌和颞肌均紧张且以右侧为重。

3）关节触诊:C_2、C_3、C_4 横突,后前向附属运动,一级手法,患者疼痛 6/10,末端感觉空。

4）筋膜触诊:头颈部筋膜紧张且以右侧为重,颞骨的运动双侧不对称,枕骨运动幅度变小。

5）姿势观察:患者站立姿势,圆肩驼背,头向前探,右肩高于左肩,头部向右侧屈。

3. 病情分析　　导致紧张性头痛的原因主要有繁重的学习和工作压力造成的精神紧张、情绪异常以及睡眠严重不足等,使人体的脑血管供血发生异常,引起脑血管痉挛,从而导致头痛。凡是能导致额肌、颞肌、枕肌等头颈部肌肉持续性痉挛收缩的原因均可导致紧张性头痛的出现。

4. 诊断　　①右侧肩颈部疼痛及颈椎活动受限:由于姿势异常导致右侧斜方肌上束和胸锁乳突肌过度激活,紧张,产生疼痛且限制颈椎的活动范围;②筋膜紧张:颞肌,为坚韧的颞深筋膜所覆盖;额肌,起始于额状缝附近的颅顶腱膜,止端是枕部皮肤、额部皮肤及帽状腱膜。肌肉为筋膜所包裹,会相互影响,当头部筋膜紧张时会导致额肌、颞肌、枕肌等头颈部肌肉持续性痉挛收缩,致使紧张性头痛的出现;③伏案工作后疼痛加重:姿势异常导致头颈部肌肉力量不平衡;患者平日工作压力大,长期熬夜,精神紧张,加重患者头颈部肌肉、筋膜紧张从而进一步加重头部疼痛。

5. 康复目标

（1）短期目标：缓解疼痛。

（2）长期目标：改变姿势，纠正日常生活和工作姿势。

6. 治疗思路

（1）枕骨下松解加牵引术：如图 24-3-2 所示。

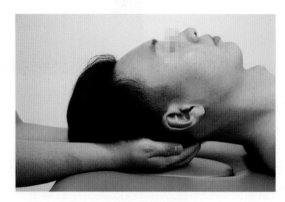

图 24-3-2　病例二

（2）纠正日常生活和工作姿势：刺激颈部核心稳定肌，训练正确坐姿。

（周雅媛）

参 考 文 献

［1］Ward RC. Myofascial release concepts［M］//Basmajian J，Nyberg V. Rational Manual Therapies. Baltimore，MD：Williams & Wilkins Co，1993：223-241.

［2］Jaeger B. Myofascial referred pain patterns：the role of trigger points［J］. J California Dental Assoc，1985，13：27-28.

［3］Sola AE，Kuitert JH. Myofascial trigger point pain in the neck and shoulder girdle［J］. Northwest Med，1995，54：980-984.

［4］Simons DG，Travell JG，Simons LS. Travell & Simons' Myofascial Pain and Dysfunction：The Trigger Point Manual. Volume 1，Upper Half of Body［M］. Baltimore，MD：Lippincott Williams & Wilkins；1999.

［5］Ward RC. Integrated neuromusculoskeletal release and myofascial release［M］//Ward RC. Foundations for Osteopathic Medicine. Baltimore，MD：Williams & Wilkins Co，1997.

［6］Schultz L，Feitis R. The endless web［M］. Berkeley：North Atlantic Books，1996.

［7］Alexander D. Soft tissue resistance barriers［J］. Massage Therapy Journal，2003，42（1）：96-112.

［8］Auleciems LM. Myofascial pain syndrome：a multidisciplinary approach［J］. Nurse Pract，1995，20（4）：18,21-22,24-28.

［9］Barnes JF. The basic science of myofascial release［J］. Journal of Bodywork and Movement Therapies，1997，1（4）：231-238.

［10］Chaitow L，Delany JW. Clinical Application of Neuromuscular Techniques. Vol. 1：The Upper Body［M］. Edinburgh，UK：Elsevier Science，2002.

［11］Myers TW. Anatomy Trains：Myofascial Meridians for Manual and Movement Therapists［M］. London：Churchill Livingstone，2001.

［12］ Alexander D. Soft tissue resistance barriers ［J］. Massage Therapy,2003,42:96-112.

［13］ Feinberg DA,Mark AS. Human brain motion and cerebrospinal fluid circulation demonstrated with MR velocity imaging ［J］. Radiology,1987,163:793-799.

［14］ Greenman PE. Roentgen findings in the craniosacral mechanism ［J］. J Am Osteopath Assoc,1970,70:60-71.

［15］ Kostopoulos DC. Keramlidas G. Changes in elongation of falx celebri during craniosacral therapy techniques applied on the skull of an embalmed cadaver ［J］. Cranio,1992,10:9-12.

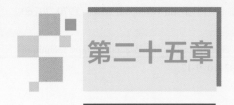

第二十五章

核心稳定性训练

第一节 概 述

一、基本概念

核心区:在解剖学上,大部分研究将"核心"定义在腰椎—骨盆—髋关节,它们处于上下肢的结合部位,具有承上启下的枢纽作用。但也有一些研究认为,核心部位应该包括胸廓和整个脊柱,将整个躯干视为人体的核心区域。

核心稳定性:核心稳定性是指人体在运动中通过核心部位的稳定为四肢肌肉的发力建立支点;为上下肢力量的传递创造条件;为身体重心的稳定和移动提供力量。核心稳定性的优劣取决于位于核心部位的肌肉、韧带和结缔组织的力量以及它们之间的协作,即核心力量。

Panjabi 在 1985 年首次提出了脊柱稳定性的概念,他认为脊柱稳定性涉及 3 个方面的问题或系统:被动的脊椎骨、主动的脊柱肌肉和神经控制单元。1992 年 Panjabi 又提出核心稳定性的概念,他认为人体的核心稳定是一种稳定人体系统,使脊柱的中部区域保持在生理极限范围内。而欧美学者认为,核心稳定性是指腰—骨盆—髋 3 个部位的联合稳定程度,身体核心部位在运动中的 3 个主要功能:产生力量、传递力量和控制力量。核心稳定性是指人体核心部位的稳定程度,核心稳定性训练旨在改善躯干和四肢的控制,从而改善平衡功能。核心稳定肌肉主要包括腰—骨盆—髋部肌群中的髋外旋肌、臀肌、腘绳肌、腹肌、腰方肌、竖脊肌和多裂肌等。

核心稳定系统:Panjabi 提出了脊柱功能稳定的装置,认为脊柱稳定系统由三个亚系构成:被动亚系、主动亚系和神经控制亚系。

1. 被动亚系 包括椎体、椎间关节、关节囊、韧带、椎间盘及韧带的固有张力,它们在脊柱活动中起着支撑和感应应力的作用,并将应力的变化及时反馈至神经控制亚系,在自然姿势下,给予较少部分的稳定功能。

躯干前屈过程中,后纵韧带、小关节突及其关节囊和椎间盘是主要的稳定性维系结构。躯干后伸过程中,前纵韧带、纤维环前部纤维和小关节突是主要的稳定性维系结构。水平旋转运动中脊柱的稳定性主要由椎间盘和椎骨关节突维系。侧屈过程中脊柱稳定性的研究较少，可能与椎体间韧带作用有关。在脊柱活动的中央区域（neutral zone，NZ），被动亚系可作为本体感受器，感受椎体位置变化，为神经控制亚系提供反馈信息，其感受器主要位于椎间盘、韧带和关节面上。被动亚系损伤可以增大中央区域的范围，提高对神经控制亚系活动的要求。中央区域是指在脊柱活动范围内，脊柱节段活动的内部阻力较小的区域，属于生理性活动范围的一部分，此时总内应力（活动阻力）保持最小状态。张力性区域（elastic zone，EZ）指从中央区域到脊柱节段活动极限范围之间的区域，此时脊柱节段活动会遇到较大的内部阻力。在中央区域，被动亚系不参与脊柱稳定性维持，此时脊柱稳定性取决于局部肌肉（local muscle）活动的维系；在张力性区域，被动亚系参与脊柱稳定性维持。

2. 主动亚系　主动亚系由肌肉和肌腱组成，它们与神经控制亚系协同活动，共同维系脊柱在中央区域的稳定性。采用去除肌肉的实验证明，缺乏相应的肌肉支持后，腰椎在极其轻度的负载之下就变得非常不稳定。核心肌群，是指位于腹部前后环绕着身躯、负责保护脊柱稳定的重要肌肉群，包括所有参与脊柱稳定的躯干肌群及肌腱，如腹横肌、盆底肌以及下背这一区域的肌群。无论脊柱是静止还是运动，它们都在神经系统的协调下共同维持着脊柱的稳定。Bergmark 将"核心"部位比喻为一个"圆柱"，认为核心部位的顶部为膈肌，底部为盆底肌和髋关节肌群。他将核心部位的肌肉根据其功能不同分为两类：局部稳定肌（local muscles）和整体原动肌（global muscles）。局部稳定肌主要是深层的肌肉，包括腰部多裂肌、腹横肌，还包括膈肌、盆底肌、腰大肌后束、腰部的髂肋肌、最长肌及腰方肌的内侧束，其特点是小、短、薄，它们直接连接到椎体上，以个别或整体收缩的方式来维持脊柱的稳定度，使腰椎维持在中央区域。整体原动肌主要是浅层的肌肉，包括腹直肌、腹内斜肌、腹外斜肌、竖脊肌和腰方肌及臀部肌群等，肌肉特点是比较大、长，当它们收缩时，躯干就会产生前屈、后伸、左右旋转的动作，主要作用是控制脊柱的运动方向，并产生较大的动作力矩，对抗施加在躯干上的负荷。局部稳定肌和整体原动肌的区别见表 25-1-1。

表 25-1-1　局部稳定肌与整体原动肌的比较

	局部稳定肌	整体原动肌
位置	深层	浅层
形状	羽状	梭状
肌纤维构成	以慢肌纤维为主	以快肌纤维为主
主要收缩类型	静力性（肌肉长度不变）	动力性（肌肉长度改变）
收缩影响因子	不受动作方向影响	受动作方向影响
激活阻力	低阻力下激活（30%~40%MVC）优先动员	高阻力下激活（大于 40%MVC）动员慢于稳定性
主要功能	主要参与稳定和耐力运动	主要参与快速运动

MVC：最大肌力

3. 神经控制亚系　神经控制亚系指神经肌肉运动控制系统，主要是位于肌肉、肌腱和韧带等部位中的各种本体感受器，它们可以接受来自与脊柱稳定性有关肌肉的信息，然后控制主动亚系的相关肌肉活动，维持脊柱的稳定。神经控制亚系主要接受来自主动亚系和被动亚系的反馈信息，判断并满足用以维持脊柱稳定性的特异性需要，启动相关肌肉的活动，实现稳定性控制的作用。研究发现，神经控制亚系功能障碍是其他脊柱结构损害的危险因子之一。损伤后如果神经控制功能没能得到彻底康复,那么会增加再次损伤的风险。另外,神经控制亚系能够预测即将发生的肢体运动,然后启动相关肌肉活动来保持脊柱稳定性,如在上肢运动发生之前多裂肌和腹横肌活动先行启动。而慢性腰痛患者这些肌肉的启动时间相对较晚,表现出明显的神经控制功能障碍。慢性腰痛患者腰部脊柱稳定性的神经控制功能较差且在初期损伤后的功能恢复不能自动进行,需要采用特殊的方法加以训练。

这三个子系统的功能相辅相成,为脊柱完成复杂、准确的运动提供保障,尤其是主动的骨骼肌肉系统在维持脊柱的稳定中起到非常重要的作用。体外实验发现,若去除肌肉,仅保留韧带的腰椎最大能承受88N的压力,十分不稳定,而活体腰椎则能承受2 600N的压力,说明肌肉收缩产生的力及肌肉的紧张性起到了稳定腰椎的作用。

二、治疗原理

脊柱和骨盆在人体就像衔接上下半身的桥梁,同时由两者参与构成的核心区是完成绝大多数核心技术动作和传递的中心区域,是人体各动力链的中间环节。在人体多种形式的运动中,核心区的作用就像一个稳定的平台,它的稳定性直接影响到人体四肢肌群的用力效果和动作质量,只有改善核心区的稳定性,整体的运动才能更加协调。

脊柱周围的肌肉,根据其功能的不同,可分为整体原动肌和局部稳定肌两类。整体原动肌的收缩一般可以产生较大的力量,这些大肌肉是控制脊柱运动的发力器,通过向心收缩控制脊柱的运动,并且能够应付作用于脊柱的外力负荷,它们在某种程度上均参与脊柱运动和稳定性调节。局部稳定肌的主要作用是保持静态姿势,通过其离心收缩控制脊柱的活动而实现,从而控制脊柱的弯曲度和维持脊柱的机械稳定性。所以在局部稳定性训练时,主要考虑其深层肌的本体感受性反射活动。

核心稳定性训练作为核心力量训练的一个重要因素,应该兼顾深层的局部稳定肌和表层的整体原动肌的训练。在核心肌群中,多裂肌作为稳定肌群之一,最主要的功能是提供运动感知和本体感受。因此,想要有效地激活和募集核心稳定肌,就应该在支撑面高度不稳定的状态下进行训练。在传统的力量训练中,只注重对表层的整体原动肌的训练,对局部稳定肌的训练基本忽略,因此,在核心力量训练中,应增加支撑面不稳定的因素,区别于传统力量训练。

建立强大的核心肌群是核心稳定性训练的主要目的。在运动过程中,核心肌群的主要作用是稳定脊柱并保证力量的有效传导。一个动作的完成通常是一个动力链的过程,在这个动态链中包括很多的环节,躯干就是其中的一个重要环节。当肢体发力时,躯干核心肌群蓄积的能量从身体中心向运动的每一个环节传导。强有力的核心肌群对运动中的身体姿势、运动技能和专项技术动作起稳定和支持的作用。人体任何动作的完成都不是依靠单一的肌群,都必须动员众多肌肉群并协调肌群间的运动。在所有需要速度、力量的运动中,核心肌群都扮演了传导力量到肢体的重要角色,在此过程中担负着稳定重心、缓解乏力、传导力量等作用,同时也是整体发力的主要环节,对上下肢体的协同工作及整合用力起着承上启下的枢纽作用。

核心稳定性训练影响着动作控制。动作控制涉及与人执行技能性动作有关的一系列神经学、生理学和行为学,其主要决定了动作的速度、动作的幅度、产生动作的力量以及动作的轨迹。在运动中涉及较多的还是神经肌肉运动控制问题。核心稳定性训练可以充分调动神经肌肉控制系统,通过不稳定的支撑面练习,提高核心肌群的力量,改善神经肌肉控制的效率,顺利地完成对运动的控制。

在国内,关于核心力量的训练多在不稳定环境下进行,借助一个动态不稳定的支撑面使患者在不稳定性支撑面上保持静力性姿势去激活躯干深层的肌肉来训练核心稳定性。由于身体在不稳定的支撑面上姿势难以保持稳定状态、重心位置难以固定不变,身体必须不断地调整姿势以控制身体重心和姿势的平衡与稳定。此时,核心肌群的工作负荷变大,神经-肌肉系统的刺激效果增强。在此过程中治疗师也可以对患者进行触觉诱导,鼓励患者学会主动去激活躯干相关肌群。

人体技术动作的完成,就像一个"动力链",参与完成动作的每一个环节都是"动力链"上的一个环节,核心作为"动力链"上的一个环节往往起到承上启下的作用,既可以将来自上肢的力量传递到下肢,又可以将来自地面的力量传递至上肢,从而达到上肢和所持器械的最大加速或减速。在动作完成的过程中,大大提高了人体骨骼肌肉系统的工作效率,降低能量的消耗。

第二节 治疗技术

一、徒手核心训练

(一)桥式运动

"桥式运动"是核心稳定性训练最基础的训练方法,因姿势像"桥"而得名。背桥、腹桥和侧桥运动,可以激活核心区的稳定肌,帮助维持脊柱的稳定性。

1. 背桥

动作目的:募集腹横肌、臀大肌。

主要参与肌肉:腹横肌、臀大肌、腘绳肌、竖脊肌。

动作要点:患者取仰卧位,膝关节屈曲90°,双足底平踏在床面上,臀大肌收紧向上抬起臀部。膝、髋、肩呈一条直线,维持一段时间后,还原重复动作。注意动作与呼吸配合,抬起时呼气,下放时吸气。如果患者不能主动完成,治疗师可一只手放于患侧膝关节稍上方,在向下按压膝部的同时向足前方牵拉大腿;另一只手帮助臀部抬起。随着患者的进步,治疗师可在逐渐减少帮助的同时,要求患者学会自己控制活动,不能让患侧膝关节伸展或向侧方倾斜。

背桥动作能帮助患者增加躯干的活动,一旦患者能熟练地完成,就可以随意地抬起臀部而使其处于舒适的位置,进而减少压疮的发生,增加关节的控制能力,为坐和站打下基础,防止步行时伸髋困难而引起的行走不便。急性期也可用此姿势放置便盆和更换衣服。

增加难度:伸直一侧膝关节,大腿维持不动,增加对支撑侧的训练难度。在双脚或肩下放置平衡气囊,增加不稳定性。

降低难度:治疗师在抬髋过程中给予帮助,辅助下肢和骨盆稳定。

2. 腹桥

动作目的:增加核心部位在矢状面的稳定性。

主要参与肌肉:腹直肌、腹横肌、腹内斜肌、腹外斜肌、臀大肌等。

动作要点:双肘分开与肩同宽,肘关节屈曲90°,用前臂撑地,全身拉直,脚尖撑地,肚脐拉向脊柱,坚持到身体极限停止。然后放松俯卧地面,重复动作。这种运动可经常进行。随着患者水平提高可逐渐延长时间。应注意,在整个动作过程中,头、肩、髋、踝呈一条直线,骨盆中立位,注意后背不弓起,臀部不上翘。

增加难度:在双脚或前臂下放置平衡气囊,增加不稳定性。

降低难度:将双脚支撑改为双膝支持,减少阻力臂的长度。治疗师在髋部上抬过程中给予帮助,帮助患者将腰部和骨盆维持在中立位。

3. 侧桥

动作目的:增加核心部位在冠状面的稳定性。

主要参与肌肉:髋外展肌群、腹部侧面肌群等。

动作要点:以右侧桥为例。右侧卧于地板上,肩外展,前臂着地。左脚放在右脚上,臀部和腰部用力,使身体上撑,身体与地板呈一个完美的三角形。左肩不要前后摆动。身体保持平直,髋关节保持中立位,不能挺肚子或向后突出。尽量长时间保持姿势,然后换另一侧,重复动作。注意动作与呼吸配合,不能憋气。放松还原,抬起时呼气,并将肚脐拉向脊柱,下放髋关节时吸气。可随患者水平提高逐渐延长时间。

增加难度:将上方的手臂或脚抬起,但躯干保持不变,或在前臂或脚上放置平衡气囊,增加不稳定性。

降低难度:将双脚支撑改为双膝支持,减少阻力臂的长度。治疗师在髋部上抬过程中给予帮助,帮助患者将腰部和骨盆维持在中立位。

(二)其他徒手训练动作

1. 腹横肌训练

动作目的:募集腹横肌。

主要参与肌肉:腹横肌。

动作要点:

动作1:患者仰卧位,屈髋屈膝,双脚支持地面,骨盆中立位。在正常呼气同时,将肚脐拉向脊柱,停留3~5s,然后还原,重复动作。

动作2:双手双膝四点支撑跪位,下颌微收,脊柱和骨盆处于中立位。在正常呼吸呼气同时,将肚脐拉向脊柱,停留3~5s,然后还原,重复动作。可将一侧手臂或下肢抬起,以增加难度(图25-2-1)。

2. 背肌训练

动作目的:募集臀大肌、脊柱深层稳定肌。

主要参与肌肉:臀大肌、脊柱深层肌肉、竖脊肌、腹横肌。

动作要点:患者俯卧位,臀大肌收紧,后背肌群收紧,将胸部和双腿抬离地面。抬起时,肚脐拉向脊柱,维持动作3~5s,然后还原,重复动作。注意脊柱伸展幅度不要太大。保持正常呼吸,抬起时呼气,还原时吸气。

3. 旋转肌训练

动作目的:提高核心部位斜向旋转稳定性。

主要参与肌肉:腹横肌、腹外斜肌等。

动作要点:患者仰卧,屈髋屈膝,双脚支撑。双手相握,一侧肩部抬起同时,卷曲脊柱,手伸向对侧腿,同时腹肌用力将肚脐拉向脊柱。维持动作3~5s,然后还原,重复对侧动作。随着患者水平提高,逐渐延长保持时间。

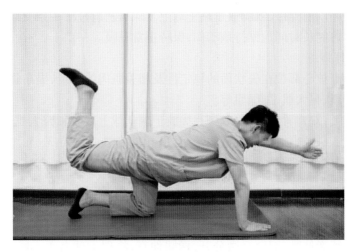

图 25-2-1　腹横肌训练

二、瑞士球核心稳定性训练

（一）瑞士球使用原则

瑞士球是常用的不稳定支撑平面,也是核心稳定性训练中常用的器械之一。初学者在训练时有一定的难度和危险性,因此,在使用过程中,需要注意以下几点:

1. 训练动作由易到难　由于瑞士球具备不稳定的特点,所以在练习时,应选择简单的动作,例如从多点支撑(双手双脚)逐步过渡到两点支撑(单手单脚)和无辅助支撑。

2. 训练方式:先静态练习,后动态练习　训练初期,以静态动作为主,最少能完成 30s 以上,强调动作的准确性和肌肉的动员与激活。然后再逐渐增加动态练习,每个练习至少完成2~3 组,每组 15 次以上。

3. 训练类型:先稳定训练,后力量训练　即先徒手后负重。稳定优先于力量训练,在增加额外阻力和抗阻之前,应先保质保量地完成徒手动作,然后逐步过渡到抗阻练习。

4. 训练安排循序渐进,负荷逐渐递进　抗阻练习要求在能够完成规定的次数和组数后,适时增加负荷,结合自身实际情况和专项特点进行针对性练习。训练应当因人而异,并非每一种训练均适合于任何训练者。训练时不应产生疼痛。

5. 瑞士球的使用方法较为灵活　可以根据患者的实际情况,设计多种动作或将不同动作进行组合,以达到不同的训练和治疗目的。因此,在使用瑞士球进行治疗和训练的过程中,需要结合实际,来安排和设计整体的训练或治疗计划。

（二）常用训练动作及要求举例

1. 俯卧伸展训练

动作目的:强化核心部位在矢状面及水平面的稳定性。

参与肌肉:臀大肌,脊柱深层肌群等。

动作要点:俯卧于瑞士球上,臀部收紧,腹部收紧,背部收紧。尽可能长时间地维持该动作,保持正常呼吸。

2. 侧卧臂支撑训练

动作目的:提高核心部位在冠状面的稳定性。

参与肌肉:腹斜肌、髋外展肌群等。

动作要点:侧卧以前臂撑,双脚放于瑞士球上。踝、髋、肩位于一条直线上,骨盆中立位。身体保持平直,尽可能长时间地维持该动作,保持正常呼吸。

3. 仰卧位蹬球训练

动作目的:提高核心部位在矢状面的稳定性及相关肌肉的力量,提高膝、踝关节稳定性。

参与肌肉:背肌、臀大肌、腘绳肌等。

动作要点:仰卧,双臂置于体侧,双脚并拢放于瑞士球上。收紧臀大肌,抬起臀部离开地面,使膝、髋、肩位于一条直线上。收紧腹部,肚脐拉向脊柱。保持 3~5s,然后还原,重复动作。注意动作中保持正常呼吸。

4. 仰卧直腿夹球训练

动作目的:募集腹肌,髂腰肌。

主要参与肌肉:腹直肌下部、腹内斜肌、腹外斜肌、髂腰肌。

动作要点:训练者仰卧,双膝轻微分开,两腿伸直,将瑞士球夹于小腿下方,两手置于体侧保持平衡。腹部紧张,保持固定,眼睛看正上方,头不动。两脚夹起瑞士球,直至大腿与地面垂直。保持 3~5s,并缓慢返回。

注意:瑞士球在双腿之间夹紧,不能来回移动。

三、悬吊训练

(一)治疗原理

悬吊训练是运用悬吊装置结合神经肌肉激活技术(neuromuscular activation,Neurac)、肌力训练等,在不稳定的状态下进行主动、被动或助力治疗,通过促进躯干核心肌肉收缩以达到改善肌肉骨骼疾病目的的一种物理治疗方法。

神经肌肉系统与感觉运动系统(视觉、前庭觉、本体感觉)作为运动控制与修正中枢是人类在进化过程中逐渐固定并编码遗传下来的。大量研究证明,疼痛或长时间的失用会促使稳定肌出现"关闭"的倾向,从而导致运动质量、肌力及神经肌肉系统控制能力的降低,进而降低生活质量。此时即使最初的疼痛得到缓解,稳定肌的"关闭"依然会持续,并可能导致再次损伤与疼痛,这种恶性的循环由于缺乏主动治疗的介入最终会造成慢性损伤。这也是欧盟健康指导原则推荐应用主动运动治疗非慢性下背痛的原因之一。

神经肌肉激活技术(Neurac)的治疗核心是激活"休眠"或失活的肌肉,恢复其正常功能。完成失活肌肉在无痛情况下的再激活主要依靠感觉运动刺激技术,这种技术可以使大脑、脊髓或肌肉内感受器发出或接收的信息重新整合并对运动程序重新编码。简而言之,就是唤醒之前"休眠"的肌肉,重建其正常功能模式及神经控制模式。

Neurac 技术的成功归结于以下 3 个因素的综合作用:

1. 应用 Redcord 吊索、吊绳及平衡垫等在不稳定环境下精心设计上下肢和/或躯干(头部)的运动。

2. 应用闭链(closed kinetic chain,CKC)运动开展无痛的、高强度的肌肉训练。

3. 对吊绳及吊索应用震颤技术。

(二)训练方法

1. 跪位下训练　作用于腰部、骨盆和髋关节区域。

(1)训练适应证

1)腰部疲劳,关节活动度减少、僵硬、不舒服或疼痛。

2）腰部运动时疼痛。

3）腰部深层肌肉稳定系统活性降低。

4）腰部神经肌肉控制能力降低。

（2）开始（位置）姿势

1）膝跪立位（直跪位）、站立位。

2）髋关节伸直位。

3）腰椎在中立位。

4）吊带置于前臂近端，并保持肘关节屈曲90°。

注：开始姿势必须在无痛情况下进行，如果膝跪立位有困难，腰部稳定训练可以在站立位下进行。

（3）运动链测试

1）触诊腹内斜肌和腹外斜肌。

2）在开始这些程序之前腹内斜肌和腹外斜肌必须处于放松状态。

3）患者缓慢前倾，保持腰部脊柱在中立位直到治疗师能够感觉到腹内斜肌和腹外斜肌的主动收缩。

4）患者重新回到开始姿势。

5）重复这个动作，在刚刚能触摸到整体原动肌收缩之前停止运动。

6）告诉患者稍微努力保持这个姿势。

7）记录患者能够保持此姿势的时间直到：①患者腰部感觉疲劳、不适或疼痛；②患者需要休息。

8）最大保持时间是120s，如果出现疲劳、不适或疼痛，测试需要停止（图25-2-2）。

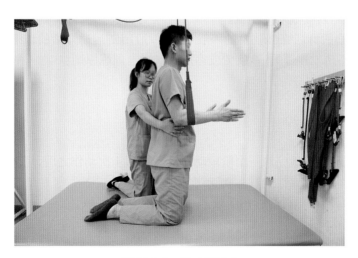

图25-2-2　运动链测试

（4）运动弱链测试的解释：一般情况下，腰部功能正常的人能够在中立位至少能保持120s，如果疲劳发生和/或者患者要求在120s之前休息，则认为腰部深层肌群稳定系统功能降低（说明腰部运动链减弱即弱链）。

（5）运动弱链测试目的：增加腰椎在中立位的保持时间，在训练过程中不应出现任何疼痛。如果患者在此过程中出现疼痛，训练应停止，重新调整保持时间和难度，找出适合训练的起始水平。

（6）训练步骤

1）触摸腹内斜肌和腹外斜肌。

2）在开始训练之前,触摸腹内斜肌和腹外斜肌,必须使其处于放松状态。

3）患者缓慢前倾,保持腰部脊柱在中立位直到治疗师能够触摸到腹内斜肌和腹外斜肌的主动收缩。

4）患者重新回到开始姿势。

5）重复这个动作,在刚刚触摸到整体原动肌收缩之前停止运动。

6）告诉患者稍微努力保持这个姿势。

7）记录患者能够保持此姿势正确的时间直到腰部感觉疲劳、不适或疼痛。

8）在中立范围内对腰椎做一个较小的调整。

9）记录患者在需要休息之前能够保持此姿势的整体时间。

10）休息 30s,重复上述治疗步骤 3~5 次。

（7）训练过程使用振动训练系统

1）振动频率根据患者情况调整(一般在 30~100Hz)。

2）振幅根据患者情况调整(一般在 10~30mm)。

（8）延长训练时间的条件:在三组训练之后做一个重复的功能测试来评估治疗效果,运动弱链是否增强。如果出现下列情况之一,说明通过此阶段的训练,可以通过增加保持的时间来继续训练。反之,重复上一保持时间的训练水平。

1）在疲劳发生之前腰部姿势保持时间更长了。

2）在患者需要休息前腰部姿势保持时间更长了。

3）该训练未诱发腰部不适、疲劳或疼痛。

4）这个过程可转换成功能测试。

（9）腰部核心肌群训练(闭链)的一般原则:一般闭链运动开始的训练水平是在患者能够正确完成而又不诱发腰部不适、疲劳或疼痛的水平。训练原则:

1）每个动作重复 4 次。

2）4 次为一组。

3）每个动作后休息 30s。

4）4 组为一个阶段。

5）当患者能较轻松地完成一个阶段动作或者在第 4 次动作之后,应进行功能测试。通过功能测试结果即判断是否应增加训练难度。

2. 站立前倾位下的训练　作用于腰部、骨盆和髋关节区域。

（1）训练适应证

1）稳定性降低。

2）神经肌肉控制能力下降。

3）疲劳、关节活动度降低、僵硬、不舒适或者疼痛。

4）运动疼痛。

（2）开始姿势

1）患者站在训练垫上。

2）吊带置于前臂的近端并且保持肘关节屈曲 90°。

3）吊带与腕水平同高。

（3）给患者的指导

1）保持身体直立。

2）肩关节屈曲,躯干向前倾。

3）回到起始位置。

（4）逐渐增加难度的方法

1）逐渐将足向后移动。

2）逐渐降低吊带的高度。

3）改变支撑平面（由稳定平面改为不稳定平面）。

4）减少支撑。

注:在整个过程中可在足部使用平衡垫来增加难度。

（5）治疗过程使用振动训练系统

1）振动频率根据患者情况调整（一般在 30~100Hz）。

2）振幅根据患者情况调整（一般在 10~30mm）。

3. 仰卧位训练（仰卧位搭桥式） 作用于腰部、骨盆和髋关节区域。

（1）训练适应证

1）稳定性降低。

2）神经肌肉控制能力下降。

3）疲劳,关节活动度降低、僵硬、不舒适或者疼痛。

4）运动疼痛。

（2）开始姿势

1）仰卧位。

2）双手抱肩放在胸前。

3）窄带置于两小腿近端。

4）吊带约高 30cm 且垂直于床面。

（3）可选择的姿势见图 25-2-3。

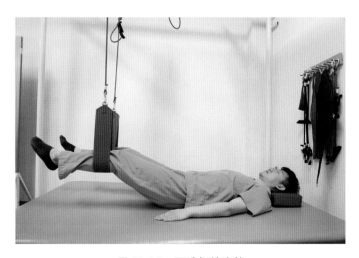

图 25-2-3 可选择的姿势

（4）对患者的指导

1）骨盆上抬保持身体伸直。

2) 回到起始位置。

（5）逐渐增加难度的方法

1) 把吊带逐渐向远端的踝关节方向移动。

2) 吊带系踝关节。

3) 双侧髋关节外展。

4) 平衡垫置于肩胛间。

5) 单腿支撑。

注：在整个过程中平衡垫可置于肩胛骨间以增加难度。

（6）训练过程使用振动训练系统

1) 振动频率根据患者情况调整（一般在 30~100Hz）。

2) 振幅根据患者情况调整（一般在 10~30mm）。

4. 仰卧位训练（骨盆上抬式） 作用于腰部脊柱、骨盆和髋关节区域。

（1）训练适应证

1) 稳定性降低。

2) 神经肌肉控制能力下降。

3) 疲劳，关节活动度下降、僵硬、不适或者疼痛。

4) 运动疼痛。

（2）开始姿势

1) 患者仰卧位。

2) 双手放置胸前。

3) 窄带在膝关节处，同时保持膝关节屈曲。

4) 窄带距床面的垂直高度大约是 30cm。

5) 使用弹性绳连接宽带，置于骨盆处。

同样也可以使用以下开始姿势：见图 25-2-4。

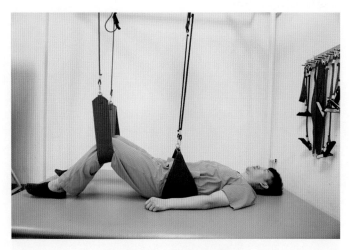

图 25-2-4　仰卧位开始姿势

（3）给患者的指导

1) 将吊带中的膝关节伸直。

2) 悬空一侧的下肢抬高并且与另一侧下肢保持平行。

3）通过向下压吊带来抬高骨盆使身体伸直。

（4）逐渐增加难度的方法

1）逐渐减少弹性绳的支撑。

2）将窄带向远端的踝关节方向移动。

3）不负重下肢做髋关节的外展训练。保持骨盆在水平面上做髋外展,记录不能正确完成髋外展时的关节活动度。

4）平衡垫置于肩胛骨,不负重下肢做髋关节的外展训练,保持骨盆在水平面上做髋外展,记录不能正确完成髋外展时的关节活动度。

5）做骨盆旋转时,以负重侧下肢为纵轴旋转骨盆,进行全关节范围的旋转活动来判断其能力。

注:在整个过程中平衡垫可以置于肩胛间来增加难度。

（5）弱链的测试

1）能够完成正确动作的判断标准:①骨盆保持在水平面上;②腰椎保持正常的前凸位置上（中立位）（腰椎保持在生理曲度范围内）;③身体不发生旋转或侧屈。

2）如果测试不能够正确完成或者诱发出疼痛,用以下方法纠正:①将手放于身体两侧,增加支撑面;②支撑腿对侧的手向后用力抓握床头,使背阔肌参与活动;③将双手向后抓握床头,使背阔肌参与活动;④非负重侧下肢使用窄带置于弹性绳上;⑤腹横肌的主动收缩参与;⑥使用双侧负重;⑦联合使用以上各种方法。

注:先进行双侧运动链的测试,后进行单侧运动链的测试。

（6）悬吊振动治疗降低难度的方法:从弱链侧或相对弱链侧开始治疗,从弱链测试失败的前一个水平开始,通过以下方式降低难度:

1）使用弹性绳连接宽带置于骨盆处减重。

2）非负重侧下肢使用窄带置于弹性绳上减重。

3）双手放于身体两侧,增加支撑面。

4）支撑腿对侧的手向后用力抓握床头,使背阔肌参与活动来增加腰椎的稳定性。

5）双侧背阔肌参与活动,改善腰椎的稳定性。

（7）增加难度的方法

1）手放在胸前,骨盆上抬。

2）骨盆上抬,双侧髋关节外展。

3）骨盆上抬,吊带向远端的踝关节方向移动。

4）骨盆上抬,单腿支撑。

注:同时也可以使用以下姿势进行治疗（图 25-2-5）。

（8）训练过程使用振动训练系统

1）振动频率根据患者情况调整（一般在 30~100Hz）。

2）振幅根据患者情况调整（一般在 10~30mm）。

5. 俯卧位训练　　作用于腰部、骨盆和髋关节区域。

（1）训练适应证

1）稳定性降低。

2）神经肌肉控制能力下降。

3）疲劳、关节活动度降低、僵硬、不舒适或者疼痛。

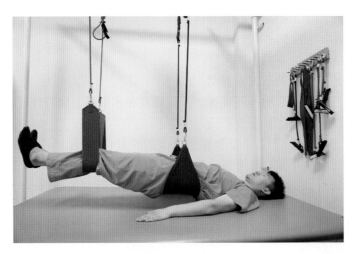

图 25-2-5　治疗姿势

4）运动疼痛。

（2）开始姿势

1）俯卧位。

2）前臂支撑。

3）在腹下可放平衡气垫以防止脊柱（腰椎）过度前凸。

4）窄带置于双大腿远端。

（3）对患者的指导

1）骨盆上抬保持身体伸展。

2）回到起始位置。

（4）逐渐增加难度的方法

1）把吊带逐渐向远端的踝关节方向移动。

2）吊带系踝关节。

3）双侧髋关节外展。

4）平衡垫置于前臂。

5）单腿支撑。

6）手支撑。

7）手支撑于平衡垫上。

（5）训练过程使用振动训练系统

1）振动频率根据患者情况调整（一般在 30~100Hz）。

2）振幅根据患者情况调整（一般在 10~30mm）。

6. 俯卧位训练（辅助）　作用于腰椎、骨盆和髋关节区域。

（1）训练适应证

1）稳定性降低。

2）神经肌肉控制能力下降。

3）疲劳,关节活动度下降、僵硬、不适或者疼痛。

4）运动疼痛。

（2）开始姿势

1）患者俯卧位。

2）前臂支撑。

3）在腹部下放平衡垫避免腰部脊柱过度前凸。

4）窄带在一侧大腿远端。

5）吊带距床面的垂直高度大约 40cm。

6）宽带使用弹性绳置于腹部（图 25-2-6）。

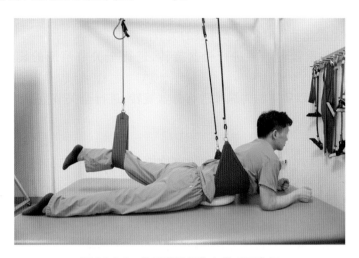

图 25-2-6　借助弹性绳将宽带系于腹部

同样可以选择的开始姿势（图 25-2-7）。

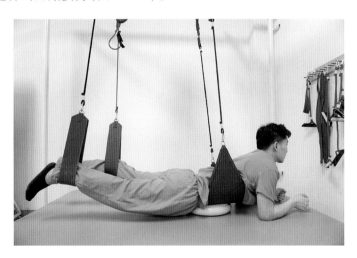

图 25-2-7　俯卧位开始姿势

（3）给患者的指导

1）抬高非负重腿并和负重腿保持平行。

2）通过负重腿向下压吊带使身体抬高并保持伸直。

（4）逐渐增加难度的方法

1）逐渐减少弹性绳的支撑。

2）将吊带向远端的踝关节方向移动。

3）非负重腿做髋关节外展。保持骨盆在水平面上做非负重腿外展动作,记录不能正确完成此动作时髋关节外展的关节活动度。

4）平衡垫置于前臂,非负重腿做髋关节外展。保持骨盆在水平面上做非负重腿外展动作,记录不能正确完成此动作时髋关节外展的关节活动度。

5）手支撑,非负重腿做髋关节外展。保持骨盆在水平面上做非负重腿外展动作,记录不能正确完成此动作时髋关节外展的关节活动度。

6）平衡垫置于手,非负重腿做髋关节外展。保持骨盆在水平面上做非负重腿外展动作,记录不能正确完成此动作时髋关节外展的关节活动度。

7）手支撑,以负重腿为纵轴进行骨盆旋转,进行全关节范围的旋转活动来判断其能力。

8）平衡垫置于手,以负重腿为纵轴进行骨盆旋转,进行全关节范围的旋转活动来判断其能力。

（5）弱链测试

1）能够完成正确动作的判断标准:①骨盆能够保持在水平面上;②腰椎保持在生理曲度范围内(中立位);③身体不发生旋转或侧屈。

2）如果测试不能正确完成或者诱发疼痛,用以下方法纠正:①非负重腿置于窄带用弹性绳支撑;②腹横肌主动的收缩;③使用双侧负重;④联合使用以上各种方法。

（6）悬吊振动治疗降低难度的方法:从最薄弱的一侧运动链开始治疗,从弱链测试失败的前一个水平开始,通过以下方法降低难度:

1）使用弹性绳和宽带置于腹部减重。

2）非负重腿置于窄带用弹性绳支撑。

（7）增加难度的方法

1）前臂支撑。

2）搭桥动作逐渐延长力臂。

3）搭桥动作时双侧髋关节外展。

4）前臂支撑于平衡垫上。

5）单腿支撑。

6）手支撑。

7）手支撑于平衡垫上。

8）以上动作可以自由组合增加难度。

（8）训练过程使用振动训练系统

1）振动频率根据患者情况调整(一般在 30~100Hz)。

2）振幅根据患者情况调整(一般在 10~30mm)。

7. 侧卧位训练　作用于腰部、骨盆和髋关节区域。

（1）训练适应证

1）稳定性降低。

2）神经肌肉控制能力下降。

3）疲劳,关节活动度降低、僵硬、不舒适或者疼痛。

4）运动疼痛。

（2）开始姿势

1）侧卧位。

2）头部枕于枕头、平衡垫或手臂上。

3）上臂平行于身体或者屈曲。

4）宽带或窄带置于下侧腿的膝关节处。

5）吊带垂直于床面,高度大约30cm。

（3）对患者的指导

1）保持身体伸直。

2）抬高骨盆离开床面。

3）回到起始位置。

（4）逐渐增加难度的方法

1）将吊带逐渐往远端的踝关节方向移动。

2）侧卧抬髋时,外展上侧腿。

3）靠前臂支撑上半身。

4）靠前臂支撑上半身然后外展上侧腿。

注:在整个过程中平衡垫可置于肩部、手部来增加难度。

（5）训练过程使用振动训练系统

1）振动频率根据患者情况调整(一般在30~100Hz)。

2）振幅根据患者情况调整(一般在10~30mm)。

8. 腰部放松训练

（1）训练适应证

1）腰部的疲劳、僵硬和不适或疼痛。

2）腰部神经肌肉控制能力降低。

3）腰部运动疼痛。

4）腰部的稳定性降低。

（2）开始姿势

1）仰卧位。

2）宽带置于骨盆处。

3）窄带置于膝关节处。

4）吊带系于踝关节。

（3）调整

1）升高吊带直到髋关节和膝关节至少屈曲45°以上。

2）降低治疗床或者升高吊带直到骨盆离开床面。

（4）给患者的指导:在这个姿势下尝试着放松腰部。

注:此姿势同样适合对背部的轻微牵伸。

（5）训练过程使用振动训练系统

1）振动频率根据患者情况调整(一般在30~100Hz)。

2）振幅根据患者情况调整(一般在10~30mm)。

第三节　临 床 应 用

一、操作要点

(一)治疗原则

1. 功能运动的训练优于单一肌肉的练习。功能训练的重点应放在完整运动链的应用上,而非单一地训练某一块肌肉的力量或练习某一动作环节,应将人体的运动环节组合成一条完整的动力链。这样通过对比动作的完成情况就能找出身体中的薄弱环节从而可以更有针对性地设计训练内容。

2. 整体动作的精确掌控优于单关节的动作训练。整体动作训练强调的是多关节、多维度以及整体性,目的在于提高完成动作的质量,而非运动强度和运动量。

3. 神经骨骼肌控制训练优于单纯力量训练。肌肉力量的大小与增长不仅取决于肌肉的体积,也取决于神经系统合理动员肌肉的能力。在力量训练的初期或训练动作发生改变时,神经系统会发生适应性的改变,以完成对肌肉的最佳控制。此时肌肉力量的增长主要是由于神经系统适应性变化引起的。

4. 训练难度的变化反映了训练强度的变化,强度变化基本遵循由稳定到非稳定,由静态到动态,由徒手到负重的难度递增顺序。

5. 核心力量练习前应改善肌肉的柔韧性,矫正肌群间的失衡状况。

6. 运动激活路径的随意调节能力较差和既往因运动损伤而出现恐惧和避免行为的人需要专门的时间接受运动模式和肌肉募集再学习。

7. 核心区肌肉在保持、促进核心稳定过程中是作为一个整体的功能单位进行活动的,但肌肉的动员存在一定的层次性,即"从里到外"的原则,保证局部稳定肌首先被动员,然后才是整体稳定肌、整体运动肌。

(二)适应证与禁忌证

1. 适应证　各种运动的参与者,由于疼痛及卧床休息导致的腰痛及腰部肌肉萎缩、稳定性差的患者,脑瘫、脑卒中患者。

2. 禁忌证　腰椎不稳定骨折、腰部肿瘤患者,以及其他不适合运动治疗的患者。

(三)注意事项

1. 训练动作标准、到位,注意身体姿势的控制,关注锻炼完成的质量而不是数量。

2. 核心训练必须遵循渐进,由易到难,避免用力过猛;制订周密的训练计划,为增加训练兴趣可变换姿势。

3. 每个训练项目都必须严格控制训练姿势,维持节律呼吸,避免憋气,在呼吸的配合下进行。

4. 核心稳定性训练初始阶段的练习动作都是静力性收缩的动作,通过这一种练习方式使锻炼者体会核心的位置。在动作开始前,锻炼者先通过骨盆的前倾和后倾调整确定发力的正确位置,在运动过程中腰部保持平直,通过这种训练形式体会核心肌群收缩特点。在掌握核心肌群收缩后,核心稳定性训练的中后期练习都是在核心肌群控制下进行躯干运动。

5. 注意肌肉之间的平衡,避免姿势改变导致的肌肉长度短缩。

6. 注意耐力、力量和神经肌肉控制,仅仅涉及一个元素的训练不能满足训练的需求,只有三者结合才能使核心训练更具有功能性。

7. 严重骨质疏松、严重心肺功能损伤者、骨折后患者应在康复治疗师指导下进行。

二、应用思路

(一)基本的核心稳定性

在稳定条件下的保持姿势,保持姿势的同时肢体做可控动作。通常以简单的徒手动作为主,适用于核心力量练习的初始阶段,目的是使锻炼者深刻体会核心肌群的用力感觉和有效地控制身体,重视核心肌肉的激活,强调动作的稳定性和准确性。这种类型的练习被认为是最基础的核心练习手段。

(二)核心稳定性训练合并力量训练

运用单一器械进行稳定性和力量的组合训练,如瑞士球、平衡板、弹力带、力量练习器械等,其中运用最多的是瑞士球、平衡板等这些不稳定的器械和自由重量器械,锻炼者在非稳定条件下完成核心静力保持或稳定状态下的核心动力性动作。这一类型的练习可以有效地动员躯干深层肌肉参与运动,并在动作过程中控制躯体始终保持正确的运动姿态,从而摒弃了传统力量训练中借助外力来支撑躯体的弊端。

(三)整合核心稳定性训练

这一类型的训练主要是非稳定条件下的徒手和抗阻训练,如单足或双足站在平衡球上,做各种上肢持轻器械举、推、拉,下蹲,躯干旋转等多种形式的动作,坐在瑞士球上做各种形式的练习等。锻炼者在躯干处于不平衡、不稳定的状态下进行各种动作练习,或者锻炼者需要依靠自身的能力去控制不稳定的器械。

(四)核心爆发稳定性

在不稳定、不平衡的运动器械上进行自由力量训练,通过自身调整不稳定的身体状态,达到训练神经——肌肉系统的平衡和控制能力以及本体感觉的目的。

三、典型病例

(一)病例一

1. 病情概要 患者,男性,36岁,主因"四肢活动不利、言语不清1年余"入院,诊断为颅脑损伤后遗症(双侧大脑半球),双侧偏瘫,认知功能障碍,可简单交流;双上肢近端肌力3级,远端肌力2级;双下肢无分离运动,近端肌力2级,远端肌力1级,在辅助下可出现联合屈伸运动;躯干肌力2级,核心稳定性下降;关节活动度及肌张力正常;坐位平衡2级,立位平衡0级,坐位下骨盆无选择性运动,躯干、骨盆屈曲倾向较强;Berg平衡量表评分9分,患者需乘坐轮椅出入,日常生活完全依赖。

2. 治疗思路 此患者坐位下骨盆无选择性运动,躯干、骨盆屈曲倾向较强,抗重力伸展不充分,腹肌群肌力弱化,核心稳定性差。应进行核心稳定性训练,核心稳定性训练可激活躯干、骨盆和周围肌群,使腹内压升高,并且调整身体的直立姿势,有益于患者的坐、立位平衡的维持。借助悬吊系统激活髋周肌群、核心肌群,促进骨盆上抬,强化腹肌、腰背肌,增强核心稳定性。制订相应治疗计划:①髋关节头端悬吊模式训练:患者取侧卧位,头枕于臂或平衡垫上,悬吊点位于头部垂直方向,悬吊绳一端固定于头端,悬吊点一端固定在足踝部,调节悬吊绳使下肢成伸直水平状态。减重状态下嘱患者主动屈伸髋,激活臀大肌。②髋关节内侧悬吊模式训练:患者取侧卧位,头枕于臂或平衡垫上,悬吊点位于两髋关节连线中点垂直上方,悬吊绳一端固定于悬吊点,另一端固定于足踝部,调节悬吊绳使下肢稍微高于水平面状态,嘱患者主动外展髋关节,改善髋关节外展肌群肌力。运动过程中远离悬吊点,运动阻力逐渐增加,朝向悬吊点运动阻力逐渐下降,回到起始点阻力降到零。③仰卧位核心肌群稳定性训练(仰卧位搭桥式):仰卧位,双手抱肩放在胸前,窄带置于膝关节处,同时保持膝关节屈曲,使用弹性绳连接宽带,至于骨盆处,辅助骨盆上抬。指导患者骨盆上抬保持身体伸直,振动弹性绳提供不稳定性,激活深层核心肌群,保持 5s 后回到起始位置。根据患者情况把吊带逐渐向远端的踝关节方向移动,逐渐增加难度。以此强化腰背肌力量及核心稳定性。

（二）病例二

1. 病情概要　患者,男性,59 岁,退休工人,间发性腰痛 10 余年,腰部酸、胀及无力,站立过久后更为明显,早晨起床时困难,体位改变或劳累后加重。每次予以针灸、推拿治疗后能缓解,此次发病于 2 个月前不慎扭伤腰部。当时腰部有弹响,腰部疼痛严重。体格检查发现:L$_4$ 椎体旁压痛明显,无放射性疼痛,腰部肌力下降:4 级,双下肢直腿抬高试验(−),加强试验(−),挺腹试验(−),双下肢肌力、肌张力正常,双侧屈髋屈膝试验(−),4 字征(−)。腰椎 CT 示:L$_4$/L$_5$ 椎体轻度滑脱,腰椎退行性改变。考虑系腰椎稳定性差,腰椎小关节功能紊乱。

2. 治疗思路　深层核心肌群,它们直接与椎体连接,通过收缩固定相邻椎体,维持椎体间稳定,减少腰椎节段间位移,避免损伤的发生,起到保护腰椎的作用。该患者腰椎不稳,躯干及核心稳定性下降,可通过调节深层核心肌群来改善核心稳定性。同时加强腰椎前链、侧链和后链深层核心肌群力量,使腰椎周围肌肉均衡发展以达到腰椎稳定。制订相应治疗计划:①仰卧位核心肌群稳定性训练(仰卧位搭桥式):仰卧位,双手抱肩放在胸前,窄带置于膝关节处,同时保持膝关节屈曲,使用弹性绳连接宽带,至于骨盆处,辅助骨盆上抬。指导患者骨盆上抬保持身体伸直,保持 5s 后回到起始位置。根据患者情况把吊带逐渐向远端的踝关节方向移动,逐渐增加难度。②俯卧位腰部核心肌群稳定性训练:俯卧位,前臂支撑,在腹下可放平衡垫以防止脊柱(腰椎)过度前突。窄带置于双侧大腿远端,嘱患者骨盆上抬保持身体伸直,保持 5s 后回到起始位置。③侧卧位腰部核心肌群稳定性训练:侧卧位,头部枕于枕头,上臂平行于身体或者屈曲。宽带或窄带置于下侧腿的膝关节处,吊带垂直于床面,高度大约 30cm。嘱患者保持身体伸直,抬高骨盆离开床面,保持 5s 后回到起始位置。④瑞士球俯卧伸展训练:嘱患者俯卧于瑞士球上,臀部收紧,腹部收紧,背部收紧。尽可能长时间地维持该动作,保持正常呼吸。此动作可激活臀大肌及脊柱深层肌群,强化核心部位在矢状面及水平面的稳定性。⑤瑞士球侧卧臂支撑训练:嘱患者侧卧,以前臂支撑,双脚放于瑞士球上。踝、髋、肩位于一条直线,骨盆中立位。身体保持平直,尽可能长时间地维持该动作,保持正常呼吸。此动作可激活腹斜肌、髋外展肌肉等,提高核心部位在冠状面的稳定性。⑥仰卧位蹬球训练:患者取仰卧位,双臂置于体侧,双脚并拢放于瑞士球上。收紧臀大肌,抬起臀部离开地面,使膝、髋、肩于一条直线。收紧腹部,肚脐拉向脊柱。保持 3~5s,然后还原,重复动作。注意动作中保持正常呼吸。此动作可激活背阔肌,臀大肌、腘绳肌等,提高核心部位在矢状面的稳定性及相关肌群的力量,提高膝、踝关节稳定性。

（公维军）

参 考 文 献

［1］ Liebman HL. 肌肉训练完全图解：核心稳定性训练［M］. 杨溪，译. 北京：人民邮电出版社，2015.

［2］ 杨桦. 运动康复技术［M］. 北京：北京体育大学出版社，2016.

［3］ Morgan J. Modern Principles of Core Training［M］. ［S. l. ］：Lulu. Com，2013.

［4］ Panjabi MM. The stabilizing system of the spine. Part Ⅰ. Function，dysfunction，adaptation，and enhancement
［J］. Journal of Spinal Disorder & Techniques，1992，5（4）：383-389；discussion 397.

［5］ Panjabi MM. The The stabilizing system of. the spine. Part Ⅱ. Neutral zone and instability hypothesis［J］. Jour-
nal of Spinal Disorders，1992，5（4）：390-396；discussion 397.

［6］ 杜国英. 悬吊振动治疗技术［M］. 石家庄：河北科学技术出版社，2015.

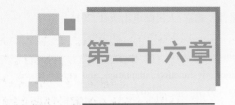

第二十六章

神经松动技术

第一节　概　述

一、基本概念

神经松动术(nerve mobilization)是现代康复治疗技术中的技能之一,是治疗师利用神经的走向(含中枢与周围神经系统)针对神经组织(含其结缔组织)施以机械性拉力从而达到治疗目的的手法。主要针对由神经组织卡压或粘连诱发的症状。当人的躯干、四肢进行屈曲、伸展等活动时,相应的中枢和周围神经会随着躯干和肢体的活动方向出现延展。神经组织本身的弹性很小,其可延展的原因在于,正常的神经组织长度较肢体长。利用肢体的运动,使神经组织在神经外周的软组织中进行滑动、张力变化,改善神经间的微循环、轴向传输和脉冲频率等并促进血流进入神经组织,以达到减轻疼痛及促进组织复原的目的。

神经组织是由神经元和支持细胞构成的一个复杂网络系统。它接受刺激并产生电冲动。电冲动从一个神经元传递到另一个神经元或在神经元和其他细胞之间传递。这些冲动沟通神经系统和其他组织,使神经系统能监控和调节机体的内、外环境。

神经系统产生并传导神经冲动功能不应当受各种运动和姿势的干扰,这是因为神经系统具有适应性地延长的性质。尽管神经本身无弹性,但神经系统能够适应性地延长以适应身体的运动和姿势,并抵消牵拉损伤。所以通过对肌肉的牵拉可以使神经系统适应性地延长、改善神经血液供应、改善神经轴突轴浆流动,改善神经所受应力情况,从而可以改善神经系统的功能。

由于神经构造与躯干及四肢的走向相当接近,所以在各类的肌肉骨骼状况、姿势及重复细微损伤中,神经会遭受压力或受伤,而产生症状、功能损伤及功能限制。自主神经系统如果要发挥其功能也必须适应身体的运动。其神经轴以同样的方式在躯体运动时表现出延长及紧张性的变化。

周围神经能够延长,与许多解剖结构有关,包括神经外膜的结构舒展、松弛,神经根处硬膜存在褶皱,构成可以延长的基础;神经结构的滑动;张力的产生或神经结构和组织内压力增加以及他们的形状或形态改变。在椎管内,神经轴或脊髓从延髓向下延伸到终丝,在躯体活动时周围神经可延伸6~9cm,脊椎的侧屈也可使其长度增加15%;即使没有躯干的运动,四肢的运动也可以使椎管内的结构延长,牵拉周围神经拉紧了神经根,因此也牵拉到了脊髓。

二、治疗原理

正常情况下,神经系统有相当大的活动性,以适应日常生活中大范围、多样化的动作形式。然而,仍然有一些部位因神经易遭受过度压力或张力而受伤,特别是当神经本身或其周围组织遭受过度或重复性的压力或拉力时。当神经行经一骨骼构造或一有限空间且在其近端或远端产生动作而受压迫时将承受极大的张力。若此部位既有粘连性的结痂组织又有肿胀存在,活动受限的情形将更加严重。在检查患者时,治疗师必须特别注意患者所描述的症状,同时能够了解并解释测试时检测到的阳性体征。

神经系统活动性特征表现为关节产生动作时会对外周神经产生张力,神经会朝向运动关节方向滑动(汇合);当张力缓解,神经会朝向运动关节相反方向(分离)。刚开始神经的运动途径,是接近运动中的关节,但是当肢体动作持续存在时,神经会渐渐远离运动关节。对于正中神经活动性及受拉性的尸体和活体超声波显示,根据上肢及颈部每一个关节的位置及动作神经的动作距离可达到5mm,同时,当神经在放松(不受负荷)的情况下,呈现波浪状,而在受到张力的情况下会伸直。

对个体而言,执行功能性活动时神经系统需要足量的活动性。当肢体产生动作对神经本身造成张力增加前,整个周边神经都会移动,结缔组织及神经组织间会产生运动。此活动性在神经组织不产生压力的情况下,是允许发生的,这是因为脊髓、神经根及神经丛的排列允许活动性存在。若是神经系统的任意部分产生张力,力量可以透过整个系统消散。神经本身为波浪状的,施加张力时会变直。另外,每一条神经周围的结缔组织及神经束(神经外衣、神经束衣及神经内衣)在神经受牵拉时会吸收张力。

在治疗肌肉骨骼功能损伤的患者时,治疗师常会忽略神经系统的问题。对于因神经损伤而造成功能损伤的患者,根据病因的不同治疗方法各有不同。神经受伤后,由于神经的瘫痪或畸形,会导致明显的功能限制,治疗师应在神经、肌肉及骨骼系统的检查和评估技巧与相关知识的配合下,设计符合周边神经受伤或活动受限程度,造成功能受限的目标,并选择适当的治疗技巧。

神经松动术的治疗作用为促进神经组织的机械性与生理性功能。评估时可以测试神经组织对机械性拉力的反应。进行评估时可采用症状激发测试,进行神经动态测试,可以检测神经组织是否受到张力的影响。常见的神经张力测试有上肢张力试验(ULTT)、上肢神经动态测试(ULNT)、直腿抬高试验(SLR)、降落试验(slump test)等。

神经张力测试的阳性表现即产生张力性体征。所谓张力性体征指的是神经系统在许多关节形成的动作链上受牵拉时所产生的牵拉性疼痛及感觉异常,当其中一个关节脱离受牵拉的姿势,疼痛随即缓解。因此,治疗师在测试中应在逐个关节逐次动作的方式下延展神经,直到症状被激发出来。当症状被诱发出来时,要注意最终的姿势。一旦症状被诱发出来后,治疗师将动作链上受障碍的一个关节松开看看症状是否因而缓解。再重复其他动作链上的关节,直到治疗师了解神经的活动模式,见图26-1-1。

当患者出现张力性体征时,主要原因包括:

1. Butler 认为症状的产生是由于神经系统的某个部分遭受张力所导致的。如果神经受压迫是阻碍正常活动的原因,神经在受压迫处的近端或远端受到压力即产生张力性体征。

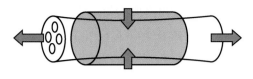

图 26-1-1　神经张力

2. 神经及其通过的组织间炎症或结痂或是神经本身发生实质性的变化。另外神经组织的张力也会受到血液供应的影响,由于神经组织占身体质量的 2%,却消耗全身 20% 的氧,所以神经组织是一个饥渴血(bloodthirsty)的组织。Lundborg 试验证明了周围神经被拉长约 20% 时会产生缺血反应。轴浆(神经元胞体与轴突末梢之间流动的液体)的流动是需要消耗能量的,所以对缺氧非常敏感。一般而言,神经受到压迫时会引起缺氧而对轴浆的流动形成一个障碍。哺乳类动物的轴浆相当的黏稠,约为水的 5 倍。当神经做牵拉收缩动作时,轴突质的流动较好。

第二节　治疗技术

一、操作要点

(一)操作前准备

1. 由于操作中所采取的姿势会对许多关节产生压力,因此在测试前,在动作链上的每个关节都必须经过关节活动角度、松弛度及症状激发测试,以确定神经测试中所发现的动作限制并非关节或其周围组织所造成的限制。

2. 必要时配合其他测试,综合考虑测试结果,包括神经触诊、感觉测试、反射测试、肌力测试等。

3. 神经张力测试所采取的姿势与神经松动治疗的姿势相同。

4. 阳性体征的表现为患者出现放射痛、感觉异常,以及运动能力的下降。

5. 运动处方遵循软组织牵拉的原则与处方,每个牵拉需要持续 15~20s,但是由于神经系统比较敏感,牵拉次数过多会导致神经出现延迟痛,因此经试验证明,神经的有效牵拉每天不得多于 6 次。

(二)操作手法

1. 滑动手法　在关节活动度中 1/3 范围的大幅度动作(单头拉,主要产生神经组织与其周边组织的相对活动,避免粘连)。主要是借助产生较小的神经张力且有较大的神经纵轴移动来达到神经治疗的目的。

2. 张力手法　操作时要往末端活动范围运动(向两边拉,主要产生神经组织内在的变化而改善症状)。此时神经被拉紧,可用拉放的效果来减轻神经组织内的肿胀和增加循环。此手法的分级为:一级在无阻力的范围内活动;二级为从无阻力到刚有阻力范围内,活动范围会随着治疗时间而增大;三级是快速牵张达到最大阻力。

3. 操作顺序是外周关节由近端向远端逐个打开,配合近端神经根的对侧运动或同侧运动,起到对神经组织的滑动或牵张的作用。

4. 神经松动级别:见图 26-2-1。

1 级——终末感之前的松动

2 级——终末感附近松动

3 级——突破终末感后松动

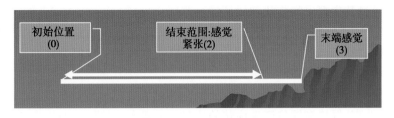

图 26-2-1　神经松动级别

（三）神经伸展性下降阳性体征

1. 当神经系统在多个关节处伸展时,紧张的表现为伸展的疼痛或感觉异常,当动作链中的一个关节从拉伸位置移除时,就会感到放松。

2. 因为在神经张力测试前,每个关节的活动度首先测试,然后在这些关节上施加压力,所以在测试期间发生的任何受限都不会是来自关节或关节周围的组织。

3. 测试方法与治疗方法类似。

（四）症状产生的原因

这些症状时由于神经系统某些部分的紧张引起的。如果压迫阻碍了正常的移动,就会出现紧张的迹象。运动的限制可能来自于神经和组织之间的炎症和瘢痕,或者是神经本身的变化。

二、上肢神经松动治疗

（一）评估

上肢神经松动技术使用前,需使用上肢张力试验(upper limb tension test,ULTT)进行评估,分析原因。虽然试验的目的是对上肢的神经结构施加压力,但实际上整个上肢的组织结构均受到应力。神经组织通过所谓的敏化试验进行鉴别(例如,通过直腿抬高试验同时伴随颈部屈曲)。这种检查方式首先被 Elvey 采用,之后其被分为 4 种检查方法,通过调整肩关节、肘部、前臂、腕部和手指的位置从而对特定的神经(神经根)施加压力。

每个检查要从健侧开始,首先调整肩部的位置,之后调整前臂、腕部、手指,最后是肘部(由于它具有最大的活动度)。每一个阶段逐步增加紧张度,直到产生症状。为进一步测试"敏感性"应采用颈椎侧屈试验。在进行紧张测试时,上肢症状可能会比下肢更容易引出,但是一旦出现神经症状加重或者是急性发作期,马尾神经或脊髓损伤症状,那么这类试验都是禁忌的。

当检查肩关节时,应始终保持肩带受到向下恒定的压力,即使是在外展位也应保持这种状态。否则将影响检查结果。当肩带受到向下的压力时,肩关节保持适当的外展(110°或10°取决于试验),前臂、腕关节和手指保持接近其最大活动度的位置。例如,在 ULTT2 时,腕关节处于完全后伸位。肘关节后伸位桡神经和正中神经张力增加,而当屈曲时尺神经张力增加。腕关节和掌指关节后伸时正中神经和尺神经张力增加,而放松时桡神经张力增加。如果需要的话,可以适当地抬起或旋转肩关节。肘关节的检查经常放在最后,这是由于肘关节较大的活动度使其在记录关节角度改变时很容易测量。当肘关节处于最大屈、伸位时,经常可以引出症状。这些症状有些是正常的,有些是病理性的。如果症状轻微或没有症状,那么可将头部或颈椎向对侧弯曲。这种终极运动有时称为敏化试验。这种敏化试验是在被检测的肢体或周围进行的(例如,上肢紧张试验中的颈部侧凸),也有可能在另一侧上肢(如右侧的上肢紧张试验和左侧直腿抬高试验)。这种试验是要向组织施压。虽然目的只是向神经组织施加压力,但同时一些具有伸缩性的组织和无活动功能的组织也受到压力。这些组织的鉴别需要通过其表现出的症状和体征进行鉴别。

最后,虽然介绍了特殊的上肢紧张试验,但如果患者在进行功能活动时(例如,从裤兜里掏出钱包)表现出神经症状,那么这些活动仍需要在上肢保持一定的位置并且关节在其最大活动度时进行检查。

Evans 描述了一种改良型的上肢紧张试验,他称之为臂丛神经紧张试验。患者取坐位上肢后伸,肘关节伸直,保持在即将产生症状的位置。患者肩部外旋到即将出现症状的那个位置,并保持。最后患者屈曲肘关节,双手置于枕后。肘关节屈曲复制出神经根性症状被认为是阳性结果。这一试验类似于 ULTT4,向尺神经及 C_8 和 T_1 神经根试压检测。

Evans 同时提出了另一种相似的检查。患者保持坐位,上肢外展 90°,肘关节极度屈曲,然后伸直肘关节。如果出现根性疼痛,是阳性结果(Bikele 征)。这种试验实际上是上肢紧张试验的一种改良,起到同样的检查作用。

（二）操作方法

上肢的外周神经是臂丛神经($C_5 \sim T_1$)分出 5 条主要支配上肢的周围神经(图 26-2-2),即肌皮神经、腋神经、正中神经、尺神经、桡神经。神经松动技术主要针对正中神经、桡神经及尺神经进行。评估与治疗的方法见表 26-2-1。

表 26-2-1　上肢周围神经评估与治疗方法表

	ULTT1	ULTT2	ULTT3	ULTT4
肩	外展 110°	外展 10°	外展 10°	外展 10°~90°
肘	后伸	后伸	后伸	屈曲
前臂	旋后	旋后	旋前	旋后
腕	后伸	后伸	屈曲+尺偏	后伸+桡偏
手指、拇指	后伸	后伸	屈曲	后伸
肩		外旋	内旋	外旋
颈椎	对侧屈	对侧屈	对侧屈	对侧屈
神经	正中神经	正中神经	桡神经	尺神经

1. 正中神经松动技术

（1）评估与治疗操作方法

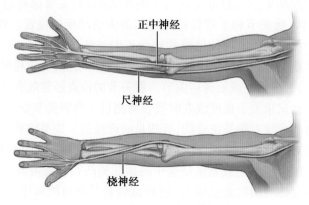

图 26-2-2　上肢神经解剖

1）上肢张力试验方法一（ULTT1）：患者仰卧位，头部保持中立位，治疗师站于患者侧方，一只手固定肩胛骨，另一只手运动患者远端关节——手及腕部。肩关节保持外展110°，治疗师可根据治疗床的高度调整固定患者肩部位置的部位，可使用大腿前侧或躯干。然后肘关节由屈曲逐渐到伸直，前臂由旋前伸展到旋后的位置，再伸直腕关节，最后伸直所有手指。在操作过程中，密切观察患者症状的变化，若在某个关节出现阳性体征，即刻停止操作，见图26-2-3。

2）上肢张力试验方法二（ULTT2）：患者仰卧位，头部保持中立位，治疗师站于患者侧方，一只手固定肩胛骨，另一只手运动患者远端关节——手及腕部。肩关节保持外展10°，治疗师可用肘部固定患者肩部。然后肘关节由屈曲逐渐到伸直，前臂由旋前伸展到旋后的位置，再伸直腕关节，最后伸直所有手指。在操作过程中，密切观察患者症状的变化，若在某个关节出现阳性体征，即刻停止操作。由于此操作方法不仅对正中神经有张力，对肌皮神经也会产生张力，因此很多患者并不能表现出敏感的表现。一般在患者肩关节外展角度受限时使用，见图26-2-4。

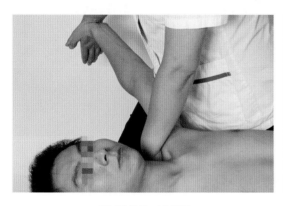
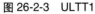
图26-2-3 ULTT1

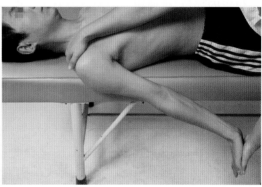
图26-2-4 ULTT2

（2）滑动操作方法：以ULTT1为例，在进行滑动时，根据患者情况，当神经症状严重时，可采用头偏向同侧，肩关节打开，再逐步打开肘关节、腕关节及手指的动作；当患者耐受程度提高，可增加外周关节的活动范围，头部随着外周关节的伸展而向同侧移动，随着外周关节的回缩向中立位移动，从而达到神经滑动的目的。

（3）张力操作方法：仍以ULTT1为例，当患者症状严重时，先采取头中立位，远端肢体伸展的牵拉方法进行牵拉，待患者适应程度提高后，将头逐渐向对侧侧屈，直到颈部侧屈的终末端，达到完全牵拉神经的目的。

2. 桡神经松动技术（ULTT3）

（1）评估与治疗操作方法：患者仰卧位，头部保持中立位，治疗师站于患者侧方，一只手固定肩胛骨，另一只手运动患者远端关节——手及腕部。肩关节保持外展10°，治疗师可用肘部固定患者肩部。肱骨内旋，然后肘关节由屈曲逐渐到伸直，前臂由旋前，嘱患者主动握拳，将拇指包裹于其余四肢内，最后掌屈腕关节，见图26-2-5。

（2）滑动操作方法：在进行滑动时，

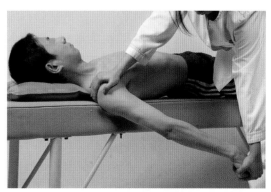
图26-2-5 ULTT3

根据患者情况,当神经症状严重时,可采用头偏向同侧,肩关节打开,再逐步打开肘关节、腕关节及手指的动作;当患者耐受程度提高,可增加外周关节的活动范围,头部随着外周关节的伸展而向同侧移动,随着外周关节的回缩向中立位移动,从而达到神经滑动的目的。

(3) 张力操作方法:当患者症状严重时,先采取头中立位,远端肢体伸展的牵拉方法进行牵拉,待患者适应程度提高后,将头逐渐向对侧侧屈,直到颈部侧屈的终末端,达到完全牵拉神经的目的。

3. 尺神经松动技术(ULTT4)

(1) 评估与治疗操作方法:患者仰卧位,头部保持中立位,治疗师站于患者侧方,一只手固定肩胛骨,另一只手运动患者远端关节——手及腕部。肩关节保持外展90°,治疗师可根据治疗床的高度调整固定患者肩部位置的部位,可使用大腿前侧或躯干。肱骨外旋,然后肘关节由伸直逐渐到屈曲末端,前臂由旋前,然后腕关节背伸,最后所有手指伸直,见图26-2-6。

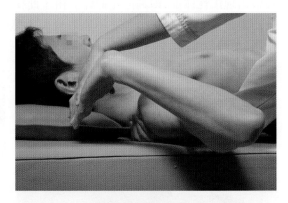

图 26-2-6 ULTT4

(2) 滑动操作方法:在进行滑动时,根据患者情况,当神经症状严重时,可采用头偏向同侧,肩关节打开,再逐步屈曲肘关节、打开腕关节及手指的动作;当患者耐受程度提高,可增加外周关节的活动范围,头部随着外周关节的伸展而向同侧移动,随着外周关节的回缩向中立位移动,从而达到神经滑动的目的。

(3) 张力操作方法:当患者症状严重时,先采取头中立位,远端肢体伸展的牵拉方法进行牵拉,待患者适应程度提高后,将头逐渐向对侧侧屈,直到颈部侧屈的终末端,达到完全牵拉神经的目的。

三、下肢神经松动技术

下肢神经松动技术与上肢神经松动技术的评估原理相同,参照上肢神经的评估内容。

(一) 降落试验

1. 评估与治疗操作方法　降落试验(slump test)是测试腰骶疼痛的一个很好的激发试验,比直腿抬高试验(SLR)更为敏感。这是椎间盘病变与硬脑膜牵拉的筛选试验。疼痛放射到腿部的腰痛患者,尤其是大腿后侧疼痛的患者都应该做该试验。主要针对椎间盘突出症,神经紧张症或改变的神经动力学是否有助于患者的症状。

测试方法为患者坐在检查床的边缘,腘窝紧靠床边,髋部保持中立位(没有旋转、内收、外展),双手放在背后。首先让患者放松背部使胸部及背部屈曲放松。治疗师保持住患者的下颌在中立位,从而可以阻止患者的头部和颈部前屈。治疗师一只手在患者肩部加压,以保持胸椎及腰椎的屈曲。然后患者主动屈曲颈部及头部,达到最大运动范围。此时治疗师用一只手于颈部施加负荷,保持3部分脊椎都处于前屈状态(颈椎、胸椎、腰椎)。用另一只手抓住患者的一只脚,并保持背伸状态。患者主动伸直膝关节,尽可能久的保持这个姿势。然后再分别进行另一侧的检查或双下肢一起进行的检查。如果患者伸膝困难，颈部伸直后疼痛缓解，则视为阳性表现，见图 26-2-7~图 26-2-15。

但是进行降落试验的时候，我们需注意要诱发的是患者主诉的病理症状。这项试验给脊柱和神经组织都确实施加了负荷，但是不适感或者疼痛并不一定与患者主诉的问题有关。例如，T_8~T_9 部位的疼痛或不适感并不全是病理性表现（50%的正常人也可以出现）。在伸直膝关节或者腘绳肌之后出现的疼痛或者不适感、对称性的膝关节伸直受限、对称性的距小腿关节背屈受限，或者当颈部负荷撤除时对称性的膝关节伸直角度增大、距小腿关节背屈角度增大，这些并不全是病理性表现。

Butler 主张进行双侧膝关节伸直的降落试验。这样会很容易发现双侧膝关节伸直的不对称。同样要注意放松颈部，以减轻颈部前屈时症状的改变。Butler 还提出了对单侧神经根

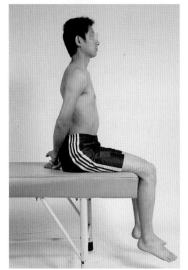

图 26-2-7　降落试验 1

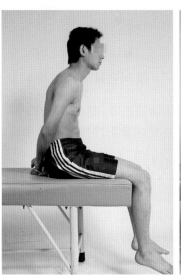

图 26-2-8　降落试验 2

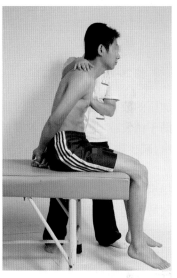

图 26-2-9　降落试验 3

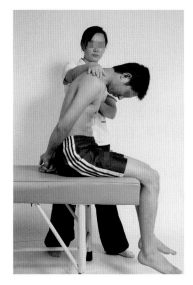

图 26-2-10　降落试验 4

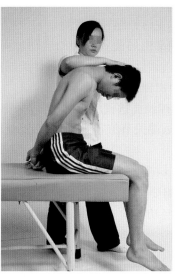

图 26-2-11　降落试验 5

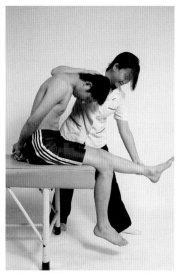

图 26-2-12　降落试验 6

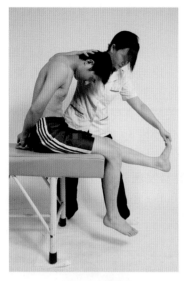

图 26-2-13 降落试验 7

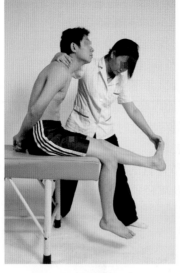

图 26-2-14 降落试验 8

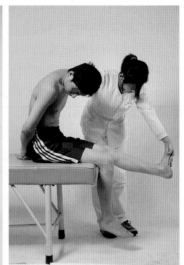

图 26-2-15 降落试验 9

加压的改良降落试验。在过度运动的患者,髋关节屈曲>90°、髋关节内收或者是内旋都会有助于诱发症状的出现。重要的是要注意阳性体征无论出现在哪个阶段,都应该停止激发动作,减少患者的不适感。

因此,该测试的结果可以通过多种方式进行解释。像其他神经张力测试一样,测试可以指示患者是否在穿过身体的同时经历与黏附在各种组织上的神经相关的症状。患者在粘连区域可能会出现拉伸、疼痛或其他神经感觉。

测试的另一个用途是检测腰椎间盘突出症。如果产生腰腿痛,则为阳性结果。如果是阳性,提示椎间盘损伤。如果是阴性,可能表明不存在严重的椎间盘病变。如果是阳性,手法治疗应谨慎行事。

临床上,我们还可以利用降落试验对脊髓、颈神经根、腰神经根进行松动。其关键在于体位的摆放,通常进行坐位治疗,根据颈椎、胸椎的侧屈、旋转进行调节不同位置的神经松动。而且治疗效果明显,患者常主诉顿感轻松舒适。

2. 滑动操作方法　患者颈部由屈曲到后伸的运动过程中,膝关节缓慢地由屈到伸,如果患者能够耐受,再背伸踝关节;相反,患者颈部由后伸到屈曲的运动过程中,先让踝关节由背伸回到跖屈位置,再让膝关节由伸直逐渐回到屈曲位。

3. 张力操作方法　当患者神经症状较严重时,可以采取头部中立位,伸直膝关节,背屈踝关节;待患者耐受程度增加,远端关节位置不变,近端逐渐屈曲颈部,直至末端。

（二）L$_5$神经根松动技术

1. 评估与治疗操作方法　L$_5$神经根/坐骨神经的测试与治疗通常采用直腿抬高试验（SLR）的操作方法。这项检查需要在患者完全放松状态下进行,这是一项被动性检查。它也是最常用到的关于下肢的神经功能检查之一。双下肢都要分别进行,但是正常的一侧应该先进行。

患者取仰卧位,髋关节内旋、内收位,伸直膝关节。治疗师帮助患者屈曲髋关节,直到患者主诉腰部或者腿出现疼痛或者牵扯感。如果患者主诉的是腰痛,那么很有可能是椎间盘病变引起的,而且引起的压迫往往是中央型的。如果患者本身的症状是腿疼,那么很有可能神经组织的压迫来自于侧方。椎间盘突出或病变引起两侧神经根受压,这样这两侧就会出现疼痛症状。此时慢慢降低患者的腿,(伸髋关节)直到患者主诉疼痛或者牵扯感消失。然后让患者屈曲颈部,用下颌去够胸部,或者是治疗师背屈患者的足,或者同时做这两个动作。常规来说先背屈患者的足。这些动作都可以激发这项检查,见图 26-2-16。

颈部屈曲的动作(passive neck flexion)如果治疗师认为需要,也可以进行被动屈曲颈部。此时如果出现颈胸部的紧张感是正常的,不能错误地认为是出现症状。如果腰部、腿或上肢出现症状,可以考虑存在神经组织的问题。如果屈曲颈部、背伸踝关节或者同时做两个动作可以使疼痛加重,说明硬膜囊或者脊髓被牵扯了,或者是脊髓存在病变(椎间盘突出、肿瘤、脊髓膜炎)。如果颈部屈曲不能使疼痛加重,则显示可能腘绳肌区域存在问题(腘绳肌紧张),或者是腰骶部、骶髂关节存在病变。

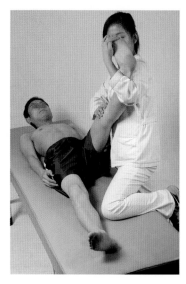

图 26-2-16　L₅ 神经根牵拉

当做单侧的直腿抬高试验的时候,L₅、S₁、S₂ 的神经根(构成坐骨神经)在髋关节屈曲 70° 时就完全被拉紧了,在这一过程中坐骨神经会有 2~6cm 的位移。如果直腿抬高试验时,疼痛在屈曲 70° 之后出现,那么这种疼痛可能是来自腰椎部分的关节疼痛(例如小关节突)或骶髂关节。如果怀疑患者存在腘绳肌紧张,那么腘绳肌也必须进行检查排除。所有检查必须进行双侧对比。尽管一般来说坐骨神经在髋关节屈曲 70° 之后才会受到牵张,但是患者进行直腿抬高试验的活动范围以及神经组织受压迫的程度还是存在很大变异。例如,有些患者关节活动度非常大(例如,体操运动员、水上芭蕾运动员等),有可能在髋关节屈曲 110°~120° 都不会出现直腿抬高试验的症状,甚至于在神经根存在病变的情况下都不会表现出来。更重要的是在确定病损是位于神经组织受到牵张或者是来自于关节或其他的软组织之前进行左右侧的对比,见图 26-2-17。

当进行单侧的直腿抬高试验的时候,要慢慢地抬高下肢缓慢增加紧张度。首先是坐骨大孔区域,然后是髂骨翼区域,接下来是神经根穿过的椎弓根峡部,最后是椎间孔。这项试验引起了坐骨神经、腰骶神经根还有硬膜囊的牵张。这一区域的粘连可能是因为突出的椎间盘、硬膜的或者硬膜外的刺激。疼痛来自于硬膜囊、神经根、硬膜外上皮小静脉或者是小关节突关节的关节滑液。如果疼痛从腰背部放散到下肢坐骨神经支配的区域,那么就需要进行被动的直腿抬高试验。

中央型的椎间盘突出(L₄ 或者 L₅ 影响着从 L₄ 到 S₃ 的神经根)最初表现为腰背部的疼痛或许还伴有肠和膀胱的症状。中央型突出会引起下肢后侧和腰骶部的疼痛。侧方的突出首先引起膝关节以下的后侧疼痛。虽然这样说,但是必须明确的是椎间盘并不是唯一引起腰背痛的原因。

对于仰卧有困难的患者推荐进行改良直腿抬高试验。患者采取侧卧位,测试腿位于上面,这一侧膝关节、髋关节屈曲 90°,腰骶部位于中立位,如果患者觉得屈曲位或者后伸位更舒适也可以采用。然后医师被动伸直患者的膝关节,注意是否有疼痛、抵抗或者再现患者的被动测试症状。患侧膝关节的位置(屈曲的度数)要与健侧进行对比。

接下来是要同时进行双侧的直腿抬高试验。进行这项检查时要小心,因为进行这项检

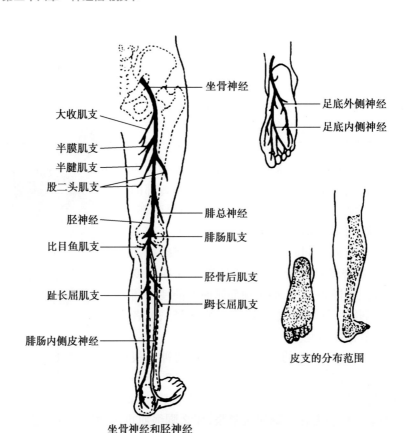

坐骨神经

大收肌支

半膜肌支
半腱肌支
股二头肌支

胫神经

比目鱼肌支

趾长屈肌支

腓肠内侧皮神经

足底外侧神经
足底内侧神经

腓总神经

腓肠肌支

胫骨后肌支
踇长屈肌支

皮支的分布范围

坐骨神经和胫神经

图 26-2-17　L$_5$ 神经根解剖图

查时要同时抬起双侧下肢,这样双侧下肢的重量都将作用于医师的身上。让患者放松仰卧,伸直膝关节。医师提起患者双侧下肢,屈曲患者双侧的髋关节直到患者主诉疼痛或者产生紧张感。因为双下肢都被提起,这样骨盆就变得不稳定(就像做单侧的直腿抬高试验时一样)。当髋关节屈曲时,骨盆可以自由旋转从而减少神经组织的负荷。如果在屈曲 70° 之前患者就出现了疼痛,那么病变可能存在于骶髂关节,如果在 70° 之后出现疼痛,那么病变可能在腰椎区域。

当进行单侧直腿抬高试验的时候,髋关节屈曲 80°~90° 是正常的。如果抬高一侧的下肢而患者主诉对侧出现疼痛,则说明存在着占位性病变(例如,椎间盘突出或者是局部的炎症反应)。这项测试可以被称作健侧直腿抬高试验(间接直腿抬高试验)、Fajersztajn 试验、Lhermitt 试验或者交叉征。这项体征常常说明椎间盘突出很严重,往往是从中间压迫神经根。这项测试会引起同侧的,还有对侧的神经根的牵张,会向侧方牵拉硬膜囊。被动的 Lasegue 试验还有交叉征可以部分说明椎间盘病变的程度。例如,如果是游离性椎间盘突出,那么这两项测试都很大程度上受限制。如果医师发现这两项检查都是阴性的,有必要详细询问患者是否有肠道和膀胱的症状。大部分但不是全部中央型椎间盘突出需要手术治疗,尤其是那些有肠道和膀胱症状的患者。

2. 滑动操作方法　进行滑动治疗初期,患者如果比较敏感,神经症状严重,可采取直腿抬高与踝背伸的同时,颈部后伸运动;返回来时,颈部回到中立位的同时,先放开踝关节,再放下下肢。待患者耐受程度增强后,可将头的运动调整到颈屈曲末端到中立位的运动,同时配合下肢中立位到直腿抬高与踝背伸的最大位置。总之,下肢的运动方向与头的运动方向一致。

3. 张力操作方法 整个运动过程是头的运动方向与下肢的运动方向相对。当下肢直腿抬高达到70°以上，患者还未出现神经被牵拉的反应时，进行踝背伸运动，若阳性体征仍未出现，则进行被动颈屈曲的运动，此时才会使神经完全被拉伸。

（三）L₂/L₃神经松动技术

1. 评估与治疗操作方法 L_2/L_3神经根的松动技术与L_3神经的牵拉试验相同，使用俯卧屈膝试验(prone knee bend, PKB)。检查或治疗时患者俯卧，治疗师帮助患者尽量被动屈膝，尽量使足跟部触碰同侧臀部。同时，治疗师要确保患者的髋关节没有发生旋转。如果因为髋关节的病变，屈膝不能超过90°，那么在进行此测试时，屈膝的同时可尽量后伸髋关节。腰部、臀部、股部单侧神经性疼痛可说明L_2、L_3的神经根存在病变，见图26-2-18。

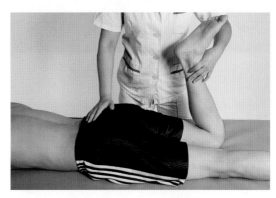

图 26-2-18 L_3 神经根牵拉

这项试验也牵拉股神经。大腿前部的疼痛说明股四头肌紧张或股神经存在牵拉。认真仔细地询问病史，仔细辨别疼痛有助于说明问题。如果股直肌紧张，治疗师要记得此时让患者的足跟去触碰臀部可能会引起髂骨前部的扭转，这样会间接引起骶髂部和腰部的疼痛。膝关节屈曲应保持45~60s。Butler提出了改良的俯卧屈膝试验，以强调单独的外周神经。

2. 滑动操作方法 患者取健侧卧位，从伸髋时伸膝姿势，到屈髋时屈膝姿势，两个动作交替完成，使神经产生滑动。

3. 张力操作方法 患者在髋中立位时屈膝，无明显症状时，增加伸髋的活动，使神经产生张力。

（四）胫神经张力手法

1. 评估与治疗操作方法 患者仰卧位，全身充分放松，治疗一只手固定膝关节，保持膝关节伸直位，另一只手置于足底外侧缘接近小趾处，同时抬起患者下肢，使其髋屈曲，外旋，膝关节伸直，踝关节背伸、外翻。其阳性体征与L_5神经根相同，见图26-2-19、图26-2-20。

2. 滑动操作方法 进行滑动治疗时，患者头部的运动方向与下肢的运动方向一致。当患者神经症状较敏感时，下肢抬起时颈部后伸；返回来时颈部回到中立位，同时放下下肢。当患者适应能力增强后，可使患者颈部从屈曲到最大到中立位的运动，同时配合下肢从中立位到抬高下肢的体位。

3. 张力操作方法 进行张力牵拉时，患者颈部与下肢的运动相对。当患者抬起下肢时，在患者无牵拉感时，可同时屈曲颈部，使颈部和下肢均达到最大活动范围。

（五）腓总神经松动技术

1. 评估与治疗操作方法 患者仰卧位，全身充分放松，治疗一只手固定膝关节，保持膝关节伸直位，另一只手置于足趾背侧，同时抬起患者下肢，使其髋屈曲、内旋，膝关节伸直，踝关节跖屈、内翻位。其阳性体征与L_5神经根相同，见图26-2-21、图26-2-22。

2. 滑动操作方法 进行滑动治疗时，患者头部的运动方向与下肢的运动方向一致。当

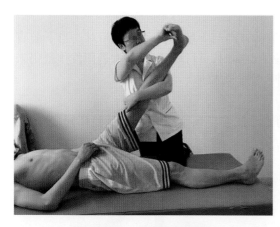

图 26-2-19　胫神经牵拉技术

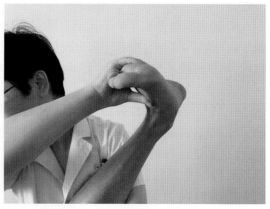

图 26-2-20　胫神经牵拉时踝关节位置

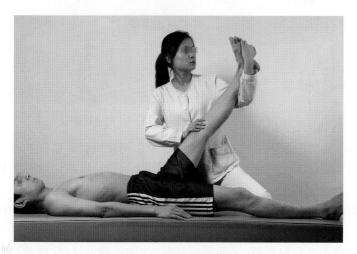

图 26-2-21　腓总神经牵拉技术

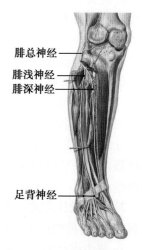

腓总神经

腓浅神经

腓深神经

足背神经

图 26-2-22　腓总神经解剖图

患者神经症状较敏感时,下肢抬起时颈部后伸;返回来时颈部回到中立位,同时放下下肢。当患者适应能力增强后,可使患者颈部从屈曲到最大到中立位的运动,同时配合下肢从中立位到抬高下肢的体位。

3. 张力操作方法　进行张力牵拉时,患者颈部与下肢的运动相对。当患者抬起下肢时,在患者无牵拉感时,可同时屈曲颈部,使颈部和下肢均达到最大活动范围。

第三节　临床应用

一、适应证

1. 异常肌张力,包括肌张力低及肌张力高。
2. 身体节段和四肢的异常姿势和对线不良。
3. 关节活动受限导致神经组织挛缩。
4. 感觉减退或障碍。

5. 不明原因的持续性疼痛。

6. 肩痛和肩手综合征。

7. 自主神经系统障碍。

8. 选择性运动缺失,只能进行粗大的共同运动。

二、禁忌证

1. 急性或不稳定的神经表现。

2. 与脊椎相关的马尾综合征,包括肠道、膀胱的控制及肛门周围感觉的改变。

3. 脊髓受伤或症状。

4. 肿瘤及炎症。

5. 神经有炎症或受限情形很严重的情况下时不可能做到最大的动作范围。

三、治疗原则

1. 操作强度与组织的激惹性、患者的反应,以及症状的变化有关。激惹性越强,操作应更柔和。

2. 如果受限的主要的原因是紧张,牵拉的力应达到组织的拉伸末端,保持 15~20s,放松,再反复数次。

3. 如果刺痛或麻木等神经症状加重,在拉伸释放后,不应该再持续。

4. 这些技术的应用需要根据每个人的紧张位置的不同而采用不同的姿势,然后让患者被动的或者主动的活动动作中的关节,以伸展紧张的位置,然后释放张力。

5. 数次治疗以后,可知患者的组织反应,可以指导患者自我牵拉。

四、注意事项

由于神经组织也是软组织中的一种,因此牵拉的技巧仍遵循着软组织牵拉的治疗原则。其中无痛拉伸是最重要的原则,很多人会认为如果拉伸过程中没有疼痛的感觉就无法起到拉伸的效果,这种观点是错误的。因为在拉伸过程中有疼痛的感觉,会使肌肉紧张以阻止肌肉被进一步拉长,如果在继续拉伸的话,肌肉反而有可能会受到损害,因此有中等程度的牵拉感才是正确的拉伸感觉。

1. 确知组织炎症程度,避免因过度的压力或重复性动作激发症状。

2. 辨知状况是否恶化及恶化程度。若神经系统有进行性疾病或病变则需谨慎,快速恶化的情形比慢速恶化的状况需要更多的注意。

3. 注意血液循环的表现。

4. 及时留意患者感受,不盲目追求麻木和疼痛效果,注意活动角度是否过大。

5. 操作中使用蚓状抓握,确保患者的舒适度。

6. 治疗师的体位、力度以及节律性要适当。

7. 治疗强度应与组织发炎的程度、患者的反应及症状变化相关,情况越严重,技巧的实施越和缓。

8. 若受限的原因主要为张力,牵拉的力量大小是以感到组织阻力为准。

9. 放松后不应存在针刺感或者是更明显的麻木感等神经症状,一般进行神经牵拉手法时的疼痛必须要在治疗结束数秒内消失(超过 2h 可能产生神经损伤)。

10. 操作时应先让个体采取神经受牵拉的姿势,即症状开始的那个点,然后被动或让患者主动牵拉,再放松张力的动作模式做出关节的动作。

五、典型病例

（一）病情概要

患者,女性,28 岁,交通事故中导致头部、左肘关节、左前臂损伤,当时意识丧失,昏迷时间不明,清醒后自行报警被送至医院,经影像学检查诊断为:寰枢椎半脱位、左肱骨远端粉碎骨折、左前臂肌肉挤压伤。立即在急诊行手术治疗,全麻下行左前臂植皮,软组织减张术,入院后西药换药,观察皮肤愈合情况,入院后因寰枢椎半脱位行颈椎牵引术,待皮肤条件好转后,行左肱骨远端骨折内固定术,伤后 3 个月开始行康复训练。伤后 1 年,开始出现环指与小指的麻木。超声波检查显示肘部内侧皮下粘连严重,肘管占位不明显。

（二）临床检查

1. 颈部检查　影像学检查结果颈椎生理弧度消失,触诊颈部肌肉紧张明显,颈部各关节附属运动未引出环指与小指的麻木。

2. 肘部检查　肘关节屈曲 90°,伸直 0°,肘关节屈伸角度与神经症状无关,前臂旋前 30°,旋后 5°,腕关节尺偏位,环指及小指屈曲畸形,触诊尺神经,Tinnel 征阳性,位置在肘关节内侧尺神经沟处,尺神经牵伸试验阳性,嘱患者头偏向对侧,患者阳性体征的表现缓解明显。

（三）病情分析

当患者出现环指及小指的麻木及爪形手畸形时,首先考虑尺神经的受损,而患者肘部存在损伤,可能存在肘管内空间减小而造成的神经受压,这与骨性结构变化、肿胀或粘连有关,需要通过 ULTT 分析其原因。该患者上肢具有足够的 ROM 进行尺神经牵伸试验,Tinnel 征阳性位置在肘关节内侧,说明肘部内侧存在尺神经的压迫或粘连,超声波检查结果已排除肘管内压迫神经的可能,因此考虑肘部粘连是导致 Tinnel 征阳性的主要原因,同时配合 ULTT 试验的加强试验,结果显示症状减轻,证明了神经粘连的问题是造成患者环指及小指麻木与爪形手的主要原因。

（四）诊断

1. 尺神经压迫产生远端神经症状。

2. 瘢痕粘连。

（五）治疗计划

1. 尺神经牵拉同时头偏向对侧,15～20s/次,6 次/d。

2. 瘢痕松解:超声波治疗或手法按摩。

（六）治疗进展

患者治疗 3 天后,环指与小指症状缓解明显。

（周雅媛）

参 考 文 献

[1] Apelby-Albrecht M, Andersson L, Kleiva IW, et al. Concordance of Upper Limb Neurodynamic Tests With Medical Examination and Magnetic Resonance Imaging in Patients With Cervical Radiculopathy: A Diagnostic Cohort Study[J]. Journal of Manipulative and Physiological Therapeutics, 2013, 36(9): 626-632.

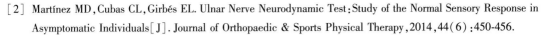

［2］ Martínez MD, Cubas CL, Girbés EL. Ulnar Nerve Neurodynamic Test: Study of the Normal Sensory Response in Asymptomatic Individuals［J］. Journal of Orthopaedic & Sports Physical Therapy, 2014, 44(6): 450-456.

［3］ Arumugam V, Selvam S, Macdermid JC. Radial Nerve Mobilization Reduces Lateral Elbow Pain and Provides Short-Term Relief in Computer Users ［J］. Open Orthopaedics Journal, 2014, 8(1): 368-371.

［4］ Beneciuk JM, Bishop MD, George SZ. Pain catastrophizing predicts pain intensity during a neurodynamic test for the median nerve in healthy participants［J］. Manual Therapy, 2010, 15(4): 370-375.

［5］ Boyd BS, Wanek L, Gray AT, et al. Mechanosensitivity of the Lower Extremity Nervous System During Straight-Leg Raise Neurodynamic Testing in Healthy Individuals［J］. Journal of Orthopaedic & Sports Physical Therapy, 2009, 39(11): 780-790.

［6］ Coppieters MW, Hough AD, Dilley A. Different Nerve-Gliding Exercises Induce Different Magnitudes of Median Nerve Longitudinal Excursion: An In Vivo Study Using Dynamic Ultrasound Imaging［J］. Journal of Orthopaedic & Sports Physical Therapy, 2009, 39(3): 164-171.

［7］ Covill LG, Petersen SM. Upper extremity neurodynamic tests: range of motion asymmetry may not indicate impairment［J］. Physiother Theory Pract, 2012, 28(7): 535-541.

［8］ Gugliotti M, Cohen D, Hernandez A, et al. Impact of shoulder internal rotation on normal sensory response during ulnar nerve-biased neurodynamic testing of asymptomatic individuals［J］. Journal of Manual & Manipulative Therapy, 2016, 25(1): 39-46.

［9］ Lohkamp M, Small K. Normal response to Upper Limb Neurodynamic Test 1 and 2A［J］. Manual Therapy, 2011, 16(2): 125-130.

［10］ Manvell JJ, Manvell N, Snodgrass SJ, et al. Improving the radial nerve neurodynamic test: An observation of tension of the radial, median and ulnar nerves during upper limb positioning. ［J］. Man Ther, 2015, 20(6): 790-796.

［11］ Manvell N, Manvell JJ, Snodgrass SJ, et al. Tension of the Ulnar, Median, and Radial Nerves During Ulnar Nerve Neurodynamic Testing: Observational Cadaveric Study［J］. Physical Therapy, 2015, 95(6): 891-900.

［12］ Nee RJ, Vicenzino B, Jull GA, et al. Neural tissue management provides immediate clinically relevant benefits without harmful effects for patients with nerve-related neck and arm pain: a randomised trial［J］. Journal of Physiotherapy, 2012, 58(1): 23-31.

［13］ Schmid AB, Brunner F, Luomajoki H, et al. Reliability of clinical tests to evaluate nerve function and mechanosensitivity of the upper limb peripheral nervous system. (Research article) (Clinical report)［J］. Bmc Musculoskeletal Disorders, 2009, 10(1): 11-11.

［14］ Coppieters MW, Stappaerts KH, Everaert DG, et al. Addition of Test Components During Neurodynamic Testing: Effect on Range of Motion and Sensory Responses［J］. Journal of Orthopaedic & Sports Physical Therapy, 2001, 31(5): 226-237.

［15］ Deyne PGD. Application of Passive Stretch and Its Implications for Muscle Fibers［J］. Physical Therapy, 2001, 81(2): 819-827.

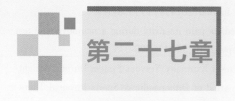

第二十七章

淋巴引流技术

第一节 概 述

一、基本概念

淋巴引流技术(manual lymphatic drainage,MLD)属于现代按摩手法的一种,它基于淋巴系统正常的解剖路径和生理功能,通过手法帮助淋巴液沿特定的方向将身体的代谢废物从周围组织带回到血液循环系统当中。淋巴引流技术广泛应用于各类淋巴水肿的治疗,例如乳腺癌术后水肿、复杂性区域性疼痛综合征(complex regional pain syndrome,CRPS)等,此外,还广泛应用于美容养身、运动竞技康复等诸多领域。

淋巴引流技术由丹麦的 Vodder 夫妇于 20 世纪 30 年代始创,创立之初主要用于慢性鼻窦炎等免疫相关疾病的治疗。在对淋巴系统进行细致的研究后,他们对手法进行了改良,创立了一套轻柔的、富有节律性的淋巴引流手法。到了 20 世纪 70~80 年代,德国的 Ethel 和 Michael Foeldi 又将其进一步改良,同时结合了绷带包扎、运动治疗与皮肤护理等治疗,形成了一套国际上公认的淋巴水肿标准治疗方案——"综合淋巴消肿治疗(complete decongestive therapy,CDT)",并一直沿用至今。

淋巴系统的正常生理功能依赖于其结构和功能的完整。淋巴系统运输淋巴液的动力来源于淋巴管壁平滑肌收缩和淋巴管周围骨骼肌收缩,并在淋巴管内瓣膜的单向引导下沿着特定的方向回流到心血管系统。而淋巴引流手法作为一种外力,可以给予淋巴系统以外界刺激,并充分调动淋巴系统的潜力,引流淋巴液。

二、治疗原理

(一)淋巴系统的解剖

淋巴系统是一个大的淋巴网状系统,由淋巴管道、淋巴组织和淋巴器官组成(图 27-1-1)。淋巴管道和淋巴结的淋巴窦内含有淋巴液,简称为淋巴。自小肠绒毛中的中央乳糜池至胸导管的淋巴管道中的淋巴因含乳糜微粒呈白色,其他部位的淋巴管道中的淋巴呈无色透明。血液流经毛细血管动脉端时,一些成分经毛细血管壁进入组织间隙,形成组织液。组

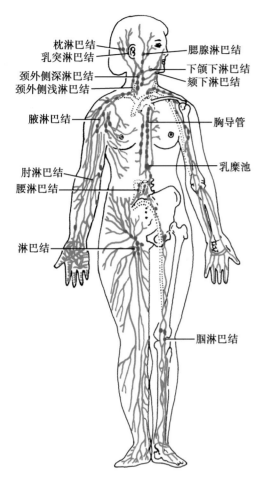

枕淋巴结
乳突淋巴结
腮腺淋巴结
颈外侧深淋巴结
下颌下淋巴结
颈外侧浅淋巴结
颏下淋巴结
腋淋巴结
胸导管
乳糜池
肘淋巴结
腰淋巴结
淋巴结
腘淋巴结

图 27-1-1　全身的淋巴管和淋巴结

织液与细胞进行物质交换后,大部分经毛细血管静脉端吸收入静脉,小部分水分及大分子物质进入毛细淋巴管,形成淋巴液。淋巴液沿淋巴管道和淋巴结的淋巴窦向心性流动,最后汇入静脉。因此,淋巴系统是心血管系统的辅助系统,协助静脉引流组织液。此外,淋巴器官和淋巴组织具有产生淋巴细胞、过滤淋巴液和进行免疫应答的功能。

1. 淋巴管道

(1) 毛细淋巴管(lymphatic capillary,图 27-1-2):以膨大的盲端起始,互相吻合成毛细淋巴管网,然后汇入淋巴管。毛细淋巴管由很薄的内皮细胞构成,基膜不完整。内皮细胞间隙较大,内皮细胞外面有纤维细丝牵拉,使毛细淋巴管处于扩张状态。因此,毛细淋巴管的通透性较大,蛋白质、细胞碎片、异物、细菌和肿瘤细胞等容易进入毛细淋巴管。上皮、角膜、晶状体、软骨、脑和脊髓等处无毛细淋巴管。

(2) 淋巴管(lymphatic vessel):自毛细淋巴管网发出,注入淋巴结。淋巴管的结构与静脉相似,内有很多瓣膜,可防止淋巴液逆流。

(3) 淋巴干(lymphatic trunk,图 27-1-3):由淋巴结发出的淋巴管在膈下和颈根部汇合成淋巴干。共有 9 条淋巴干,包括腰干、支气管纵隔干、锁骨下干、颈干各 2 条和 1 条肠干。

(4) 淋巴导管(lymphatic duct,图 27-1-3):淋巴干汇合成胸导管和右淋巴导管,分别注入左、右静脉角。此外,少数淋巴管注入盆腔静脉、肾静脉、肾上腺静脉和下腔静脉。

胸导管是全身最大的淋巴管,起自乳糜池平第 12 胸椎下缘高度,经主动脉裂孔进入胸腔。沿脊柱右前方胸主动脉与奇静脉之间上行,至第 5 胸椎高度经食管与脊柱之间向左侧斜行,再沿脊柱左前方上行,经胸廓上口至颈部。在左颈总动脉和左颈内静脉的后方转向前内下方,注入左静脉角。乳糜池位于第 1 腰椎前方,呈囊状膨大,接受左、右腰干和肠干。胸导管在注入左静脉角处接受左颈干、左锁骨下干和左支气管纵隔干。胸导管引流下肢、盆部、腹部、左上肢、左胸部和左头颈部的淋巴,即全身 3/4 部位的淋巴。

右淋巴导管长 1~1.5cm,由右颈干、右锁骨下干和右支气管纵隔干汇合而成,注入右静脉角。右淋巴导管引流右上肢、右胸部和右头颈部的淋巴,即全身 1/4 部位的淋巴。右淋巴导管与胸导管之

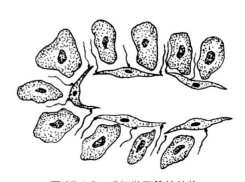

图 27-1-2　毛细淋巴管的结构

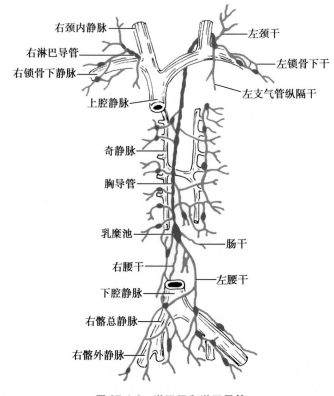

图 27-1-3   淋巴干和淋巴导管

间存在着交通。

2. 淋巴组织   淋巴组织分为弥散淋巴组织和淋巴小结,前者主要位于消化道和呼吸道的黏膜固有层,后者包括小肠黏膜固有层内的孤立淋巴滤泡和集合淋巴滤泡以及阑尾壁内的淋巴小结等。

3. 淋巴器官:包括淋巴结、胸腺、脾和扁桃体。

(1) 淋巴结(lymph node,图 27-1-4):为大小不一的圆形或椭圆形灰红色小体,一侧隆凸,另一侧凹陷,凹陷中央处为淋巴结门。淋巴结凸侧连有输入淋巴管,数目较多。淋巴结门有输出淋巴管、神经和血管出入。一个淋巴结的输出淋巴管可成为另一个淋巴结的输入淋巴管。淋巴结按位置不同分为浅淋巴结和深淋巴结,浅淋巴结位于浅筋膜内,深淋巴结位于深筋膜深面。淋巴结的主要功能是滤过淋巴、产生淋巴细胞和进行免疫应答。

(2) 胸腺(thymus):是中枢淋巴器官,培育、选择和向周围淋巴器官(淋巴结、脾和扁桃体)和淋巴组织(淋巴小结)输送 T 淋巴细胞。此外,胸腺还具有内分泌功能。

(3) 脾(spleen):是人体最大的淋巴

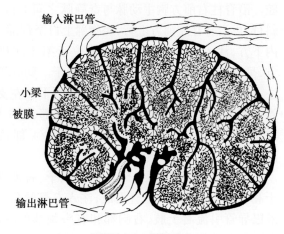

图 27-1-4   淋巴结

器官,具有储血、造血、清除衰老红细胞和进行免疫应答的功能。

（4）扁桃体（tonsil）:位于消化道和呼吸道的交会处,此处的黏膜内含有大量淋巴组织,可引起局部免疫应答,按部位分为腭扁桃体、咽扁桃体、咽鼓管扁桃体、舌扁桃体。

4. 淋巴回流及侧支循环　在安静状态下,每小时约有 120ml 淋巴流入血液,每天回流的淋巴相当于全身血浆总量。淋巴流动缓慢,流量是静脉的 1/10。远近相邻两对瓣膜之间的淋巴管段构成"淋巴管泵",通过平滑肌的收缩和瓣膜的开闭,推动淋巴向心流动。淋巴管周围的动脉搏动、肌肉收缩和胸腔负压对于淋巴回流有促进作用。运动和按摩有助于改善淋巴回流功能。如果淋巴回流受阻,大量含蛋白质的组织液不能及时吸收,可导致淋巴水肿。

5. 淋巴系统的功能解剖——分水线、象限和吻合（图 27-1-5）　为了更好地解释手法引流的路径,我们需要了解淋巴系统的功能解剖。如图 27-1-5 所示,人体躯干上红色的线称为分水线,分水线两侧的淋巴液被引流到相反的方向。分水线可以将躯干分割成一块块的区域,叫做象限,人体正面和背面各有四个主要的象限（左上象限、右上象限、左下象限、右下象限）,每个象限内的淋巴液都回流到对应的腋窝或者腹股沟淋巴结集团。腋窝或者腹股沟淋巴结集团之间都有吻合结构,这些结构好似淋巴结集团之间的"高速公路",是淋巴引流手法的重要作用区域。

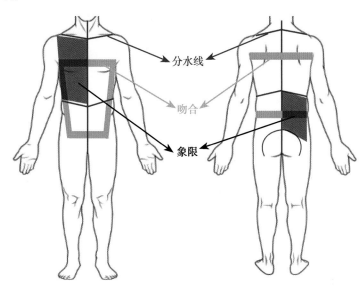

图 27-1-5　淋巴分水线、象限和吻合

（二）淋巴系统的生理、病理特性

1. 淋巴液的生成和输送　淋巴系统的起始结构是毛细淋巴管,毛细淋巴管起始于组织间隙,其形状是似"铅笔"一样的盲端。毛细淋巴管的管壁是由单层内皮细胞构成,其通透性较毛细血管大,故组织液中的大分子物质,如蛋白质、细菌和癌细胞等较易进入。当组织液进入毛细淋巴管之后,我们就称之为"淋巴液"。由于内皮细胞层叠的方式形似"叠瓦"状,故组织液可以较容易地进入毛细淋巴管,进入毛细淋巴管的液体却比较难重新回到组织液当中。在毛细淋巴管的周围有一个重要的结构叫锚丝,锚丝一端连着毛细淋巴管壁的单层内皮细胞,另一端连着组织间隙中的纤维细胞。当锚丝收缩时,内皮细胞就会被牵拉打开,那么一个个"叠瓦"样的闸门就会开放让大分子物质进入毛细淋巴管中。牵拉锚丝、促进闸门开放正是淋巴引流手法的重要作用原理。

众多的毛细淋巴管彼此之间吻合成网状结构,逐渐汇合成前集合淋巴管,前集合淋巴管既有运输作用,又有重吸收作用。前集合淋巴管继续往前形成了集合淋巴管,集合淋巴管内层是单层内皮细胞、中层是平滑肌细胞、外层是结缔组织,该三层式结构较为致密,故集合淋巴管只有运输功能,没有重吸收功能。集合淋巴管内有瓣膜结构,该结构的存在使得淋巴液在淋巴管中的流向是单向的。集合淋巴管壁上的平滑肌收缩时,上一节段内的淋巴液就会被挤到下一个节段。

集合淋巴管继续往前会遇到一个个淋巴结,淋巴结是过滤站,有着重要的免疫作用。淋巴管继续汇合形成较粗的淋巴干,淋巴干大都汇入胸导管,接着通过上腔静脉重新进入血液循环系统。

2. 淋巴水肿的发生机制　　根据经典 Starling 定律,毛细血管动脉端滤出液体到组织间隙中,大部分从静脉端重新吸收,剩余的约 10% 会被淋巴系统吸收。人体在不同情况下滤过到组织间隙中的液体量是动态变化的,例如人在休息和运动时,血液循环系统的工作负荷相差较大,其对应的淋巴液产生量也会相差较大。但是,为什么正常人不会出现水肿呢?这跟淋巴系统的功能储备息息相关。

淋巴系统的输送能力是指淋巴系统所能承载的最大运输量,它的度量单位是单位时间内运输淋巴液的多少。基础淋巴流量是指静息状态下人体正常的淋巴系统流量。当个体的淋巴系统被完全调动起来,其所承载的负荷就是淋巴系统的输送能力,此时淋巴系统在单位时间内运输的淋巴液量可高达静息状态时的 10 倍。淋巴系统的输送能力和基础淋巴流量之间的差值代表着整个淋巴系统的代偿能力,称为功能性储备。

图 27-1-6 形象地展示了淋巴水肿的发生机制,我们以乳腺癌术后上肢淋巴水肿的患者为例进行分析:在手术前,淋巴系统的运输能力和淋巴系统实际承载的负荷都处于正常范围,且淋巴系统的运输能力要远远高于淋巴系统的实际负荷,此时不会发生水肿。当乳腺癌手术清扫了腋窝淋巴结后,淋巴系统的运输能力因为淋巴系统本身的损伤而显著下降,但此时淋巴系统所需要承担的实际负荷并未发生改变,这个时间段淋巴系统实际承载的负荷仍小于淋巴系统的运

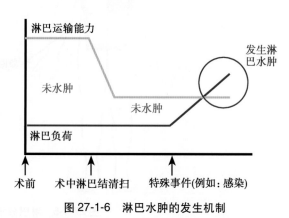

图 27-1-6　淋巴水肿的发生机制

输能力,故并未发生淋巴水肿,属于代偿期。但如果患者发生特殊事件,例如患侧肢体发生了感染,此时淋巴系统所要承载的负荷显著增加,当负荷量超过淋巴系统的运输能力时就会发生淋巴水肿,称之为失代偿期。淋巴水肿是一种渐进性的慢性病症,其发生发展存在着自我加重的趋势,故一旦淋巴水肿出现,往往很难自发恢复。如果在早期代偿期就进行淋巴引流手法,可能起到预防水肿发生的作用;如果在水肿初期就使用淋巴引流手法干预,往往水肿的预后会较好。

（三）淋巴引流手法的作用机制

1. 牵拉锚丝　　因为毛细淋巴管的末端是由单层细胞构成的盲端结构,所以大分子物质例如蛋白质要想回流进淋巴管就必须由锚丝牵拉,打开有内皮细胞层叠而成的"闸门"。而淋巴引流手法正是通过轻柔的手法充分接触并牵拉水肿区域的皮肤,从而刺激位于皮肤表

皮层下方的毛细淋巴管周围的锚丝组织,打开毛细淋巴管的"闸门"允许大分子物质进入毛细淋巴管。

2. 压力效应　组织液和毛细淋巴管内淋巴液的压力差是组织液进入淋巴管内的动力。徒手淋巴引流会给皮肤一定的压力,该压力可使组织液的压力升高,从而促进组织液进入淋巴管内,加快淋巴液的生成速度。

3. 促淋巴管运动　集合淋巴管的管壁中含有可以收缩的平滑肌,管壁平滑肌的收缩和瓣膜共同构成了"淋巴管泵",能够推动淋巴液的流动。淋巴引流手法通过对身体组织的按摩和压迫,促进了淋巴管的"泵效应",加快淋巴管的搏动率,从而加速淋巴回流。

4. 胸腔负压　呼吸对于淋巴回流非常重要,胸导管是人体最深最粗的淋巴导管。淋巴引流手法通常配合腹式呼吸训练,腹式呼吸可以激活人体的横膈膜,从而形成胸膜腔内负压,负压可以进一步促进淋巴和静脉回流。

5. 镇静和镇痛　徒手淋巴引流还有镇痛和镇静的作用,通过轻柔的推送手法,可以降低交感神经系统活性,增加副交感神经系统活性,加快将疼痛介质从组织液中引流出来,并通过闸门控制理论起到镇痛作用。

第二节　治疗技术

一、治疗技术概述

淋巴引流手法可以分成激活类手法、引流类手法以及其他辅助技术。其中激活类手法主要包括颈部淋巴结、腋窝淋巴结和腹股沟淋巴结的激活;引流类手法在躯干、肢体、额面部等区域有着不同的技巧;其他辅助技术包括腹式呼吸训练、纤维松解技术等。

淋巴引流手法应遵循的通则:

1. 体表淋巴组织所在的位置比较表浅,因此淋巴引流手法的力度应轻柔、均匀,不要使皮肤发生褶皱,更不能引起疼痛或充血,力度过大反而有可能阻碍淋巴液回流。

2. 淋巴引流手法保持最大面积接触皮肤,起始的时候应充分地牵拉肌肤,螺旋或圆形轻握,或轻柔推压,这样可以刺激淋巴管壁的收缩,加速淋巴液的生成。

3. 淋巴引流在推压的时候,需根据淋巴系统的解剖结构沿着特定的方向进行推动。

4. 淋巴引流每次发力后的放松阶段,治疗师的手指放松并回到初始位置,这样会在局部形成一个负压,从而将周围尚未引流区域的淋巴液吸引过来。

5. 淋巴引流手法应具有节律性,通常是每秒一个动作,每个区域重复 5~7 次。

需要注意的是,临床应用时并不需要完全依照本节介绍的手法路径进行操作,治疗人员可根据患者的具体情况自行对手法进行调整组合,以取得最好的临床治疗效率。此外,在治疗的过程中需要注意治疗区域的顺序,通常从近端开始,只有当近端的淋巴液被充分引流后,方可转向更远的区域。因此,治疗总是从短暂的颈部治疗准备开始,只有当近端被充分引流后,才有空间让远端的淋巴液进入。治疗结束后,患者的淋巴系统仍会继续维持一段时间的活跃状态,因此需给予充分的休息。

后文治疗图示中会使用不同颜色的箭头来指代操作提示,其中红色的箭头表示手法的发力阶段,白色的箭头表示治疗师手指放松并回归到初始位置。

二、基本淋巴手法

国际通行的淋巴引流技术一般包括四个主要的手法:固定圆手法、压送手法、旋转手法和铲形手法。

(一)固定圆手法

固定圆(stationary circles)手法操作形似一个椭圆,治疗师用一侧手指掌面充分沿半圆轨迹牵拉皮肤,随后放松,另一只重复该动作并覆盖前一只手的作用区域,如此双手交替在患者皮肤上移动。作用在手指和脚趾上的静止圆技术也称为拇指画圆手法(thumb circle),是由治疗师的拇指来操作的,见图27-2-1。

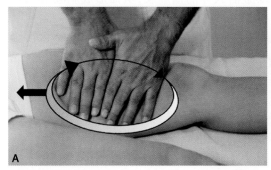
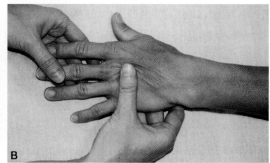

图27-2-1 固定圆手法

(二)压送手法(pump)

治疗师拇指和示指张开半包住肢体,然后以示指为支点向上翻腕,接着在把倾斜的手腕放下的同时示指和拇指边牵扯住皮肤边往前移动。手法全过程中,示指和拇指不得离开皮肤表面,见图27-2-2。

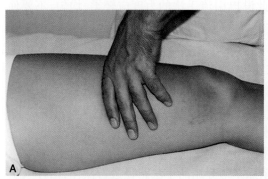
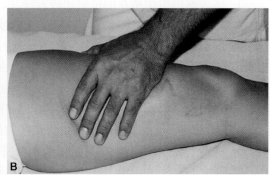

图27-2-2 压送手法

(三)旋转手法

旋转手法(rotary)操作时手平放于患者较大区域的皮肤,以大拇指为支点,掌根抬起,手指掌面在患者皮肤上边牵拉边往前旋转移动,随后放下掌根,与刚刚相反的方向旋转手腕,同时拇指在患者皮肤上往前滑动,不断重复动作。双手操作时,对称、交替进行,见图27-2-3。

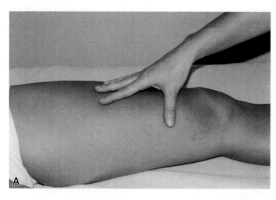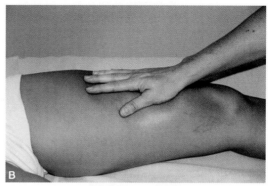

图 27-2-3　旋转手法

（四）铲形手法

铲形手法（scoop）的起始相与压送手法很相似，首先张开拇指和示指并半包住肢体的内侧，然后以示指为支点向上翻腕，接着在把手腕放下的同时从肢体内下往外上方牵拉皮肤。该手法可以将肢体内侧的淋巴引流到外侧，见图 27-2-4。

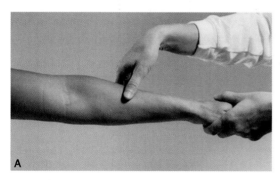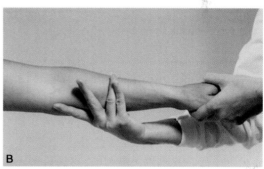

图 27-2-4　铲形手法

三、不同区域的淋巴引流手法

（一）颈、肩、头部的淋巴引流手法

1. 体位准备

（1）治疗师站位：治疗师站在患者一侧，面对患者，患者仰卧。

（2）手法方向：治疗师双手朝向小指头的方向做圆周运动。

2. 手法路径

（1）轻抚按摩：手掌摊平、拇指展开从胸骨开始往肩峰的方向轻抚。

（2）被动松动肩胛带：肩胛带的被动活动有助于肩胛周围淋巴干的扩张和锁骨下静脉的回流。因为锁骨下静脉和胸锁部的筋膜是相连的，因此肩胛带的活动可以促进静脉的管径扩张，从而加速血液的回流，而血液回流加快的连带效应就是帮助淋巴进入两侧的静脉角。

（3）颈部淋巴结链的激活

1）四指柔和地往下施加压力在锁骨上窝做环转运动，方向是朝着小指头的方向，该手法可以激活下颈部淋巴结（图 27-2-5）。

2）接着手指掌面移动到颈部上段外侧,做环转运动,往下划半圆时发力,往上划半圆时放松归位(图 27-2-6)。

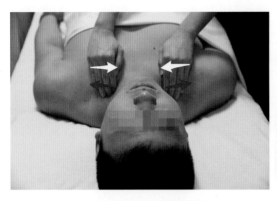 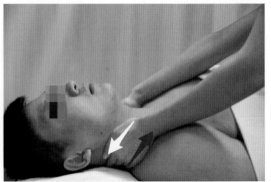

图 27-2-5　锁骨上淋巴结激活　　　　图 27-2-6　颈部淋巴结激活

（4）枕部手法:从枕骨隆突开始用双手的手指做固定圆手法,方向是往颈外侧的淋巴结链引流。从枕骨开始逐渐往下沿颈椎的隆突往颈前部重复上述手法,最后引流到锁骨上窝(终池)。

（5）耳前耳后手法:在耳前淋巴结(示指和中指)和耳后淋巴结(无名指和小指)做固定圆手法。接着往颈上部淋巴结引流,最后引流到锁骨上窝(图 27-2-7)。

（6）颈部三角区手法:在颈后部、肩胛冈上方的斜方肌构成的颈部三角区域行固定圆手法。注意三角区的下缘是肩胛冈,而肩胛冈是颈淋巴结和腋窝淋巴结管控区域的分水线。

（7）肩峰手法:从肩峰区域往锁骨上窝行固定圆手法。

（8）头后部手法:让患者俯卧,治疗师双手从头后部往肩峰方向轻抚。用固定圆手法从头后部中段往枕部淋巴结引流,接着再做固定圆手法,由头顶部往耳后引流。最后用固定圆手法从耳后淋巴结和枕后淋巴结往前下方的锁骨上窝引流。

3. 注意事项

（1）颈部淋巴引流手法是以胸锁乳突肌为界的,只做其后方的区域。

（2）对于颈部的淋巴回流手法,需要注意的禁忌证包括甲状腺功能亢进、颈动脉窦过于敏感以及心律失常。

（3）对于 60 岁以上的患者,由于颈部血管可能存在动脉粥样硬化,需要慎用。因为血栓脱落有可能导致脑栓塞,必须提前与医生沟通是否存在该风险。

（二）面部的淋巴引流手法

1. 体位准备　患者仰卧,治疗师站或坐在患者头部旁边。

2. 手法路径

（1）起始手法:沿着引流线的大致方向轻抚,基本方向是从上部往下、中线往两侧。

（2）下颌周围手法:如图 27-2-8 所示,治疗师面朝患者脚的方向,双手手指弯曲放于患者的下颌下方,往小指方向做固定圆手法,激活下颌下淋巴结和颏下淋巴结。接着从颏下淋巴结推送淋巴液到下颌角的下颌下淋巴结,再到上颈段淋巴结,最后到锁骨上窝的终池(图27-2-8)。

（3）口周围手法:采用固定圆手法,将嘴巴下方的淋巴引流到下方的颏下淋巴结,将嘴

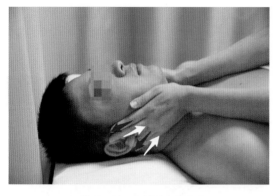

图 27-2-7　耳前耳后手法

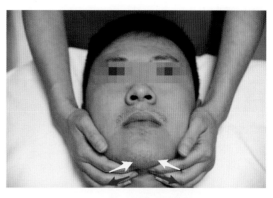

图 27-2-8　下颌周围手法

巴两侧(面颊)区域以及嘴巴和鼻子之间区域的淋巴液引流到外下方的下颌下淋巴结和上颈段淋巴结,接着按照前述的路径最终引流到锁骨上窝。

（4）鼻部手法:采用固定圆手法,从鼻梁开始往外往下引流,经过脸颊区域到达下颌下淋巴结。

（5）眼周手法:采用固定圆手法,将眼睛下方区域引流到外下方的下颌下淋巴结,眼睛上方区域引流到耳前淋巴结,然后再按照前述的路径最终都引流到终池。

（6）额头手法:如图 27-2-9 所示,治疗师用双手采用固定圆手法,从前额的中线开始往两侧引流到颞区,再往外下方引流到耳前淋巴结,接着到下颌角,最终引流到锁骨上淋巴结。

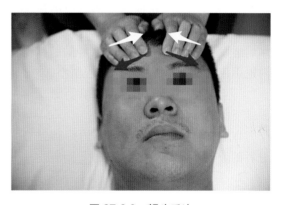

图 27-2-9　额头手法

3. 注意事项

（1）脸部的感染(例如疖等)是面部淋巴引流手法的禁忌证,尤其是在面部危险三角区,其静脉血管无瓣膜结构,直接可以和颅内血管相连,因此对面部感染的患者实施徒手淋巴回流手法,有感染扩散到颅内的风险。

（2）脸部淋巴回流手法一般在颈部手法完成后才实施。

（3）常用于额面部的手术术后水肿(例如面部整形术后、口腔整形后)。

（三）躯干上象限手法（一侧腋窝淋巴结支配的区域）

1. 体位准备　患者仰卧,治疗师站在患者旁边。

2. 手法路径

（1）起始手法:从胸骨往腋窝轻抚,范围包括整个上象限。

（2）腋窝淋巴结激活:如图 27-2-10 所示,采用固定圆手法分别激活腋窝外侧壁、上壁以及内侧壁的淋巴结群。

（3）躯干外侧:采用固定圆手法,从腋窝下区域往腋窝引流,并不断将手法向下延伸,一直到把整个上象限的侧面全部引流完成。

（4）乳房上部手法:采用固定圆手法,从锁骨之下、胸骨内侧开始往腋窝引流,一直到乳房上部为止。

（5）乳房手法:治疗师双手分别在乳房的上下部,然后采用旋转技术将乳房淋巴液引流到腋窝去(图 27-2-11)。

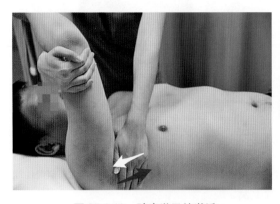

图 27-2-10   腋窝淋巴结激活

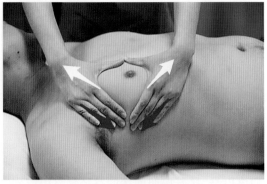

图 27-2-11   乳房手法

（6）乳房下部区域手法:采用旋转手法,将淋巴液引流到躯干侧面,然后接着用固定圆手法引流到腋窝淋巴结(图 27-2-12)。

3. 注意事项   正面躯干的淋巴引流手法主要应用在继发性淋巴水肿,例如乳腺癌术后继发上肢淋巴水肿,在对水肿的肢体做淋巴引流之前需要先把躯干淋巴清空。

（四）背部上象限手法（单侧腋窝淋巴结支配的区域）

1. 体位准备   患者俯卧,治疗师站在患者的旁边。

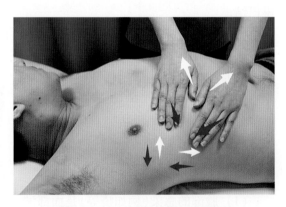

图 27-2-12   乳房下部区域手法

2. 手法路径

（1）手法准备:从背部上象限的脊柱旁往腋窝淋巴结轻抚。

（2）腋窝淋巴结激活:前文已述。

（3）躯干上段手法:采用固定圆手法往腋窝淋巴结引流。

（4）肩胛骨手法:采用固定圆手法往腋窝淋巴结引流。

（5）躯干下段手法:采用旋转技术往躯干侧面引流,再用固定圆手法引流到腋窝淋巴结。

3. 注意事项

（1）躯干背面的淋巴引流手法主要应用在继发性淋巴水肿。

（2）治疗前,颈部和腋窝的淋巴结需要先进行激活。

（五）上肢的淋巴引流手法

1. 体位准备   患者仰卧,治疗师站在患者的旁边。

2. 手法路径

（1）手法准备:从上肢的远端(手部)开始往近端(腋窝)轻抚。

（2）腋窝淋巴结激活:前文已述。

（3）上臂手法：采用固定圆手法将上臂近端正面区域的淋巴引流到腋窝淋巴结，采用固定圆手法将三角肌所在的区域引流到腋窝淋巴结，采用压送手法将手臂外侧和背侧的淋巴液引流到腋窝淋巴结。

（4）肘关节手法：采用固定圆手法激活肘关节内外侧（肱骨内外上髁）的淋巴结，往手臂近端时发力。接着，治疗师将一只手放在患者肘窝处行固定圆手法，与此同时另一只手被动屈伸患者的肘关节（图 27-2-13）。

（5）前臂手法：采用铲形手法将前臂正面区域淋巴引流到前臂背面，再用压送手法将淋巴液往近端引流。

（6）手部手法：治疗师用双手的拇指同时行拇指固定圆手法引流手掌背部区域的淋巴液到腕关节处，接着继续用拇指固定圆手法引流手指背部的淋巴液到腕关节背侧面，最后采用压送手法将淋巴液一直引流到肘窝和腋窝淋巴结。若掌面也有肿胀，则采用拇指固定圆手法将淋巴液如图 27-2-14 所示引流到腕部或者手掌背面。

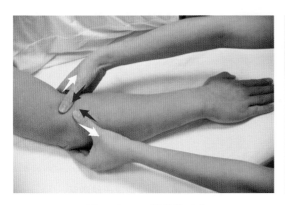
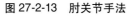
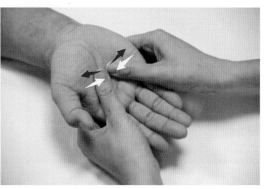

图 27-2-13　肘关节手法　　　　　　图 27-2-14　手部手法

3. 注意事项

（1）上肢淋巴手法适用于反射性交感神经营养不良（Sudeck 萎缩）、创伤或术后上肢水肿、偏瘫患者手部水肿、风湿性疾病的辅助治疗。

（2）在上肢手法治疗之前，颈部区域淋巴应该已经充分引流完毕。

（3）对于肿胀侧腋窝淋巴清扫的患者（例如乳腺癌术后继发性淋巴水肿），需要先将颈部和躯干的淋巴液都预先清空，引流路径也需要进行调整。

（六）腹部淋巴引流手法

1. 体位准备　患者仰卧，屈髋屈膝，垫高背部，充分放松腹部，治疗师站在患者的一侧。

2. 手法路径　从肚脐开始，沿图 27-2-15 所示的"M"形"1～9"数字依次操作。治疗师右手放在患者脐上，嘱患者放松正常呼吸。当患者吸气时，治疗师的手随之抬起，当患者呼气时，治疗师的手微微加力随之下降，下降到最低点后停住，当患者继续吸气将腹部鼓起时，治疗师的手施力阻挡腹部隆起，当患者吸气到一半进程时，治疗师突然松手，然后移动到下一个位置，重复上述步骤，直到将"M"全部操作完毕。

3. 注意事项

（1）由于双下肢的淋巴引流到腹股沟淋巴结后，会进一步引流到深腹部的淋巴结，随后伴行腹主动脉引流到胸导管。因此，腹部的手法就会存在"泵效应"，把远端的淋巴液吸引到胸腹部深部的淋巴管中。

（2）深腹部手法的禁忌证较多，包括妊娠、月经期、癫痫（因为快速深呼吸有可能诱发癫痫）、肠梗阻、肠憩室病、腹主动脉瘤或手术治疗后、大动脉硬化、结肠炎、胃肠溃疡、克罗恩病、术后腹部组织粘连、放射性膀胱炎、放射性结肠炎、盆腔深静脉血栓等。

（3）深腹部手法不应引起任何疼痛，因此治疗师需要注意手法的力度。

（七）躯干下象限淋巴引流手法（包括下腹部、下背部和臀部）

1. 体位准备　患者平躺，治疗师站在一侧。

2. 手法路径

（1）腹股沟淋巴结激活：治疗师首先用示指和中指触诊腹股沟处寻找到股动脉的搏动点，接着如图 27-2-16 所示画"T"字，淋巴结就分布在其周围。双手叠加，采用固定圆手法，用较重的手法分别激活外侧、内侧和水平分布的腹股沟淋巴结。

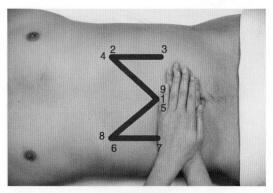

图 27-2-15　腹部淋巴引流手法

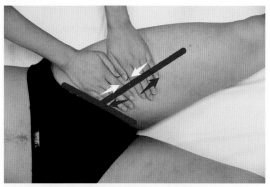

图 27-2-16　腹股沟淋巴结激活

（2）下腹部手法：采用固定圆或者旋转技术将下腹部区域的淋巴液引流到腹股沟淋巴结中。

（3）下背部手法：首先从骶骨往背部下象限侧面轻抚。接着采用固定圆手法，将侧面的淋巴液引流到腹股沟淋巴结中。接着采用旋转技术从中线（腰骶部）往身体侧面引流，最后再使用固定圆手法将身体侧面的淋巴液引流到腹股沟淋巴结当中（图 27-2-17）。

（4）臀部手法：采用固定圆手法，以臀线为界，分别将臀线内侧区域的淋巴液往内侧引流，臀线外侧区域引流到前侧的腹股沟淋巴结（图 27-2-18）。

3. 注意事项

（1）对于局部下肢的淋巴水肿，往往只需要激活腹股沟淋巴结就可以直接进行下肢的淋巴引流。

（2）对于单侧腹股沟淋巴结清扫的下肢淋巴水肿患者，则需要充分利用健侧的腹股沟淋巴结，因此下象限需要充分打通和清空后再行下肢淋巴水肿的引流手法。

（八）下肢的淋巴引流手法

1. 体位准备　患者仰卧，治疗师站在患者身旁。

2. 手法路径

（1）首先由下肢远端向近端腹股沟淋巴结轻抚。

（2）腹股沟淋巴结激活同前述。

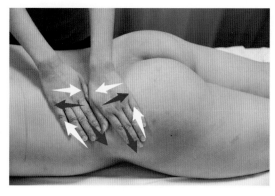

图 27-2-17 下背部手法

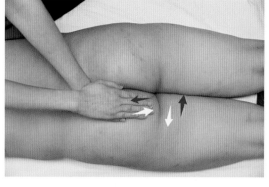

图 27-2-18 臀部手法

（3）股部手法：先采用固定圆手法将大腿前部内侧区域的淋巴液引流到腹股沟，接着交替使用固定圆和压送手法将大腿前面中部以及外侧区域的淋巴液引流到腹股沟。接着嘱患者俯卧，采用固定圆手法将大腿后部内侧区域的淋巴液引流到腹股沟，接着交替使用固定圆和压送手法将大腿后侧中部以及外侧区域的淋巴液向外上方向引流到腹股沟淋巴结（图 27-2-19）。

（4）膝部手法：采用固定圆手法用双手掌面激活膝关节内外侧的淋巴结，接着用双手手指采用固定圆手法激活腘窝淋巴结，采用固定圆手法激活股骨外侧腓骨小头下方的淋巴结，最后采用压送手法将膝前的淋巴往近端引流（图 27-2-20）。

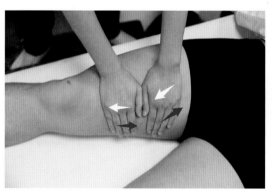

图 27-2-19 股部手法

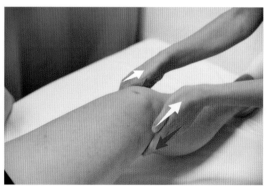

图 27-2-20 膝部手法

（5）小腿部手法：膝关节屈曲，采用铲形手法将小腿内侧淋巴由后侧引流到小腿外侧，接着采用压送手法将小腿外侧的淋巴往近端引流（图 27-2-21）。

（6）足部手法：先采用固定圆手法激活踝关节周围的淋巴结，可以适当配合踝关节的被动屈曲（背屈）。采用固定圆手法将足背部淋巴往脚踝附近引流，采用拇指固定圆手法引流足趾背部的淋巴液至脚踝，接着采用压送手法将踝周淋巴往近端引流（图 27-2-22）。

3. 注意事项

（1）下肢的急性血管疾病是绝对禁忌证。

（2）如果患者下肢有真菌感染，则需要首先进行充分的抗真菌治疗。

（3）可以用于下肢慢性静脉功能障碍导致的水肿、踝关节扭伤后水肿以及继发性下肢淋巴水肿（例如前列腺癌术中清扫了腹股沟淋巴结）等。

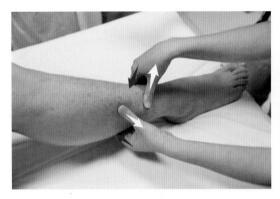

图 27-2-21   小腿部手法

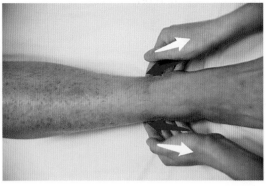

图 27-2-22   足部手法

第三节   临床应用

一、适应证和禁忌证

（一）适应证

1. 原发性淋巴水肿（例如儿童淋巴发育不全导致的淋巴水肿）。
2. 继发性淋巴水肿（例如乳腺癌术后上肢淋巴水肿）。
3. 创伤或者术后水肿。
4. 脂肪水肿。
5. 复杂性区域性疼痛综合征（CRPS）。

（二）相对禁忌证

1. 传染性疾病患者。
2. 孕妇。
3. 癌症患者（视癌症的种类和严重程度而定，对于稳定期的恶性肿瘤仍然可以实施淋巴回流手法）。
4. 脆弱皮肤或咽喉部位慎用。
5. 甲状腺疾病。

（三）绝对禁忌证

1. 恶性肿瘤活动期。
2. 严重的感染和炎症。
3. 丹毒急性期。
4. 急性静脉血栓。
5. 失代偿性心功能不全。

二、常见淋巴水肿的引流策略

（一）乳腺癌术后上肢淋巴水肿

乳腺癌手术后血液回流障碍、淋巴回流障碍以及放化疗损伤是导致乳癌术后上肢水肿的主要原因。由于术中腋窝淋巴结的清扫必不可少，手术造成上臂的淋巴回流通路被切断，从而减少了淋巴引流的容量。如果术后在腋窝区域进行放疗会导致臂丛神经损伤和继发性炎症,而炎性粘连、瘢痕形成会进一步阻塞淋巴回流通路,使得组织间质中的蛋白质堆积,体液从毛细血管流入组织间质中,故出现不同程度的上肢水肿。

对于乳腺癌术后上肢淋巴水肿而言,其根本的发病原因是患侧上肢的淋巴回流通路受到了破坏,淋巴回流受阻。因此,其治疗思路的核心就是"另辟蹊径",去寻找淋巴引流的旁路。具体来说,就是激活颈部的淋巴结、损伤对侧的腋窝淋巴结以及损伤同侧的腹股沟淋巴结,并通过手法将水肿区域的淋巴液引流到上述完好的淋巴结中。

(二)脑卒中后 CRPS

脑卒中后 CRPS 是卒中患者的一种常见病症。据文献报道,卒中后偏瘫手肿胀的发生率在 16%~82.8%,患者常常表现为发病后 1~3 个月内出现继发性的手部肿胀和疼痛,并常伴有肩痛,如果不及时治疗,将导致患者后期出现关节僵硬挛缩,甚至是永久性的手指畸形,严重影响患者的手功能。卒中后 CRPS 的发病机制目前尚没有定论,可能的原因包括患侧肢体交感神经系统功能障碍、腕关节持续屈曲受压、患侧上肢肌肉收缩明显减弱、治疗师对手部关节的过度牵拉、输液时液体渗漏至手背组织内等。

淋巴引流手法应用于卒中后 CRPS 的治疗在临床上有不错的疗效。和乳腺癌术后淋巴水肿不同,CRPS 患者肿胀侧肢体的淋巴回流通路并未发生明显的损伤,因此我们在应用淋巴引流手法的时候,只需要沿着正常的淋巴解剖路径去引流即可。具体来说,需要充分激活肿胀同侧上肢的腋窝淋巴结和肘窝淋巴结,同时适当激活颈部和其他区域的淋巴结,具体治疗策略需要根据患者病情的严重程度而定,患者水肿越严重,则需要激活的健康的淋巴结就越多。

三、典型病例

(一)病例一:乳腺癌术后单侧上肢淋巴水肿

1. 病情概要　　患者,女性,51 岁,左侧乳腺癌术后 3 年余,左上肢肿胀 2 年余。患者于 2013 年 7 月 21 日发现左侧乳腺肿物,约花生米大小,偶有酸胀,无红肿热痛症状,无乳头溢液,到当地医院住院治疗,病理报告示左乳腺外上象限导管内癌,高级别,肿瘤范围 2.5cm× 2cm×1.2cm,未见浸润癌,诊断为"左侧乳腺癌"。于 2013 年 7 月 25 日行"左侧乳腺癌改良根治术",切除左侧乳腺及周围脂肪组织,并清除腋静脉周围脂肪组织和淋巴组织。术后手术切口愈合良好,未予放化疗,患者半年后出现左上肢肿胀,且症状呈进行性加重,左手肿胀更明显。患者既往史否认有糖尿病、冠心病、高血压、肾病等病史。

2. 临床检查

(1) 一般查体:患者发育正常,营养良好,体型适中,自主体位,左上肢皮肤干燥,无皮下结节,全身浅表淋巴结无肿大。双上肢肌力正常,左上肢较右上肢肿胀,左手肿胀明显,左手和腕关节的屈伸关节活动度下降。双下肢无水肿,双下肢肌力和关节活动度正常。四肢深浅感觉正常,腱反射正常,病理征未引出。日常生活基本自理,梳妆和自我清洁存在轻度障碍。

(2) 淋巴水肿特异性体征:乳腺癌术后上肢淋巴水肿的患者由于淋巴液在肢体皮肤下的不断积聚,会发生纤维化、脂肪堆积或者色素沉着等典型的组织学改变,临床检查时会出现特异性的表现。Stemmer 征是目前临床应用最广的淋巴水肿特异性体征,检查者用拇指和示指捏起被试的手指或足趾的根部皮肤,若可以捏起皮肤,则 Stemmer 征阴性,若难以捏起皮肤,则为阳性。该患者左侧手指根部的皮肤提起困难,手感较健侧明显增厚增硬,Stemmer征阳性。Pitting 征是另一种常用的淋巴水肿筛查体征,检查时用手指指腹持续用力按压肿胀的部位 10s 左右,松开手指按压处出现凹陷,一般来说处于早期的患者会出现 Pitting 征。但其他类型的水肿,例如心源性、肾源性的水肿也会有 Pitting 征,需要鉴别。该患者肿胀侧肢体按压后出现明显的凹陷,和健侧相比,回弹时间显著增长,Pitting 征阳性。

（3）淋巴水肿定量评估:上肢围度测量,即用卷尺测量上臂不同点的周长,通过检测特定解剖位点的周长变化或者根据特定公式将周长换算成体积,来了解淋巴水肿的发展状况。基于臂围的淋巴水肿诊断标准阈值有众多版本,被广泛认可的上肢淋巴水肿诊断标准阈值是 200ml 或肿胀侧比健侧在任意测量点的臂围大于 2cm。表 27-3-1 是患者上肢围度的测量值,患侧肿胀最明显处比健侧长 2.1cm,超过了诊断阈值 2cm。

表 27-3-1　治疗前患者双侧上肢围度值

距尺骨茎突/cm	左上肢/cm	右上肢/cm
0	17.2	16.3
10	19.8	17.7
20	24.8	23.5
30	24.0	23.5
40	25.2	24.7

3. 诊断

（1）疾病诊断:乳腺癌术后,左侧上肢淋巴水肿。

（2）功能诊断:左侧肢体运动功能障碍、日常生活活动能力轻度障碍。

4. 康复目标

（1）近期目标:在强化治疗期(1~2 周),着重对肢体的淋巴水肿进行综合消肿治疗,主要有淋巴引流手法、低张力绷带治疗、皮肤护理及淋巴消肿体操,短期内达到显著消肿的目标。

（2）远期目标:教会患者进行自我淋巴消肿、皮肤护理的技巧以及熟练掌握淋巴消肿体操,告知患者淋巴水肿复发和加重的危险因素,对患者定期进行随访和检查,以期达到长期控制肿胀不复发的目的。同时加强日常生活活动能力的训练,让患者达到生活全面自理,回归家庭和社会。

5. 康复治疗

（1）MLD 治疗

1）激活类手法:患者平卧,进行深呼吸→打开淋巴结包括:颈部淋巴结(3 处)、右侧腋窝淋巴结(3 处)、右侧腹股沟淋巴结(3 处)→用"固定圆手法"打开腋窝间吻合以及右侧腋窝与腹股沟间吻合→用"旋转与固定圆手法"清空上象限→让患者俯卧,用"固定圆手法"打开背部的吻合→用"旋转与固定圆手法"清空背部的象限→让患者翻身处于仰卧位,做深腹部呼吸,并手法放松患者的腰肌。

2）左侧上肢淋巴引流手法:按摩放松患肢的三角肌→用"固定圆与压送手法"将左侧上肢水肿液体清空→屈肘用"压送手法"做水肿的清空,同样用"固定圆手法"做肘部的按摩→用"固定圆与压送手法"做左侧上臂的水肿液体清空→用"铲形与压送手法"再次清空左侧上臂→用"手指固定圆与压送手法"做手部与手指的液体清空→最后用"压送手法"再次清空整个患侧手臂。

3）分流水肿液体:向背部引流、向颈部上引流、向颈部前方引流。手法治疗结束后再次做深呼吸结束。

（2）低弹性压力绷带包扎:患者坐位,患肢下方用结实的衬垫支撑。打绷带前,使用亲肤性的皮肤乳液小心仔细按摩患肢。首先,剪去适当管状衬垫,把管型衬垫套在患肢。接着给手指打绷带,以手腕部为锚,反复环绕手指以固定,直到手指被均匀包绕。用 10cm 软绵衬垫缠绕患肢,棉衬垫末远端剪裁一个直径 2~3cm 的小孔,方便拇指穿过。接着用 15cm 宽的软绵衬垫从肘下向上肢近端缠绕,直到患肢肩膀水肿截止处。最后进行压力绷带包扎,先用 6cm 宽的压力绷带加压包扎,在手腕缠绕一圈固定绷带始端,然后绷带从手背绕到手心,再回一圈到手背。患者肌肉收缩握拳,顶在治疗者腹部,使用 8cm 宽的压力绷带进行 8 字加压包扎,从腕部加压包扎到肘部下方。再使用 10cm 宽的绷带反方向 8 字加压包扎,从肘下方一直到肘部。通常完成加压包扎的患肢前臂需要有 5 层绷带,上臂约有 3 层绷带。

（3）皮肤护理:当发生淋巴水肿时皮肤会发生一些改变,微循环受阻,造成慢性炎症,皮肤会增厚成橘皮样改变,过度角化会变得干燥,产生乳头瘤样增生。我们要保护皮肤的完整性,防止皮肤感染、皮肤破损,告知患者每天用清水清洗皮肤,再抹上维生素 E 软膏等无香味、无刺激的护肤用品（避免使用芳香性的润肤剂）,完整的皮肤可以减少细菌的入侵,避免细菌真菌感染的发生。

（4）运动治疗:教会患者做一套乳腺癌术后淋巴消肿体操,该淋巴消肿体操共分为 14 步,每步都根据淋巴引流手法的原则和动作要领改编成患者容易操作的简易动作,当患者无法到医院进行治疗时,可以在家做自我体操进行简单的淋巴手法按摩,起到消肿的效果。

6. 康复治疗结局　患者经过 2 周的综合消肿康复治疗后,患侧肢体的臂围有明显的下降,臂围差距最大的地方由 2.1cm 减少为 1.1cm（表 27-3-2）。通过运动治疗患者患手的关节活动度也有明显提高。患者皮肤得到明显改善,由以前的干燥变得湿润,患肢的沉重感也大为改善。与此同时患者的心理压力也减轻很多,变得开朗与自信,能够重回以前的生活状态,日常生活活动能力较前显著提高,康复目标基本完成。

表 27-3-2　治疗后患者双侧上肢围度值

距尺骨茎突/cm	左上肢/cm	右上肢/cm
0	17.0	16.3
10	18.9	17.8
20	25.0	24.0
30	24.3	23.7
40	25.7	24.7

（二）病例二: 脑卒中后 CRPS

1. 病情概要　患者,女性,80 岁,左侧肢体活动不利 4 个月,伴左肩疼痛 3 个月。患者于 2016 年 11 月 23 日突发左侧肢体无力,头颅 MRI 提示右基底节区脑梗死,予抗血小板聚集、调脂稳定斑块、降压、改善循环等药物治疗,病情逐渐平稳。患者发病1个月后出现左肩疼痛,活动后加重,左手红肿,屈伸活动受限。

2. 临床检查

(1) 查体:神清,精神可,查体合作。自发言语流利,听理解正常,复述正常。定向力、记忆力、计算力正常。左上肢肩外展-屈肘-伸腕-屈指肌力 2-2-2-2 级,左下肢屈髋-伸膝-踝背屈-趾背屈肌力 4-4-3-3 级,肌张力正常,左侧 Brunnstrom 分级上肢-手-下肢Ⅱ-Ⅱ-Ⅳ级。左肩疼痛,VAS 5 分。左手红肿,皮温升高,左侧肩关节、腕关节、掌指关节及指间关节活动度明显受限。双侧肢体轻触觉、两点辨别觉对称正常。改良巴塞尔(Barthel)指数 75 分。患者CRPS 的体征特点见表 27-3-3。

表 27-3-3 治疗前患者 CRPS 主要体征特点

功能情况	体 征
感觉功能	异常性疼痛(VAS 5 分)
血管舒缩功能	皮温增高(较健侧升高 1.2℃) 皮肤颜色发红
汗液分泌功能/水肿	水肿(排水法:体积差 9ml,皮尺测量手指周径均较健侧增加)
运动功能/营养	关节活动范围减少(左肩关节、腕关节、掌指关节、指间关节活动度均较健侧减小),运动功能障碍(左侧 Brunnstrom 上肢Ⅱ,手Ⅱ)

(2) 辅助检查:双手骨三相扫描示延迟相左侧腕关节放射性增高。左手正斜位片示左手掌指骨、左腕关节诸骨骨质疏松。

3. 诊断

(1) 疾病诊断:脑梗死,复杂性区域性疼痛综合征(CRPS),高血压。

(2) 功能诊断:左侧偏瘫,左上肢感觉障碍,日常生活活动能力障碍。

4. 康复目标

(1) 近期目标:对肢体的淋巴水肿进行综合消肿治疗,短期内达到显著消肿的效果。同时改善疼痛、增加肌力,提高关节活动度。

(2) 远期目标:对患者进行宣教,巩固消肿的效果,进一步改善患者的运动功能及关节活动度,改善精细运动,提高日常生活活动能力,回归家庭和社会。

5. 康复治疗

(1) MLD 治疗:其手法路径和前述的乳腺癌术后上肢淋巴水肿患者的上肢手法部分很类似,不同之处在于不需要引流到对侧腋窝淋巴结,只需要引流到肿胀同侧的肘窝和腋窝淋巴结。

(2) 药物治疗:口服塞来昔布消炎镇痛。

(3) 运动治疗:主要采取的措施包括良肢位的摆放,以利于肢体循环,消除水肿;支具的使用,佩戴肩托保护患者的肩关节;左侧肢体无痛范围内的被动运动动和助力运动,改善患者的肌力和关节活动度。

6. 康复治疗结局 患者经过 3 周的综合康复治疗后,患侧肢体的肿胀和疼痛明显消退,通过运动训练患者偏瘫肢体的肌力、关节活动度和偏瘫分级均有明显改善,ADL 有提高,康复目标基本完成(见表 27-3-4)。

表 27-3-4 CRPS 康复前后的主要体征

功能情况	体 征
感觉功能	异常性疼痛（VAS 5→0 分）
血管舒缩功能	皮温增高（较健侧升高 1.2℃→0.5℃） 皮肤颜色发红→皮肤颜色较健侧相仿
汗液分泌功能/水肿	水肿（体积差 9→3ml，左手拇指、示指、小指周径较前缩小）
运动功能/营养	左肩关节屈、伸、内外旋；左腕关节伸、桡尺偏较前改善，运动功能较前改善

四、扩展阅读

综合消肿治疗被推荐为治疗淋巴水肿的标准疗法，包括淋巴引流技术（MLD）、低弹力绷带包扎、运动治疗和皮肤护理。MLD 因其良好的疗效和舒适性，且对场地器械等无特别要求，在临床上广为使用。低弹力绷带包扎是整个 CDT 治疗方案的"基石"，MLD 治疗效果需要运用绷带包扎来进一步巩固和维持，国外大量的循证医学文献也证实了绷带包扎的重要作用。运动治疗对于淋巴水肿的患者来说也很重要，运动治疗主要分成两类，一类是常用的有氧运动，另外一类是淋巴保健体操。研究表明，肥胖是淋巴水肿的主要危险因素之一，通过有氧运动可以帮助患者控制体重，并且增强全身各系统器官的代谢功能；而淋巴保健体操则将淋巴水肿的治疗理念包含其中，成为患者进行家庭消肿康复的重要内容。皮肤护理是淋巴水肿治疗的重要环节。皮肤是人体抵御外界环境的第一道屏障，对于淋巴水肿的肢体而言，一旦发生皮肤感染，就有可能在短时间内导致肿胀迅速加重，因此皮肤护理必须高度重视，并积极预防和控制皮肤感染。综上所述，淋巴水肿的消肿治疗需要采取综合手段进行干预，只有综合应用 CDT 的各项治疗内容，才能全面控制患者的淋巴水肿，取得最好的疗效。

（孙莉敏）

参 考 文 献

[1] Ezzo J,Manheimer E,McNeely ML,et al. Manual lymphatic drainage for lymphedema following breast cancer treatment [J]. Cochrane Db Syst Rev,2015:CD0034755.

[2] Patel KM,Manrique O,Sosin M,et al. Lymphatic mapping and lymphedema surgery in the breast cancer patient [J]. Gland Surg,2015,4(3):244-256.

[3] Huang TW,Tseng SH,Lin CC,et al. Effects of manual lymphatic drainage on breast cancer-related lymphedema:a systematic review and meta-analysis of randomized controlled trials [J]. World J Surg Oncol,2013,(11):15.

[4] Chou YH,Li SH,Liao SF,et al. Case report:Manual lymphatic drainage and kinesio taping in the secondary malignant breast cancer-related lymphedema in an arm with arteriovenous (A-V) fistula for hemodialysis [J]. Am J Hosp Palliat Care,2013,30(5):503-506.

[5] Hsiao P,Liu J,Lin C,et al. Risk of breast cancer recurrence in patients receiving manual lymphatic drainage:a hospital-based cohort study [J]. Ther Clin Risk Manag,2015,11:349-357.

[6] Dayes IS,Whelan TJ,Julian JA,et al. Randomized Trial of Decongestive Lymphatic Therapy for the Treatment of Lymphedema in Women With Breast Cancer [J]. J Clin Oncol,2013,31(30):3758.

［7］ Huang T,Tseng S,Lin C,et al. Effects of manual lymphatic drainage on breast cancer-related lymphedema:a systematic review and meta-analysis of randomized controlled trials ［J］. World J Surg Oncol,2013,11:15.

［8］ Zimmermann A,Wozniewski M,Szklarska A,et al. Efficacy Of Manual Lymphatic Drainage In Preventing Secondary Lymphedema After Breast Cancer Surgery ［J］. Lymphology,2012,45(3):103-112.

［9］ Földi M,Roman Strößenreuther M. Foundations of Manual Lymph Drainage ［M］. 3rd ed. Louis,Missouri: Elsevier,2005.

［10］ Zuther JE,Norton S. Lymphedema management. The comprehensive guide for practitioners［M］. 3rd ed. New York:Thieme Medical Publishers,2013.

［11］ Hull K. Memmler's Structure and Function of the Human Body［M］. 11th ed. Philadelphia:Lippincott Williams & Wilkins,2013.

［12］ Saladin KS. Anatomy & Physiology the Unity of Form and Function［M］. 8th ed. Boston:McGraw- Hill,2012.

［13］ Shier D,Butler J,Lewis R. Human Anatomy & Physiology［M］. 10th ed. Boston:McGraw Hill,2004.

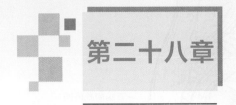

第二十八章

盆底肌肉训练

第一节 概 述

一、基本概念

盆底功能障碍(pelvic floor dysfunction,PFD)指盆底组织因损伤、衰老等发生结构病理改变,最终导致相应器官功能障碍的系列疾患,具体表现为压力性尿失禁等下尿路症状,盆腔器官脱垂,大便失禁、便秘等下消化道症状,性功能障碍及盆腔疼痛等。正常盆底功能基于各器官、盆底肌肉群、结缔组织和神经系统之间复杂的相互作用,是结构与功能协调关系的体现,任何环节异常均有可能导致PFD症状或影响整体状况。由于女性的独特解剖学结构和生物力学特性,发病风险较男性更高,尤其是中老年女性发病率约为40%。PFD涵盖了膀胱、大肠和性等方面症状的各种复杂组合,涉及多学科、多器官功能异常,严重影响患者的社会行为和生活质量。

二、解剖与功能

骨盆以正中线为轴左右对称,由左、右髋骨和后方的骶骨、尾骨借关节、韧带和软骨连结而成。髋骨的髂嵴和骶骨形成骶髂关节,耻骨则在骨盆前正中线以耻骨间盘连结形成耻骨联合。男女骨盆明显的性差与功能密切相关,女性骨盆为骨性产道,为利于妊娠与分娩,骨盆的骨面相对较为光滑,骨盆上口近圆形、盆腔浅且呈圆柱状,下口前后径和横径较宽,耻骨下角呈"U"形钝角,坐骨结节间距长,骶骨向前弯曲度小;男性骨盆则较窄长,入口呈杏形,下口窄小,腔呈漏斗形,耻骨下角呈"V"形锐角,坐骨结节间距短,骶骨向前弯曲度较大。

盆底的诸多肌群、筋膜、韧带及神经等构成了互相作用与支持的复杂系统,其中肌肉分层由浅至深分为外层(浅层筋膜与肌肉)、中层(尿生殖膈)和内层(盆膈,由肛提肌及筋膜组成),肌肉、筋膜封闭盆底出口,承托保持子宫、膀胱和直肠等盆腔脏器正常在位(表28-1-1、图28-1-1)。

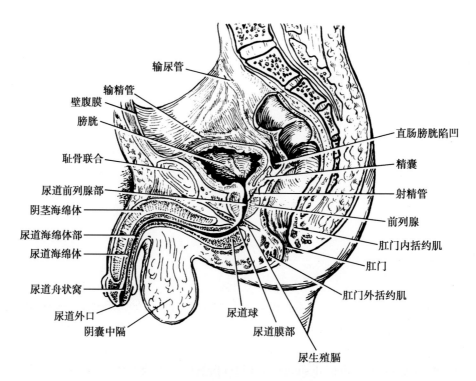

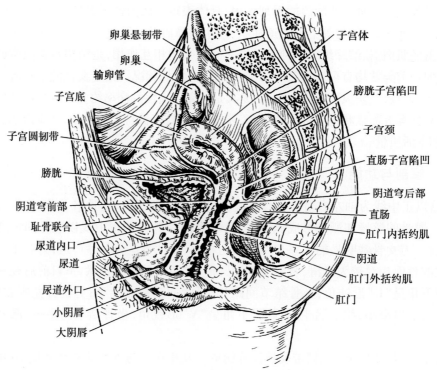

图 28-1-1　盆腔与会阴解剖（正中矢状切面观）

上图为男性，下图为女性

表 28-1-1 盆底结构解剖与功能:由浅层至深层

肌肉分层	结　构	功　能
浅层 (外层:主要性功能)	坐骨海绵体肌 球海绵体肌 会阴浅横肌 肛门外括约肌	维持阴蒂或阴茎的勃起 紧缩阴道,阴蒂或阴茎勃起,男性尿道排空 固定会阴体 紧闭肛门
会阴膜 (中层:尿生殖膈)	会阴深横肌 尿道膜部括约肌 尿道阴道括约肌	压缩尿道及阴道腹壁 支持会阴体及阴道口
盆膈 (内层:主要支持肌)	肛提肌 　耻骨尾骨肌 　耻骨直肠肌 　髂骨尾骨肌 尾骨肌(坐骨尾骨肌)	盆底主要动作肌 协助闭合直肠 屈曲尾骨

　　肛区盆底肌(pelvic floor muscle,PFM)的肛提肌、尾骨肌是主要的盆底支持结构(图 28-1-2~图 28-1-4)。肛提肌为一对宽的扁肌,起于肛提肌腱弓,两侧会合成尖向下的漏斗状,封闭了小骨盆下口的大部分,是物理支持的主要结构,也是主要的动作肌。根据附着和临近盆腔脏器及有关筋膜,可分为各自独立(边界不易区分)但具备相似生理功能的坐骨尾骨肌、耻骨尾骨肌和髂骨尾骨肌。女性 PFM 由前内向后外分别为阴道耻骨肌、直肠耻骨肌、髂骨尾骨肌和坐骨尾骨肌(即尾骨肌),依功能可分为盆膈部分(坐骨尾骨肌和髂骨尾骨肌)和脏器支持部分(阴道耻骨肌和直肠耻骨肌)。坐骨尾骨肌几乎完全为腱性,位于骶棘韧带的盆面且可与之融合。尿生殖区肌位于肛提肌前部下方,封闭盆膈裂孔,分为浅、深两层,其中浅层为坐骨海绵体肌、球海绵体肌、会阴浅横肌,深层为会阴深横肌和尿道括约肌。

　　盆底结缔组织包括筋膜和韧带(图 28-1-5)。阴道的主要成分为筋膜,部分阴道壁为筋膜结构,悬吊或加强、连接器官和肌肉;韧带包括耻骨尿道韧带、耻骨宫颈韧带、子宫主韧带、骶韧带、盆腱弓筋膜、肛提肌腱弓等,起主要支撑作用。盆腔筋膜的壁层覆盖闭孔内肌和肛

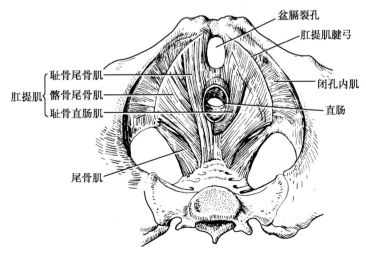

图 28-1-2　肛提肌和尾骨肌(上面观)

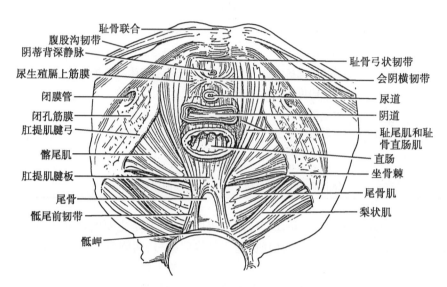

耻骨联合
腹股沟韧带
阴蒂背深静脉
尿生殖膈上筋膜
闭膜管
闭孔筋膜
肛提肌腱弓
髂尾肌
肛提肌腱板
尾骨
骶尾前韧带
骶岬

耻骨弓状韧带
会阴横韧带
尿道
阴道
耻尾肌和耻骨直肠肌
直肠
坐骨棘
尾骨肌
梨状肌

图 28-1-3　女性盆底肌(上面观)

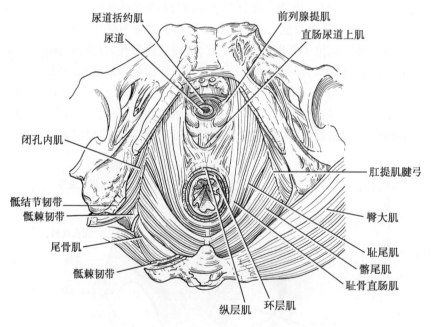

尿道括约肌
尿道
闭孔内肌
骶结节韧带
骶棘韧带
尾骨肌
骶棘韧带

前列腺提肌
直肠尿道上肌
肛提肌腱弓
臀大肌
耻尾肌
髂尾肌
耻骨直肠肌

纵层肌　环层肌

图 28-1-4　男性盆底肌(会阴面观)

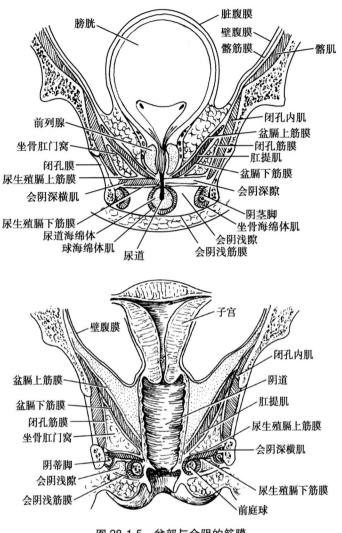

图 28-1-5　盆部与会阴的筋膜
上图为男性经膀胱冠状切面观,下图为女性经阴道冠状切面观

提肌,脏层包裹盆腔脏器,在脏器与盆壁相连处对称地形成筋膜腱弓,盆内筋膜脏层位于盆腔筋膜的脏层和壁层之间,直接相连。肛提肌腱弓和盆腱弓筋膜通过阴道前侧壁连接在一起,也是其支持结构,前者为肛提肌群提供"锚定点",后者为阴道前侧壁提供"锚定点"。

盆部的神经部分来自腰骶神经丛,部分来自内脏神经。骶运动神经第 3、4 支直接分布于肛提肌上方。阴部神经(S₂~S₄)从骶丛发出后伴阴部血管穿梨状肌下孔至臀部,绕坐骨棘经坐骨小孔入会阴部坐骨肛门窝。在阴部管内紧贴坐骨肛门窝外侧壁前行,由后向前经肛三角和尿生殖三角,沿途分支分布于会阴部的肌群和皮肤及外生殖器皮肤。阴部神经直肠下分支(肛神经)支配肛门外括约肌和肛门部皮肤;会阴神经分支支配尿生殖括约肌群的横纹肌及阴囊或大阴唇的皮肤;阴茎(阴蒂)背神经分支支配阴茎或阴蒂的海绵体及皮肤。肛提肌、尿道括约肌、肛门括约肌由躯体神经和自主神经支配。自主神经不仅作用于盆底肌中的平滑肌成分,且可通过神经末梢释放类肾上腺素,增强血液循环,清除肌肉中酸性代谢产物,改善横纹肌成分的易疲劳特性,有助于增强盆底对抗腹压的能力。(肌肉神经支配与功能详见表 28-1-2)。

表 28-1-2　盆底肌肉神经支配与功能

肌肉	起点	止点	神经支配	功能
1. 肛提肌 包括:耻尾肌、前列腺提肌、耻骨阴道肌、耻骨直肠肌、髂尾肌	耻骨肌:耻骨(近耻骨联合的内面)、肛提肌腱弓、坐骨棘 髂尾肌:肛提肌腱弓(后 1/3)	会阴中心腱(直肠前的纤维),在男性加入前列腺筋膜(前列腺提肌),在女性加入阴道壁(耻骨阴道肌),围绕肛门(耻骨直肠肌)并入肛门外括约肌,肛尾体,尾骨	骶神经分支$[S_3,S_4]$	环绕直肠后方,内侧游离缘形成尿生殖裂孔,在男性有尿道通过,女性有尿道和阴道通过,盆底的悬吊带(承托盆底)
2. 坐骨尾骨肌	坐骨棘(内面,与骶棘韧带融合)	骶骨(下段外侧缘)、尾骨	骶神经分支$[S_4,S_5]$	承托盆底
3. 肛门外括约肌	皮下部:肛门周围真皮和皮下组织 会阴:会阴中心腱深部:直达肛提肌的环行纤维	肛门周围的真皮和皮下组织,肛尾韧带	阴部神经(骶丛)	肛门外括约肌
4. 会阴深横肌	坐骨支,阴部内血管膜(斜行从耻骨弓(女),耻骨下角(男)一边到另一边形成耻骨下韧带和会阴横韧带)	梯形肌板,在男性有尿道开口,女性分别有尿道和阴道开口	阴部神经(骶丛)	封闭尿生殖裂孔
5. 会阴浅横肌(非恒定肌)	会阴深横肌浅部	与会阴中心腱融合	阴部神经(骶丛)	承托会阴深横肌
6. 尿道括约肌环绕尿道中部(膜部)	环形肌	环形肌	阴部神经(骶丛)	封闭尿生殖裂孔,参与控制排尿、射精时关闭膀胱
7. 坐骨海绵体肌	坐骨支	阴茎海绵体白膜	阴部神经(骶丛)	男性:固定阴茎脚 女性:固定阴蒂并于坐骨耻骨支和尿生殖膈,性高潮时协助射精
8. 球海绵体肌(在男性围绕尿道球,在女性覆盖前庭球)	会阴中心腱,在男性还起自尿道海绵体下面(阴茎缝)	在男性,向外侧至尿道海绵体、尿生殖膈下筋膜和阴茎背侧;在女性,肌纤维加入阴蒂海绵体和尿生殖下筋膜	阴部神经(骶丛)	男性:固定尿道球、协助射精 女性:固定前庭球至尿生殖膈,协助性高潮

三、治疗原理

　　盆底位置较深,骨性附着点少,各组成成分部分依靠张力维持之间的关系,尸体解剖无法真实反映其正常关系,PFD 症状与个体的心理活动有一定的相关性,实验动物的盆底结构和功能难以解释人体的盆底运动。因此,熟悉人体盆底支持结构及作用并了解其相互间的联系,才能更好地理解形态结构改变与功能缺陷及症状之间的关系。

1990 年 Petros 等提出盆底结构解剖学整体理论,认为盆底是一个密切联系的整体,完整的盆底功能需要盆底肌、盆底结缔组织及盆底器官的密切配合,是其支持系统和括约肌系统的协同与统一。整体理论的基本原则是"形态(结构)重建→功能恢复",强调了结缔组织的物理学和生物力学基本知识是理解盆底功能、功能障碍、诊断程序和治疗的前提条件,强调了盆底结缔组织的重要性(结缔组织更容易遭受损害而导致盆底疾病,不同平面的韧带筋膜损伤可引起不同的症状)。1993 年 DeLancey 和 Norton 提出"船·干船坞理论"(图 28-1-6),形象地描述了盆底肌、韧带和筋膜三者间的关系——以船喻指盆腔器官,以绳索喻指韧带和筋膜,PFM 则是提供支撑的水。PFM 与支撑韧带相互作用,共同为骨盆内脏提供支持;PFM 或肛提肌肌肉功能正常,盆底获得有力支撑,韧带和筋膜才能处于正常张力状态;PFM 松弛或损伤,无法有效支持时,盆腔器官固定只能依赖韧带和筋膜,随着时间推移,结缔组织被过度牵伸、进而损伤。因此,除了解决结构上的问题外,治疗更重要的是对盆底的动力系统即 PFM 进行增强、提高,以减轻韧带和筋膜系统的支撑负担。

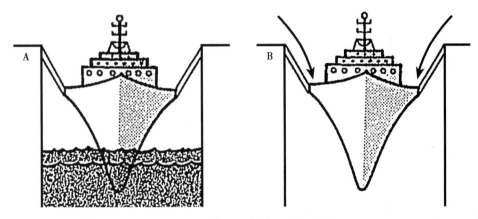

图 28-1-6 "船·干船坞理论"示意图

盆底肌肉锻炼(pelvic floor muscle exercise,PFME)通常指患者有意识地对耻骨-尾骨肌群为主的 PFM 进行自主性收缩锻炼。PFM 不仅在盆腔脏器支持方面非常重要,同时还能主动收缩参与维持脏器的正常功能。肛尾肌或肛提肌板代表尾骨肌在尾骨的融合,肛提肌是封闭骨盆出口的一组骨骼肌复合体,使盆腔器官保持在肛提肌板之上,远离生殖裂孔;是主要动作肌,常作为一个整体活动。成人的肛提肌通常可分为深层(会阴面)和浅层(盆腔面),前者为横纹肌,后者为平滑肌,越靠近盆底器官平滑肌纤维越多。因此,混有平滑肌的盆底横纹肌系统兼有随意性和不随意性两种运动功能。组织学研究显示,肛提肌大多数为 I 型横纹肌纤维,适于静息状态下在脊髓反射作用下维持恒定的静息张力,关闭尿道和肛门括约肌,缩小尿生殖裂孔,对盆腔脏器提供持久支持;少量的 II 型纤维分布在尿道和肛门周围,在活动量增加时,通过自主收缩提高张力以对抗腹内压的增加。研究显示,盆底肌与躯干肌肉具有协同作用,如咳嗽或喷嚏时,腹直肌收缩,耻尾肌也同步收缩,使膀胱颈保持在较高位置,同时维持腹内压;肛提肌后部和尾骨肌的同步收缩则维持了正常的阴道轴。

PFD 也可能会引起某些运动期间的症状,或一些可感知的活动限制,导致不同程度的日常生活活动能力受限,如尿失禁导致个体运动模式变化,无法继续日常健身活动。年龄增加、衰老,特别是女性怀孕和分娩期间持久、巨大的压力和荷尔蒙变化也会影响盆底和盆腔器官,导致肌力下降。因此,盆底疾病临床诊断较为困难,病征不符较为普遍。物理治疗师(physical therapy,PT)必须熟悉尿控的生理机制,压力性尿失禁的病理机制,正常排便的结直肠功能,排便功能障碍性疾病,盆腔器官脱垂、慢性盆腔疼痛的病理生理;总结病史、体格检查和诊断性试验,提供体现结构和功能协调,改善患者一般功能和活动水平的物理治疗处方;甚至应及时将患者转介其他专科和心理专家等以获得更多的专业诊治与专科护理(表28-1-3)。

表 28-1-3　可能导致盆底疼痛或功能障碍的病因

妇科疾病	消化道/泌尿生殖系统	肌肉骨骼系统	心理
外阴痛	间质性膀胱炎	下背痛	焦虑
痛经	急迫性/压力性失禁	腰骶神经根病	抑郁
子宫内膜异位症	肛提肌综合征	骶髂关节功能障碍	药物滥用
子宫肌瘤	肠/膀胱失禁	尾骨痛	
脏器脱垂		髋关节障碍	

第二节　治 疗 技 术

一、治疗原则

治疗原则:早期介入、综合干预、循序渐进、主动参与、不疲劳、不疼痛、持之以恒。

1. 评估应贯穿于整个康复过程的始终,运动感觉的评估则是治疗的关键,应涵盖盆底肌肉锻炼的运动学习和力量训练两个阶段,包括正确收缩、肌肉和身体意识、协调和运动控制、肌肉力量和耐力及松弛/放松。

2. PFD 康复涉及多个学科,PFME 是基础治疗,PT 需要加强与其他学科(如全科、泌尿、妇产、影像、超声)的合作、沟通,依据专业知识来设定治疗目标,为患者制订个体化的干预计划,但有时也需要考虑与患者(客户)及其家人或照护人员相协商的结果或可衡量的阶段性目标来设定治疗目标和落实治疗方案。

3. 盆底横纹肌系统兼具随意性和非随意性运动功能,PFME 既复杂又简单,复杂指其大体符合骨骼肌的练习规律,但又有所不同,其中运动感觉的恢复至关重要,简单则是锻炼形式较单一。肌力增长与功能改善四大原则分别为:特异性、超量、渐进性和有效维持。

4. 康复治疗效果与患者的整体情况、ADL 能力和生活质量水平息息相关,互相影响。

二、体格检查与功能评估

(一)体格检查与基础评估

评估始于全面的病史询问,包括神经性疾病或相关疾病的个人或家族史。对女性而言,妊娠和分娩是盆底功能障碍性疾病的独立危险因素,盆底神经、肌肉和筋膜的损伤导致盆底支持松弛,当盆底组织的变形及盆腔器官的移位超过一定限度时,即出现盆底功能障碍性疾

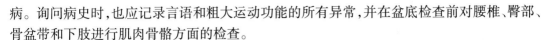

病。询问病史时,也应记录言语和粗大运动功能的所有异常,并在盆底检查前对腰椎、臀部、骨盆带和下肢进行肌肉骨骼方面的检查。

盆底较为私隐,所有的检查均应事先征询患者的同意,并在私密性较好的诊室进行。

检查包括阴道、直肠检查及下骶段神经检查。外阴检查包括发育情况,小阴唇、处女膜分离情况、会阴体、阴裂长度等。阴道及阴道口包括横径大小和弹性检查:正常的阴道横径能并列容纳2指以下;根据松弛程度由轻至重,阴道横径分别可并列容纳2~3指、3~4指甚至4指以上,或合并有会阴Ⅱ度旧裂或阴道前后壁中度以上膨出。阴道弹性和横径大小有一定的联系,Ⅰ级:阴道中下段弹性好,肛提肌收缩力强,阴道横径可容2指;Ⅱ级:阴道中段松弛,肛提肌收缩力弱,但阴道口横径可容2指;Ⅲ级:阴道中下段及阴道口横径均可容2指以上,阴道缩肌收缩力弱或消失。此外,还需检查阴道分泌物情况,宫颈有无肿胀、囊肿、瘢痕或其他可能需要转诊的病变。

疼痛与感觉评估:Q-tip测试,以棉签轻触前庭检查会否引发外阴疼痛。$S_2 \sim S_5$皮肤感觉检查:轻触觉和针刺觉(锐/钝区分)检查,以患者身体上无可疑病变部位的正常感觉检查结果作参照比较,分为3个等级:0=感觉缺失;1=感觉改变(受损或部分感知,包括感觉过敏);2=正常或完整(与面颊部感觉类似);NT=无法检查。

反射评估:两侧对比,结果较为客观,但反射活动的强弱个体存在一定的差异。重点检查骶反射($S_4 \sim S_5$)、膝反射($L_2 \sim L_4$,股神经)、踝反射($S_1 \sim S_2$,胫神经)、罗索利莫征(Rossolimo sign)($L_5 \sim S_1$,胫神经)和腹壁浅反射。

自主神经系统检查:一般检查包括皮肤黏膜和毛发指甲的外观和营养状态、泌汗情况和瞳孔反射等情况。内脏及括约肌功能包括胃肠功能(如胃下垂、腹胀、便秘等),排尿障碍及性质(尿急、尿频、排尿困难、尿潴留、尿失禁、自动膀胱等),下腹部膀胱区膨胀程度等。自主神经反射包括竖毛试验、皮肤划痕试验、眼心反射。实验室检查包括血压和脉搏的卧立位试验、汗腺分泌、性功能障碍的电生理检查、排尿障碍的尿道动力学检查等。

骶神经路径的运动功能评估:完成皮肤感觉测试和反射评估后,再令患者活动下肢来评估骶神经路径的运动功能,包括膝关节、踝关节和脚趾的主动伸屈运动,需对患者的每个关节进行抗阻肌力评估(详见第二章肌力评定部分内容)。

站立、行走和跑步评估也很重要,姿势和步态的异常也在一定程度上提示PFD的严重程度。盆底功能障碍患者的站立、行走和跑步可采用定性分析法,通过目测观察,与正常姿势、步态对比,结合病史回顾、体格检查和检查者的临床经验来辨识特征,找出问题所在。

呼吸评估:呼吸受年龄、性别、体位改变、情绪状态、疾病的影响,甚至也会因为身着紧身衣而有所变化,即呼吸有很多不一样的模式。一般,儿童多为腹式呼吸,妇女多为上胸式呼吸,男子多为上、下胸式呼吸,老人多为下胸式呼吸和腹式呼吸。检查时还需注意呼吸运动的频率、节律及呼气和吸气时的费力程度,同时注意观察呼吸过程中主要呼吸肌和辅助呼吸肌的参与情况。此外,咳嗽、杂音或异常呼吸形式也应给予重视。

腹直肌分离是腹直肌在白线(linea alba)的中线产生分离的现象。任何腹肌相关运动前,都应先测试有无腹直肌分离现象。测试时受试者取屈膝仰卧位(hook-lying),检查者将手指并排横向置于患者腹部中线肚脐上,嘱患者伸手够膝,将头及肩关节慢慢抬高,直至肩胛骨抬离床面。若腹直肌分离,则检查的手指陷入腹直肌间的裂隙或可见腹直肌腹间隆起。记录陷入腹直肌间的手指数,大于2指即为腹直肌显著分离。分离可发生于肚脐水平或其上、下方及完全型分离,所以均要一一测试。

（二）盆底肌运动感觉评估

1. 肌肉活动表现徒手评估　完整评估 PFD 症状及其程度以及患者的整体状况需综合目视观察、阴道触诊和/或肌肉活动评估，包括 PFM 收缩能力、休息状态和强度。另外，尚须注意有无瘢痕，PFM 收缩时会否向内牵拉会阴。阴道/直肠触诊有助于评估盆底挤压力度和肛提肌厚度，较前面的基础检查更为细致，阴道检查常取仰卧屈膝双足外展位，直肠检查常取左侧卧位。基于尊重患者隐私的考虑，检查时并不常规辅以视觉观察，患者放松并覆盖床单。定位盆腔肌肉可用钟表法，12 点方向为耻骨，6 点方向为肛门，肛提肌位于左侧 3 点至 5 点以及右侧 7 点至 9 点方向，闭孔内肌位于左侧 3 点以上和右侧 9 点以上，患者内旋髋关节可触诊凸出的闭孔内肌。测试时嘱患者收缩 PFM，检查者感受手指包绕的松紧程度及有无被上提内拉的感觉。若腱弓与肛提肌分离，感觉与触诊吉他弦相似。

直肠检查包括肛门括约肌张力评估以及尾骨、梨状肌和耻骨直肠肌检查。直肠内尾骨检查注意有无压痛、活动性和前方/侧方偏差。PFM 触诊可感知其柔软度、紧张度和有无疼痛触发点。此外还应注意有无肌内瘢痕组织。肌张力检查包括肌肉静息状态的增加或减少。由于比坐骨棘低，可通过轻拍阴部神经检查 Tinel 征，可刺激盆底或引起会阴感觉异常。

PFMs 的自主收缩（凯格尔收缩，Kegel contraction）、不自主收缩（咳嗽），即评估主动放松与非主动放松时会阴部的抬升情况，根据 PFMs 对检查者手指的收紧、提升和挤压来评估。当肌肉恢复至静息状态，即 PFMs 自主放松后，让患者咳嗽，来检查是否存在不自主收缩，再行 Valsalva 运动检查是否存在不自主松弛。在 Valsalva 运动期间评估协同失调或不适当的 PFM 收缩非常重要。耐力测试要求保持完全收缩 10s。通过"快速收缩"或要求患者迅速交替收缩和放松 PFM 来测试协调。并注意有无阴道膨出物：阴道前壁（膀胱后壁）、宫颈、穹窿（全子宫切除术后）、阴道后壁（直肠膨出）；尿道有无下移；有无尿液自尿道口喷出；有无粪便或气体自肛门喷出；会阴体活动度是否正常、有无活动度大。

由于 PFM 的特殊位置和特殊生理功能，国际尿控协会（International Continence Society，ICS）发布评估指南定义了 4 种情况：①正常（normal），肌肉能够自主收缩和松弛；②亢进（strong），肌肉不能松弛；③减弱（weak），肌肉功能低下、不能自主收缩；④缺失（absent），无可触及的肌肉活动。Laycock 改良牛津评分法（Modified Oxford Scale，MOS）使用较广泛，为 6 级制，并以"+""-"细分收缩介于两级之间的情况，测试同仰卧位阴道触诊（表 28-2-1）。国内外较通用的方法还有分类型盆底肌力测试，主要根据盆底肌肉收缩强度及持续的时间，来为盆底肌力定级，较为量化地评估盆底肌收缩质量、盆底肌 I 类肌纤维的持久收缩能力和 II 类肌纤维在一定时间内的快速重复收缩能力。

表 28-2-1　盆底肌肌力测试——改良牛津评分法

分级	收缩	提起或紧绷
0 级	无收缩	无
1 级	收缩感或颤动收缩	无
2 级	微弱，不完全收缩	无
3 级	中等，完全收缩，无对抗	有较弱的提起或紧绷，收缩可见
4 级	良好，完全收缩，轻微对抗	保持 5s 以上
5 级	强力，完全收缩，持续对抗	保持 10s 以上

2. 压力测量　阴道是一个空腔器官，PFM 收缩时会对其产生一定的压力。通过在阴道内放置含有一定体积的气囊，可评估 PFM 在静息及收缩状态下所产生的压力。通常静息压力正常值在 10cmH$_2$O（1cmH$_2$O = 0.098kPa）以上，收缩时的动态压力正常值范围在 80～150cmH$_2$O。静息压力与动态压力的差值与 PFM 收缩力量成正比，也反映了肌肉的做功能力及盆底肌与盆腔器官间的动态协调功能。收缩产生的压力曲线图同样可反映肌纤维类型、肌力及疲劳度。

一般情况下可采用徒手压力试验、指压试验（膀胱颈抬高试验）和棉签试验。精确数据测量需以气囊、传感器、专用描记仪等专门设备基于生物力学原理测量尿道、阴道和肛门内压力、收缩力量及持续时间，评估 PFM 控制力量和强度。会阴收缩力计是临床上较为普遍运用的设备，包括仪表型和数字型，工作原理同血压计，测试时将探头套上无菌套，再在无菌套上涂无菌、低敏凝胶，然后插入阴道测试。插入部分直径约 28mm，测量长度约 55mm。测试时，嘱患者做 Kegel 运动并尽最大力量收缩、包绕探头，收缩时不可憋气。收缩 3 次，间隔休息 10s，结果取 3 次收缩的最高值或平均值。

3. 肌电测量　表面肌电图检测运动单元的成组活动，较针式肌电图更适合用来评价 PFM。测量使用腔内（阴道或直肠）表面电极，通过专用仪器描记动态肌电图，了解 PFM 整体功能及各类型肌纤维功能。常用测量指标包括最大收缩肌电位、Ⅰ类肌纤维耐力及疲劳度、Ⅱ类肌纤维耐力及疲劳度、盆底肌与腹肌收缩协调性。阴部神经末梢运动潜伏期检测虽然仍有争议，但已被用于检测阴部神经病变。

4. 张力评估　张力评估通过将电子张力计置于阴道内，检测 PFM 的静态张力、动态张力、牵张反射及肌肉收缩闭合力，评估盆底肌肉、筋膜、结缔组织张力的病理改变及肌肉主动收缩功能。盆底Ⅰ类肌纤维及其周围韧带和结缔组织在无负重状态时形成静态张力，正常值为 221～295g/cm^2；在静态张力的基础上，由盆底Ⅱ类肌纤维反射性收缩形成动态张力，正常值为：卵泡期>450g/cm^2，排卵期>600g/cm^2；如测得的张力数值低于正常范围，提示 PFM 肌张力低下，静息状态或运动状态下，盆腔器官可能下移，尿道活动度过大，产生盆腔器官脱垂或尿失禁。正常Ⅰ类肌纤维与Ⅱ类肌纤维的曲线转折点出现在 5°，如Ⅱ类肌纤维反射性收缩的转折点后移，则提示牵张反射延迟，Ⅱ类肌纤维不能及时参与到盆底肌肉收缩，不能及时有效关闭尿道或阴道。盆底肌肉收缩闭合力，即盆底肌肉收缩时阴道的关闭度，表示盆底肌主动收缩能力，主要体现Ⅱ类肌纤维收缩能力。目前，临床应用还存在一定的适用性问题。

（三）量表评估与问卷调查

常用的症状相关问卷包括：盆底功能障碍问卷、国际尿失禁咨询委员会问卷中国版简表、尿失禁（ICIQ-UI）、尿失禁生活质量问卷（I-QOL）、Cleveland 便秘评分系统、便秘患者生活质量量表（PAC-QOL）、大便失禁的严重程度指数评价问卷（the fecal incontinence severity index，FISI）、大便失禁生活质量评价问卷（the validated fecal incontinence quality of life scale，FIQL）、性生活质量问卷、疼痛问卷、疼痛位置标志示意图、盆底功能随访表等。

三、不同盆底功能障碍分型的评估检查与治疗选择

（一）尿失禁

首先行腰痛筛查、神经系统疾病鉴别（马尾综合征）和神经、下肢和盆底体格检查。重点检查外阴和会阴，并行 S$_2$～S$_5$ 感觉测试，PFM 张力、力量，盆腔器官脱垂（pelvic organ prolapse，POP）评估，阴道黏膜完整性检查。膀胱镜检查，残余尿量和尿动力学检查。

治疗包括药物治疗、手术治疗、行为治疗（行为和生活方式改变包括饮食改变、调节液体摄入量和膀胱训练）和运动治疗。保守治疗可改善症状，但最初症状的严重程度通常决定了可改善的程度。压力性尿失禁（stress urinary incontinence，SUI）和急迫性尿失禁（urge urinary incontinence，UUI）治疗方案不同，但行为矫正和康复干预均有良好反应。PFM 收缩（或 Kegel 运动）练习需专门指导，可加强 PFM 并减少 SUI 发作，电刺激生物反馈疗法（图 28-2-1）也可提高 PFM 收缩能力。UUI 则主要依靠药物治疗、肉毒毒素注射和神经调节等。

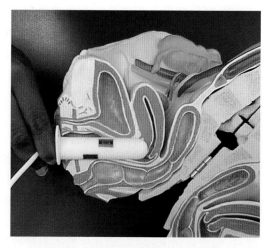

图 28-2-1　使用阴道内生物反馈向患者提供盆底肌肉激活和松弛的客观反馈

（二）尿急和尿频

经泌尿专科医生初评后，全面检查排尿功能障碍（残余尿量和尿动力学检查），男性需检查前列腺。病史询问和体格检查注意是否存在 PFM 过度活跃。自主 PFM 收缩或放松时，会阴体移动少需要考虑是否存在高渗状态；阴道或直肠评估，需注意肛提肌弹性和长度，若肛提肌短缩、肌力下降，慢性张力过高，PFM 中常出现疼痛。

排尿功能障碍潜在病因需加以治疗。特发性或纯肌性可保守治疗，教导患者在排尿期间放松 PFM：训练肌肉收缩与生物反馈放松意识，再在排尿情景中教导 PFM 自主放松。可采用会阴、直肠或阴道生物反馈辅助治疗，收缩放松比可达 1∶2（放松时长需更多）。此外，还有膀胱冲动抑制训练、生活方式改变和教育，强调液体管理，减少膀胱刺激和控制体重等。

（三）大便失禁

需要明确失禁物为液体还是固体粪便，有无黏液或液体丢失，失禁时间和频率，大便量是否减少及有无可感知的非自主排泄。检查评估包括神经、脊柱检查，直肠括约肌紧张度、有无缺损，PFM 张力、力量和耐力评估等。肛门直肠测压法，测量肛门括约肌休息和收缩时的力量、耐力；阴部神经末梢运动潜伏期测试；直肠内超声评估内、外肛门括约肌完整性。

治疗措施包括保守措施，如饮食调整、药物治疗和盆底康复，以及侵入性方法（如肛周注射填充剂、骶神经刺激或手术）。盆底康复包括肠道管理教育和再训练、PFM 训练、生物反馈疗法、电刺激、手法肌筋膜释放和结缔组织松动技术；不同技术可独立使用，但大多联合使用。生活方式教育至关重要，指导患者最佳的液体摄入量，膳食调整（肠易激综合征患者），行为改变（建立可预测的排便模式的训练、减少紧张、马桶排便姿势选择和大便冲动抑制技术），减肥。主要目标是改善盆腔颅侧和肛门括约肌肌肉力量、张力、耐力和协调能力，随着症状的减轻而产生积极的功能改变；次要目标包括提高患者对自己肌肉的认识，提高直肠敏感度，减轻瘢痕负担，改善肌肉功能。

（四）功能性便秘

了解便秘病史，详细了解每周排便次数、大便稠度、紧张状况以及是否有出血或黏液，有无使用手动操作以促进排便和使用非处方泻药和纤维等。体格检查包括腹部检查和直肠指检以评估括约肌张力和 PFM。诊断测试包括肛门直肠测压、坐姿研究（sitz study）和排粪造影（磁共振排粪造影术）等。

治疗主要取决于病因。慢传输便秘需增加液体摄入量,补充纤维、镁、大便软化剂或缓泻剂。治疗由专业盆底 PT 指导,应用生物反馈和盆底松弛训练技术,常辅以膈肌呼吸、直肠内和阴道内筋膜释放技术、内脏松动术、腹壁和结肠按摩/刺激技术,直肠前突按压手法或使用肛门扩张器,排便姿势(最大限度地放松 PFM)训练。严重协同失调或盆底腹膜反应不敏感者治疗选择有限,可超声引导下肉毒毒素注射。手术治疗有结肠造口术、直肠切除术。

(五)盆底筋膜痛

结合病史和盆底检查进行临床诊断。通常与膀胱疼痛综合征/间质性膀胱炎,尿急/频率综合征,外阴前庭炎和慢性前列腺炎有关。肛提肌和闭孔内肌的疼痛触诊,PFM 张力检查,脊柱和下肢的神经、肌肉骨骼检查。X 线、MRI 和超声检查以排除其他肌肉骨骼原因。

康复治疗以盆底物理治疗为主,恢复肌肉失衡,改善功能并减轻疼痛。治疗选择基于肌筋膜释放技术和神经肌肉再教育以使触发点失活,包括软组织松动技术、肌筋膜触发点的释放技术、指压、肌肉能量技术和应变反应技术,肢体功能性运动,辅以生物反馈治疗、电刺激技术等。药物治疗包括镇痛、解痉,治疗焦虑和助睡眠等。肌筋膜触发点局部阻滞,肉毒毒素、皮质类固醇注射及干针治疗。

(六)怀孕、产后盆底功能障碍

病史重点关注怀孕前的腰痛或盆腔创伤史,体格检查包括一般检查,下肢神经系统检查及相关区域(脊柱、骨盆和髋部)肌肉骨骼检查。重点触诊骶髂关节(sacroiliac joint,SIJ)和耻骨联合,长背韧带和耻骨联合。SIJ 疼痛激发试验包括"4"字试验、后盆腔疼痛激发试验和床边试验。耻骨联合疼痛激发试验采用改良 Trendelenburg 试验。主动直腿抬高测试中进行功能稳定性测试。合并尾骨或盆腔炎的问题则行直肠检查。注意,怀孕期间通常不做盆腔阴道检查。

治疗重点是个体化的物理治疗,包括重新调整和稳定练习。PFM 过度活跃,经产科医生许可进行外部生物反馈或直肠内治疗。骨盆手法治疗和骶髂关节束缚带使用有助于缓解症状,但不会改变疾病进程。冰敷、对乙酰氨基酚、小剂量阿片类药物等可用于骨盆带疼痛(pelvic girdle pain,PGP)的治疗。

(七)骨盆神经损伤

通过症状、体格检查和电生理技术进行评估;诊断神经阻滞推荐超声、脉冲射频或计算机断层扫描(CT)引导;最有效的神经损伤诊断工具为 MR 神经影像技术。

治疗主要为盆底物理治疗或药物治疗。神经阻滞、射频消融和脉冲射频治疗。手术包括神经切除术,神经减压或神经松解术。

(八)盆底功能障碍合并慢性盆腔疼痛

慢性盆腔疼痛(chronic pelvic pain,CPP)定义为持续 6 个月或更长时间的非循环疼痛,定位于真性骨盆,位于脐下或脐下前腹壁、腰骶背部或臀部,严重者常导致残疾,18~50 岁间的女性中发病率约 25%,男性可能性低。几种亚型包括:间质性膀胱炎/膀胱疼痛综合征,子宫内膜异位症,肠易激综合征,慢性阴部疼痛。

Cochrane 评价建议 CPP 整体治疗包括激素治疗,超声检查后咨询,多学科治疗包括物理治疗、心理治疗、饮食和环境因素在内的疼痛管理方法。一线治疗包括放松、压力和疼痛管理,患者教育和自我护理;二线治疗主要为盆底手法物理治疗。行为管理涉及多种生物力学因素,包括骨盆关节治疗,核心肌肉运动控制,以及身体意识和功能。盆腔或物理治疗包括软组织(阴道和直肠)和关节手法松动术。生物反馈治疗或实时超声辅助手法治疗。电刺激和阴道扩张器可用于疼痛管理,并作为家庭锻炼计划的有效组成。骶神经刺激等。

四、盆底肌训练技术

根据相关理论和临床实践,PFD 发展大致包括以下三个阶段:

1. 完美盆底——解剖、神经和功能正常。

2. 功能可代偿——无症状患者,虽然有所不完美,但功能可代偿。

3. 功能失代偿——盆底功能失代偿,患者尿失禁,大便失禁或盆腔器官脱垂。

在 PFD 的治疗技术中,个性化物理治疗是重要干预内容,生物反馈训练、电刺激治疗及运动训练是关键技术,辅以生活重整及行为改变才能获得最佳的治疗效果。物理治疗的核心技术——盆底肌肉锻炼(pelvic floor muscle exercise,PFME)治疗策略包括运动学习和力量训练两个阶段,并可使用或不使用生物反馈或其他辅助疗法(如电刺激或机械刺激)来实现,包括正确收缩、肌肉和身体意识、协调和运动控制、肌肉力量和耐力及松弛/放松。

（一）运动学习

正确的 PFM 收缩运动学习通常分为四个阶段:

1. 了解　患者需了解 PFM 所在的位置及其工作原理(认知功能)。

确认患者是否能够完成正确的 PFM 收缩。根据 Kegel 的研究,正确的 PFM 收缩包括两个环节:紧挟盆腔开口和向内上提升。通常,30%以上的女性无法在第一次学习中实现有意识的 PFM 收缩。研究发现,腹内压增高前能无意识收缩者也仅占 26.5%(触诊评估)。PFM 收缩训练时,许多女性只收缩其他肌肉,高达 25%的女性紧张肌肉而不是提升盆底。PFM 收缩运动学习困难可能与以下几个原因有关:

（1）PFM 在骨盆内部,无法直视其位置。

（2）无论男女,大多无 PFME 学习经验,多数人甚至没有意识到肌肉的自动收缩。

（3）PFM 都是较小的非常规肌肉,从神经生理角度看有意识的收缩较为困难。

（4）盆腔和会阴区与二便的生理相关联,许多人上厕所时都会很用力。

2. 寻找与感知　患者需要时间强化理解、感知 PFM 在身体中的位置。

此时的患者能够找到 PFM 在哪里,但还经常需要向指导者确认,这是知识储备和认知方面的问题。可使用反馈促进感知,PT 应将外部反馈作为干预的固有成分以补偿中枢或周围神经损伤患者内部反馈的缺失。许多妇女因怀孕和分娩相关损伤,盆底神经支配减少,通常需使用反馈帮助寻找、感知正确的 PFM 收缩。另外,还可通过语言指导、视觉输入与反馈、身体接触和构建适宜练习环境等来促进患者的寻找、感知正确的 PFM 收缩,常常联合应用。语言指导则需要建立在对 PFM 解剖功能有所了解的基础上的,常使用解剖模型或插图作盆底解剖和生理学宣教;将患者的手置于解剖模型——骨盆内盆底,然后,PT 将手压向"盆底",使患者感知、理解 PFM 作为所有盆腔器官的结构支撑物的作用,以及如何抵抗腹部压力增加。虽然指令很简单("紧挟和提升"),但大多数患者身体意识较差,需要集中注意力在其盆腔区域,并极容易以外骨盆肌肉来代偿。

练习可以"电梯升降"或"吃面条/吸尘器"增进患者对 PFM 收缩的形象理解。也可通过前后和侧向骨盆运动来教导患者感知骨盆位置的和准确使用外骨盆肌,熟悉后再感知 PFM 收缩。也可令患者会阴部轻靠于扶手(桌缘)上来感知 PFM 的收缩。练习时保持直背并略屈髋的身体姿势,双腿略分开,双足赤脚平放于地面,不对地面增加压力,感受骨盆开口

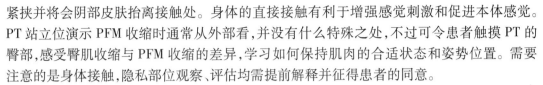

紧挟并将会阴部皮肤抬离接触处。身体的直接接触有利于增强感觉刺激和促进本体感觉。PT 站立位演示 PFM 收缩时通常从外部看,并没有什么特殊之处,不过可令患者触摸 PT 的臀部,感受臀肌收缩与 PFM 收缩的差异,学习如何保持肌肉的合适状态和姿势位置。需要注意的是身体接触,隐私部位观察、评估均需提前解释并征得患者的同意。

3. 学习 在找到 PFM 后,患者学习如何正确收缩 PFM。

此阶段 PT 通常需要给予反馈,若 PFM 训练中缺乏反馈,容易导致其他肌肉代偿活动;若 PFM 收缩过弱使肌肉运动知觉反馈不足,感觉下降或障碍,也将进一步限制运动反应或防止泄漏的反射性感觉回馈机制。

练习时,患者清空膀胱,再评估、观察和阴道触诊。阴道触诊非常重要且不可或缺,可及时判断患者 PFM 收缩正确与否并及时给出反馈指导练习。此外,在阴道触诊(男性为直肠触诊)时也可应用本体感觉促进以增强 PFM 的收缩。也可使用镜子来辅助患者观察自己的练习,PFM 收缩正确的话,男性患者可感受并看到阴囊(睾丸)的提升。

运动学习的基础是反复练习,但需要根据患者及干预的需求及时提供反馈和激励。初次干预常有高达 30% 的患者无法完成正确的 PFM 收缩,但练习 1 周左右常可学会正确的收缩。排尿终末抑制滴漏可作为一种能力测试,但患者可通过这种方法学会收缩 PFM,患者于立位 PFM 运动感知练习,并尝试在排尿终末时做停止滴漏的练习。不过,排尿是受中枢神经系统控制的复杂反射活动,正常情况下排尿过程中和排尿前都不应有 PFM 活动,排尿中途停止会扰乱排尿过程中膀胱和尿道压力的良好的神经平衡,因此不建议在排尿过程中尝试停尿练习。另一种提高正确的 PFM 收缩意识的方法是有意识练习富有环形纤维的轮匝肌(如口轮匝肌)的收缩活动。干预 1 周仍无法收缩 PFM 者,可尝试以肌肉促进技术来刺激PFM 的收缩意识,如快速牵伸 PFM,叩击会阴部或肌肉,加压、按摩或电刺激方法等。

许多研究文献表明,健康个体的外盆腔肌肉(臀部、髋内收肌和腹直肌)和腹横肌(transversus abdominis,TrA)及其他腹肌收缩可引发 PFM 共收缩。但尚无证据显示 PFD 患者是否有联合收缩,效果又是如何的。但考虑 TrA 和其他腹部肌肉收缩容易造成腹压增加,如果患者确实无法进行正确的 PFM 收缩的,建议外骨盆肌(髋内收肌和臀肌)参与收缩,或许可引出 PFM 的共收缩。研究还显示,TrA 收缩可能会使 PFM 降低,而直接收缩 PFM 比用 TrA 可能更有效,甚至有女性收缩 TrA 时会导致提肛间隙开放。但若 PFM 无法与腹肌实现共收缩,则 PFM 可能变形、减弱。若患者肌肉、神经和结缔组织损伤严重,或体能/肌肉/运动意识较差,干预 6 个月无法实现有效 PFM 收缩的,需尽快转介其他治疗。

4. 控制 实现准确的控制。

学会收缩后,多数患者每次收缩时仍需要尽可能地努力才能实现控制和协调;多数人初次训练无法保持收缩,也无法实现收缩速度、力量和重复收缩的控制。此时,就需要练习靶肌肉(肌群)的特定收缩。肌肉收缩极少孤立,因此多数患者训练时常会过度使用骨盆外部或大肌群,不做 PFM 与外骨盆肌肉收缩的区分,或同时收缩掩盖了 PFM 收缩意识和感觉。只有进行靶肌肉(肌群)的特定收缩练习才能够改善肌肉力量和肌肉容积。如果患者外骨盆肌肉过度用力只会紧张 PFM 而不是正确的收缩,长此以往,将会固化牵张,削弱、损害 PFM 的收缩能力。此外,还会牵拉到相关的筋膜和韧带等结缔组织,增加 POP 进展的风险。因此,治疗干预前,必须对 PFM 的收缩能力和反馈情况进行评估。

PFM 与支撑韧带间的相互作用对盆腔器官的支持至关重要。肛提肌维持适当的生殖器间隙闭合,支撑骨盆器官的韧带和筋膜结构处于最小张力下并将器官稳定在肛提肌上方的位置。PFD 的实质不一定是 PFM 的问题,还有韧带和筋膜。通常腹压升高期间防失禁的解剖结构主要是括约肌,此外尚需要肌筋膜支持系统的支持。膀胱颈部和尿道括约肌机制在静息时收缩尿道腔,并保持尿道闭合压力高于膀胱压力。泌尿生殖器横纹括约肌,膀胱颈上的平滑肌括约肌和尿道的圆形和纵向平滑肌都有助于该闭合压力。内腔黏膜和血管组织通过接合提供密封,由尿道壁中的结缔组织辅助。在尿道和膀胱颈部由前阴道壁和结缔组织组成的支撑性吊床提供了一个稳定的支撑层,在腹部压力增加期间尿道被压缩,以保持尿道闭合压力高于膀胱压力的迅速增加。支撑层通过肛提肌的阴道部分和包括骨盆筋膜的腱弓的子宫骶韧带将其附着到骨盆骨。休息时,由于重力和轻微的腹部加压,肛提肌需维持泌尿生殖器关闭以应对压力。日常生活动态活动期间,尚需额外募集肛提肌以应对与抵消内脏尾部运动有关的惯性负荷以及由于膈膜和腹壁肌肉组织激活所致的腹压增加等额外负荷。

（二）力量训练

1. PFM 力量训练原理　PFM 属骨骼肌,但不完全适用力量训练的一般规律,对具体训练的反应也与个体相关,且由于 PFM 相应的复杂的解剖结构与生理活动控制条件,常差异较大,具体变化取决于运动的类型和所选择的训练方案。PFM 可大致分为两层肌层,分别是:盆膈(顶部,闭孔内肌、肛提肌、尾骨肌)和尿生殖膈(尾部,也叫会阴肌,包括外层和中层的肌肉)(见表 28-1-1)。通过增加肌肉横截面积来增加力量和改变肌肉形态,通过增加募集运动神经元的数量和神经冲动发放频率来改善神经系统的因素,并改善肌肉的张力或硬度。骨骼肌内、外部结缔组织丰富,包括肌外膜、肌束膜和肌内膜,这些结缔组织鞘不仅提供了肌肉的抗拉强度和黏弹性特性,也为负荷提供支持。有效的力量训练可增加结缔组织质量,改变力学性能,提高强度和承载能力。但肌腱对负荷加载的适应性存在性别差异,女性肌腱新组织形成率较低,对机械负荷的反应较少,机械强度较低,雌二醇水平升高也会降低胶原合成的速度,从而增加了受伤的风险。

PFM 力量训练的原理是通过力量训练将提肛板持久提升到更高的位置,并通过提高 PFM 和结缔组织的肥厚和刚度来增强骨盆内的结构支撑,从而促进 PFM 更有效的联合收缩,并防止腹内压增加时下降。此外,若 Valsalva 运动期间,肛提肌间隙面积和长度减少,提示 PFM 的硬度增加和自动功能改善。形象地说,盆底结构近似于一个位于骨盆内的蹦床装置。如果蹦床过紧或松软下垂,则很难起到支撑和防护的效果。蹦床拉张力适宜且更有弹性,就能提供更快的防护反应和更有效的“推”的力量。但若要增加结缔组织/肌腱的刚度,训练强度和负荷/应变就需要达到较高的水准(90% 的 MVC)。在 PFM 肌力训练活动中,重复指一个运动的全部动作(如 PFM 的一个完整收缩),通常包括向心收缩和离心收缩两个阶段;指重复动作连续不断地进行,中间不停止或休息,1 组通常有 1~15 次重复。目前,由于大多数的研究使用不同的训练剂量、不同的结局评价,因此难以统一训练方案的对比标准。提高生活质量较减少尿漏或增加肌肉厚度更易实现,除了与实际训练因素(病情可以改善或治愈)相关外,也可能与受到关心、支持、安慰和激励等有关。但肌肉形态学因素的改变必然是出自于实际训练的效果。

2. 增加 PFM 肌肉力量的负荷策略　训练一般采用以下两种负荷策略:

（1）中-高度负荷,募集高阈值快肌运动单位,训练最大力量,但收缩速度较缓慢。

（2）轻-中度负荷,主要是提升爆发力的训练。

1990 年 Bø 等人在 PFM 肌力训练中采用这两种负荷策略,患者首先尽可能完成最大收缩,再维持最大收缩,最后在最大收缩维持阶段增加 3~4 个快速收缩。

普通人一般不太有意识地主动感知 PFM 并作随意收缩练习。因此,PFME 中更重要的环节是神经适应性训练,包括特定运动中募集运动单位能力的训练和减少拮抗肌激活的训练,例如无 PFM 收缩的腹部收缩就需要纠正。神经适应性训练的目标是实现 PFM 自动协同收缩对抗任何增加的腹腔压力或来自地面反应力的增加。由于神经适应性的改变,力量训练的初期增长较为快速,开始数周的训练,肌力就有可能增加 50%,超过了肌肉形态学改变的结果。通常 8 周常规训练之后,力量的增长才是来自于肌肉的肥厚,但此时形态改变也到了平台期,若需进一步增长肌力,则需要改善神经适应性以增加最大力量。此时,为提高最大肌力,需要增加负荷,即以中-高负荷,超 80%~85%1RM 阻力进行训练以提升神经适应性,实现更高程度的运动单位募集。但即便是最大限度的努力也有可能无法完全激活不同的肌肉。

力量训练最突出的适应是使肌肉肥大,而肌肉肥大源自肌肉纤维大小的增加。力量训练后,Ⅰ型和Ⅱ型肌纤维均会肥大,但只有Ⅱa 肌纤维的肥大最为显著。但个体是否主要是Ⅰ型或Ⅱ型肌纤维由遗传因素决定。不同的肌肉具有不同的纤维类型分布,并且肌肉纤维的总数在个体之间差异很大。PFM 中肌肉纤维的数量和分布并不是肌肉肥大的决定因素,因此,在 PFM 肌力训练中应尽可能地募集运动单位。就收缩持续时间而言,6s 可能是达到最大收缩所必需的,但 Fleck 和 Kraemer 推荐持续 3~10s 的等长收缩更为适宜。规律的每日训练优于不规律较低频度的训练,不过,每周 3 次的力量训练即可显著改善最大肌力。

量-效反应:剂量可分为运动方式、频率、强度、训练量和训练时间。训练反应是由于重复锻炼而产生的功能或结构的渐进变化,通常认为单次运动并不会有变化。但越来越多的证据表明,一次运动也可产生急性生物反应。

运动方式:通常指训练类型(例如强度训练、灵活性训练、心血管训练以及针对不同肌肉组类型的特定练习)。但 PFM 收缩练习形式只有一种,即盆腔开口的紧挟和向内/向前提升。不过,练习可在不同的姿势体位进行,且可以作等长、向心和离心收缩。

频率:通常定义为每周训练某一肌群或进行特定运动的训练次数。力量训练后疲劳恢复时间会随强度增加而增加。因此,抗阻训练每周 2~3 次,提升训练每周训练 4~6 天。

强度:通常定义为训练最大值的百分比,是力量训练有效且快速反应的最重要因素,也是维持训练效果的最重要因素之一。PFME 强度即指训练负荷,也可以是激活程度,而不一定是抗阻力量训练中的训练强度。美国运动医学学会(American College of Sports Medicine, ACSM)指出年轻健康群体力量训练的最低有效负荷是 60%~65%1RM,特殊人群(如年龄较大的妇女)最低训练有效负荷可为 50%~60%1RM。以下是 Garber 等人给出的运动训练强度建议(请注意,以下推荐基于四肢肌肉的研究,并不一定适用于腹背部或盆底肌肉):

(1) 肌肉耐力的训练:重复 15~20 次,负荷<50%1RM。

(2) 爆发力的训练:重复 8~12 次,负荷 20%~50%1RM,老年人负荷可更低些。

(3) 力量的练习:老年新手或久坐不动的年轻新手:40%~50%1RM(或 10~15RM)。

新手/有部分经验者:重复 8~12 次,负荷 60%~70%1RM。

经验丰富的力量训练者:重复 8~12 次,负荷≥80%1RM。

新手和老年人常以单组练习开始,改善肌力和爆发力的练习 2 组,肌耐力≤2 组。每组练习组间休息 2~3min。Kegel 于 1956 年提出的核心建议是每天至少 500 次抗阻收缩练习(真实阻力将会极小)。但基于现代循证证据训练原则认为较轻阻力多次重复的练习对肌肉力量的增益很少甚至没有,力量训练应重复更少阻力较大;此外,锻炼依从性也很重要。

疗程:训练时间(如3周或6个月)会影响结果。ACSM认为几周短期干预有一定的局限性,短时间的训练尚不足以真正影响运动。增加干预的持续时间才可以继续增加肌肉力量,一般至少需要15~20周的持续训练。为了能够持续改善,运动治疗计划的各项参数也应系统地调整,以便获得持续有效的刺激,调整可通过改变肌肉动作(等长、向心、离心)、位置、重复次数、负荷、休息时间和运动类型等来实现。维持性的治疗并不能持续改善肌力。

3. 实现有效肌力增长与功能改善的四大原则

(1) 特异性原则:运动训练效果通常只体现在被训练区域。

特异性原则对PFM非常重要。例如,定期体力活动可能会提高PFM强度,但其前提是PFM有对抗活动增加的腹压或地面反作用力施加在盆底上的负荷。PFD妇女的PFM无共收缩或尚无足够强度对抗增加的负荷。PFM超负荷并受牵伸,无法有效训练。故而,需要在负荷程度与PFM的反作用力之间取得一定的平衡。体操运动员咳嗽或轻度活动时,PFM可作出适度反应,但做空翻动作可因过度刺激而致漏尿。因此,腹压小幅增加可能是共同收缩的足够刺激因素,从而产生的"训练效应",过度增加却可能使PFM下降、受牵伸并导致PFM变弱。研究表明,健康个体的PFM可与髋内收肌、臀肌和不同的腹肌同时收缩,但PFM功能障碍的个体身上却可能不会有这种收缩发生,即使有收缩也比特定的PFM收缩更弱些。因此,应专注于具体的PFME,并全方位对抗运动训练,以获得最大的训练效果。

(2) 超量原则:ACSM指出渐进超负荷原则可增进肌肉力量和耐力。力量训练需对抗较重负荷/阻力(需要最大或接近最大阻力)且少重复,耐力训练需低负荷多重复。

PFM练习亦可根据以下几种方法调整训练负荷,以获得更好的锻炼效果:①增加重量或阻力;②维持收缩;③缩短收缩期间的休息时间;④提高收缩速度;⑤增加重复次数;⑥增加练习频率和持续时间;⑦减少练习的恢复时间;⑧交替练习;⑨交替训练可及范围。

PFM练习在阻力负荷达到最大或接近最大值负荷时才可获得显著训练效果,阻力过小肌力增强有限。Valsalva动作或重度抗阻有可能导致患者收缩压和舒张压的急剧增加,因此每次收缩时都要强调正常呼吸。在PFME开始阶段不推荐离心收缩,未经训练的个体离心(延长)练习虽可有效增加肌肉力量,但与向心(缩短)或等长收缩相比,肌肉酸痛和损伤风险增加,且更难完成(需更高的运动技能和更强的肌肉意识)。Plevnik(1985)发明的阴道哑铃可用于辅助盆底肌锻炼。锻炼时,将不同形状和重量的阴道哑铃置于肛提肌上方,以站立位维持1min的负荷量开始,努力保持阴道哑铃20min,患者可维持阴道哑铃在位并可走动20min,则更换更重的哑铃。

(3) 渐进原则:渐进原则三要素分别是过载、变异和特异性。

渐进超量定义为"不断增加施于肌肉上的压力,使其产生更大的力量或具有更强的耐力"。PFME初次训练非常关键,早期可获得较大进步,但随后改善速度就会变慢很多。PFME渐进超量较困难。由于盆底结构的特殊性,PFD患者不涉及其他肌肉或不增加腹部压力的情况下准确练习PFM较困难,多数患者独立练习即可能导致过负荷或丧失已获得的改善部分。虽然通过鼓励、阴道触诊(反馈)和任何测量工具(生物反馈)辅助,训练患者可将PFM收缩到尽可能接近最大值,但更重要的是应确保患者的收缩始终是正确的。有效训练的先决条件是患者激励自己进行最大努力收缩。

Bø等人开发了PFME进阶练习法:①嘱患者学习尽可能地收缩(无需保持收缩状态);②鼓励患者尽可能长时间地维持收缩状态;③在最大收缩维持阶段增加3~4个快速收缩。完成训练后,鼓励患者每一次收缩时都尽最大努力收缩。进阶可从卧位至站立承重位(站立姿势,PFM 必须对抗重力完成收缩,较仰卧或俯卧位更困难),多数女性在蹲位时更难完成 PFM 收缩(可作为晋阶锻炼体位使用)。合适的标准应是患者选择能够感知收缩的姿势,或者选择训练时感觉到困难的位置,这样可激活中枢神经系统,并有利于募集更多的运动单位。增进收缩的另一种方法是使用阴道或直肠装置做离心收缩,要求患者收缩 PFM 阻止回撤。但尚未有研究将其与运动或其他方案比较,且未经训练的个体使用容易发生损伤,或增加肌肉酸痛的风险。因此,还需要更多的研究来评估 PFME 渐进加载。

(4)维持性训练:维持肌肉健康水平的训练。

较短时间"停训"(指运动训练的停止)影响不大,力量的下降速度比训练时的增长速度略慢,功能在恢复训练后也会逐渐恢复。力量损失率取决于训练时间、训练强度、强度测试类型和所检查的特定肌肉群。根据 Graves 的研究显示,维持合适的强度,减少训练频率似乎并不会对肌肉力量产生不利的影响。肌电图研究显示运动单位的募集速度和运动单位同步下降可能是停训期间力量损失的主要原因。短期停训 II 型肌纤维较 I 型肌纤维萎缩更明显,但尚无研究明确维持力量训练的确切阻力、强度和频率,或维持训练效果所需的项目类型。因此,为保持肌力或延缓肌力减退可减少强度和频率,但仍应每周锻炼至少 1~2 天。

4. 有效训练的建议　混有平滑肌的盆底横纹肌系统兼有随意性和不随意性两种运动功能,适用力量训练的一般规律。ACSM 有效训练剂量建议:①明确主要目标肌肉;②重复 8~12 次慢-中速收缩,负荷接近最大收缩(重复更少以强化力量和爆发力);③每次运动 1~3 组;④每周 2~3 天;⑤不调整训练方案就无法实现长期(>6 个月)稳定的快速提高。表 28-2-2 给出了针对初学者的力量训练方案,分别针对性提高肌肉力量、爆发力和肥厚程度,方案源自关节运动的肌力训练方案。进阶训练可考虑改善最大收缩程度和增加每周训练天数。

表 28-2-2　初学者力量训练方案选择(源自关节运动的肌力训练方案,仅供参考)

	肌肉力量	爆发力	增肌肌肉
收缩类型	离心和向心	离心和向心	离心和向心
运动选择	单关节和多关节	多关节	单关节和多关节
强度	先高后低	先高后低	先高后低
负荷	60%~70% IRM	60%~70%力量 30%~60%速度/技巧	60%~70% IRM
训练量	1~3 组,8~12 次重复	1~3 组,8~12 次重复	1~3 组,8~12 次重复
休息周期	1~2min	2~3min 核心 1~2min 其他	1~2min
速度	慢到中速	中速	慢到中速
频度	2~3d/周	2~3d/周	2~3d/周

(三)盆底肌肉锻炼的临床建议

1. 确保患者能够完成正确的 PFM 收缩。

2. 要求患者尽最大努力收缩。

3. 维持收缩,并增加快速收缩。

4. 一次收缩维持时间应为 3~10s。

5. 每天锻炼。

6. 鼓励患者尽可能达到最大收缩。

7. 离心收缩(但目前尚无数据支持 PFM 离心训练)。

8. 力量训练需循序渐进,通常第一个训练周期即可获得较大的改善,但后续仍需更加努力才可能获得更进一步的改善。

(四)注意事项

见表 28-2-3。

表 28-2-3 盆底肌肉锻炼中的常见错误

常见错误	观　　　察
外腹肌收缩代偿	患者弯曲背部,或试图通过"收腹"/向内凹陷吸腹(正确的收缩通过腹横肌共同收缩实现,此时仅可见一个小凹陷)
髋内收肌收缩代偿	大腿内侧肌肉有肉眼可见的收缩
臀肌收缩代偿	紧挟臀肌令身体从凳子上抬起
停止呼吸	闭嘴并屏住呼吸
吸气增强	腹肌收缩常伴有深吸气,试图以吸气来"抬起"盆底
过度用力	患者做下压动作。脱衣可见会阴被压向骶尾。若是盆腔器官脱垂的患者,脱垂可能更突出

第三节　临床应用

一、操作要点

(一)适应证

1. 盆底功能障碍性疾病预防。

2. 产后妇女常规盆底康复,特别是妊娠及分娩过程对盆底组织有明显损伤的产妇;妊娠期及产后出现盆底功能障碍的有关症状,包括尿失禁等下尿路症状、盆腔器官脱垂、大便失禁等下消化道症状、性功能障碍及盆腔疼痛等症状者。

3. 存在生殖道脱垂、膨出等临床体征者。

4. 产后出现如慢性疼痛等与盆底功能相关的异常者。

(二)禁忌证

1. 严重精神及心理障碍、认知障碍、痴呆等神经系统疾病患者,无法理解并按治疗师指令进行治疗者,注意力无法集中者。

2. 严重的瘫痪患者、严重心肺疾患。

3. 产后恶露未净或月经期:禁止需要在阴道内使用器械的康复治疗。

4. 泌尿生殖道活动性感染。

5. 伤口感染或有手术瘢痕裂开风险产妇。

6. 合并其他病史的先请相关专科会诊,并在审慎评估后再行评估、治疗。

（三）治疗规则及注意事项

根据相关理论和临床实践,PFD 发展由解剖、神经和功能正常→无症状的功能可代偿→功能失代偿——盆底功能失代偿,患者尿失禁,肛门失禁或盆腔器官脱垂。不同阶段的干预重点也会略有不同。一般临床上主动就诊的患者常常到了失代偿阶段,所需的干预疗程普遍较长。完整的 PFD 干预计划需要综合运用针对症状的手法辅助、运动锻炼、物理因子治疗、电疗,针对功能的训练(肌肉力量和耐力、协调、生物反馈、运动控制、身体意识、灵活性、松弛/放松、心肺功能),辅助器具提供和帮助,宣教和咨询,沟通交流等技术手段治疗相关功能障碍、调整患者的生活方式和进行盆底肌肉训练,其中盆底肌训练是基础治疗。进行盆底肌训练之前应进行相关的筛查、评估和宣教。具体的盆底肌训练还应注意:

1. 治疗在安静、私密的环境、轻松的氛围内进行,演示及触摸均需征得患者同意。

2. 每次训练时间不超过 20min,治疗前后均要进行评估。

3. 患者掌握练习技巧、可独立完成后,可每日进行多次的感觉与控制练习。

4. 设计适合的方案,练习从感知开始,正确收缩、循序渐进。

5. 结合 ADL 活动与体育休闲运动等综合干预,提升肌肉和身体意识,精确控制。

二、典型病例

（一）病情概要

患者女性,25 岁,从事教育行业,工作过程中经常久站、久坐。身高 163cm,体重 55kg,BMI＝20.7kg/m^2。患者初产妇,自然分娩一女婴 3.3kg。怀孕前时常有腰骶部酸痛,妊娠后期加重(增重 10kg,BMI＝24.5kg/m^2),产后仍感腰骶部酸痛及下坠感,不耐受久站、久坐,但休息可稍减轻不适症状;咳嗽有漏尿,上下楼梯无漏尿发生。产后 42 天检查:阴道前壁脱垂。顺产后 130 天,仍有咳嗽漏尿和腰骶部酸痛,遂前来就诊。产后以来情绪乐观、睡眠可。

（二）临床检查

1. 一般检查　患者步行进入诊室,BP:118/66mmHg,P:78 次/min,R:19 次/min,T:36.8℃,神清,精神可。右利手,左腿为负重腿,下肢相对长度(脐至内踝尖距离)左侧较右侧长约 1cm,绝对长度(髂前上棘到内踝尖距离)近似相等。髋关节活动度、脊柱活动度正常,骶₁附近疼痛,按压无加重,静息时 NRS 评分 1/10 分,久坐后加重至 3/10 分。双下肢肌力正常,无感觉障碍,运动可,左侧髂腰肌、股四头肌略紧。直腿抬高试验(-)、加强试验(-),仰卧挺腹试验(-),股神经牵拉试验(-),巴宾斯基征(-),4 字试验(-),双侧直腿降低试验 3 级角度 50°,腱反射存在,双下肢无牵涉痛。患者坐位、站立均因腰骶部酸痛维持时间不超过 30min。腹部稍鼓,腹直肌检查:全分离型,间隙约 2cm。腰围 72cm,腹部皮褶厚度23.4mm,动态腹部肌肉耐力测试为 16 次/min,肋弓角 85°,呼吸左侧胸廓打开较差。Glazer评估提示 PFM 慢肌耐力较差:12.64μV,变异性 0.35,张力过高。改良 Barthel 指数 100/100分,IADL 评分 23 分(失分项为家务维持不能-不能做较重的家务)。COPM:①咳嗽漏尿(9/7);②腰骶部不适感(9/7)。

2. 辅助检查　控尿异常检测与分析,膀胱充盈 A3 阶段异常——盆底肌慢肌肌耐力下降/腹部肌肉收缩协调控制能力差。

（三）病情分析

患者腹直肌全分离型(间隙约 2cm),直立姿势时骨盆前倾,双膝过伸,不适随姿势维持时间增加而加重,休息可部分缓解,故腰骶部(骨盆带)酸痛与核心控制差及姿势失代偿有关。患者尿失禁为压力性尿失禁（SUI），较为典型，腹压增高时（咳嗽）尿液不自主自尿道外口流出。其发生机制较为复杂，与盆底支持组织结构缺陷或解剖结构改变密切相关。辅助检查提示与 PFM 慢肌肌耐力下降/腹部肌肉收缩协调控制能力差有关。

（四）诊断

1. 疾病诊断　压力性尿失禁、腰痛。

2. 功能诊断　控尿异常（SUI 1 级）、产后骨盆带疼痛。

（五）康复目标

1. 近期目标（1~2 周）　缓解疼痛症状，纠正腹直肌分离，提升 PFM 运动感觉。

2. 远期目标　改善腹盆动力，改善漏尿症状，恢复工作和日常生活。

因此，围绕患者的问题，以治疗结合干预为治疗核心内容。计划如下：

（六）治疗思路及治疗程序

1. 第一步——干预控尿异常

（1）问题：按临床常用的主观分度，患者在咳嗽等剧烈压力下才发生漏尿，SUI 分级为1 级。

（2）目标：降低 PFM 静息阶段张力，协调骨盆及腹内压控制，改善腹盆动力，改善漏尿症状。

（3）治疗程序

1）纠正呼吸模式/激活呼吸肌（筋膜腹式呼吸），并在此基础上行腹内压协调控制练习。

2）腹压稳定/骨盆控制生物反馈式练习，使用充气压力生物反馈装置（图 28-3-1）。

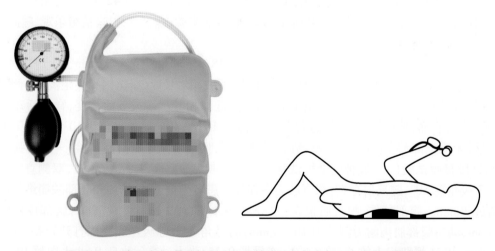

图 28-3-1　腹压稳定/骨盆控制生物反馈式练习与充气压力生物反馈装置

将三腔气囊置于腰椎区域，充气将指针指向 40mmHg；保持骨盆和脊柱不移动的前提下收缩腹部并将压力保持在 40mmHg。正常呼吸，维持 10~15s；重复 10 次。

3）PFM 运动感觉训练，Kegel 运动 10~15min（由卧位进阶到立位）。

Kegel 运动吸气时放松盆底肌，呼气时收缩尿道、阴道及肛门，将盆底肌向上提拉。注意避免腹部及大腿肌肉的用力。（盆底肌肉锻炼中的常见错误见表 28-2-3）

4）腹直肌分离矫正性运动、腹部肌肉运动治疗，10min。

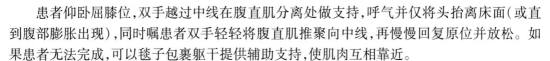

患者仰卧屈膝位，双手越过中线在腹直肌分离处做支持，呼气并仅将头抬离床面（或直到腹部膨胀出现），同时嘱患者双手轻轻将腹直肌推聚向中线，再慢慢回复原位并放松。如果患者无法完成，可以毯子包裹躯干提供辅助支持，使肌肉互相靠近。

5）盆底肌运动再学习与力量（耐力）训练，必要时使用电刺激生物反馈治疗。

6）行为和生活方式改变：饮食改变、调节液体摄入量和膀胱训练。

2. 第二步——干预产后骨盆带疼痛

（1）问题：腰骶部酸痛感，无法耐受久站、久坐。

（2）目标：建立正确的健康理念及行为习惯，调整身体姿势及运动模式，提高生活质量。

（3）治疗程序

1）正确姿势宣教（卧姿/坐姿/站姿/携抱小孩/哺乳等）。

2）姿势控制与稳定训练，强化骨盆稳定性和力量训练。

3）四肢联动改善全身有氧耐力练习。

4）软组织柔韧性训练（左侧髂胫束牵伸）。

（七）康复治疗结局

患者首次治疗即可较好感知 PFM 运动感觉，随后的行为矫正和康复干预均有良好反应。治疗 2 周后患者的腹直肌分离较前略改善，腰骶部酸痛减轻。经过 4 周的干预，患者腰骶部酸痛较前明显改善，偶有咳嗽漏尿，已部分恢复日常工作，康复目标基本完成。

致谢：病例资料由胡金娜收集提供。

（许志生）

参 考 文 献

［1］ Standring S. Gray's Anatomy：The Anatomical Basis of Clinical Practice［M］. 41th ed. Amsterdam：Elsevier, 2015.

［2］ Agur AMR, Dalley Ⅱ AF. Grant's Atlas of Anatomy ［M］. 14th ed. Philadelphia：Lippincott Williams & Wilkins, 2017.

［3］ Netter FH. Netter's Atlas of Human Anatomy［M］. 6th ed. Philadelphia：Saunders, 2014.

［4］ 顾德明, 缪进昌. 运动解剖学图谱［M］. 3 版. 北京：人民体育出版社, 2013.

［5］ Kisner C, Colby LA. Therapeutic exercise：Foundations and techniques ［M］. 7th ed. Philadelphia：F. A. Davis, 2017.

［6］ 庄蓉蓉, 宋岩峰. 女性盆底功能障碍临床解剖的研究进展［J］. 医学综述, 2011, 17(12)：1815-1818.

［7］ Petros PE, Woodman PJ. The Integral Theory of continence ［J］. Int Urogynecol J Pelvic Floor Dysfunct, 2008, 19(1)：35-40.

［8］ Fitzgerald CM, Segal NA. Musculoskeletal Health in Pregnancy and Postpartum - An Evidence Based Guide for Clinicians ［M］. Philadelphia：Springer international Publishing Switzerland, 2015.

［9］ Campbell MD, William W. DeJong's The Neurologic Examination ［M］. 7th ed. Philadelphia：Lippincott Williams & Wilkins, 2013.

［10］ Cifu DX. Braddom's Physical Medicine and Rehabilitation［M］. 5th ed. Philadelphia：Elsevier, 2016.

［11］ Hislop HJ, Avers D, Brown M. Daniels and Worthingham's Muscle Testing - Techniques of Manual Examination and Performance Testing［M］. 9th ed. Missouri：Saunders, 2013.

［12］ Magee DJ. Orthopedic Physical Assessment［M］. 6th ed. Missouri：Saunders, 2013.

［13］ Bo K, Berghmans B, Morkved S, et al. Evidence-Based Physical Therapy for the Pelvic Floor - Bridging Science and Clinical Practice［M］. 2nd ed. Philadelphia：Churchill Livingstone,2015.

［14］ Walters MD. Evaluation of urinary Incontinence and Pelvic Organ Prolapse［M］// Walters MD. Urogynecology and Reconstructive Pelvic Surgery. 3rd ed. Philadelphia：Mosby Elsevier,2007.

［15］ Hagen S,Stark D. Conservative prevention and management of pelvic organ prolapse in women［J］. Cochrane Database Syst Rev,2011,8(12)：CD003882.

［16］ Braekken IH,Majida M,Engh ME,et al. Can pelvic floor muscle training reverse pelvic organ prolapse and reduce prolapse symptoms? An assessor-blinded,randomized,controlled trial［J］. Am J Obstet Gynecol, 2010,203:170. e1-7.

［17］ Fleck SJ,Kraemer WJ. Designing resistance training programs［M］. 3rd ed. Champaign：Human Kinetics, 2004.

［18］ Graves JE,Pollock ML,Leggett SH,et al. Effect of reduced frequency on muscular strength［J］. Int J Sports Med,1988,9:316-319.

［19］ American College of Sports Medicine. ACSM's Guidelines for Exercise Testing and Prescription［M］. 10th ed. Philadelphia：Lippincott Williams and Wilkins,2017.

［20］ Kraemer WJ,Ratamess NA,Fundamentals of resistance training：progression and exercise prescription［J］. Med Sci Sports Exerc,2004,36(4):674-688.

［21］ 马乐,刘娟,李环,等. 产后盆底康复流程第一部分——产后盆底康复意义及基本原则［J］. 中国实用妇科与产科杂志,2015,31(4):314-321.

［22］ 刘娟,葛环,李环,等. 产后盆底康复流程第二部分——康复评估-病史收集-盆底组织损伤及盆底功能评估［J］. 中国实用妇科与产科杂志,2015,31(5):426-432.

［23］ 李环,龙腾飞,李丹彦,等. 产后盆底康复流程第三部分-产后盆底康复措施及实施方案［J］. 中国实用妇科与产科杂志,2015,31(6):522-529.

［24］ Stuge B,Laerum E,Kirkesola G,et al. The efficacy of a treatment program focusing on specific stabilizing exercises for pelvic girdle pain after pregnancy：a randomized controlled trial［J］. Spine,2004,29(4):351-359.